国家卫生健康委员会"十四五"规划教材

全国高等学校教材

供本科护理学类专业用

护理研究

第 6 版

U0208073

主　编　胡　雁　王志稳

副主编　刘均娥　颜巧元　李玲利

编　者　（按姓氏笔画排序）

马玉霞（兰州大学护理学院）　　　　吴子敬（中国医科大学护理学院）

王志稳（北京大学护理学院）　　　　林　岑（复旦大学护理学院）

刘均娥（首都医科大学护理学院）　　罗晨玲（南方医科大学护理学院）

李现红（中南大学湘雅护理学院）　　胡　雁（复旦大学护理学院）

李玲利（四川大学华西护理学院）　　颜巧元（华中科技大学同济医学院护理学院）

杨　磊（西安交通大学医学部）

编写秘书　林　岑（复旦大学护理学院）

　　　　　王丽敏（浙江中医药大学护理学院）

人民卫生出版社

·北京·

图书在版编目（CIP）数据

护理研究/胡雁，王志稳主编. —6 版. —北京：
人民卫生出版社，2022.6（2024.11重印）
ISBN 978-7-117-33004-6

Ⅰ.①护⋯ Ⅱ.①胡⋯②王⋯ Ⅲ.①护理学-医学
院校-教材 Ⅳ.①R47

中国版本图书馆 CIP 数据核字（2022）第 049846 号

人卫智网	www.ipmph.com	医学教育、学术、考试、健康，购书智慧智能综合服务平台
人卫官网	www.pmph.com	人卫官方资讯发布平台

护 理 研 究
Huli Yanjiu
第 6 版

主　　编：胡　雁　王志稳
出版发行：人民卫生出版社（中继线 010-59780011）
地　　址：北京市朝阳区潘家园南里 19 号
邮　　编：100021
E - mail：pmph @ pmph. com
购书热线：010-59787592　010-59787584　010-65264830
印　　刷：北京盛通印刷股份有限公司
经　　销：新华书店
开　　本：850×1168　1/16　　印张：21
字　　数：621 千字
版　　次：1998 年 6 月第 1 版　　2022 年 6 月第 6 版
印　　次：2024 年 11 月第 6 次印刷
标准书号：ISBN 978-7-117-33004-6
定　　价：68.00 元

打击盗版举报电话：010-59787491　E-mail：WQ @ pmph. com
质量问题联系电话：010-59787234　E-mail：zhiliang @ pmph. com
数字融合服务电话：4001118166　　E-mail：zengzhi @ pmph. com

修订说明

2020年9月国务院办公厅印发《关于加快医学教育创新发展的指导意见》(国办发〔2020〕34号),提出以新理念谋划医学发展、以新定位推进医学教育发展、以新内涵强化医学生培养、以新医科统领医学教育创新,并明确提出"加强护理专业人才培养,构建理论、实践教学与临床护理实际有效衔接的课程体系,加快建设高水平'双师型'护理教师队伍,提升学生的评判性思维和临床实践能力。"为更好地适应新时期医学教育改革发展要求,培养能够满足人民健康需求的高素质护理人才,在"十四五"期间做好护理学类专业教材的顶层设计和规划出版工作,人民卫生出版社成立了第五届全国高等学校护理学类专业教材评审委员会。人民卫生出版社在国家卫生健康委员会、教育部等的领导下,在教育部高等学校护理学类专业教学指导委员会的指导和参与下,在第六轮规划教材建设的基础上,经过深入调研和充分论证,全面启动第七轮规划教材的修订工作,并明确了在对原有教材品种优化的基础上,新增《护理临床综合思维训练》《护理信息学》《护理学专业创新创业及就业指导》等教材,在新医科背景下,更好地服务于护理教育事业和护理专业人才培养。

根据教育部《关于加快建设高水平本科教育 全面提高人才培养能力的意见》等文件要求以及人民卫生出版社对本轮教材的规划,第五届全国高等学校护理学类专业教材评审委员会确定本轮教材修订的指导思想为:立足立德树人,渗透课程思政理念;紧扣培养目标,建设护理"干细胞"教材;突出新时代护理教育理念,服务护理人才培养;深化融合理念,打造新时代融合教材。

本轮教材的编写原则如下:

1. 坚持"三基五性" 教材编写坚持"三基五性"的原则。"三基":基本知识、基本理论、基本技能;"五性":思想性、科学性、先进性、启发性、适用性。

2. 体现专业特色 护理学类专业特色体现在专业思想、专业知识、专业工作方法和技能上。教材编写体现对"人"的整体护理观,体现"以病人为中心"的优质护理指导思想,并在教材中加强对学生人文素质的培养,引领学生将预防疾病、解除病痛和维护群众健康作为自己的职业责任。

3. 把握传承与创新 修订教材在对原有教材的体系、编写体裁及优点进行继承的同时,结合上一轮教材调研的反馈意见,进一步修订和完善,并紧随学科发展,及时更新已有定论的新知识及实践发展成果,使教材更加贴近实际教学需求。同时,对于新增教材,能体现教育教学改革的先进理念,满足新时代护理人才培养在知识结构更新和综合能力提升等方面的需求。

4. 强调整体优化 教材的编写在保证单本教材的系统和全面的同时,更强调全套教材的体系性和整体性。各教材之间有序衔接、有机联系,注重多学科内容的融合,避免遗漏和不必要的重复。

5. 结合理论与实践　针对护理学科实践性强的特点,教材在强调理论知识的同时注重对实践应用的思考,通过引入案例与问题的编写形式,强化理论知识与护理实践的联系,利于培养学生应用知识、分析问题、解决问题的综合能力。

6. 推进融合创新　全套教材均为融合教材,通过扫描二维码形式,获取丰富的数字内容,增强教材的纸数融合性,增强线上与线下学习的联动性,增强教材育人育才的效果,打造具有新时代特色的本科护理学类专业融合教材。

全套教材共 59 种,均为国家卫生健康委员会"十四五"规划教材。

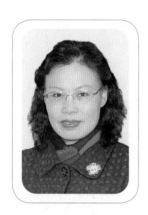

胡雁,教授,博士,博士生导师,美国护理科学院院士。现任复旦大学护理学院院长,复旦大学 JBI 循证护理合作中心主任。兼任教育部高等学校护理学类专业本科教学指导委员会副主任委员,全国医学专业学位研究生教育指导委员会护理分委会委员,国家卫生健康标准委员会护理标准专业委员会委员,上海护理学会副理事长。担任《护士进修杂志》名誉主编、《中华护理教育》副主编、*Journal of Advanced Nursing* 编委。

主要研究方向为循证护理、艾滋病护理、肿瘤护理。近五年来获得国家级、省部级基金 8 项,在国际、国内专业期刊以第一作者或通讯作者发表论文 200 余篇,含 SCI 论文 40 篇。研究课题曾获得中华护理学会科技奖二等奖、全国首届医药学研究生教育成果奖一等奖、上海市教学成果奖一等奖等。

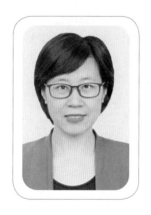

王志稳,教授,博士,博士生导师。现任北京大学护理学院护理学基础教研室主任、北京大学医学部循证护理研究中心主任。兼任中华护理学会老年护理专业委员会副主任委员,北京神经变性病学会认知障碍全程管理专业委员会副主任委员,北京护理学会精神卫生专业委员会副主任委员,中国风景园林学会园林康养与园艺疗法专业委员会副主任委员,中华医学会临床流行病学和循证医学分会护理学组副组长。《中华护理杂志》《中国护理管理》编委,《护理实践与研究》杂志副主编。

研究方向为老年护理、循证护理。主持科研项目 15 项,以第一作者或通讯作者发表论文 150 多篇。主编教材/专著 8 部,副主编 9 部,主编教材获北京市高等教育精品教材奖,主持课程"护理研究方法"获首批国家级一流本科在线课程。

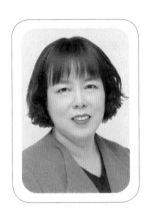

刘均娥，博士，教授，首都医科大学护理学院博士生导师，长城学者。具有丰富的临床护理实践经验和高校护理教学、科研和管理经验。主讲护理科研、护理质性研究、护理人际沟通课程。研究方向是护理人际沟通、癌症康复、老年护理。主持完成2项国家自然科学基金课题。研究成果获北京市科学技术进步奖三等奖1项，高等教育国家级教学成果奖二等奖1项。主编和参编国家级规划教材10余部，发表核心期刊论文175篇，SCI收录28篇。

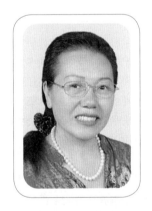

颜巧元，博士，主任护师，华中科技大学同济医学院护理学院研究生导师。从事临床护理、科研、教学工作30余年。历任临床护士长、护理学院副院长等职务。现为中国研究型医院学会护理教育专业委员会副主任委员，中国抗癌协会康复会学术指导委员会副主任委员，第45届世界技能大赛中国技术指导专家，为《护理学杂志》《中华现代护理杂志》等期刊编委。主编《护理论文写作大全》等教材/专著10余部，以第一作者或通讯作者发表学术论文100余篇；近3年获专利7项，其中发明专利1项；主持或参与项目获湖北省科学技术进步奖二等奖、三等奖；主持"护理科研"慕课获评湖北省省级一流本科课程。研究方向：患者安全、老年照护、肿瘤护理、护理信息。

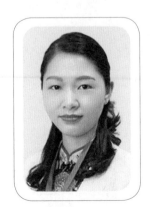

李玲利，博士，副教授，硕士生导师。现任四川大学华西护理学院副院长，兼任教育部学位与研究生教育发展中心评审专家，中组部第九批援疆护理专家，第十三批四川省卫生健康委员会学术技术带头人后备人选等。

主要研究方向为外科护理、护理管理、智慧护理。近五年来获得国家级、省部级基金8项，在国际、国内专业期刊以第一作者或通讯作者发表论文20多篇，含SCI论文8篇，申请发明专利7项，参与著书10余部，含副主编4部。

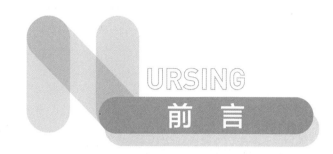

在各位编者齐心协力的努力下,《护理研究》第6版完成了编写。

《护理研究》作为护理学本科生教材,旨在引导学生进入研究领域,并深入理解护理研究在护理学科发展中的作用。本科阶段强调学生能够理解护理研究的重要价值和意义,初步掌握科学研究的基本原则和步骤,熟悉各类研究设计,能够熟练检索研究资源、读懂研究论文、学会评价研究论文的质量、理解循证护理实践,尤其强调护理本科生应能够熟练应用现有的研究成果,开展基于科学证据的护理实践。

根据我们收集到的对第5版《护理研究》教材在使用中存在的问题和护理研究方法学上的进展,第6版《护理研究》在保持前一版教材的主要框架和基本结构的基础上,根据护理研究与临床流行病学的发展,更新了相关内容、概念,并对所有的实例进行了审慎选择和更新。总体原则是根据本科生的特点和对护理研究能力的培养要求,突出教材的实用性、可操作性,注重研究方法的多元性,加强研究计划书撰写、论文写作环节,并注意教材内容与研究生版《护理研究》教材衔接。

本次编写根据护理研究方法学的发展修订了部分概念的定义,补充了文献检索和资料分析的具体过程实例分析,增加了量性研究和质性研究在设计上的进展,补充了"确定研究变量"的部分。编写团队精心遴选近3~5年来公开发表的护理研究论文作为范例,进行针对性分析,并以加框、楷体的形式出现,以促进学生的理解和学习。

第6版《护理研究》教材包括十三章,根据护理研究的每个环节编写教材内容,涉及绪论、选题、文献检索、研究设计、研究对象的确定、研究变量及测量、收集资料的方法、资料的整理与分析、研究计划书的撰写、护理论文的写作、质性研究、循证护理实践、护理科研项目管理等内容,并强调了护理研究中的伦理问题,对文献检索、研究设计、质性研究的具体步骤、研究计划书和护理论文的撰写、循证护理实践的具体过程和应用实例进行详细分析。

本次编写队伍实力雄厚,编者均为全国高等院校护理学院"护理研究"课程教学经验丰富且具有深入研究经历的教师,全体编委以科学、严谨的态度和极大的热忱编写本教材,在此向各位编者及所有支持和帮助本教材编写的人士表示诚挚的感谢!并恳切地希望广大读者对本教材还存在的问题和不足之处提出批评和意见。

胡 雁 王志稳
2022年3月

目 录

URSING

第一章

绪　论

01章　数字内容

学 习 目 标

- **知识目标**

  1. 描述护理研究的概念。

  2. 理解护理研究的发展历史和发展趋势。

  3. 阐述护理研究的基本步骤。

- **能力目标**

  1. 能构建研究问题,确定研究目的,制订研究假设。

  2. 能比较量性研究和质性研究的区别与联系。

- **素质目标**

  1. 具备创新思维和科学精神,认同护理研究对促进护理学科发展、服务健康中国的重要意义。

  2. 在护理研究各个环节严格遵循科研伦理原则。

──────────── 导入情境与思考 ────────────

情境一：

作为 ICU 的专科护士，小王发现病房里难治性梭状芽孢杆菌感染（CDI）是导致院内感染率上升的主要因素。小王希望找到评估该类感染危险性的可靠筛查工具，以尽早针对性地采取预防措施，杜绝该类院内感染的发生。

请思考：小王该怎么办？

情境二：

小张在医院康复科工作，她护理的一位完成全髋关节置换术的病人告诉她，出院后他计划要有一次长途旅行，要去异国和他女儿待一段时间。小张知道长途的飞机旅行将增加这类病人发生深静脉血栓的风险，而在飞机旅程中穿戴渐进式弹力袜可能是一项有效的预防措施，但小张不能确认证据是否确凿、如何对这位病人进行具体方法的指导。小张希望寻找这方面的最佳证据。

请思考：小张如何帮助这位病人解决长途旅行中的问题？

情境三：

小李是心内科的专科护士，病房的一位病人告诉小李他患有睡眠呼吸暂停综合征，医生让他晚上使用持续气道正压通气（CPAP）治疗，但他很不愿意进行这项治疗，因为担心这会影响他与妻子之间的亲密关系。小李希望知道关于进行 CPAP 治疗的病人有哪些体验，以更好地理解这位病人的顾虑，并提供一些建议。

请思考：小李应该如何为这位病人提供有益建议？

──────────────────────────────

护理学既是一门科学又是一门艺术，护理的科学性体现在针对护理实践中具体的护理问题，可采用科学研究的方法探求解决问题的办法，分析护理现象和照护行为的本质，寻找护理活动的规律，探求提高护理活动有效性、科学性的途径。本章主要分析护理研究的基本概念、对护理实践的意义、发展历史及发展趋势、基本过程、伦理原则及学术诚信。

第一节 护理研究的概述

护理研究是分析护理现象的本质和规律，创新性地挖掘和丰富护理学科新理论与新知识，促进护理学科发展的重要途径。通过研究可深入解释护理现象的内涵和关联因素，探索护理实践的规律，产生新的护理思想和护理知识，解决护理实践、护理教育、护理管理中的问题，为护理决策提供可靠的、有价值的证据。

一、科学和科学研究的基本概念

（一）科学和科学研究的定义

科学是人类的智力活动，是探索未知、发现真理、积累并筛选知识、传播文明、发展人类的思维能力和创造能力的活动，科学促进了人类社会的发展和进步。法国社会学家杜尔凯姆将科学界定为"从确定研究对象的性质和规律出发，通过目的明确、方法严密的观察、调查和实验而得到的系统的知识。"

科学是科学知识与科学研究的结合，科学知识是一系列在逻辑上相互联系的命题体系，科学研究是通过系统的方法获取知识、解决问题的过程。因此，人类的科学活动包含两方面：一方面是开展研究，发现新知识，开拓新领域；另一方面是学习并推广现有的知识体系。科学知识是科学研究的基础，而科学知识体系需要依靠科学研究的成果来建立、充实和完善。

科学研究(scientific research)是一种系统地探索和解决自然现象、社会现象中的问题,或揭示事物本质和相互关系,或探索客观规律,从而产生新知识或新思想,阐明实践与理论之间关系的活动。科学研究的本质是创新和发展,科学精神最根本的原则就是实事求是。

(二)科学研究的发展

科学研究的目的是解释事物的变化和发展,这种解释能够提供新的思想,充实和改进人类的世界观,促进思想的革命。科学研究在其发展过程中经历了3个阶段:①对自然现象的描述和分类;②对自然界运行机制和规律的认识;③对人类社会和人类本身的认识。如果说人类在认识与解释自然现象方面已经取得了重大进展,那么目前对社会现象和社会、心理、文化等领域的研究则还在进展中。

(三)科学研究的特点

科学研究具有创新性、系统性、普遍性、社会性。①创新性:科学研究产生新知识、新思想,或挑战已有的观念和知识,是一组有规划的创新和改革活动。科学研究不仅要求研究人员具备一定的特殊能力如智力、创造力和想象力,而且还受到个人主观因素如个人偏好、价值倾向、世界观等的影响。②系统性:科学研究需要将所要研究的事物分解,然后对具体问题进行具体分析,最后加以综合、概括。这些都对科学研究的创造性提出了较高的要求。③普遍性:科学研究中的研究问题尽管不同,但科学地解决问题的程序具有普遍规律。④社会性:科学研究也是一种有组织、精心计划的社会活动,需要组织管理与协调,需要一些共同的规范和规则。

(四)科学方法和科学程序

科学方法包括3个层次。①方法论(methodology):是指导研究的思想方法或哲学,主要探讨研究的基本假设、逻辑、原则、规则、程序等问题。方法论的分类与一定的哲学范式和学科理论相联系。例如实证主义哲学学派主张采用量性研究法开展研究,强调客观,尤其主张应用随机对照试验的设计开展研究,采用精确的数量分析和统计推断来发现规律;诠释主义哲学流派则强调情境性、主观性,主张采用质性研究的方法,通过阐释、理解等方法说明具体的社会历史事件;而社会批判主义哲学流派则主张以辩证的、历史的、发展的、相互联系的观点分析社会,不主张固定某一类方法论,强调研究与实践的一致性,以动态地剖析社会发展的规律。②研究方法(method):是贯穿于研究全过程的程序和方式,又称研究设计(design),是表明研究的主要手段和步骤。自然科学常常采用实验法开展研究,社会科学通常采用调查法、实地研究法、文献和档案考察法开展研究。③资料收集的具体方式和技术:是研究的各个阶段收集资料(data collection)时所采取的具体技术和方案,例如生物医学测量法、观察法、访谈法、问卷法等。

科学程序是科研方法的核心,在实证主义的研究范式下,研究主要包括以下几个步骤:①通过文献研究和理论演绎,建立研究假设;②将研究程序分解为可操作的步骤;③开展观察或实验;④利用归纳的方法推理,获得研究结论。

二、护理学和护理研究的概念

(一)护理学的特点

护理学是一门在自然科学与社会科学理论指导下的综合性应用学科,是研究有关健康促进和疾病防治过程中的护理理论与方法的科学。国际护士会在2005年修订的《护士准则》中指出:护士的职责是促进健康、预防疾病、维护健康和减轻痛苦;护士为个人、家庭和社区提供健康服务,并与有关人员进行协作。护理学的功能是明确并处理个人、家庭、社区和群体对各种健康问题的反应,提供健康照护。护理研究的目的是通过形成、提炼、扩展护理知识,提高照护的质量。

(二)护理研究的定义

护理研究(nursing research)是通过系统的科学探究(systematic scientificinquiry),解释护理现象的本质,探索护理活动的规律,产生新的护理思想和护理知识,解决护理实践、护理教育、护理管理中的问题,为护理决策提供可靠的、有价值的证据,以提升护理学科水平的系统过程。护理研究的最终目的是形成、提炼或扩展护理领域的知识,从而提高护理实践的科学性、系统性和有效性。护理学是具有很强科学性和实践性的专业,需要在充分的理论知识的指导下开展工作,应用评估、诊断、计划、实施、评价这一护理程序开展护理工作的过程实质上就是科学解决问题的过程。例如,护士识别病人的健康风险需要健康评估和疾病护理知识,进行各类给药需要有药理学知识和消毒灭菌知识。因此,通过不断学习和开展科学研究来提高护理学科水平和护理质量是每一位护士的职责。

(三)护理研究的重点和范畴

护理的职能决定了护理研究的范畴。中华护理学会指出:"护理是综合应用人文、社会和自然科学知识,以个人、家庭及社会群体为服务对象,了解和评估他们的健康状况和需求,对人的整个生命过程提供照顾,以实现减轻痛苦、提高生存质量、恢复和促进健康的目的。"因此护理研究的重点是评估个体和人群的健康需求,针对生命各阶段提供适宜的照顾,减轻痛苦,提高生存质量,促进健康。

美国国家护理研究院(NINR)2010 年明确提出的护理研究重点是:健康促进,疾病预防,症状管理,自我管理,照护提供,生命晚期照护。国际 Sigma Theta Tau 在 2010 年也提出下列护理研究重点:通过健康促进、疾病预防进行社区健康管理,明确影响护理实践的社会、经济、政策因素,实施循证护理实践,关注弱势群体的需求,例如慢性病患者、贫困者,以及护理人员研究能力的发展。而随着美国磁性医院(magnet hospital)认证的推广,护理研究的重点进一步具体化为下列方面:临床结局(包括不良事件)、实践环境因素研究(例如抢救失败)、满意度(例如病人对疼痛控制的满意度),以及护理人力资源研究(例如各类病房的护士配置)。

(四)护理研究的特点

护理研究的对象是人,因此护理研究具有其特殊性,主要表现在下列方面:

1. 研究对象的复杂性 护理对象具有较大的个体差异,包括功能、形态等生物属性的个体差异性,以及心理特征、语言方式、文化背景、社会活动等方面的差异。这些因素都会增加护理研究的复杂性,因此不能仅凭借几次观察的结果就轻易作出判断和结论,特别是涉及人的心理行为、文化习俗等问题时。在研究过程中,应充分考虑研究对象的生理、心理、社会、发育、文化、精神等因素的影响,保证数据的真实准确,减少偏倚。

2. 测量指标的不稳定性 由于研究对象在生理、心理、社会、发育、文化、精神等领域的差异性,导致测量指标的结果变异性较大,尤其是某些心理社会指标不能精确测量,也不能直接获取,需要采用间接的方法获得,这样则更增加了研究的误差。例如社会支持是护理研究常常涉及的变量,但该变量却难以采用仪器设备测量。又如人类的疼痛反应,随个性特征、情绪状态、文化背景的不同而差异较大。同时应该注意的是,人类的生命和生活环境是无法完全重复或全部人为控制,这些都会影响或降低研究结果的准确程度。所以需要先通过严谨的设计,并注意进行精细的观察和测量、正确处理资料,进行科学的、有逻辑性的、多元的综合分析,才能得到较准确、科学的结果。

3. 护理研究的伦理要求 由于护理研究对象大多是人,因此需要特别避免研究过程给病人健康带来不良影响。不能因为研究增加病人的任何痛苦,也不能因为研究延误病人的治疗、导致疾病进展,同时也不能因为研究增加病人的医疗开支,这些都是研究必须遵循的伦理规范要求。

三、量性研究和质性研究的研究范式

范式(paradigm)是一种世界观,是对基本的哲学问题的看法,例如事物的本质是什么(本体论)?研究者如何与研究对象建立关系(认识论)?范式影响了研究的方法(方法论)。

影响护理研究的范式包括实证主义范式(positivist paradigm)和建构主义范式(constructivist paradigm),这两类范式对应了两类研究方法:量性研究(quantitative research)和质性研究(qualitative research)。两类范式的特点见表 1-1。

表 1-1 实证主义范式和建构主义范式的主要特征

问题的类型	实证主义范式	建构主义范式
特征	现代主义（modernism），决定论（determinism），事物存在因果关系，可通过一些途径寻找因果关系	又称自然主义范式（naturalistic paradigm），后现代主义（postmodernism），对现象进行解构（deconstruction），再重建（reconstruction）
本体论的问题：——事物的本质是什么？	现实是存在的，并有因果关系	现实是多样的、主观的，并无因果关系
认识论的问题：——研究者如何与研究对象建立关系？	研究者独立于要研究的事物，研究结果不应受研究者影响	研究者与被研究者有互动，研究结果是互动结果的产物
价值观的问题：——研究的价值如何？	价值和偏倚都是可测量的，追求尽量客观	主观性和价值倾向是不可避免的，也是有意义的
方法论问题：——如何获取证据？	量性研究 ——通过演绎的过程，形成并验证假设 ——强调概念的独特性 ——关注客观，尽量量化 ——研究者是客观审视研究的外人，关注结局 ——研究设计是程式化的 ——控制研究现场，观察和控制 ——样本强调应具有代表性，样本量大 ——用统计方法分析结果 ——希望推广结果	质性研究 ——通过归纳的过程，形成概念和主题 ——强调现象的整体性 ——关注主观，避免量化 ——研究者是参与事物演变的成员，关注过程 ——研究设计是灵活的 ——深入研究场景中，参与和互动 ——研究对象强调典型性，应提供丰富的信息，样本量小 ——用文字深入描述和分析过程 ——希望深入理解现象，引发共鸣
——相对应的研究方法	描述性研究、相关性研究、类实验性研究、实验性研究等	现象学研究、扎根理论研究、人种学研究、行动研究等
——研究目的	描述、解释、预测、控制事物	认识、理解、深描、探索事物

四、护理研究的发展历史

护理学科开展研究的历史并不长。无论在国内还是国外，护理研究的发展均经历了一个循序渐进的过程。

（一）国外护理研究的发展概况

第一位从事护理研究的学者是南丁格尔女士（1820—1910 年）。早在 1854 年英、法、俄三国之间爆发克里米亚战争时，南丁格尔女士在军队中服务，通过对战地医院环境的彻底改善、减少交叉感染、促进伤员身体舒适、加强心理抚慰等做法，使伤病员得到较好的护理，大大减少了死亡率。当时南丁格尔女士通过深入观察和周密记录，引用大量实地测量的数据，分析所遇到的医院感染相关问题，提出了改善医院环境、减少医院内感染的建议，撰写了控制医院内感染的研究报告并递交给了政府。南丁格尔的研究成果成为当时战地医院质量改革的重要依据，这也是最早的护理研究活动。南丁格尔的《护理札记》（*Notes on Nursing*）也成为最早的护理研究报告。

护理研究的发展主要从 20 世纪全球护理教育发展、学校内护理教育体制的建立和护理研究生的培养开始。以美国为例，护理研究的发展可分为以下阶段：

1. **早期的护理研究（1900—1949 年）** 该阶段的研究主要关于护理教育，侧重于如何加强护理教育，其研究结果促成了 1923 年耶鲁大学成立护理系。在临床护理研究方面，重点在改进护理工作程序和各项工作之间的资源分配问题。例如 1922 年纽约医学院开展的"时间研究"（time study），结果发现医生处方数量较多，必须增加护理人员才能有效落实医嘱。1932 年，Ryan 和 Miller 发表了关于体温计的研究；1938 年，Wheeler 发表了有关结核病护理的研究。

20 世纪 40 年代的研究重点仍然是护理教育方面，然而研究内容和水平有了很大发展，结合临床探讨了护理人员的合理配置、医院环境、护理的功能和护士角色、护士的在职教育、护患关系等方面的问题。例如 1948 年 E. L. Brown 发表了《护理的未来》（*Nursing for the Future*）、《护理专业的程序》（*A Program for the Nursing Profession*）等研究报告。

2. 20 世纪 50 年代（1950—1959 年） 该时期美国的护理研究发展迅速。1952 年美国《护理研究》（*Nursing Research*）杂志创刊，促进了护理研究成果的发表。同时美国的大学护理硕士项目开设了研究方法论的课程，在研究人员的知识结构培养上有了较大的进步。1953 年，美国哥伦比亚大学首先成立了护理教育研究所。1955 年，美国护理协会成立了美国护士基金会（American Nurses Foundation），大大促进了护理研究工作的蓬勃发展。该时期的研究重点是护士的角色、护理的功能、护士的特性等概念性问题。

3. 20 世纪 60 年代以后（1960 年至今） 美国的护理研究进入了稳步发展的阶段，尤其是随着护理博士教育的发展，为推动护理研究起到了重要作用。60 年代后护理教育研究的重点在于比较不同学制的护理教育，护理研究注重与护理概念、模式和护理理论结合，并出现了较多改进临床护理方法的研究。90 年代后研究者更将循证实践作为护理研究的重点，护理流程的规范化、科学化研究成为重点，并开始关注护理敏感指标（nursing-sensitive indicator）的研究。据 2020 年美国高等护理教育协会（American Association of Colleges of Nursing，AACN）的报道，美国有 500 余项护理硕士项目，357 项护理博士（DNP）项目，注册护士中 13.8% 具有硕士或博士学历，同时美国国立卫生研究院（National Institute of Health，NIH）将护理纳入研究资助目录中，1993 年投入研究基金 1 600 万美元，并成立美国国家护理研究院（National Institute of Nursing Research，NINR）。2000 年 NIH 投入护理的研究基金增加到 1 亿美元，2014 年增加到 1.4 亿美元。可见，美国护理的发展与重视护理研究和高等护理教育是密不可分的。

总之，护理研究的发展常常以期刊的创刊、护理基金的创立为标志性时期。国外护理研究经历了近一个世纪的发展，主要标志性时期见表 1-2。

表 1-2 国外护理研究的发展

1859 年	南丁格尔的《护理札记》（*Notes on Nursing*）出版
1900 年	美国 *American Journal of Nursing* 创刊
1936 年	美国 Sigma Theta Tau 在美国建立了第一个护理研究基金
1952 年	*Nursing Research* 期刊创刊
1955 年	美国护士基金会资助护理研究，并在 Walter Reed 建立首个护理研究中心
1963 年	英国 *International Journal of Nursing Studies* 创刊
1986 年	美国国立卫生研究院（National Institute of Health，NIH）建立了"国家护理研究中心"，并在 1993 年成为美国国家护理研究院（National Institute of Nursing Research，NINR），投入研究基金 1 600 万美元
1996 年	澳大利亚 Joanna Briggs 循证卫生保健中心成立
2000 年	美国 NIH 下设立的 NINR 研究基金超过 1 亿美元，加拿大成立护理科学发展理事会（Council for the Advancement of Nursing Science，CANS）
2004 年	*Worldviews on Evidence-based Nursing* 创刊
2014 年	美国 NIH 下设立的 NINR 研究基金超过 1.4 亿美元

（二）我国护理研究的发展概况

我国的护理研究工作相对起步较晚。自 1954 年《中华护理杂志》创刊以来,1985 年后,《护理学杂志》《中国实用护理杂志》《护士进修杂志》《护理研究》等期刊陆续创刊。目前我国已有近 30 本护理专业期刊,对促进护理研究论文的发表和交流起到积极的促进作用。

在护理研究人才的培养方面,自 1983 年起我国陆续在全国各高等医学院校开展护理本科教育,目前"护理研究"课程已经纳入护理本科生的教学计划,成为专业必修课。1992 年以来我国开始护理硕士教育,培养了高层次的护理研究人才,护理科研水平有了较大提高。2004 年我国开始护理博士教育以来,研究论文的数量和质量有了迅速提高,护理研究的发展得到了稳定提升。尤其是 2011 年护理学成为一级学科后,对通过科学研究提升我国护理学科水平起到至关重要的作用。

在研究关注点方面,20 世纪 80 年代我国护理研究主要关注责任制护理的建立、护理制度和质量规范的构建;90 年代的研究重点是探索整体护理观念的内涵和整体护理的实施,护理教育体制改革和课程建设也成为该时期研究的重点;2000 年以后研究重点放在专科护理和护理人力资源配置等方面;2010 年以后,优质护理、循证护理实践、高级护理实践、延续护理、护理敏感指标体系等成为我国护理研究的热点;进入 2020 年后,互联网+护理、护理信息化建设、临床护理实践指南、护理学科体系建设成为研究的重点。

在研究的方法方面,20 世纪八九十年代我国的护理研究绝大多数还是延续生物医学领域传统的量性研究设计,较为局限。2000 年后,随着护理教育的发展、与国外护理学术交流的增加,我国的护理研究方法开始出现多元化的趋势,除了传统的量性研究外,开始借鉴社会科学的研究方法,质性研究开始更多地被采纳,另外质性与量性结合的混合研究方法开始迅速出现。

目前我国护理研究领域最大的挑战是在政府层面获得纵向科研立项的机会较少。尽管 2011 年后护理学科在我国新调整的学科目录中已经成为一级学科,但护理学尚未被纳入国家自然科学基金和国家社会科学基金目录,亦未建立国家层面的护理科研基金立项渠道。因此应大力倡导护理学科建设,学习发达国家护理学科发展的先进经验,创建促进护理研究和学科发展的平台。

五、护理研究对护理实践的意义

作为一门科学,护理学科必须通过开展研究寻找科学、有效的护理措施,并促使护理质量依据科学证据进行持续改进,同时还需要通过研究丰富学科理论,提升其学术性、丰富其知识体系,构建结构清晰、逻辑严密的专业理论体系。尤其在循证实践(evidence-based practice,EBP)迅速发展的当今社会,护士迫切需要运用整合科学研究结果的证据提供高质量的健康照护,保证护理活动是有临床意义的、节约成本的并能促进病人的康复,因此丰富的研究资源是开展循证实践的前提。例 1-1、例 1-2、例 1-3 通过 3 个研究的实例,展示了护理研究对提升护理实践科学性、促进持续护理质量改进、丰富护理学科理论内涵上的作用。

【例 1-1】 护理研究对提升护理实践科学性的作用——外周静脉留置针拔管时机的研究实例

外周静脉留置针是目前临床上应用最为广泛的静脉输液工具,在其使用过程中会导致静脉炎、堵管、渗液、导管相关性感染等并发症。为了降低留置针相关并发症的发生风险,2013 年国家卫生与计划生育委员会发布的《静脉治疗护理技术操作规范》中明确指出,在未出现静脉炎、堵管、怀疑导管相关性感染的情况下,外留置针应 72~96h 拔除 1 次。而 2015 年一项系统评价显示,依据临床指征(如治疗完成、静脉炎、堵管、渗液、意外拔管等)拔除留置针与常规拔除留置针(每 72h 拔除 1 次),在导管相关并发症的发生率上并无差异,而依据临床指征拔除留置针可以延长留置时间,提高成本-效益,推荐临床上依据临床指征拔除留置针。2016 年美国静脉输液护理学会颁布的《输液治疗实践标准》也推荐此研究结果。但 2015 年系统评价纳入的参考文献的研究人群主要来自澳大利亚与美洲,目前尚缺乏亚洲人群的数据,研究结果是否适用于中国人群尚未确定。

针对该问题,李旭英等开展了一项多中心随机对照试验,以比较在我国根据临床指征拔除留置针和常规拔除留置针在并发症发生情况上的差异。该研究根据 1:1 等效检验计算样本量为试验组和对照组分别需要 1 520 例,共计 3 040 例。从志愿参与课题的全国 7 个省护理学会静脉输液治疗专业委员会中,每个省选择 2 家三甲医院,每家医院选择 10 个科室,每个科室收集 30 位入院后首次采用外周留置静脉针进行输液治疗的成年病人为研究对象,每位研究对象均需要从入院第一次留置外周静脉针连续随访到第 1 根留置针拔除后 48h。根据研究对象入院的先后顺序,采用随机数字表分为试验组和对照组。试验组在治疗完成或出现症状如静脉炎、渗液、堵管、怀疑感染等时拔管,对照组则出现症状如静脉炎、渗液、堵管、怀疑感染等或常规每 96h 拔管。主要结局指标是静脉炎的发生率,次要结局指标是堵管、渗液、感染的发生率。

试验组外周静脉留置针留置时间为 (85 ± 52)h,对照组留置时间为 (71 ± 30)h,两组留置时间比较,差异具有统计学意义 $(P<0.001)$;主要结局指标静脉炎的发生率在留置后的 96h 内,无论是意向分析还是符合方案集分析,在两组之间的差异无统计学意义 $(P>0.05)$,次要结局指标中除堵管有统计学意义 $(P<0.05)$,其余指标的差异均无统计学意义 $(P>0.05)$;整个外周静脉留置针留置期间,两组主要结局指标静脉炎发生风险的差异无统计学意义 $(P>0.05)$。

该研究结果表明,依据临床指征更换外周静脉留置针,留置时间更长且不会增加静脉炎、渗液及怀疑感染的发生风险。试验组堵管的发生风险增大,因此如根据临床指征拔管,则需加强堵管的监测与评估,建议临床护理实践中依据并发症的严重程度来判断是否拔除留置针,如出现 2 级及以上的静脉炎,则拔除留置针,液体不滴经处理后再通畅的留置针可继续留置,以平衡静脉安全的临床效益和导管耗材的经济效益之间的矛盾。

该项在中国进行的多中心随机对照试验挑战了以往认为"静脉留置针留置时间越长,静脉炎发生率越高"的观点,并非留置时间越长并发症风险越高,留置时间与导管相关性感染的关系呈阶段性变化趋势。依据临床指征拔除留置针,虽然堵管的发生风险较常规拔除留置针高,但其留置时间更长,从整个住院治疗周期来讲,可减少病人的留置针穿刺次数和疼痛体验次数,故推荐临床在严格监测堵管的前提下,可依据临床指征拔除留置针。

(来源:李旭英,孙红,魏涛,等.外周静脉留置针不同拔管时机的随机对照研究[J].中华护理杂志,2020,55(2):272-277.)

【例 1-2】 护理研究对促进持续护理质量改进的作用——ICU 成人置管病人合理身体约束最佳证据的临床应用

身体约束是指使用任何设备、材料或工具限制病人自由活动的行为。国内近年报道 ICU 使用身体约束比例高达 45.7%,国外研究报道该比例可达 57.1%。身体约束已被广泛用于许多国家重症监护病房(ICU)的病人,尽管它提供了在病人接受医疗过程中保护的好处,但也引发了很多身心不良反应。虽然国内外近年来对身体约束方面的研究日渐增多,但临床约束率仍居高不下。因此,如何合理应用身体约束既确保病人安全,又能最大限度地减少身体约束带来的种种不良结局,是目前重症监护专业人员亟待探索的问题。

吴娟、钱海兰等重症护理团队针对目前 ICU 置管病人如何进行合理身体约束的护理问题,开展循证实践研究。该研究团队聚焦成人 ICU 置管病人身体约束管理的临床问题,系统、全面地检索了该领域的系统评价、证据总结、临床实践指南、专业共识等,并进行审慎的文献质量评价后,汇总了 23 条最佳证据构建出基于科学证据的"成人 ICU 置管病人合理身体约束管理的最佳实践方案"初稿,并进一步召开项目讨论会以及由所在省级护理学会危重症护理专业委员会主任委员、副主任委员、医院护理总监、护理部副主任、医疗专家参加的论证会,对证据的可行性、适宜性、临床意义和有效性进行分析,进一步修订方案,结合法律法规及相应行业规范,构建了18条ICU置管病人合理身体约束的质量审查指标。

在证据临床转化过程中,研究团队首先针对所在医院ICU的84名成人置管病人、168名护士和23名医生开展基线调查,针对18条质量审查指标,分析现行ICU置管病人身体约束的现状以及与最佳证据存在差距的原因,并应用持续护理质量改进的方法和工具,采用鱼骨图法分析,通过寻找潜在的障碍因素,构建了该领域持续护理质量改进的目标和程序,形成了"ICU置管病人合理身体约束管理方案",该方案包括:①构建《ICU成人置管病人合理身体约束流程》。②制作《合理身体约束培训手册》。③拍摄《ICU常用评分》《身体约束》《身体约束评估工具的使用》视频。④对综合ICU、呼吸ICU、CCU的医生和护士进行约束相关知识的培训。⑤形成专用的约束知情同意书和病人家属版健康教育手册。⑥遴选约束决策轮、约束必要性等级划分、ICU住院病人约束评估量表作为约束评估工具。⑦将"合理身体约束"作为医嘱词条植入医院信息系统(HIS)7个方面。

研究团队采用整群随机对照研究的设计,在该医院的6个ICU中随机选取3个ICU为试验组,3个为对照组。试验组的ICU启用新构建的"ICU成人置管病人合理身体约束方案和审查指标",对照组采用以往的护理方案,通过为期4个月的证据临床转化,试验组较对照组约束率低、约束时长(d/千置管日)缩短($P<0.05$);试验组镇痛的达标率证据应用后显著高于应用前($P<0.05$);ICU病房的医生、护士对最佳证据相关知识的掌握情况比应用前显著提高($P<0.05$);证据应用后实施组约束医嘱的开具、约束评估工具的使用、病人或家属约束知情同意书的签署情况均达到100%。

该研究表明,ICU成人置管病人合理身体约束最佳证据经过临床转化后,应可降低ICU成人置管病人约束率、缩短约束时长、提高镇痛达标率、提升医生和护士对证据相关知识的掌握程度、推进规范医嘱的开具和约束评估工具的使用,可提高临床护理质量。但如何改善病人及家属心理状态,改善ICU的噪声、温湿度环境仍需进一步研究。

(来源:吴娟,钱海兰,胡雁,等.ICU成人置管患者合理身体约束最佳证据的临床应用[J].中国护理管理,2019,19(9):1395-1402.)

【例1-3】 **护理研究对丰富护理学科内涵的意义——基于扎根理论的互动式患者参与患者安全理论框架构建的研究实例**

近年来,WHO先后启动诸多促进患者安全研究和实践的举措,其中"患者参与患者安全"项目强调、倡导、鼓励患者主动参与患者安全维护。我国也发布了《中国患者安全目标》,强调"鼓励患者参与患者安全管理"。但医、护、患对患者参与患者安全的感知和影响各异,由此给临床实施造成诸多困难,不利于和谐医患关系的建立。在保证患者安全的实践中,护理人员是落实患者安全的核心和主力,亟需在该领域形成本土化的护理实践模式。

为此,叶旭春、刘朝杰、刘晓虹团队采用质性研究中扎根理论研究的方法,以患方视角探究我国患者参与安全的过程和策略,并据此构建相应理论框架,为促进患者参与患者安全提供科学依据。研究通过目的选样和理论选样相结合的方法,选择34例出院或即将出院的患者进行个人深度访谈,并收集、分析部分网络媒体的相关报道。研究运用格拉泽传统扎根理论的实质性编码、理论性编码策略及不断比较的方法对资料进行深入分析,结果析出了核心主题"互动式患者参与患者安全",并形成了8个类属,据此构建了"互动式患者参与患者安全理论框架图",包括"决策性、照护性、诉求性"3个参与策略,"信任、信息、沟通、支持"4个原因要素,"有利"1个参与结果目标,并提出了7个相关理论假设。

该研究提出的"互动式参与患者安全的理论框架"界定了"互动式患者参与患者安全"的概念,是患者在经历医疗诊治和疾病康复过程中,通过建立医患间彼此信任、获得充分的相关信息、畅通医患间互动沟通,获得家属和医方的有力支持,综合采用决策性参与、照护性参与、诉求性参与的策略,理性参与保障患者自身安全和健康的互动过程。本研究丰富了患者参与的理论研究,可引导患者据其不同临床情境采取积极"照护性参与"、审慎"决策性参与"、理性"诉求性参与"的恰当策略。该理论框架的构建,对促进患者参与患者安全管理在我国的发展和进一步的研究,深化护理实践的内涵,拓展护理的实践范畴,均具重要理论价值。

（来源:叶旭春,刘朝杰,刘晓虹.基于扎根理论的互动式患者参与患者安全理论框架构建的研究[J].中华护理杂志,2014,49(6):645-649.）

六、护理研究的发展趋势

1. **通过多中心、证实性的方式形成牢固的研究基础** 护理人员将不会单纯性依据一项设计欠完善的、小样本、孤立的研究开展临床变革,变革的决策将以设计严谨的研究为基础,开展多中心临床试验,或者同时在不同场所、针对不同的环境条件、在不同的时间重复同一研究,以保证研究结果的稳健性。

2. **注重循证实践** 鼓励护理人员通过循证实践提高护理质量。系统评价作为循证实践的重要证据资源,将在全球医疗卫生各学科的各类文献中占据重要地位。另外,临床实践指南或证据总结是在系统评价基础上构建的循证资源,也将在护理决策中具有重要的价值。促进证据向临床转化的实施性研究(implementation study)将逐渐受到护理人员的关注,该类研究探索如何将研究结果以最佳的方式转化到实践中。

3. **强调多学科合作研究** 临床护理人员、护理研究者与相关学科专业人士的合作将成为未来的护理研究趋势。这种合作可共同解决生物行为领域、心理社会领域的基础问题,从而让卫生保健领域认识到护士在制定国际、国内卫生政策中的重要作用。

4. **扩展研究结果的传播范畴** 充分利用手机等智能移动平台及互联网、电子期刊、电子数据库等信息技术,可加快并扩展护理研究结果的传播,从而促进学科的发展。

5. **关注文化因素和健康差异(health disparities)的状况** 目前健康差异和健康公平性已成为护理与卫生保健其他领域的核心关注点,因此专业人员将对医疗/护理干预的生态效度(ecological validity)和文化敏感性(cultural sensitivity)尤其注重。生态效度是指研究设计和结果与真实情境密切相关。另外,护理人员越来越多地认识到研究必须对人们的健康信念、行为、文化价值观、方言、语言差异尤其关注。

6. **病人参与医疗照护决策** 共同决策(shared decision making)是当今卫生保健发展的另一个趋势,尤其鼓励病人参与到自身医疗照护的决策中,并在其中承担核心角色。循证实践强调将研究证据和病人的偏好与需求作为决策的要素,并设计研究探索这一过程和结局。

第二节　护理研究的基本过程

护理研究的基本过程遵循普遍性的研究规律,强调在现有知识指导下,对尚未研究或尚未深入研究的护理现象和护理问题进行系统探究。护理研究的基本过程包括9项内容。①提出研究问题:形成研究目标,构建研究假设;②开展文献检索:分析现况和趋势,明确研究的理论或概念框架;③选择研究类型和研究设计:构建研究的技术路线、明确研究工具;④确定研究对象;⑤明确研究变量和测量工具;⑥收集研究资料;⑦分析研究资料;⑧撰写研究报告;⑨研究结果的推广和应用。

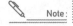
Note:

一、提出研究问题

提出研究问题并形成具体的研究目标,构建研究假设是研究的第一步,也是至关重要的环节。研究问题往往来源于护理实践,例如从对住院患者安全问题考虑,跌倒预防是护理的重点,因此跌倒风险评估工具的研制和应用、跌倒预防措施的设计和应用可称为重要的研究课题。如何发现护理研究问题,如何提炼研究目标,如何构建研究假设,是开展护理研究中值得重视的问题,需要进行系统的培训。

研究目标要求具体化,简洁明了,在研究目标的阐述中应包含研究对象、研究变量(自变量、因变量),并注意区别研究目标和研究意义。例如:如果某课题针对乳腺癌病人完成改良根治术后肢体功能康复问题,设计了渐进式康复训练操和整体康复训练项目,期望通过该项目改善病人的肢体功能,并提高乳腺癌病人术后的生活质量,则研究目标可界定为“验证渐进式肢体功能训练对改善乳腺癌改良根治术后病人肢体功能和生活质量的作用”。

研究假设是研究前对所要研究的问题提出的预设结果,根据假设确定研究对象、方法和观察指标等。研究假设通过研究加以验证。研究假设能提供探究方向、指导研究设计。但要注意,干预性研究(interventional study)、预测性研究(predictive study)往往需要提出明确的研究假设,而描述性研究(descriptive study)可不一定有研究假设。质性研究(qualitative study)则在研究开始时并无研究假设。

二、开展文献检索

查阅文献和立题过程是相互结合的过程,在一项研究开始之前,必须通过系统、全面、深入的文献查询,明确相关概念的内涵和操作性定义,分析相关的理论框架和概念框架,了解国内外的研究现况、动态和水平,分析已有研究的优势和不足,为确定研究的立题依据和研究意义,构建明确的研究目标,开展进一步的研究方案设计打下扎实的基础。因此从事研究工作必须查阅大量文献,并带着拟探究的研究问题展开文献查阅、分析和推理。另外,对文献的分析和查阅也是一个动态、持续的过程,在研究进展过程中应不断检索新的文献,只有这样才能充分把握研究的先进性和研究价值。

对文献的阅读需要系统培训,文献应新、全、精、准。应充分利用各种文献检索工具,确定正确的关键词和检索式,在各级各类数据库和检索平台上系统、全面地开展国内、国外文献的检索。文献应以最近几年发表的资料为主,与课题有密切关系的国内、国外论文要精读,并做好读书笔记和文献分析汇总。

文献检索中还应对研究相关的概念进行系统检索,以进一步界定概念,同时寻找相关的理论框架(theoretical framework)或概念框架(conceptual framework),以指导研究的进行。在研究中理论的应用非常重要,理论框架或概念框架可指导研究变量的选择、研究假设的形成、研究技术路线的构建、研究工具的设计、研究结果的分析。理论是解释事物现象和发生发展规律的依据,可根据相关理论确定研究的方向,例如在设计以病人为中心的类风湿关节炎病人健康教育策略时,可以 King 的达标理论(King's theory of goal attainment)为理论框架,建立护患共同的目标,通过目标分解、有效互动促进病人充分理解健康教育内容,提高服药和康复运动的依从性。因此 King 的达标理论可成为设计课题(干预方案的制订)、确定研究变量(制订共同的目标、评价服药和康复运动依从性)、设计护患沟通效果评价工具(依从性)、分析研究结果的依据。可见,研究前的理论研究至关重要。

三、选择研究类型和研究设计

确定研究问题和研究对象后,需要选择研究类型和具体的研究设计。研究根据哲学观的不同,分为量性研究和质性研究两大类型。两类研究都包含不同的研究设计。研究设计是研究过程中对研究方法的设想和安排。

（一）量性研究

量性研究(quantitative study)又称定量研究,是生物医学领域传统的研究设计,是在实证主义哲学观下的研究流派,主要特征是强调客观、精确,认为事物是可以寻求规律的,常常用统计的方法对数据进行分析,将研究结果量化。

量性研究有明确的技术路线、研究对象入选标准和分组程序、研究指标和测量工具、资料收集流程和资料分析程序,并需要采用统计方法对数据进行处理。量性研究要求对研究进行精确的控制,避免研究中的误差和偏倚,验证研究变量之间的因果关系等。

量性研究的具体研究设计可包括实验性研究(experimental study)、类实验性研究(quasi-experimental study)、非实验性研究(non-experimental study)。按照流行病学的分类方法,量性研究又包括随机对照试验(randomized controlled trial)、非随机对照试验(non-randomized controlled trial)、观察性研究(observational study)。其中观察性研究又包括队列研究(cohort study)、病例对照研究(case-control study)、描述性研究(descriptive study)等。详见本书第四章"研究设计"。

选择研究设计后,应进行研究指标(变量)和研究工具的确立。研究指标(indicator)是反映研究目的的标志,又称研究变量(variable),例如体重和皮下脂肪厚度的测量是反映小儿营养状况的指标,焦虑是反映病人手术前情绪状况的指标。测量研究指标的工具称为研究工具(instrument),研究工具应具有信度(reliability)和效度(validity),即能够真实、敏感、准确地测量出研究指标的变化。

（二）质性研究

质性研究(qualitative study)是社会学领域研究常用的研究方法,是在诠释主义、社会批判主义、后现代主义哲学观下的研究流派,主要特征是强调主观体验和真理的多元化,反对将人类的主观体验、心理特征、社会过程用数据进行简单统计分析,主张用语言深描和反映丰富的人类心理过程和社会互动过程,强调研究者深入研究现场进行长期、多次的观察与访谈,结合档案记录或查询等方式收集和整理资料,并用归纳、分类、推理、提炼主题等方式进行资料分析,用文字呈现研究结果。

质性研究包括现象学研究(phenomenology)、描述性质性研究(descriptive qualitative study)、扎根理论研究(grounded theory)、人种学研究(ethnography)、历史研究(historical study)、个案研究(case study)、行动研究(action research)等。

应注意的是,以往在生物医学领域质性研究受到的重视程度不够,随着我国对护理学科本质的深入认识,质性研究逐渐受到重视。质性研究和量性研究可从不同角度对护理现象和护理问题进行分析研究,两者的研究资料具有同样的重要价值,其结果常常是相互补充的,因此出现了量性研究和质性研究相结合的"混合设计研究(mixed method study)"。在护理研究中,质性研究和量性研究都应该给予同等重视。质性研究详见本书第十一章"质性研究"。

由上可见,量性研究与质性研究在研究特征上既有联系,又有区别。量性研究与质性研究研究步骤的比较见表1-3。

表1-3　量性研究和质性研究特征的比较

	量性研究	质性研究
哲学基础	实证主义	建构主义、诠释主义
研究设计	结构性的,事先确定的,比较具体	非结构性的,灵活的,演变的,比较宽泛
研究问题	事先确定研究问题	可事先确定研究问题,还可在研究过程中进一步产生或修改
研究假设	可有研究假设	没有假设
抽样方法	概率或非概率抽样,样本量较大	多为目的选样,样本量较小
收集资料的方法	封闭性问卷,结构性观察,检核表	开放式访谈,参与性观察
研究工具	问卷、量表、统计软件、计算机	研究者本人、实地笔记、录音机
资料的特点	量化的数据	语言、图像、文字等描述性资料
分析的方法	演绎法,统计分析,收集资料之后进行	归纳法,寻找概念和主题,可与资料收集同步进行
论文的呈现形式	概括性、客观性,常用表格	描述性、主观性,常用研究对象的语言呈现研究结果(描述性语言),并结合研究者的个人反思(分析性语言)

四、确定研究对象

该阶段是研究技术上的关键阶段。需要明确研究对象的属性,包括:研究总体是什么? 可及的研究总体是什么? 研究样本的特征如何? 样本的入选标准和排除标准如何? 样本量需要多大? 计算样本量的依据是什么? 如何抽样? 如何分组? 如果采用随机抽样和随机分组,需要具体化随机的过程如何实施。一般研究需要明确研究对象的特征和抽样方法。

同时,还需要明确研究场所,并详细描述研究场所与研究变量相关的背景信息。例如对三级医院跌倒预防风险评估现况的研究,就需要详细描述所研究医院的床位数,住院病人大致的疾病类型,卧床病人、协助行走病人、自主行走病人的基本数量,护士配置,陪护状况,跌倒预防的管理措施,已开展的人员培训情况等。

五、明确研究变量和测量工具

该阶段是研究技术上相对有挑战性的阶段,需要明确研究的变量(variable),即拟研究的变化中的事物是什么,变量包括自变量(independent variable)、因变量(dependent variable),前者往往是一种原因或影响因素,后者是该因素所影响的事物,例如在"评价个体化音乐疗法对缓解住院病人术前焦虑效果"的研究中,"个体化音乐疗法"是自变量,"术前焦虑水平"是因变量。

在量性研究中,需要明确研究变量的可测量的指标(indicator)是什么,即研究的结局指标(outcome indicator),并根据研究目标及变量间的逻辑关系,明确哪一项是主要结局指标(primary outcome),哪些是次要结局指标(secondary outcome)。研究变量和研究指标的设定直接影响研究的科学性和逻辑性,往往研究指标应包括客观指标和主观指标,例如"评价个体化音乐疗法对缓解住院病人术前焦虑效果"的研究中,因变量"术前焦虑水平"采用了5个指标进行测量,分别是客观指标——心率、血压、皮质醇激素水平、皮肤电反应,以及主观指标——焦虑状况自评。其中焦虑状况自评和皮质醇激素水平是主要结局指标,而心率、血压、皮肤电反应是次要结局指标。

该阶段还需要找到合适的测量工具,准确测量变量的现况和变化。研究工具应具有信度、效度、敏感度,能够准确测量研究指标。研究工具质量的高低将直接影响所收集到资料的准确程度和可靠性,从而影响研究结果的信度以及根据结果所得出的结论等。在前述的"评价个体化音乐疗法对缓解住院病人术前焦虑效果"研究中,术前焦虑状况自评采用了20个条目的Spielberger状态焦虑量表进行评价,该量表具有较好的信度、效度且在中国广泛应用,而血压采用了电子血压计进行测量,具有较好的敏感性。

六、收集研究资料

研究往往通过各种测量、问卷、访谈、观察等方式从研究对象处直接收集原始资料。资料收集时需要对由谁进行资料收集、收集哪些对象的资料、收集什么内容的资料、按什么顺序进行、何时进行资料收集、在何处进行资料收集、是否当场收发问卷等进行周密的规划和设计。如果多人进行资料收集,则需要对资料收集者统一进行培训,使资料收集的流程和对病人解释说明的内容标准化。

一般在大规模或大样本的研究之前需要进行小规模的预实验(pilot study),以熟悉和摸清研究条件,检查研究设计是否切实可行,有无需要改进的地方,并估计样本量、预测研究成功的可能性。凡是在正式研究中需要应用的各种问卷、量表、仪器、设施等,均应通过预实验进行初步的使用、检测和操作,同时也可通过预实验了解研究对象对研究方法和干预措施的反应,以便及时修正研究方案。

收集的原始资料必须可靠、真实、可信,应完整保存,在对原始资料整理后可进行进一步的资料分析。

Note:

七、分析研究资料

通常研究所得到的资料可分为计量资料(例如体重测量值、抑郁评分)、计数资料(例如压力性损伤的发生率、口腔溃疡的发生人数),介于两者之间的资料为等级资料(例如病人疼痛的分级、疲乏的严重程度分级)。进行统计学分析时,对计量资料、计数资料和等级资料所用的统计方法均不同。资料的描述性分析通常采用百分比、均数、标准差、中位数等指标表示,而推论性统计分析则根据资料的类型、分布类型(正态分布或偏态分布)、方差齐性选择参数法或非参数法进行统计分析。通常采用统计图或统计表归纳和呈现研究结果。而质性研究的资料分析则采用描述、编码、分类、提取主题等方式进行,不采用量化的统计分析。

八、撰写研究报告

研究报告是研究工作的书面总结,也是科学研究工作的论证性文章。研究报告的撰写是科研工作中一个重要的组成部分。研究报告的写作有一定的格式要求,包括立题新颖、目的明确、技术路线清晰、资料翔实、研究过程描述清晰和详细。

一般研究报告的内容包括前言(研究的背景和立题依据、文献回顾、研究目的)、研究对象和研究方法、结果、讨论和结论等部分。应用文字表达出研究者对课题的思维过程,通过对研究结果的充分讨论得出研究结论。

研究报告的撰写是科研工作的重要环节,没有写出论文,任何研究工作都不能称之为完成。

九、研究结果的推广和应用

研究结果往往需要在公开发行的期刊上发表,以推广研究成果。研究结果的发表需经过多轮同行评议,这也是论证研究结果的严谨性和是否具有推广性的过程。在学术期刊上发表论文是研究者研究能力的体现。

研究结果的应用是研究的最后一个环节。循证实践的核心就是利用已有的研究结果指导护理实践,优化护理流程,作出科学的护理决策。而研究结果的推广和应用就是循证实践的开端。该部分内容详见本书第十二章"循证护理实践"。

第三节 护理研究中的伦理原则及学术诚信

 —————— 导入情境与思考 ——————

某研究者为探讨慢性阻塞性肺疾病(COPD)病人吸氧时湿化瓶内酒精的最佳浓度,在研究设计时选择一定数量的病人并随机分为3组,分别给予不同浓度的酒精湿化给氧,进行相互对照,选择出最佳浓度。当研究者向医院提交研究方案时未能通过伦理审查,审查意见为:该研究对病人存在潜在危险,建议先进行动物实验。

请思考:

1. 在进行护理研究时,需要遵循哪些伦理原则?

2. 护理研究中的伦理审查包括哪些内容?

从医学发展史来看,医学的进步与人体研究密不可分。近几十年来,保护人类受试者的权利在科学和医疗卫生保健领域中日益受到重视。当以人作为研究对象时,为了最大限度地保证被研究者的权益,要求研究者在研究过程中严格遵守伦理学原则。与其他生物医学研究一样,护理研究也经常以人为研究对象,包括病人和健康人。学习护理研究应遵循的伦理原则,一方面可以指导自己的研究工作,另一方面可以监督其他研究,以维护病人的合法权利。

一、医学研究中遵循伦理原则的重要性

现代医学的发展离不开人体试验,无论是直接使受试者获益还是促进医学的进步,在伦理道德上均属正当的,但应事先征得受试者的同意。1964 年,世界医学大会通过的《赫尔辛基宣言》(*Declaration of Helsinki*)强调:"在为研究对象实行检查、治疗或人体试验时,应向研究对象充分解释,研究对象完全了解且自愿同意后方可执行"。由于护理研究在很多情况下是以人为研究对象,如病人或健康人、成年人或未成年人、精神障碍者或心智健全者等,护理人员在研究中经常会遇到有关人类权利的伦理问题或困境。因此,如何在研究过程中尊重人的生命、权利和尊严,尤其当科学和伦理产生冲突时,以伦理原则指引护理研究显得非常重要。

知 识 链 接

20 世纪 40—70 年代,违反伦理道德的 2 个典型研究案例。①犹太人慢性病医院癌症研究(Jewish chronic disease hospital):研究者对 21 名终末期病人注射外源性肝癌细胞悬液,以观察癌症能否以这种方式传播。②塔斯基吉梅毒试验研究(Tuskegee syphilis study):从 1930—1970 年,研究者对阿拉巴马的约 400 名黑种人男性研究无治疗条件下的梅毒自然病程。即使在发现青霉素能够有效治疗梅毒后,该研究仍未停止。

二、护理研究中应遵循的伦理原则

护理研究同样需要遵循生物医学研究的伦理原则。生物医学研究中需要遵守的 3 个基本伦理学原则:尊重人的尊严(respect for human dignity)的原则、有益(beneficence)的原则和公正(justice)的原则。

(一)尊重人的尊严的原则

1. 主要内容 在研究中,研究对象有自主决定权(right to self-determination)、隐私权(right to privacy)、匿名权(right to anonymity)和保密权(right to confidentiality)。

(1)自主决定权:指在研究过程中,研究对象应被看作是自主个体,研究者应告知研究对象关于研究的所有事宜,研究对象有权决定是否参与研究,并有权决定在任何时候终止参与,且不会受到治疗和护理上的任何惩罚与歧视。在研究过程中,研究人员不应利用强制、隐蔽性收集资料或欺骗等手段而使研究对象的自主决定权遭到侵犯。

(2)隐私权:一个人的隐私包括他的态度、信仰、行为、意见以及各种档案、记录等。当未经本人允许或违背本人意愿而将其私人信息告知他人时,即造成对研究对象隐私权的侵犯。其危害极大,如使研究对象失去尊严、友谊、工作,或者使其产生焦虑、犯罪感、窘迫、耻辱感等。护理研究中对研究对象隐私权的侵犯常发生在资料收集过程中。例如,在会谈中提出一些侵入性问题,"你的月收入有多少?"等,或是在研究对象不知情的情况下隐蔽地收集其资料。随着技术手段的进步,资料传播速度的加快,美国于 1974 年出台了隐私保护法规,规定收集资料的方法需被有关部门审查后方可执行,没有研究对象同意不可收集资料。同时,未经研究对象同意,任何人无权获得其记录或资料。

(3)匿名权和保密权:在隐私权的基础上,研究对象有权享有匿名权和要求所收集资料被保密的权利。在大多数研究中,研究者通过向研究对象保证不对任何人公开其身份或许诺所得信息不向

任何人公开的方式来达到对研究对象匿名权的保护。保密权指未经研究对象同意,不得向他人公开研究对象的任何个人信息。通常情况下,保密的原则包括以下几方面:①个人信息的公开及公开程度必须经研究对象授权。②个人有权选择可分享其私人信息的对象。③接受信息者有保守秘密的责任和义务。

护理研究中,由于研究者的疏忽,在以下情况下常发生侵犯受试者匿名权和保密权的情况:①研究者有意或无意地使用未被授权公开使用的原始资料。保密权的侵犯,除了影响受试者与研究者之间的信任关系外,最主要的是会造成对受试者心理和社会的损害。因此,在护理研究中应明确下列要求:没有受试者同意,任何人,包括医护人员、家庭成员、亲密朋友等都无权得到受试者的原始资料。②研究者汇报或公开发表研究报告时,由于偶然的原因使受试者身份被公开等,例如未经同意呈现病人的照片、研究信息中包含病人的家庭地址等。这是研究者在组织报告时必须严格注意的事项。

保密的方法很多,常用的有以下几种:①研究者赋予受试者以代码,受试者完成的问卷或表格均以代码表示,将数据输入计算机时也应以代码形式输入。②研究者将受试者的名字和代码分开放在安全的地方(例如上锁的橱柜,只有主要研究者可以获取),收集资料的原始测评工具也应放在安全的地方。③知情同意书应与受试者的名字和代码保存在一起,不可与问卷或其他测评工具放在一起,以防他人轻易确定受试者的身份和调查结果。④用假名字代替真实姓名。⑤在录音过程中避免提及受试者姓名。

2. 知情同意(informed consent)　尊重人的尊严的原则要求研究者在实施研究前必须征得研究对象的知情同意。知情同意是指参与者已被充分告知有关研究的信息,并且也能充分理解被告知信息的内容,具有自由选择参与或退出研究的权利。

知情同意是保障贯彻实施伦理学原则的重要措施之一,它包含3个要素:信息、理解和自愿。知情同意不仅包括研究者将所有研究相关内容告诉研究对象,同时也包括研究对象必须真正理解所有内容并作出自愿选择。这就要求研究对象在行使知情同意权时具备一定的理解力和判断力,以及法律上的行为能力和责任能力。特殊情况下,精神障碍者、神志不清者、临终病人、儿童等无行为能力或限制行为能力者如犯人,其知情同意权须由法定监护人或代理人行使。

在进行知情同意过程中,研究者需要根据研究对象的文化背景和不同的研究内容向研究对象详细介绍并举例说明。语言应通俗易懂,避免使用专业术语、含糊其辞。当介绍完研究的具体内容后,应给予研究对象足够的机会提问,研究者须诚实、及时地回答问题,也要给研究对象充分的时间去考虑是否参与研究。

按照国际惯例和要求,提供给研究对象知情同意书的内容需要包括以下几方面的资料和信息:

(1) 研究目的:研究者应向研究对象陈述研究的近期和长期目的。如果研究对象对研究目的有疑义,可以拒绝参与。研究对象参与的时间和期限也应加以介绍。

(2) 研究的内容与方法:研究的变量、研究过程、对变量的观察和测量方法,甚至研究实施的时间、场所、频次等,都需要向研究对象详细描述。

(3) 研究的风险及可能带来的不适:研究者应使研究对象明确研究可能带来的任何风险和不舒适,并应指出研究者正在采取或将要采取哪些相应措施来最大程度降低风险。如果研究的风险大于"最小风险",应告知研究对象当损伤发生时是否可得到补偿或适当治疗以及补偿和治疗的方式、方法。

(4) 研究的益处:即介绍研究将给研究对象本人或其他人带来的任何好处。

(5) 可能得到的补偿:由于参与研究给研究对象带来了不便,花费了他们的时间,获得了他们的资料和信息,因此研究可以适当地给予一定的补偿或免费医疗服务。但是,研究者支付的金钱数额不能过大,提供的医疗服务范围不应太广泛,否则会有诱导研究对象参与研究之嫌。

（6）匿名和保密的保证:研究者应向研究对象说明他们的回答和记录被保密的程度,并且向研究对象保证在研究报告或公开出版物中,他们的身份不会被公开。

（7）联络信息:研究者在知情同意书中还应向研究对象提供下列信息,即谁负责对研究对象关于研究和自身权利问题的解释;对于研究对象提出的任何问题,谁负责解答;以及如何取得与回答者的联系等。

（8）自愿同意:研究者应向研究对象说明,是否参与该项研究属于自愿行为,拒绝参与不会造成任何的惩罚或损失。

（9）退出研究的权利:即向研究对象说明研究对象有权在任何时候退出研究而不会受到任何惩罚和损失。

如果研究有相关单位或基金资助,研究者应在知情同意书中明确表示资助机构的名称,如果研究是课程或学位论文的性质,也应一并说明。此外,研究者须在双方都签署完知情同意书后,向每位研究对象提供一份知情同意书的复本。

【附】 知情同意书范例

下面以表 1-4 为例,具体说明知情同意书的书写格式,文中括号内的说明文字是本书作者方便读者理解而特别添加的。

表 1-4 知情同意书实例

研究题目:住院脑卒中病人照顾者负担及影响因素的研究

调查者:××女士

××女士是一名在××医院神经内科病房工作的责任护士,正在研究住院脑卒中病人主要照顾者的负担及影响因素(**研究目的**)。这项研究的结果将有助于护士了解住院脑卒中病人主要照顾者所承受的负担,并分析影响照顾者负担的主要因素,帮助减轻照顾者负担(**研究的益处**)。

此项研究及其过程已经被××医院有关部门批准(**部门认证**)。研究过程不会对您及您的家庭带来任何风险或伤害(**潜在的风险**)。主要研究过程包括:

（1）填写一份一般状况调查表。

（2）填写一份关于住院脑卒中病人照顾者负担的调查问卷(**研究的内容与方法**)。全部过程将花费您 20 分钟时间(**时间需要**)。如果您对参与本研究有任何问题,请拨打电话××××××××与××女士联系(**联络信息**)。

您本人有权决定是否参加此研究(**自愿同意**),也可以在任何时候退出研究,这对您不会造成任何影响(**退出研究的权利**)。

研究数据将被编码,所以不会提及您的名字。当研究在进行中或研究报告被出版、公开发行时,您的名字也不会被提及。所有的数据将由××女士收集,并被保存在一个安全场所,未经您的允许不会告诉任何人(**匿名和保密的保证**)。

我已经阅读这份同意书并自愿同意参与这项研究。

研究对象签字:_____ 日期:_____

法定代理人签字(如果需要):_____ 日期:_____ 与研究对象的关系:_____

我已经将研究内容向受试对象作了解释,并且已经得到他/她对于知情同意的理解。

研究者签字:_____ 日期:_____

（二）有益的原则

该原则指研究者应使研究对象免于遭受不适或伤害。研究者开展研究前应谨慎评估研究的益处和风险,并尽最大可能将风险减小到最低水平。

1. **评估益处** 护理研究的最大益处在于获得知识的发展和技术、措施的改进,最终带来社会的进步、护理专业的发展和对个体健康的积极影响。在治疗性研究中,研究对象可能从实验手段如护理干预中获得益处。除此之外,研究中产生的新知识,可能扩大研究对象以及家庭成员对健康的理解。

非治疗性研究（non-therapeutic research）尽管对研究对象并不带来直接益处，但它对护理知识的贡献同样重要。另外，研究对象在参与中还能加深对自身的了解、增强自尊心，并能从对别人的帮助中获得满足感等。

2. 评估风险   研究者必须评估研究对象由于参加试验所经受或可能经受的风险类型、程度和数量。风险取决于研究的目的和手段。它可能是生理的、心理的，也可能是社会的和经济的；可能是实际存在的，也可能是潜在的；可能很小，甚至没有，也可能很大，造成永久损害；可能只针对研究对象个人，也可能对研究对象的家庭和社会都带来影响。所以，研究者必须努力评估风险的情况，在研究的实施过程中保护研究对象权利。

根据风险的性质和程度可将其分为以下 5 类：

（1）无预测的影响（no anticipated effects）：如一些研究只是翻阅病程记录、学生档案、病理报告等，研究者不直接接触研究对象，也不对其造成任何影响。

（2）暂时性不适（temporary discomfort）：对研究对象造成暂时性不适的研究经常被称为最小风险研究（minimal risk study），即研究带来的不适与研究对象日常生活所经受的相似，而且会随着试验的终止而结束。如在研究中要求研究对象完成问卷或参与会谈，从而使其生理上感觉疲劳、头痛或紧张，情绪方面可能由于回答特定的问题带来焦虑、窘迫感，或者时间和金钱的花费等。这些都属于最小风险研究。

（3）较严重的暂时性不适（unusual levels of temporary discomfort）：指研究终止后研究对象仍有不舒适感。如在"卧床对人体健康的影响"的研究中，要求研究对象卧床 5 天，从而造成其较长时间的肌肉无力、关节疼痛、嗜睡等，即属于此类。另外，在一些质性研究中，要求研究对象回答一些对其心灵伤害很深、甚至想要忘记的问题，使其再次经历焦虑、恐惧、不安等感受，也属此范畴。

（4）永久性伤害的风险（risk of permanent damage）：此类风险在生物医学研究中更常见。如一种新药或新的外科手术方式有可能对病人造成永久的身体上的损害。护理研究有时候也会对研究对象造成永久的心理或社会的伤害。例如，当研究一些如性行为、虐待儿童、吸毒等敏感问题时，可能造成研究对象人格或名誉上的永久伤害，甚至更严重的后果，不可实施。

（5）确定的永久性伤害（certainty of permanent damage）：以纳粹医学试验为例，研究者将乙肝病毒注入研究对象体内以研究肝炎的发生、发展，从而造成其永久的、不可弥补的损害就是典型案例。在护理研究中，不管结果会带来多么大的效益，如果会对研究对象造成永久性伤害，该研究绝对不可实施。

3. 衡量利益-风险比（the benefit-risk ratio）   研究者应努力通过改变研究的目标和/或过程来最大限度地增大利益和降低风险。如果风险最终不能被消除或降低，研究者应能够解释其存在的合理性。但是，如果风险大于利益的话，研究应被修改。如果利益与风险持平或利益大于风险，研究者应证明实施该研究的合理性。例如，在一项"锻炼和饮食对病人血脂水平的影响"的研究中，研究者首先应评估该研究的利益-风险比。该项研究对研究对象的主要益处在于研究对象可以得到锻炼和饮食的指导，并对自己的血脂情况有一定了解。潜在的益处在于可使研究对象增进良好的锻炼和饮食习惯、改善血脂、降低发病危险等。而该研究对研究对象带来的风险包括抽血所带来的身体上的不舒适和时间的花费等，这些都属于最小风险。并且时间的花费可以通过有效的组织来尽可能减少。所以经过衡量，可见利益大于风险，至此可以确定能够实施该项研究。

（三）公正的原则

指研究对象有得到公平治疗的权利，其内容主要包括两方面，即公平选择研究对象和公平对待研究对象。

1. 公平选择研究对象   过去由于社会、文化、种族和性别的歧视，导致研究对象选择上的不公平。当时研究对象多是穷人、监狱犯人、濒死者，研究对象的权利往往被研究者所忽视。伦理原则认为研究对象的选择应基于公平的原则,利益和风险公平分配。研究对象的选择应决定于研究问题本身,而不应该根据研究对象的地位、是否容易得到或易受操纵等。一些研究者因为喜欢研究对象,希望研究对象从研究中获益,或迫于权利、金钱等因素而选择研究对象,都是有悖伦理原则的做法。在护理研究中,如果条件允许,可以使用随机抽样和随机分组的方法对研究对象进行公平选择。如某研究欲探讨穴位按压是否能缓解肿瘤化疗病人的恶心、呕吐反应。该研究设立试验组和对照组,试验组在常规护理措施的基础上增加穴位按压,对照组则只是继续接受常规护理。研究者制作了两个签,分别代表试验组和对照组,每个研究对象都通过抽签方式来确认归入哪一组别。这个随机分组过程即体现了公正的伦理原则。

2. 公平对待研究对象　主要包括以下几项内容:①研究者和研究对象在研究中的角色事先应达成协议,研究过程中应严格按照协议内容进行,未经研究对象允许不得擅自更改。②如果和研究对象约好会面时间,研究者应准时到达,并应在彼此认为合适的时间终止资料的收集。③研究者许诺给研究对象的事情应努力做到。如研究者许诺研究对象在研究结束时,如果研究对象有兴趣,他们可以有权知道相应的研究结果,研究者就要给研究对象留下有效的联系方式。有时某些研究的时间跨度较长,如持续 2~3 年的研究,研究者要确保自己所留给研究对象的联络方式在研究开始后的 2~3 年依然有效,以确保研究对象能找到自己。④对研究对象应不论年龄、性别、种族、经济水平等一视同仁,对某些特殊疾病病人也应同等对待。如进行有关艾滋病或者吸毒者的研究时,研究者一定不能以带有偏见或轻视的态度对待病人。⑤对决定不参加研究或中途退出的研究对象,不能歧视或产生偏见,甚至打击报复。

综上所述,研究的各阶段都需要严格遵循研究伦理原则。研究过程中应询问的伦理问题见表 1-5。

表 1-5　研究过程中应询问的伦理问题

研究阶段	应询问的伦理问题
设计阶段	——研究对象分配到实验组或对照组的方法是否公平? ——用于减少偏倚、提高整合性的措施是否会给研究对象造成危险? ——研究场所是否会让研究对象感到不适?
选择研究对象阶段	——研究是否有意回避一些特殊人群,例如女性、少数民族? ——招募研究对象的过程是否公平?
干预阶段	——干预措施是否让病人受益最大化,同时受损最小化? ——出现何种情形时研究应该中止?
资料收集阶段	——资料收集的方式是否尽可能减少研究对象填写问卷等的负担? ——资料收集的过程是否保护了研究对象的隐私? ——资料收集员是否经过严格培训,以保证其规范、礼貌、尊重研究对象?
撰写研究报告阶段	——研究报告是否保证研究对象不被识别?

三、护理研究的伦理审查

为了使研究对象的权利得到更好的保护,进一步规范学术行为,世界各国都越来越重视对研究的伦理审查。2021 年国家卫生健康委员会颁布了《涉及人的生命科学和医学研究伦理审查办法》,有力地推动了我国对医学研究的伦理监督。

（一）伦理审查委员会的由来和组成

1966 年,美国公共卫生署（the United States Public Health Service, USPHS）首次发布声明:以人为研究对象的研究,必须经伦理审查委员会审查,判断研究对象的利益是否得到保障,研究对象的知情

Note:

同意权是否得到保护,以及调查研究的风险和潜在益处比例是否合理等。

1974年,美国卫生教育福利部(the Department of Health,Education,and Welfare,DHEW)通过了国家研究法案(the National Research Act),法案中要求所有以人类为受试对象的研究都必须进行审查。美国卫生与公众服务部(the Department of Health and Human Services,DHHS)分别在1981年、1983年和1991年对这些方针进行了审查和修订,在各项规章制度中描述了伦理审查委员会(Institutional Review Board,IRB)的成员资格、职能和运作等情况。

我国国家卫生健康委员会于2021年颁布的《涉及人的生命科学和医学研究伦理审查办法》,在第五条对设立伦理审查委员会提出具体要求:"开展涉及人的生命科学和医学研究的二级以上医疗机构和设区的市级以上卫生机构(包括疾病预防控制、妇幼保健、采供血机构等)、高等院校、科研院所等机构是伦理审查工作的管理责任主体,应当设立伦理审查委员会,开展涉及人的生命科学和医学研究伦理审查,定期对从事涉及人的生命科学和医学研究的科研人员、学生、科研管理人员等相关人员进行生命伦理教育和培训。"

伦理审查委员会是用来保证研究者在实施研究过程中遵守伦理准则的委员会,是由不同学科专家和人士组成的,对涉及人的研究进行科学审查和伦理审查的组织,可在大学、医院以及医疗保健中心设立。按照国际惯例,每个伦理审查委员会都包括至少5名具有不同文化、经济、教育、性别和种族等背景的成员,有的成员需要具有特殊领域的专长,有的成员来自伦理、法律等非科学领域,要求至少一人不是研究机构的成员。《涉及人的生命科学和医学研究伦理审查办法》第八条规定,机构伦理审查委员会的委员应当"从生命科学、医学、生命伦理学、法学等领域的专家和非本机构的社会人士中遴选产生,人数不得少于7人,并且应当有不同性别的委员,少数民族地区应当考虑少数民族委员"。对被审查具有独特专业性的领域时,伦理审查委员会可以聘请独立顾问,以覆盖被审查项目的专业领域。

(二)伦理审查委员会的职能

伦理审查委员会的职能是对研究项目进行伦理审查。我国2021年颁布的《涉及人的生命科学和医学研究伦理审查办法》中规定"所有涉及人的生命科学和医学研究活动均应当接受伦理审查",涉及人的生命科学和医学研究应当尊重受试者的自主意愿,同时遵循有益、不伤害、公正和保护隐私的原则。伦理审查委员会的职责具体包括:①保护受试者合法权益,维护受试者尊严,避免公共利益受损,促进涉及人的生命科学和医学研究规范开展;②对本机构或委托机构开展的涉及人的生命科学和医学研究项目进行伦理审查,包括初始审查、跟踪审查和复审等。

我国2021年颁布的《涉及人的生命科学和医学研究伦理审查办法》中规定伦理审查应遵循以下原则:①合法合规原则。研究活动必须严格遵守国家和地方相关法律法规及伦理指导原则。②知情同意原则。尊重和保障受试者的知情权和参加研究的自主决定权,严格履行知情同意程序,不允许使用欺骗、利诱、胁迫等手段使受试者同意参加研究,允许受试者在任何阶段无条件退出研究。③控制风险原则。将受试者人身安全、健康权益放在优先地位,其次才是科学和社会利益。研究风险与受益比应当合理,尽最大努力使受试者接受风险最小化的研究,力求避免受试者受到伤害。④公平合理原则。应当公平、合理地选择受试者,入选与排除标准具有明确的生命科学和医学依据。应当公平合理分配研究受益、风险和负担。⑤免费和补偿、赔偿原则。对受试者参加研究不得收取任何研究相关的费用,对于受试者在研究过程中支出的合理费用应当给予适当补偿。受试者受到研究相关损害时,应当得到及时、免费治疗,并依据法律法规及双方约定得到补偿或者赔偿。⑥保护隐私原则。切实保护受试者的隐私,如实将受试者个人信息的储存、使用及保密措施情况告知受试者并得到许可,未经授权不得将受试者的个人信息向第三方透露。⑦特殊保护原则。对儿童、孕妇、老年人、智力低下者、精神障碍者等特殊人群的受试者,以及受精卵、胚胎、胎儿或其他辅助生殖技术涉及的潜在受试者,应当予以特别保护。⑧公共利益原则。个人利益和公共利益存在冲突时,应当经过严格论证。

伦理审查的内容同时涉及科学性和伦理学两个方面。研究项目的科学性评价和伦理学审查是不能分割开的,因为非科学性的研究往往会把研究对象置于危险当中,在伦理学上也是不允许的。科学性方面主要审查研究者是否从研究设计到实施过程都严格遵循普遍认可的科学原理、实验方法和分析方法,以保证研究的安全可靠。伦理学方面主要审查研究设计中是否有关于伦理方面的考虑和陈述,如研究对象的选择有无偏向,预期收益和风险比例是否合适,知情同意书所表达的信息是否充分,所收集的资料是否采取了保密措施等。

通过审查,伦理审查委员会可以对研究项目作出批准、不批准或者修改后再审查的决定。通过伦理审查的研究项目,在研究进行期间,研究方案的任何修改均应在得到伦理审查委员会的批准后才能执行。研究中发生的任何严重不良事件,也必须及时向伦理审查委员会报告。申请项目未获得伦理审查委员会审查批准的,不得开展项目研究工作。

四、科学研究中的学术诚信

科学研究的目的就是通过诚实地实施研究,报告和出版研究结果来产生科学知识。然而,20 世纪 80 年代以来,随着学术界一些"丑闻"的不断披露,在一些权威杂志中带有欺诈性质的研究数量不断增加,许多国家开始对科研不端行为(scientific misconduct; research misconduct) 进行系统的反思和研究,并相继采取措施对科研不端行为进行监督和管理。

案 例 分 析

2005 年,韩国"克隆之父"黄禹锡在《科学》(*Science*) 杂志上发表的论文因胚胎干细胞的照片存在相同或相似之处而引发争议。经调查委员会调查公布的报告证实,黄禹锡在研究中利用 2 枚干细胞伪造了另外 9 枚干细胞的照片,还编造了数据,发表在 2005 年《科学》(*Science*) 杂志上的论文系"有意造假"。

(一) 科研不端行为的概念

对于科研不端行为,不同国家、部门和研究机构都有自己的界定。英国等欧洲国家将"科研不端行为"分为 3 类:①侵权、盗用他人成果(piracy) ;②抄袭和剽窃(plagiarism) ;③伪造数据(fabrication) 和篡改数据(falsification) ,或弄虚作假(fraud) 。1999 年,美国国家科学研究委员会将科研不端行为定义为在计划、实施、评议研究或报道研究成果中伪造、篡改或剽窃的行为,不包括诚实的错误或者观点的分歧。其中,伪造是指伪造资料或结果并予以记录或报告;篡改是指在研究材料、设备或过程中作假或者篡改或遗漏资料或结果,以致研究记录并没有精确地反映研究工作;剽窃是指窃取他人的想法、过程、结果或文字而未给予他人贡献以足够的承认。

从国外对科研不端行为定义的情况来看,世界主要国家的学术界都比较倾向于严格界定 3 类科研不端行为,即伪造、篡改、剽窃,这一内涵在我国科技界也取得较为一致的共识。

由中国科学技术部科研诚信建设办公室组织编写,2009 年出版的《科研活动诚信指南》中指出,在科研活动中的以下行为属于科研不端行为:

1. 在科研经费申请、科研课题验收、涉及人类受试者或实验动物的研究申请等材料中提供虚假信息、假冒他人署名或伪造证明材料。

2. 在研究记录、研究报告、论文、专著、专利等材料中不真实地描述实际使用的材料、仪器设备、实验过程等,或不恰当地改动、删除数据、记录、图像或结果,使研究过程结果不能得到准确的反映。

3. 在未注明出处或未经许可的情况下,使用他人的研究计划、假说、观点、方法、结果或文字表述

 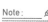

（抄袭剽窃）。

4. 对研究对象的不道德处理，包括在涉及人体受试者或实验动物的研究中，违反知情同意、保护隐私和实验动物保护等方面的伦理规范。

5. 论文一稿多投，或故意重复发表。

6. 侵害他人的署名权、优先权等正当权益，或有意妨碍他人研究成果的正常发表和获得其他形式的承认。

7. 在同行评议中，故意对他人的项目申请、科研成果等作出有失客观、公正的评价。

8. 为顺利发表论文而在署名时冒用导师或其他学者的名义。

9. 对已知他人的科研不端行为故意隐瞒或给予配合。

10. 对自己或他人科研不端行为的举报者进行打击报复。

11. 恶意或不负责任地举报他人存在科研不端行为。

12. 其他严重偏离科学共同体公认的科研诚信和学术道德规范的行为。

（二）科研不端行为的监督和管理

科学研究的不端行为在学术界乃至社会中会产生极大的负面影响。它不但损害受试者的利益，阻碍科学的发展，而且严重损害研究者的诚信和声誉，影响公众对科学研究和科学家的信任。因此，加强对科研不端行为的监督和管理是十分必要的。

1. **制定相应的政策法规**　对科研不端行为的调查和处理，必须在科学、规范、公正等原则指导下遵循严格的程序进行，这就要求有较完善的政策法规作为依据。美国 2000 年由总统科技政策办公室颁布了《关于科研不诚信行为的联邦政策》。我国科学技术部颁布实施的《国家科技计划实施中科研不端行为处理办法（试行）》，规定项目承担单位、项目主持机关和科技部应当根据各自的权限和科研不端行为的情节轻重，对科研不端行为人进行处罚。此外，2007 年 12 月修订通过的《中华人民共和国科学技术进步法》作为国家法律，以及 2007 年颁布实施的《国家自然科学基金条例》作为国务院行政法规，都包含了对科研不端行为的处理条款，对科研不端行为的处罚规定均以"法律责任"的形式进行了规范。

2. **设立学术监督机构**　为加大对科研不端行为的管理力度，各国根据各自的国情相继设立了专门的学术监督机构。1992 年，为调查和报告科研不端行为，美国政府成立了研究诚信办公室（Office of Research Integrity，ORI）。2007 年，我国科学技术部成立了"科研诚信建设办公室"，其具体职责包括：①接受、转送对科研不端行为的举报；②协调项目主持机关和项目承担单位的调查处理工作；③向被处理人或实名举报人送达科学技术部的查处决定；④推动项目主持机关、项目承担单位的科研诚信建设；⑤研究提出加强科研诚信建设的建议等。

3. **利用先进技术手段鉴定科研不端行为**　近年来，国内外一些机构和科研人员开发出利用计算机和网络技术检测一稿多投、抄袭、剽窃等问题的软件与服务。美国高校联合网络公司开发了一系列专门用于鉴别剽窃的软件，可将学生的作业与网络上出售的论文或者电子版书籍、学术期刊、参考书进行比较，对学生论文中剽窃或疑似剽窃的部分加以标注。著名的 Turnitin 网站专门提供论文剽窃行为检测服务，被广泛应用，购买 Turnitin 的学校要求学生在上交论文前先自行到网上作鉴定，然后将鉴定结果连同论文一起上交。在我国，由 CNKI 科研诚信管理系统研究中心研发的"学术不端文献检测系统"能够预判抄袭、剽窃、一稿两投、不当署名、一个成果多次发表等多种形式的科研不端行为，该软件被越来越多的期刊编辑部和高校使用。

为了减少学术不端行为的发生，每一位护理研究者都应对研究设计、结果和文章的发表负有监督责任。此外，护理研究者需要遵循良好的研究行为准则，重视论文的质量而不是数量。

（胡　雁）

本 章 小 结

1. 科学研究是一种系统地探索和解决自然现象、社会现象中的问题,或揭示事物本质和相互关系,或探索客观规律,从而产生新知识或新思想,阐明实践与理论之间关系的活动。科学研究的本质是创新和发展,科学精神最根本的原则就是实事求是。

2. 护理研究(nursing research)是通过系统的科学探究,解释护理现象的本质,探索护理活动的规律,产生新的护理思想和护理知识,解决护理实践、护理教育、护理管理中的问题,为护理决策提供可靠的、有价值的证据,以提升护理学科重要性的系统过程。

3. 护理研究的最终目的是形成、提炼或扩展护理领域的知识,从而提高护理实践的科学性、系统性和有效性。

4. 影响护理研究的范式包括实证主义范式(positivist paradigm)和建构主义范式(constructivist paradigm),该两类范式对应了两类研究方法:量性研究(quantitative research)和质性研究(qualitative research)。

5. 护理作为一门新发展起来的学科,开展研究的历史并不长。无论在国内还是国外,护理研究的发展均经历了一个循序渐进的过程。护理研究的发展常常以期刊的创刊、护理基金的创立为标志性时期。

6. 目前我国护理研究领域最大的挑战是在政府层面获得科研立项的机会甚少,这是影响目前护理学科发展的主要障碍。

7. 护理研究的基本过程包括9个环节。①提出研究问题:形成研究目标,构建研究假设;②开展文献检索:分析现况和趋势,明确研究的理论或概念框架;③选择研究类型和研究设计:构建研究的技术路线、明确研究工具;④确定研究对象;⑤明确研究变量和测量工具;⑥收集研究资料;⑦分析研究资料;⑧撰写研究报告;⑨研究结果的推广和应用。

8. 护理研究在很多情况下是以人为研究对象,因此在研究中遵循伦理原则非常重要。

9. 尊重人的尊严的原则、有益的原则、公正的原则是护理研究中最基本的伦理原则。

10. 知情同意是保障贯彻实施伦理学原则的重要措施之一。

11. 伦理审查委员会是监督研究者在研究中是否遵守伦理准则的机构。

12. 在研究过程中应杜绝伪造、篡改、剽窃等科研不端行为。

思 考 题

1. 请阐述护理研究的概念。

2. 请选择一篇护理研究论文,通过分析,说明护理研究对促进护理学科发展的作用和意义。

3. 请对照分析质性研究和量性研究的异同。

4. 请描述研究的基本过程。

5. 请阐述在护理研究中应遵循的基本伦理原则。

6. 两人一组,选择一个研究题目,根据知情同意的书写要求,学习撰写知情同意书。

NURSING

第二章

选　题

02章　数字内容

学 习 目 标

● **知识目标**

1. 陈述选题的概念、重要性和选题的原则。

2. 陈述护理研究问题的来源。

3. 陈述研究假设的概念及其陈述方式。

● **能力目标**

1. 能针对临床上感兴趣的问题或现象,提出一个研究问题,并采用PICO的模式使之形成一个完整的研究问题。

2. 能针对某一个研究问题,评价研究问题的重要性、可研究性和可行性,并陈述其研究目的、研究目标、研究假设。

● **素质目标**

在科研选题过程中具有探索意识、创新精神以及逻辑思维。

———————— 导入情境与思考 ————————

　　乳腺癌是全球女性最常见的恶性肿瘤之一,严重影响其身心健康,患者出现焦虑、抑郁、无望等负性情绪,自我效能低下。配偶支持指在婚姻关系中,配偶提供行动或精神上的帮助,使对方感到被关爱、被肯定、被重视的行为。配偶支持是乳腺癌患者诊疗和康复过程中最有效、最持久的支持力量,充分调动和发挥患者配偶的家庭支持作用,是帮助患者身心全面康复的重要途径。虽然国外的研究报道了乳腺癌患者配偶支持项目的核心内容和对改善乳腺癌患者不良情绪、提高其自我效能的作用,但国内尚无针对乳腺癌患者配偶陪伴和支持模式的研究。针对我国文化背景下乳腺癌患者对配偶的需求,设计契合我国文化背景的配偶陪伴和支持项目尤其重要。

　　请思考:针对该情境,主要的研究问题是什么? 如何提炼研究目标? 如何形成研究假设?

　　从辩证唯物主义的观点来看,科研工作的任务和必要性包括:发现未知事物与未知过程;揭示已知事物的未知规律;探索已知规律的应用。护理科研是科研工作在护理专业领域中的具体应用,所以该辩证唯物主义的哲学观同样适用于指导护理科研工作,即在护理专业领域中永远都存在着大量的科研选题值得我们去深入研究和探讨。本章主要阐述护理研究中如何选题。

第一节　选题的基本概念和步骤

　　爱因斯坦曾指出:"提出一个问题往往比解决一个问题更重要。因为解决问题也许仅仅是一个数学上或实验上的技能而已,而提出新的问题、新的可能性,从新的角度去看待旧的问题,需要有创造性的想象力,而且标志着科学的真正进步。"选题过程是科学研究的开端,是研究工作的重要内容。

一、选题的概念

　　选题是选择科学研究问题(research problem)的简称。所以,一个完整的科研选题所包含的关键要素是其中的科学问题。以该科学问题为核心和主线,进一步形成解决该科学问题的科研设计思路,撰写研究计划书(research proposal),形成并确定一个科研课题(research project)。因此,一个完整的科研选题应该能够清楚、准确地陈述出本研究的科学问题是什么? 以便在此基础上设计出预期能够解决该科学问题的研究计划和研究课题分别是什么? 可见,选题不仅是开展科研工作的起点和首要步骤,而且是科研工作的灵魂和主线。如果一个选题没有凝练出清楚、准确的科学问题,将导致后续的研究设计缺乏目的性、针对性和有效性,最终导致科研设计的盲目性。那么,什么是科研选题? 科研选题的过程是如何进行的?

　　选题是指形成、选择和确定一个需要研究与解决的科学问题。科学问题是指那些在学科领域中尚未被认识和解决的有科学研究价值的问题。科学问题有 3 种基本类型,分别是针对学科领域中尚未被认识和解决的问题与现象,研究和探索其本质:①是什么(What)? ②为什么(Why)? ③怎么样(How)? 从而对所研究的问题与现象进行清楚的描述、解释、预测和控制。对于某一个具体的研究者来说,选题是指提出一个有学术价值、自己又有能力解决的科学问题。因此,选题是在深入分析研究现状的基础上,选择和确定一个具有学术研究价值的科学问题。

　　护理研究的目的和作用是对护理问题与现象进行描述、解释、预测和控制。护理科研选题阶段要做的工作一方面是要选择一个自己感兴趣的研究领域或者方向;另一方面就是要在国内外文献综述的基础上熟悉这一相关领域的研究现状和前沿,分析对该领域护理现象的认识目前处于描述、解释、预测和控制的哪个阶段,从中找到研究的空白点和切入点,从而选择和确定自己的研究课题。

　　选题阶段首先是选择和确定一个研究领域或学科方向,然后是在该研究领域内选择一个合适的研究课题。研究领域是指研究课题所在的学术领域,或者课题的研究对象范围。确定研究主题可以为进一步确定研究问题奠定基础,研究问题是研究者需要具体回答或研究解决的问题。可见,确定了选题就确定了研究的目标,预设了解决问题的范围和方法。研究课题是指在科学领域内,有明确而集中的研究范围和任务,能够通过研究加以解决的具有普遍意义的问题。所以,研究者一旦选定了某个研究问题,并为之确定了明确的研究范围和任务,就形成了研究课题。可见,研究领域、研究方向、研究主题是一个比较大的研究范围或主攻方向;而研究课题是在该研究范围内需要解决的一个个具体的科学研究问题。课题是科学研究的基本单元,其特征是目标比较明确,内容比较具体。

例如,某课题组负责人的研究领域(或学科方向)是"心理与精神健康护理",研究方向是"心理健康与心理调适",其中的两个国家自然科学基金资助的研究课题分别是"乳腺癌患者心理调适过程模型的研究"和"以家庭功能为焦点的乳腺癌患者社会支持干预模式的开发与评价"。同时,为更贴近临床,把研究方向缩小为"癌症康复护理",研究人群是"乳腺癌患者"。于是,该课题组的成员分别选择了该领域不同的研究课题,例如:疾病接纳干预对乳腺癌患者疾病认知的影响、正念认知干预对康复期乳腺癌失眠患者睡眠质量的影响、运动干预对康复期乳腺癌患者上肢淋巴水肿预防效果的研究、重返工作心理教育干预对乳腺癌患者重返工作准备度的影响。这些研究都是以乳腺癌患者为研究人群,并以其生理、心理、社会功能康复为目标的研究。

二、选题的重要性

选题是整个科研工作的第一步,指导科研过程如何设计和安排的方向。选题能力反映了研究者的科研能力和水平。因为选题过程是一种创造性的思维活动,需要研究者在不断调整和论证的过程中提出一个有创造性和有学术价值的科学问题。选题能力的训练对于培养具有独立从事科研工作能力的研究者起着至关重要的作用。

选题是科研工作的强大动力,是科学探索的出发点。有价值、有吸引力的选题会激发研究者主动思考和探索的浓厚兴趣,有助于产生高水平和创造性的研究成果。同时,选题能力是从事研究工作的一项基本训练,是衡量研究者科研能力和水平的一项重要指标,是科研人员的一项基本功,需要从初学者就开始有意识地进行选题能力的培养和训练。所以,选题能力应该作为科研入门的基本训练。在本科生的科研能力培养过程中,应该学习"如何发现问题(选题)"和"如何解决问题(研究设计和实施)",通过主动探索,培养自主选题的能力,而不能只是被动地接受任务。

三、选题的原则和评价标准

科研选题要符合创新性、科学性、实用性和可行性原则。这也是判断研究问题重要性的依据。

1. **创新性原则** 是指选题应是前人没有解决或没有完全解决的问题,或者采用的研究方法具有原创性、独特性和首创性。所以,选题应是尚无明确答案的问题,或已经有明确的阶段性答案,但还需要进一步发展和完善的问题;预期的研究结果应能增加新的知识或信息。因此,通常会从立题依据是否充分、研究方法是否独特、研究结果能否增加新知识等方面来判断选题的创新性。表现为有新意或有独特见解:如讨论的问题比较新,思考的角度比较新,得出的结论比较新。创新的形式可以是概念、观点、理论上的创新,方法上的创新,应用上的创新。

2. **科学性原则** 是指选题必须符合最基本的科学原理,遵循客观规律,具有科学性。选题必须以一定的科学理论和科学事实为根据,符合客观规律。科研设计必须具有科学性,用科学的概念、准确的语言正确地表达出来。选题自始至终必须有科学的论证。

3. **实用性原则** 是指科学研究的价值和效益。选题应满足社会需要和科学自身发展的需要;有明确的研究目的,解决特定的护理学问题,具有理论意义或应用价值,具有社会效益和经济效益;能够运用于护理实践,解决护理工作中的实际问题;经济有效,有推广应用价值。

4. **可行性原则** 是指科研人员完成所承担课题的可能性。选题应与自己的主、客观条件相适应,具备完成和实施课题的条件。选题必须考虑到将会遇到的各种问题和困难。所以,选题要适合自己的知识、能力和素质,适合特定的科研条件,不要一次贪大求全。

四、选题的步骤

选题阶段包括 4 个步骤:发现研究问题、阅读相关文献、发展理论框架或概念架构、形成研究假设。

选题是指确定研究对象和选择研究课题的全过程,它包括选择研究方向,提出科学问题,并确定研究课题。研究课题是对科学问题的选择和确定,是研究者为了实现某一特定目标,经过选择而确定下来的用科学术语表达的一个或一组科学问题。科学问题是研究课题的来源,但并不是所有的科学问题都能成为一个很好的研究课题。由于客观物质条件、科学背景知识以及研究者本身的科研能力等多种因素的制约,我们只能从众多的科学问题中筛选出与其相适宜的科学问题作为研究课题。所以,对于一位研究者来说,选题是指提出一个有学术价值、自己又有能力解决的科学问题。

第二节 发现研究问题

护理研究的范围涉及与护士或护理工作相关的一系列问题和现象,其目的是构建护理学科的知识体系以指导护理工作实践。护理研究选题的范围可以包括与护士或护理工作相关的一系列问题和现象。

一、研究问题的来源

护理研究问题的来源就是护士选题的来源。由于护理学科知识体系尚未成熟,该领域中有许多问题尚未阐明,所以当在实践工作中遇到一些问题或现象而不能用已知的知识进行解释或解决时,对于有科研意识的护理工作者,就有可能成为初始意念(idea),进而成为科研选题。那么,护士可以通过哪些途径发现研究问题? 通常,护理研究问题的来源可包括以下途径:临床实践、研究者与同事间的相互交流、阅读专业文献、理论学习、科学基金指南。

(一) 临床实践

临床实践中尚未解决的问题和不断产生的新问题是临床研究问题的基本来源。在临床工作中,提倡护士开展以循证为基础的护理实践。当护士通过观察发现实际工作中存在某一临床问题或现象时,护士一方面需要通过循证医学途径寻找解决问题的方法;另一方面可能需要将发现的问题或现象及时采用科学研究的方法给予解决,以丰富现有的科研成果和学科知识体系。所以,通过观察发现工作实践中存在哪些临床问题或现象是发现研究问题的重要来源。同时,通过思考问题和提问可以进一步拓展思路。因此,善于观察和勤于思考是发现研究问题的途径。

1. 普遍性问题或现象 是指在日常工作中经常遇到的问题或现象,试图寻求解决问题的方法或途径,可能涉及如何对这一问题或现象进行描述、解释、预测或控制。例 2-1 和例 2-2 分别举例分析了干预性研究和描述性研究的选题。

【例 2-1】 益生菌酸奶对慢性肝病病人肠道菌群影响的研究

慢性肝病如肝硬化、慢性重型肝炎在发病过程中由于疾病本身引起的胃肠道淤血、微绒毛损害、肠道 pH 改变,以及大量使用抗生素、处于急性发病期等原因,可引起肠道菌群失调。肠道菌群失调可进一步加重肝损伤,促进肠源性感染、内毒素血症和肝性脑病的发生。在临床上,目前主要是应用微生态制剂补充有益菌,以恢复肠道菌群平衡,并且已经取得了一定的疗效。但是,微生态制剂是一种药物,应根据临床需要用药,不能长期服用。而酸奶作为益生菌的另一个载体,不仅作为食品已被人们广泛接受,而且也在辅助治疗乳糖不耐受症、溃疡性结肠炎、幽门螺杆菌感染以及腹泻等疾病方面取得了一定疗效。健康人在服用益生菌酸奶后,粪便中也会检测到肠道菌群的变化。那么,含有双歧杆菌、嗜酸乳杆菌、保加利亚乳杆菌和嗜热链球菌的益生菌酸奶能像微生态制剂一样,对慢性肝病病

Note: _____

人的肠道菌群产生影响吗(**研究问题**)?

(来源:LIU JE,ZHANG Y,ZHANG J,et al. Probiotic yogurt effects on intestinal flora of patients with chronic liver disease. Nursing Research,2010,59(6):426-432.)

该选题所研究的问题(problem)或现象(phenomena)是针对慢性肝病病人容易发生肠道菌群失调(通常表现为便秘、腹胀、腹痛或腹泻)的一个普遍性临床问题或现象,探讨使用含有益生菌的酸奶能否降低或减轻慢性肝病病人肠道菌群失调的发生率。该选题的研究人群是慢性肝病病人,研究主题(research topic)是肠道菌群失调。该选题中的关键科学问题(key scientific problem)是"如何(how)采用益生菌酸奶对慢性肝病病人的肠道菌群进行调节?"研究目的(the purpose/aim of the study)是探讨益生菌酸奶对慢性肝病病人肠道菌群的影响。根据这一高度概括性的研究目的,将其分解为具体的研究目标(research objectives):①确定慢性肝病病人口服益生菌酸奶能否改变肠道菌群的数量;②确定慢性肝病病人口服益生菌酸奶能否减轻肠道菌群失调的程度。那么,本研究要回答的具体问题,即研究问题(research questions)是:①慢性肝病病人口服益生菌酸奶能够改变肠道菌群的数量吗? ②慢性肝病病人口服益生菌酸奶能够减轻肠道菌群失调的程度吗? 研究假设(research hypotheses)是:①慢性肝病病人口服益生菌酸奶能够改变肠道菌群的数量;②慢性肝病病人口服益生菌酸奶能够减轻肠道菌群失调的程度。研究课题(research project)及其名称是"益生菌酸奶对慢性肝病病人肠道菌群影响的研究"。这是一个护理干预性研究的选题。

可见,一个完整的科研选题应该包括针对现实中存在的具体问题或现象(research problem/phenomena),通过文献综述和深入分析能够透过现象看到事物的本质,如含有足够剂量益生菌的微生态制剂能够有效地缓解肠道菌群失调,把问题或现象聚焦为一个研究切入点,针对普遍存在的肠道菌群失调现象,如何进行有效的干预? 能否采用益生菌酸奶替代微生态药物制剂,发挥缓解肠道菌群失调的作用? 于是,本研究的科学问题是"如何(how)采用益生菌酸奶对慢性肝病病人的肠道菌群进行调节?",研究目的是探讨益生菌酸奶对慢性肝病病人肠道菌群的影响。

总之,对于一个科研选题,首先,现实中实际存在的具体问题或现象通常是选题的起点,也是选题要有针对性和实用性的关键,切忌无中生有、无病呻吟的假大空选题。其次,选题要找准研究的切入点,通过国内外文献综述准确找到该领域的学术研究现状处于描述性、解释性、预测性、干预性研究的哪个阶段,分析清楚哪些是学科知识中已知的,哪些是未知的,并从未知的领域确定本研究的切入点,这是一个逐步聚焦和缩小研究范围的过程,例如如何进行替代性干预? 然后,把聚焦后的科学问题和研究目明确地陈述出来。这样,选题中的一系列关键要素,如研究问题或现象、研究现状、研究空白点、研究切入点、科学问题、研究目就一一清楚、明了了。否则,如果一个科研选题没有明确地凝练并陈述出其科学问题是什么,没有陈述出本研究的目的是什么,那么这个选题的关键要素是不完整的。

[例2-2]　中青年腹膜透析患者社会参与状况及影响因素分析

我国每年新发尿毒症患者中青壮年占相当比例,中青年腹膜透析患者承受社会、家庭、婚姻生活等各方面的压力,在透析前大多处于工作状态,接受透析后,不仅正常的工作、生活受到了影响,还必须承担疾病预后、经济花费等各方面的压力,心理状况差。这些患者如果处于社会疏离状态,将会极大地影响其生活满意度或生活质量。为更好地处理这一问题,促进该类患者融入社会、保持社会参与度,适当参与相关社会交往和社会活动显得非常重要。那么,中青年腹膜透析患者的社会参与现况如何? 他们的社会参与程度受到哪些环境因素和个人因素的影响? 哪些因素是可干预的因素? 因此研究的目的是调查中青年腹膜透析患者社会参与状况,分析影响因素,该研究结果可为制订促进患者社会参与的措施提供参考。

(来源:吴冬春,胡雁,周文琴,等. 中青年腹膜透析患者社会参与状况及影响因素分析. 中华现代护理杂志,2016,22(10):1357-1361.)

2. 新问题或新现象　当临床工作中遇到一些感到困惑或不解的新问题或新现象时,试图寻找问题的答案,可以追问:这种问题或现象为什么会出现? 有没有规律? 如何预防? 如何解决? 见例2-3。

Note:

【例2-3】 **给氧负压封闭伤口治疗在骨科慢性伤口中的应用效果研究**

骨科慢性伤口的主要特征是局部缺血缺氧、继发感染和形成细菌生物膜,使伤口持续治疗1个月以上而久治难愈。负压伤口疗法能够促进伤口血管化形成和组织增殖活性,用于交通挤压伤和慢性伤口时,能够提高伤口治愈率并缩短伤口愈合时间,但仍存在各种问题,如负压伤口疗法会带走伤口环境氧气,使局部形成无氧或低氧环境,容易继发厌氧菌感染,影响伤口愈合。骨科慢性伤口缺损大、深度深,累及骨骼,血供不良和组织中氧浓度降低而容易继发厌氧菌、半厌氧菌或多种细菌的混合感染,感染进一步降低组织中的氧浓度,加之负压封闭伤口疗法所形成的无氧或低氧环境更有利于厌氧菌、半厌氧菌迅速生长繁殖。本研究旨在通过将负压伤口疗法与局部给氧相结合,简称给氧负压封闭伤口治疗,观察其对骨科慢性伤口的治疗效果,并分析其可行性。

(来源:徐娟,蒋琦霞,刘颖,等.给氧负压封闭伤口治疗在骨科慢性伤口中的应用效果研究.中华护理杂志,2016,51(6):650-654.)

3. **改进工作方法或程序** 当临床工作中遇到一些感到繁琐、困难或不顺手的地方,试图寻求改进或解决问题的方法,可以追问:这种工作方法或程序的核心要素是什么? 关键环节是什么? 能不能进行优化? 如何进行优化? 见例2-4。

【例2-4】 **基于行动研究的ICU失禁性皮炎护理方案改进与实施**

目的:基于行动研究改进并实施ICU失禁性皮炎(IAD)护理方案,并评价其效果。

方法:以行动研究为理论框架,根据情境分析、综合文献、小组讨论、专家咨询等方案开发策略,确定干预方案,并以计划、行动、观察、反思4个步骤为指导,形成符合科室临床情境的ICU IAD护理方案。

结果:实施护理方案2轮循环后,护士IAD照护行为较前显著提升($P<0.05$,$P<0.01$),病人IAD发生率较干预前显著下降($P<0.01$)。

结论:基于行动研究的IAD护理方案,能够提高ICU护士IAD照护能力,降低病人IAD发生率。

(来源:张煜,刘均娥,高凤莉,等.基于行动研究的ICU失禁性皮炎护理方案改进与实施.护理学杂志,2019,34(23):36-40.)

4. **对临床现象和困惑的追问** 通过观察法寻找研究问题是一个非常直接和有效的途径。同时,在工作经验的基础上养成多动脑筋思考问题的习惯,对护理现象或临床困惑进行追问,对日常的护理工作进行反思,对他人的反馈进行思考,这些都是一个很好的选题来源。

知 识 链 接

有助于找到研究切入点的思考题

(1) 我在护理工作中感到最烦恼的问题是什么? 对这个问题的回答,可能会促使你找到临床实践中"亟待解决"的一个问题。

(2) 我感到最困难的问题是什么? 可能会找到临床中的一个"困难问题"。

(3) 我最感兴趣的话题是什么? 可能会找到自己的研究"兴趣点"。

(4) 工作中令我感到最满意的是什么? 有助于挖掘出"特色或长处"。

(5) 我获得成功的方法是什么? 有助于总结出独特的"成功经验"。

(6) 工作中引起我警觉的现象是什么? 有助于捕捉到比较敏感的"突发事件"。

(7) 令我感到震撼的新理念是什么? 有助于及时获取正在"推广应用"的新理念。如积极心理学的概念在临床中的推广和应用。

(8) 我在工作中看人做事的独特视角是什么? 有助于发现和提炼自己的"原创性思维"。

Note:

可见,选题既可以从发现问题或现象着手总结经验教训,以利于改进工作;也可以立足于自己的医院、专科、团队或个人的特长,发扬优势,挖掘潜力,引领学科发展的方向。

（二）研究者与同事间的相互交流

研究者与同事间的相互交流包括正式的学术交流与非正式的学术探讨。通过不定期地参加学术交流活动,尤其是优秀专家的高水平讲座会高屋建瓴地综述学科的最新进展和提出将来的研究方向,有助于及时更新学科知识,了解学术前沿信息,开阔研究思路,启迪学术灵感,产生科研选题。学术探讨的形式多种多样,例如:导师指导研究生确定科研课题,资深的研究者指导科研新手确定研究主题、形成研究问题,教师帮助学生选择研究问题,科研团队定期讨论课题进展、阐明研究思路、拓展研究课题,多学科团队成员交流学术问题、合作开发研究课题等,这些学术活动都有助于研究者商讨研究构想,激发灵感,澄清研究思路,形成更清楚的研究问题。

（三）阅读专业文献

1. 为选题提供信息和灵感　选择几本与自己的专业或研究兴趣相关的高质量的核心期刊,关注其公众号,及时接收最新学术研究进展信息,经常阅读,不定期地浏览最新的学术专著,关注学术发展动态,可以了解护理领域的研究热点和前沿信息,了解同行在做什么研究课题,有哪些新的研究成果值得学习、借鉴和推广应用,并结合自己工作经验的积累,有助于激发灵感,发现研究问题。高质量的文献综述可以全面、透彻地分析某一专题的研究问题、研究进展、已经形成专业共识的知识、尚有争议和需要继续深入研究的问题,论文的结尾部分通常会指出该领域的研究方向。论著类研究论文的讨论部分通常也会指出本研究的局限性和进一步研究的方向,会给读者提供选题思路。通过阅读专业文献,发现以往的研究设计具有局限性,同类研究中的研究结论不一致,或者研究结论的可靠性值得怀疑时,可以采纳更严谨的设计方案,对研究结果进行求证,以寻求真理。通过阅读同一研究主题的文献,寻找共性和可推广性,然后将研究结论应用到自己的研究课题中,为选题和研究设计寻找立题依据。通过大量阅读专业文献,了解哪些是该领域已有的学科知识,哪些是尚未解决的学科问题,从而找到知识的空白点和研究的切入点。通过进行系统的文献综述,了解该领域的研究进展,确定对该问题或现象的研究处于描述、解释、探索、预测还是控制阶段,从而找到研究的切入点。见例2-5和例2-6。

【例2-5】　**抗阻力训练在乳腺癌患者术后相关上肢淋巴水肿的应用进展**

乳腺癌术后相关淋巴水肿患者进行抗阻力训练的积极作用已经得到证实,但是目前国内抗阻力训练的研究还较少,国内外尚未形成统一的指导性的运动方案。在今后的研究中应注意以下几个方面:

首先,在实施抗阻力训练的初期,运动强度宜采用渐进式的增加,这能够帮助患者更好地掌握动作技巧,从而减轻肌肉酸痛和减少运动损伤,逐步提高机体的适应能力。此外,在实施抗阻力训练时,也应该综合考虑患者的客观测量评分和主观症状的感受,及时调整运动方案,可以避免损伤,更好地促进患者的康复。

其次,干预方案的设计应该考虑到患者的实际情况,通过设计灵活的训练计划,增强乳腺癌术后患者的积极性。同时综合患者的人口学因素、行为因素、自身健康因素、社会认知因素,评估患者的自我效能感和自我管理行为,提高患者的依从性和自我管理技能。

最后,研究的设计应增加样本数量,开展随机对照试验,以探索抗阻力训练对乳腺癌患者术后上肢淋巴水肿的影响为重点。

（来源:邱慧,刘均娥,韩静.抗阻力训练在乳腺癌患者术后相关上肢淋巴水肿的应用进展.中国康复理论与实践,2018,24（10）:1178-1181.）

【例2-6】　**用心陪伴干预对治疗期乳腺癌患者配偶自我效能的影响**

用心陪伴干预以治疗期乳腺癌患者陪伴需求为切入点,强调患者满意的配偶支持的本质是"心在",将配偶视为干预对象,指导其如何用心陪伴患者,发挥配偶支持的潜能,使其成为乳腺癌患者最坚实的支持力量。该干预方案能提高配偶照顾乳腺癌患者的自我效能,降低配偶的焦虑水平,对临床护理具有实用价值。同时,本研究也存在一定的局限性。

Note:

本研究是预试验阶段的研究结果,采用的是自身前后对照的试验方法,削弱了研究结果的说服力。后续将采用更严谨的随机对照试验研究设计,验证干预方案的可靠性。

（来源：梁嘉贵,王朕玉,刘均娥,等.用心陪伴干预对治疗期乳腺癌患者配偶自我效能的影响.中华护理杂志,2020,55(8):1185-1188.)

2. 研究课题的复制　在一个研究结果和结论的成熟程度尚未被专业人士认可和形成专业共识之前,由多个研究团队或研究者对该研究课题进行复制,以检验研究结果和结论的可靠性是非常必要的。因为从循证医学的角度来看,任何一个单一的研究都会存在一定的局限性,高质量的证据需要多项同质性研究结果的荟萃分析,所以在某一个时期或阶段内针对某些研究热点问题,有必要开展一些高质量的重复性研究,从而尽早获得比较可靠的结果和结论,达成专业共识,发展和积累学科知识,并促进研究成果的推广和应用。例如：在护理学科史上,1972 年 Williams 在 *Nursing Research* 杂志上发表了一篇促发皮肤破损因素的研究文章,激起了护理学科领域的一个研究热点和焦点,成为后续无数篇有关皮肤压力性损伤的预防和干预性护理研究的基础,促进了护理学科知识体系中有关压力性损伤的预防和护理理论体系的建立,并指导了临床实践。

研究课题的复制有准确复制（exact replication）、近似复制（approximate replication）、同时复制（concurrent replication）和系统复制（systematic replication）。①准确复制：要求保持最初研究者研究设计的所有条件都不能改变,并完全按照原来的方法、步骤、人群、测量工具、时间、地点、样本量等进行研究,以验证最初的研究结果是否会重复出现。②近似复制：要求后续的研究者在相似的条件下尽量遵循最初的研究方法重复以往的研究过程,目的是验证当研究条件发生一些小的变化后,是否能够得到相同或相似的研究结果。③同时复制：是指最初的研究者还在收集资料,与此同时开始了后续的课题复制,常见的形式是同一个研究设计在两个或多个地点同时收集资料,即两中心或多中心的研究设计。④系统复制：是指后续的研究团队确定了一个相似的研究问题,但是采纳了新的研究方法来验证最初的研究结果,目的是延伸最初的研究结果,检验研究结果的可推广性和局限性。例如：干预性研究可以采用这种系统复制的方法检验多种干预措施的有效性。

研究课题的复制反映了科研可重复性的本质。常见的课题复制包括以下几种形式：

（1）从已有课题的延伸中选题：此类选题占有相当比例。通过原有课题的延伸,可以使科研步步深入,取得较大的系列研究成果。

（2）从改变研究内容组合中选题：有意识地改变原有课题中的研究对象、施加因素、观察指标 3 个要素中任何一个,可以形成新的课题。

（3）从其他学科移植中选题：将其他学科的新理念、新技术、新方法移植到护理学领域。

（四）理论学习

理论来源于实践,并用于指导实践。科学研究工作也是一种实践活动,需要理论的指导。科学研究的结果可以用于构建学科理论知识体系,学科理论知识也必然要用于指导临床工作实践和科学研究工作实践。理论对选择研究问题的指导作用可以体现在以下几个方面：

1. 将理论作为研究架构用于指导研究设计　理论是由概念和概念间的相互关系构成的。如果一个研究者使用某一个理论作为研究的基础,那么,经过演绎推理可以对预期结果进行推论,即可以将理论用于指导实践,并进一步验证理论的作用和价值。例如：将 Orem 的自我护理理论应用于某特定人群的护理。

2. 验证某一新理论及其实用价值　以新发展的理论、模型或概念架构为指导,用于开发或者复制新的研究课题,以验证其正确性、可操纵性和可推广性。

3. 从理论与实践的矛盾中选题　当发现采用某一理论指导临床工作实践时,如果理论与实际存在不一致的情况,应该考虑到可以通过科学研究的方法将该理论进行修正、补充或完善,使理论逐步走向成熟。

（五）科学基金指南

科学基金是指为了从事科学研究活动的目的而设立的具有一定数量的资金。通常,国内外各级科研管理机构、基金组织、专业组织、政府医疗卫生机构都设有相应的科学基金,明确优先资助的研究领域,以引导科研选题的方向。在我国,根据基金的来源,可以将其划分为国家级、部委级和地方级科学基金。设有科学基金的国家、国家卫生健康委员会、教育部、科技部、省市卫生健康委员会、护理学会、大学、医院等,都会根据医疗卫生事业发展规划的需要定期发布科学基金指南,提供研究资助的学科领域、研究范围和研究方向,从而发挥科学基金的导向作用。所以,能够认真读懂各级各类科学基金指南的内涵,找准适合自己申报能力范围的基金定位,找到适合自己申报的学科方向,并能从中选出适合自己能力的科研选题,是每一位科研工作者的基本素质和努力的方向。

总之,来自护理实践工作的直接经验是研究问题的基础和源泉。研究者要善于在工作实践中通过观察发现问题或现象,问一问这个问题或现象:是什么(What)? 为什么(Why)? 怎么样(How)? 还要善于在质疑中提出问题、在灵感中提出假想、在幻想中提出创意、在实践工作中提出思路,从而形成研究问题的初始意念。同时,研究者要善于参加学术交流和研讨会,善于阅读专业文献,更要善于把握各级各类科学基金申报的机会,启迪灵感,及时捕捉和记录下科研智慧的"火花"。所以,动手实践、细心观察和动脑思考是选题来源的 3 个基本要素。然后,再进一步澄清研究问题,直到形成一个清楚的研究课题。

二、形成和修改一个研究问题

发现初始的研究问题以后,还需要将研究问题进一步转化为一个清晰而完整的、真正可以进行研究的问题。

(一) 选择并确定研究问题

1. 选择某个研究现象或研究问题的领域　最初发现的研究现象或问题往往是一个粗略、宽泛、抽象或模糊的研究问题,需要深究研究现象或问题的实质,确定研究的主题,使研究问题逐渐变得清楚、明确、具体。例如:在外科快速康复理念指导下,提倡妇科腹腔镜下子宫全切术后病人早期下床活动,但是如何在早期下床活动的同时有效地保护体内和体外的伤口? 如果病人有术后虚弱和低血压,如何控制活动时长? 术后盆底功能完全恢复需要 6 个月的时间,所以如何在遵医嘱术后卧床休息 1~3 个月的同时避免出现肌肉萎缩? 可见,最初的研究问题是"术后早期下床活动的研究",经过结合专科疾病术后特点的仔细分析,这一系列的问题都可以聚焦于"妇科腹腔镜下子宫全切术后病人的运动康复干预方案的研究"。研究问题的提炼见表 2-1。

表 2-1　研究问题的提炼

模糊的研究问题	修改后的研究问题
血压变化的研究	老年高血压病人的血压波动与发生脑血管意外的关系研究
探视的作用	每天有探视的住院病人躯体不适的主诉是否比没有探视的病人少?
出院支持	出院支持是否能提高高危新生儿父母的照顾能力?
护理人力	什么是正确的计算护理人力的方法?
术后疼痛	如果术后病人能自己控制止痛药,他们的焦虑水平是否会降低?

2. 确定研究方向,使研究问题局限化　针对一个临床问题或现象通常会有多种解决问题的思路和切入点,对应着多个研究主题,不同的研究者可以根据对临床问题实质的把握程度,选择从根本上解决问题或者从表面上改善问题。而且,一个研究课题通常只是针对研究问题的某一个点去解决问题,而不是针对某一个面。所以,选择研究课题是要选择和确定一个解决问题的"切入点"或"突破口",不要寄希望于选择一个研究课题就能够解决临床问题或现象中的所有问题,这是理念上的错误,容易导致解决问题的复杂化和无从下手。因此,发现了临床问题,要学会透过现象看本质,深究问题的根源,选择和确定一个自己有能力解决问题的切入点,使研究问题局限化。科研新手选择的研究问题所涉及的范围往往广而复杂,不是依靠他们的研究经验和所掌握的研究方法能够解决的问题。这主要是由于他们的研究经验不足,没有进一步透彻分析问题的实质和根源,没有找到合适的解决问题

的切入点,缺乏明确的研究方向,所以会感到无从下手。

3. **构建完整的研究问题**　是指使研究的定义、层次、涉及范围和相关的影响因素更加清晰、明确和具体,形成一个具有完整结构和具体内容的研究问题。通常,PICO/PECO 方法提供了构建临床研究问题的逻辑思路和框架。

知 识 链 接

采用 PICO 法构建完整的研究问题

P:代表"研究对象"(participants),或者"研究问题"(problem)。

I/E:代表"干预措施或暴露"(intervention or exposures)。对于没有人为干预措施的描述性或观察性研究,I 代表"研究议题"(issue of interest),可以用研究变量(research variables)来体现。

C:代表"对照或比较"(control or comparison)。

O:代表"结局或预期的结果"(outcome of interest)。例如:研究采用什么指标进行测量? 预期结果或结局是什么?

例如:对于干预性研究,例 2-1 中,给"慢性肝病病人(P)"采用"口服光明牌益生菌酸奶,3 次/d,1杯/次,100ml/杯(I),"与"没有口服酸奶(C)"作对照,观察两组病人"肠道菌群失调的发生率(O)"是否有差异。研究问题具备了 PICO 的结构,该研究选题基本上就比较清楚和具体了,从而可以用于指导研究设计。因此,对于干预性研究,其中的关键要素是研究对象、干预措施、对照组、干预效果的测量指标。

对于描述性研究,例 2-2 中,描述"中青年腹膜透析患者(P)"社会参与现况(O,研究变量),分析其影响因素(E,暴露因素)。因此,对于描述性研究,其中的关键要素包括研究对象、主要研究变量、相关研究变量、能够反映所描述规律的预期研究结果,例如:变量的水平或者发生率。

4. **充分论证**　形成研究问题以后,还要对该研究问题进行充分论证,建立明确、具体的研究目的和目标,肯定该研究的价值和意义。研究问题的论证可以通过研究者自己的深入思考和文献查新来进行,也可以通过与有经验的研究者、教师、同事等经过充分讨论后决定。

(二) 评价研究问题

研究问题具备了清楚的研究结构以后,还要评价该研究问题的重要性、可研究性、可行性和研究者的兴趣,并且要符合科研伦理学标准。

1. **评价研究问题的重要性**　研究问题的重要性主要从研究需求的大小和来源、研究结果可能导致的变化或带来的效益等角度来衡量。

知 识 链 接

研究问题重要性的评价要点

(1) 谁将是这一研究结果的受益者? 病人、护士、医疗卫生保健系统或社会能从这一研究所获得的知识和经验中受益吗? 至少应该有一方或多方受益者。

(2) 研究结果能应用于工作实践中吗?

(3) 研究结果会支持现有的理论吗?

(4) 研究结果会支持或挑战未被验证的假定吗?

(5) 研究结果能够协助改变护理实践或建立相关的政策吗?

(6) 研究问题会对护理学的知识体系有贡献吗?

Note:

如果上述问题能够得到至少一个肯定的答案,说明该研究问题具有一定的重要性。

2. 评价研究问题的可研究性　首先,道德和伦理问题是不可以研究的,例如:护士是否应该护理艾滋病病人或吸毒病人? 因为这类问题通过道德和伦理规范就已经有了明确的答案,不需要进行研究。但是,换一个角度探讨护士应该如何护理艾滋病病人或吸毒病人就是一个可以研究的问题。所以,对感兴趣的临床问题和现象要提出一个合适的研究角度。其次,被研究的问题通常具有能够被准确定义或测量的变量。概念太大、太复杂的变量很难测量。如果研究问题和现象太复杂,没有被分解清楚,或者研究问题中所包含的变量不能被准确地定义和测量时,会影响该研究问题的可研究性。如果对某一现象或问题的本质尚未掌握,或者对一个研究问题无法准确地定义其中的概念时,可能需要选择质性研究方法进行研究。

评价研究问题的可研究性可以概括为:①需不需要研究? 包括评价这个问题是一个临床问题吗? 是一个学科知识范围内尚未解决的科学问题吗? 只有科学问题才需要采用科学研究的方法进行研究吗? ②能不能研究? 包括评价研究问题是否明确? 研究概念是否清楚? 研究变量是否可测量? ③你会不会研究? 包括评价研究者具备解决此科学问题的研究能力吗?

3. 评价研究问题的可行性　可行性是指评价完成拟开展的研究项目所需要的条件是否具备。可行性评价包括以下内容:

(1) 技术上的可行性(technical feasibility):是指研究团队是否具备开展研究项目所需要的技术能力,只有与研究者及其团队的研究能力相匹配的研究选题才能称之为是一个好的研究问题。例如:研究者是否具备相关的专业知识背景? 前期研究工作基础如何? 研究单位是否具备相应的仪器设备和技术能力? 研究变量是否清楚? 能否找到合适的测量工具?

(2) 经费上的可行性(economic feasibility):开展研究课题或多或少地都需要一定量的研究经费支持。研究经费有多种申请渠道和不同的资助额度,研究者应根据可能得到的经费支持额度判断该课题是否在经费上可行。

(3) 操作上的可行性(operational feasibility):是指研究项目在具体实施阶段的各环节中所需要的条件是否具备。①研究对象的可获得性:通过什么途径寻找合适的研究对象? 通过什么途径或方式可以接触到研究对象? 研究对象在时间、体力和兴趣方面的合作性如何? 对弱势人群的保护需要获得其监护人的许可,如何获得监护人的许可? 在有限的时间期限内能够获得足够的样本量吗? ②研究团队人员数量和结构的可行性:研究者是否具备合格的资质和充足的人员数量,以保证研究项目的开展和资料收集。

(4) 时间进程上的可行性(schedule feasibility):任何一个研究课题都必须在一定的时间期限内完成,如本科生或研究生的学位论文课题、科学基金资助的研究课题,必须根据研究期限确定研究问题的范围。同时,还要考虑资料收集的最佳时间可能有季节性,以及收集资料的时间点是否方便。

4. 评价研究者的兴趣　是指研究者对此研究问题是否感兴趣。因为研究者的兴趣会影响其研究精力的投入,影响其研究积极性、主动性和创造性,从而影响研究结果的质量。所以,研究者在选题时要尽量选择一个自己感兴趣的研究问题,或者在研究过程中有意识地培养自己的兴趣。否则一旦遇到问题或挫折,无法调动自己的主观能动性,很容易一筹莫展。因此,评价研究者兴趣的一个基本指标是要考虑研究者既往的研究经验,最好对解决此类研究问题有知识或有经验。

三、研究问题的陈述

研究问题确定以后,必须清楚地陈述出其相应的研究目的、研究目标、研究问题和研究假设,以指导科研设计过程。

1. 研究目的(research purpose)　是为何要进行此研究的理由与目标。研究目的是从选题的立题依据中引申出来的。所以,立题依据的结尾部分要清楚地陈述出研究目的,例如"本研究的目的是通过评价渐进式康复训练对改善乳腺癌患者术后肢体功能和心肺功能的效果,为制订适合乳腺癌术后康复的护理措施提供依据。"

2. 研究目标(research objective) 是为了实现研究目的而确定的具体的研究内容。它是一些清楚而简明的陈述,陈述形式是确认变量间的关系,确定组间差异,或者进行预测。研究目标根据研究目的和研究问题而确定,并且要阐明研究群体和变量。一个研究目标通常只针对一个或两个变量,并简要说明该变量将被确认或者被描述。见例 2-7。

【例2-7】 *研究目标的陈述实例*
- 评价基于视频和反馈性指导的术前教育对促进肺癌手术病人术后掌握有效排痰技巧的效果
- 比较肛温和颌下温度两种方式测量婴儿体温的效果
- 调查即将毕业的实习护士对岗前集中培训的需求状况

3. 研究问题(research question) 是一个简明的疑问句,包含一个或多个变量,变量应该是可以测量和观察的。研究问题的陈述必须涵盖主要的研究变量和目标人群的特点,以及变量之间可能存在的相互关系。见例 2-8。

【例2-8】 *研究问题举例*
- 人民医院护士的职业防护知识、态度和行为水平如何?
- 人民医院护士的职业防护知识、态度和行为之间存在关系吗?
- 群组化的干预形式能使社区糖尿病病人掌握正确的饮食自我管理方法吗?
- 开展个体化健康教育的癫痫病人比对照组的病人具有较高的依从性吗?
- 重返工作心理教育干预能够增加乳腺癌病人的重返工作率吗?

4. 研究假设(research hypothese) 是对特定人群中两个或多个变量之间可能存在的(期望的)关系的一种正式的陈述。它是一个暂时性的预测或初步推断,用于陈述两个或多个变量之间存在关系。

(1) 研究假设的来源:研究假设通常来自理论或概念框架,是连接理论与研究设计之间的桥梁。研究假设有助于指导研究设计,但研究假设需要接受研究结果的检验。

(2) 研究问题与研究假设之间的关系:研究假设是将研究问题(疑问句)转变成对预期结果的预测(陈述句)。见例 2-9。

【例2-9】 *研究假设实例*
    研究问题:基于反馈性指导的术前教育能促进肺癌病人手术后有效排痰吗?
    研究假设:基于反馈性指导的术前教育组肺癌手术后病人比对照组病人能更好地掌握有效排痰的技巧。

(3) 研究假设的可行性特征:①在陈述中可以使用较多、较少、大于、小于、不同于或相似等词语对预期结果进行预测。例如:产前进行活动的孕妇比没有进行活动的孕妇产程快。②研究假设必须建立在合理、适当的基础上:源于理论或概念架构,有以往的研究结果作基础,根据合理的逻辑推理来判断,根据个人的经验来预测。③研究假设必须与现存的理论或知识保持一致。

科研是护士在实践工作中发现问题和解决问题的过程。科研选题要有明确的研究方向,要解决实际工作中的问题,要从实际工作出发,研究一个与自己相关、与实际情况相符的课题。选题要做自己最熟悉的最有条件做的课题,最好是工作中长期接触的、经常思考的问题。

(刘均娥)

本 章 小 结

1. 科研是护士在实践工作中发现问题和解决问题的过程。

2. 科研选题要有明确的研究方向,要解决实际工作中的问题,要从实际工作出发,研究一个与自己相关、与实际情况相符的课题。

3. 选题要做自己最熟悉的、最有条件做的课题,最好是工作中长期接触的、经常思考的问题。

4. 科研选题要符合创新性、科学性、实用性和可行性原则。

5. 应评价研究问题的重要性、可研究性、可行性和研究者的兴趣。

6. 研究问题确定以后,必须清楚地陈述出其相应的研究目的、研究目标、研究问题和研究假设。

7. 研究目标必须是简洁、具体、可测量的,研究目标的陈述中应包括研究对象、研究变量,同时应以行为动词引出。

思 考 题

1. 分析研究问题的来源有哪些?

2. 举例说明如何用 PICO 法构建研究问题。

3. 如何对研究问题进行评价?

4. 研究目标的陈述需要把握哪些要点?

5. 分析研究假设的概念和意义。

NURSING

第三章

文 献 检 索

03章 数字内容

学 习 目 标

- 知识目标
  1. 掌握检索语言、检索途径、常用的检索技术。
  2. 熟悉文献检索的基本过程、文献的阅读原则、常用的医学文献检索工具及数据库。
  3. 了解文献的类型、文献数据库的类型、文献的记录方法、文献管理软件。
- 能力目标
  1. 能在常用的中英文数据库中进行检索。
  2. 能对检索出来的文献进行有效的整理和利用。
- 素质目标
  1. 具备利用文献、综合分析文献的科学素养。
  2. 具备阅读文献、独立分析和思考的科学态度。

————————— 导入情境与思考 —————————

　　护士小李作为 ICU 的专科护士,发现 ICU 谵妄是重症监护病房的常见问题,而且该问题越来越受到科室医护人员的重视。目前科室打算采取措施预防和减少 ICU 谵妄的发生,改善病人结局,减少不安全事件的发生。

　　请思考:

　　1. 护士小李想了解 ICU 谵妄的相关信息,她应该到哪里查找文献资料?

　　2. 在文献资料查找过程中应如何检索所需要的文献信息?

　　护理研究活动是在继承和借鉴前人研究工作的基础上进行新的或深入的探讨,因此文献检索是护理研究中非常重要的一个环节,贯穿于研究选题到研究成果形成的全过程。文献检索可以启发研究者的选题思路,帮助研究者明确研究方向。通过文献查询,研究者可以了解感兴趣课题的研究进展,还可以借鉴他人的研究经验,进一步完善自己的科研设计,同时也可以为结果分析和讨论提供方向及相关的理论支持。因此,研究者应了解文献类型、文献检索的基本概念,熟悉文献检索的基本方法。

第一节　文　献　类　型

　　文献(literature)是记录知识的一切载体。人类积累创造的知识,用文字、图形、符号、音频、视频等手段记录保存下来,并用于交流传播的一切物质形态的载体,都称为文献。记录科技知识的文献称为科技文献。文献的类型很多,并且有不同的划分方法,常用的划分标准有以下 3 种:按文献载体形式划分、按文献出版类型划分以及按文献加工程度划分。

一、按文献载体形式划分

　　1. **印刷型文献**　印刷型文献是以纸张为载体,以印刷作为记录手段而产生的文献类型,如传统的图书、期刊等。印刷型文献可以直接读取,便于阅览和流通,传递范围广,但是其信息存储密度低,收藏占用空间大,受自然条件和纸张自身限制,不宜长期保存。

　　2. **电子型文献**　电子型文献是以数字化形式将信息存储在磁盘、光盘或网络等载体上,借助于计算机和现代化通信手段传播利用的一种文献类型,如电子图书、电子期刊、网络数据库、光盘数据库等。电子型文献的特点是信息存储密度高,存取速度快,具有电子加工、出版和传递功能;需要计算机设备,使用不灵活。电子型文献极大地提高了信息的传递速度,加速了社会信息化的进程。

　　3. **声像型文献**　声像型文献是以磁性材料或感光材料作为载体,利用声像技术和装置直接记录声音和图像而产生的一种文献形式,如录音带、唱片、光盘等。声像型文献形象生动、直观性强,能表现和传递难以用文字描述的信息;必须借助一定的设备才能使用,成本较高,且不易检索和更新。

　　4. **缩微型文献**　缩微型文献是指利用光学记录技术,将文献的影像缩小并记录在感光材料上,然后借助于专门的阅读设备进行阅读的一种文献形式,如缩微胶卷、缩微照片等。缩微型文献体积小、重量轻、信息存储量大,易于传递和保存;使用时必须借助专门的阅读设备,使用极不方便。

二、按文献出版类型划分

　　1. **图书**　图书是指对某一领域的知识进行系统阐述或对已有研究成果、生产技术、经验等进行归纳概括形成的出版物。根据联合国教科文组织的规定,现代图书的篇幅(封面除外)不少于 49 页。每一种正式出版的图书都标有一个国际标准书号(international standard book number,ISBN)。图书一

Note:

般分为阅读型图书(如教科书、专著、文集等)和工具型图书(如词典、百科全书、年鉴等)。图书的特点是内容成熟,论述系统全面,但是出版周期长,内容更新慢,知识的新颖性不足。

2. **期刊**　期刊是指定期或不定期出版的有固定名称的连续出版物。每一种正式出版期刊都有其对应的国际标准连续出版物号(international standard serial number,ISSN)。其特点是出版周期短,报道速度快,内容丰富新颖,能及时反映当代社会和科技的发展水平与动向。

3. **会议文献**　会议文献是指国内各种重要学术会议和国际会议上发表的论文和报告。此类文献一般要经过学术机构严格的审查挑选,代表某学科领域的最新动态,反映该学科领域的最新水平和发展趋势。因此,会议论文是了解各国科技水平、动态及发展趋势的重要信息来源。会议论文大致可分为会前文献和会后文献。会前文献主要指论文预印本和论文摘要,会后文献主要指会议结束后出版的论文汇编。会议论文大部分具有新思想、新观点、新技术、新方法,是科技工作者最重视的信息来源。

4. **学位论文**　学位论文是指高等学校、科研机构的研究生、本科生为申请学位,在进行科学研究后撰写的学术论文。学位论文一般要有全面的文献调查,比较详细地总结前人在该问题所做的工作和当前的研究水平,做出选择论证,并根据系统的实验研究及理论分析提出自己的观点。学位论文数据较全、探索较深,并附有大量参考文献,对研究工作具有一定的参考价值。但是学位论文大多不对外发行,质量参差不齐,难以收集。

5. **专利文献**　专利文献是指各国及国际性专利组织在审批专利过程中形成并定期出版的各类文件的总称,是受专利法保护的有关技术发明的法律文件。专利文献包括专利说明书、专利公报、专利分类表等,目前提到的专利文献主要是指专利说明书。专利文献作为一种特殊文献,具有技术内容广泛、反映新技术及时、内容翔实、标准化程度高的特点。

6. **政府出版物**　政府出版物是指各国政府部门及其设立的专门机构发表、出版的文件,具有正式性和权威性的特点,其内容广泛,从基础科学、应用科学到政治、经济等社会科学。政府出版物通常包括行政性文献(政府公报、法令汇编、规章制度、调查报告、统计资料等)和科学性文献(研究报告、科普资料、技术政策文件等)。政府出版物的公开部分一般可以从发布该出版物的政府网站免费下载。

7. **技术标准**　技术标准是指由有关主管部门批准颁布,对产品、工程或其他技术项目的质量、规格、程序、方法等所做的规定,是一种规章性的文献,有一定的法律约束力,是从事生产、建设工作需要共同执行的一种技术依据。技术标准的特点在于制定、审批有一定的程序,适用范围明确专一,编排格式和叙述方法严谨,用词准确,具有充分的可靠性与现实性,同时还具有时间性。

三、按文献加工程度划分

1. **零次文献**　零次文献是指未经正式发表或尚未融入正式交流渠道的一种文献形式,如原始实验数据、观察记录、原始统计数字、技术档案等。这些未进入社会交流的信息,往往反映的是科研工作取得的最新发现,或是针对某些问题的最新想法。其特点是内容新颖,但不成熟,不公开交流,难以获得。

2. **一次文献**　一次文献也称原始文献,是指以作者本人在生产、科研或理论探索中所获得的第一手资料为基本素材撰写形成的文献,如期刊论文、学术专著、科技报告、学位论文、专利文献等。一次文献记录的是作者的最新发现或发明,以及新的见解、新的理论、新的方法等新颖、具体而详尽的知识,因而成为科学研究等工作的最主要信息来源,但是由于其数量庞大、分散而无序,给读者的查找与利用带来极大不便。

3. **二次文献**　二次文献是指对一次文献信息进行加工、提炼、浓缩而形成的工具性文献,如题录、索引、文摘、搜索引擎等。它是将一次文献根据其内容特征和外部特征进行加工、整理,使分散和无序的文献信息有序化、系统化,以便于查找与利用,因其具有文献检索的功能,也称检索工具。

Note:

4. 三次文献 三次文献是围绕某一专题,借助于二次文献,对一次文献进行综合、分析、研究和评述而撰写形成的文献,如综述、述评、专题报告、百科全书、年鉴等。三次文献具有系统性、综合性、知识性和概括性的特点,它从一次文献中汲取重要内容供给人们,便于高效率地了解某一领域的动态、发展趋势和有关情况。

第二节 文献检索的基本过程

文献检索是科研工作者必须掌握的一项基本功。通过不断的检索实践,逐步掌握文献检索的规律,可以迅速、准确地获得所需文献,进而为科研工作服务。由于每位研究者的文献需求不同,所选择的检索方法、检索途径也就不同。为了达到检索的目的,研究者应在检索前制订一套检索计划或方案,一般应包括确定检索词、选择文献数据库、制订检索策略等步骤。

一、确定检索词

文献检索的首要环节就是认真、细致地分析研究课题,明确检索目的和检索内容,确定检索词。检索词的提炼与选取是否准确、全面、科学,将直接影响到检索结果的准确性和全面性,故检索词的确定非常重要。

在分析研究课题基础上,要弄清楚课题的性质是什么,了解课题的目的和意义,确定检索内容的学科范围、文献类型、检索年限以及检索语种等。同时需要分析研究课题所涉及的主要概念,并找出能代表这些概念的若干个词或词语,进而分析概念之间的关系。有些课题的实质性内容往往很难从课题的名称上反映出来,课题所隐含的概念和相关内容需要从课题所属的专业角度深入分析,才能提炼出能够确切反映课题内容的检索概念。

按照所描述的文献信息特征划分,检索词可分为文献外部特征检索语言和文献内容特征检索语言,研究者可以根据检索的需要使用不同的检索词。

1. 文献外部特征检索语言 依据文献外部特征作为检索入口的检索词,包括题名(书名、篇名、刊名)、著者(作者姓名、译者姓名、编者姓名、学术团体名称)、文献序号(专利号、技术标准号)、引文等。

【例3-1】 **利用文献外部特征确定检索词**

问题:护士小李想要了解《中华护理杂志》近期发表的有关ICU谵妄方面的文章内容,她如何利用文献外部特征确定检索词?

提示:可将期刊名"中华护理杂志"作为检索词,在相关的数据库中进行"期刊名"检索。

2. 文献内容特征检索语言 文献的内容特征主要是指文献内容所属学科范围以及所包含的主题,常用分类号、关键词、主题词等来描述。下面主要介绍关键词和主题词两种检索语言。

(1)关键词(keyword):是指从文献的标题(篇名、章节名)、摘要或正文中提取的能够反映文献主要内容的词语。关键词是未经规范化处理的自然语言(又称自由词),具有灵活性、易于掌握、查找方便等特点,并方便查找最新出现的专业名词术语。但因其未经规范化处理,不同作者对同一概念用词不统一,检索时必须考虑到与检索词相关的同义词、近义词等,否则容易造成漏检,影响查全率。

【例3-2】 **利用文献内容特征确定检索词**

问题:ICU护士小李欲申报关于"ICU谵妄"方面的课题,在查询相关文献时,如何利用文献的内容特征确定检索词?

提示:分析所检索课题内容具有的实质性意义的词语,可选用"ICU""谵妄"等关键词作为检索词。但需考虑到ICU的不同表达方式,如"重症监护病房""重症"等,避免文献漏检。

Note:

（2）主题词（subject heading）：是指经过规范化处理的能够反映文献主题内容的专业名词或词组。主题词用于标引和揭示文献的主题内容，对于提高文献信息检索的准确率具有十分重要的意义。它取自主题词表，最常用的医学主题词表是美国国家医学图书馆出版的《医学主题词表》（medical subject headings, MeSH）。此外，《医学主题词表》还专门列有与主题词配合使用的副主题词表。副主题词（subheading）是对主题词所探讨的某一方面内容加以限定的词，其作用是增强主题词的专指性，通常用通配符"/"与主题词一起使用，例如 neoplasm（肿瘤）/nursing（护理）。

【例3-3】 **利用文献内容特征确定检索词**

问题：护士小李想要在 PubMed 数据库检索有关谵妄护理方面的文献，应如何通过主题词检索文献？

提示：可以先进入 PubMed 的 MeSH Database，在检索框中输入"delirium"，点击"Search"后，页面中第一个词"Delirium"为该词的主题词形式；点击该主题词链接进入该主题词的副主题词组配界面，可勾选副主题词"nursing"，确定"Delirium"和"nursing"为检索词进行检索。

二、选择文献数据库

研究者在确定检索词后，面临的重要问题就是选择文献数据库。文献数据库是指计算机可读的、按照一定格式组织的相关文献信息的集合。文献数据库选择的准确与否直接影响着检索效果。要做到正确选择数据库，首先应熟悉了解各种数据库的收录学科范围和语种，还应考虑数据库的类型、数据库的知名度、数据库收录文献的年限、文献类型及收录规模、收费情况等。

（一）文献数据库的类型

文献数据库按存储文献的性质及使用目的，可分为文摘数据库、全文数据库、事实数据库、数值数据库等。

1. **文摘数据库**　文摘数据库是一种不仅提供文献外部特征，而且还提供文献内容摘要信息的数据库。利用它既可获得文献信息线索，又可对原文内容信息有所了解。医学文献检索通常会从文摘数据中获得线索后，再通过链接或其他途径获取全文。常用的医学文摘数据库有中国生物医学文献数据库（CBM）、PubMed、荷兰医学文摘（EMBASE）、中国科学引文数据库（CSCD）、Web of Science 等。

2. **全文数据库**　全文数据库是一种存储文献全文或其中主要部分的源数据库。全文数据库在存储文献线索信息的同时，也以文本格式存储文献全文。全文数据库使读者在查到文献题目、著者、出版机构等信息之后，能够一步到位获取原文。全文数据库具有强大的检索功能，用户可以从多个检索途径进行单项或多项组配检索，通过全文检索功能可以检索数据库中的任意字、词、句、段。常用的医学全文数据库有中国知网（CNKI）、维普中文科技期刊数据库、万方数据知识服务平台、Elsevier 电子期刊全文库、EBSCO 等。

3. **事实数据库**　事实数据库是存储某种具体事实、知识数据的数据库。或者说，把某一学科已知的事实数据收集起来建成的数据库，就是事实数据库。例如，美国医生数据咨询库 PDQ（physician data query）为医生提供肿瘤诊断、治疗、预后、临床研究等详细资料，相当于一部有关肿瘤的百科全书。

4. **数值数据库**　数值数据库是存储各种数值数据的数据库，如各种统计数据、科学实验数据、测量数据等。这一类的数据库有美国国立生物技术信息中心（NCBI）的基因库（Genebank）、美国疾病预防控制中心（Centers for Disease Control and Prevention, CDC）网页上的 Data & Statistics、世界卫生组织的统计信息系统（WHO statistical information system）、查询期刊影响因子等数据的 Journal Citation Reports 等。

（二）选择文献数据库的原则

1. **根据检索目的确定所需数据库的类型**　如需要文献线索，可检索文摘数据库；如需要查阅或下载原文，可检索全文数据库；如需要统计数据，应检索数值数据库。

2. **明确课题所涉及的学科范围和专业面，根据数据库的收录范围选择数据库**　如检索专业性

Note：

较强的课题,可选择专业数据库或某一数据库中的专业文档;如检索内容分布广泛或属交叉学科的课题,则需同时检索多个不同的数据库。

3. 满足检索效果查全或查准的要求 文献数据库众多,其选择主要取决于用户的检索目的与需求。一般研究者可根据以下两种检索目的进行选择:

(1)基于查全的目的:围绕某个主题的全面检索通常是文献检索的主要内容,如科研选题、文献综述写作等,为了达到以上要求,需要对以往的文献有较全面的了解,防止不必要的漏检。每个数据库的收录范围有限,为了保证查全,研究者可以选择该学科领域可信度高、收集文献较全的数据库。必要时,研究者可多选几个相关数据库,有条件的话可以利用跨库检索平台对多个数据库进行统一的检索。

(2)基于查准的目的:为了满足查准的要求,应选择主题范围专指的数据库。若想对某一专题相关知识进行了解,如一些数据、名词、事实的查询,期刊影响因子的查询,文献被引用情况查询等,可以选择事实数据库或数值数据库。

4. 数据库检索费用问题 也是选择文献数据库要考虑的原因之一。

总之,在选择数据库时首先必须了解数据库的特点(数据库具体介绍见本章第四节)。要了解和熟悉数据库,除了在检索实践中不断积累之外,还可以通过培训及阅览有关数据库的说明材料等途径。

三、制订检索策略

研究者在确定检索词、选择数据库后,需要制订相应的检索策略。在制订具体的检索策略时,研究者应根据所选择数据库的特点,确定适宜的检索途径,编写检索策略表达式,然后进行预检索,并根据检索得到的结果对检索策略进行调整,直到得到所需要的文献为止。

(一)检索方式

1. 基本检索 基本检索是一种最简单的检索方法,数据库一般只提供一个检索框且只能输一个词或一个词组进行检索,但有的数据库可对两词或多词进行逻辑组配检索(图 3-1)。

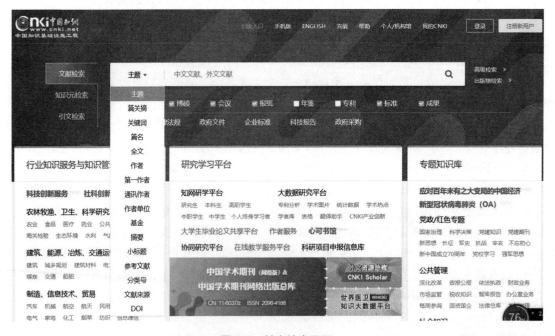

图 3-1 基本检索界面

2. 高级检索 在高级检索中,研究者可通过点击选择数据库提供的检索字段进行限定,然后对多个检索词可通过布尔逻辑运算符进行组配检索。数据库在高级检索中多提供 2~5 个检索框,每个检索框只能输入一个词或一个词组(图 3-2)。

Note:

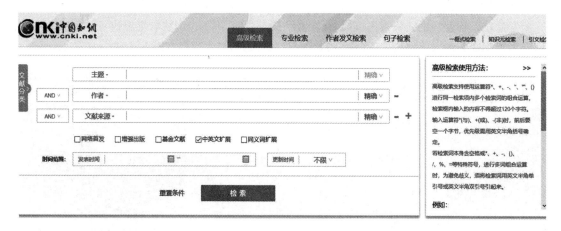

图 3-2 高级检索界面

3. 二次检索 二次检索是在单项检索的基础上,进一步选用新的检索词进行缩小范围的检索。如有的数据库设置"结果中检索",为研究者提供了二次检索的方式(图 3-3)。

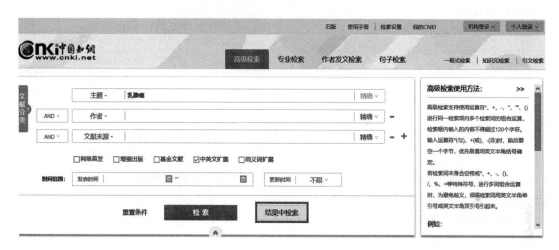

图 3-3 二次检索界面

4. 专业检索 专业检索一般只有一个大检索框,要求用户自己使用逻辑运算符和关键词构造检索式进行检索(图 3-4)。专业检索要求用户有熟练的检索技术。

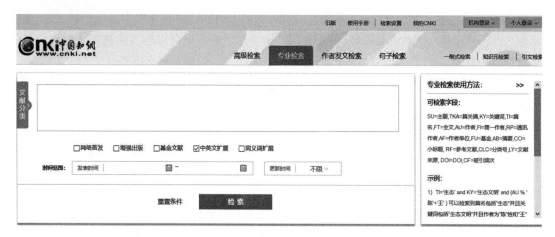

图 3-4 专业检索界面

Note:

（二）检索途径

检索途径是检索系统的检索入口，即检索系统所提供的、用于查询获取资源的各种标识。在计算机检索系统中通常表现为字段检索（图 3-5）。常见的计算机检索途径有以下几种：

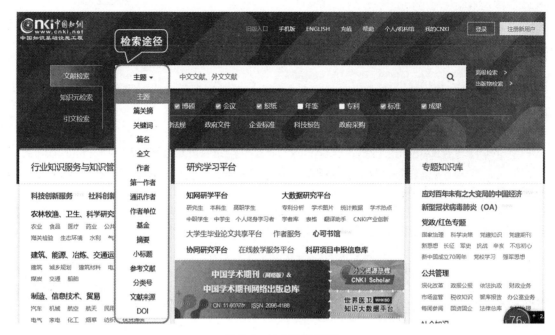

图 3-5　检索途径界面

1. **主题词途径**　利用主题词作为检索入口来查找文献。主题词是一种规范化的检索语言，利用主题词作为检索途径能够在一定程度上提高检索的查准率。但并非所有的检索系统都提供主题词途径，且使用主题词有一定难度，需要检索者具有一定的检索语言知识作为基础。常用的支持主题词检索途径的医学检索系统有 CBM、EMBASE 和 PubMed。

2. **关键词途径**　关键词途径就是选取关键词字段作为检索入口。关键词往往是从文章题目、摘要或正文中抽取的能够反映文章主题内容的词汇。关键词途径因用词灵活、符合用户习惯，成为文献数据库的一个常用检索途径。但检索文献时必须同时考虑到检索词相关内容的同义词、近义词等不同的表达方式，否则易造成漏检，影响检索质量。对于新出现的名词术语及概念一般要几年后才收录为主题词。另外，很多专指的概念没有相对应的主题词，在这两种情况下，应使用关键词途径进行检索。

3. **题名途径**　题名途径是利用文献题目（篇名、书名、专利名等）作为检索入口查找文献。由于文献题名往往能反映文献的主要内容，因此利用题名中的名词术语可以较准确地查到所需的文献。题名途径属于自由词检索，因此需要注意概念的不同表达方式，以提高检索效率。

4. **著者途径**　著者途径是利用文献上署名的作者、编者、译者或机构名称作为检索入口查找文献的途径。通过著者途径可以查到同一著者的多篇著作，适于全面了解某一著者或团体机构的研究成果和科研动态。

由于世界各国对姓名的写法各异，使用著者途径检索文献时应注意著者姓名在索引中的编排规则。在外文检索工具中，通常采取姓在前用全称、名在后用首字母缩写的形式进行检索。如原文中著者姓名为 Petra Buttner，检索时应为 Buttner P。

5. **分类途径**　分类途径是根据文献内容的学科属性在分类体系中的分类号（标识符号）作为检索入口的检索途径。分类检索的检索标识是分类号，通过族性检索，可快速获得同一学科或同一专业的文献，满足检索者从学科或专业角度出发检索文献的需要。如中国生物医学文献数据库提供了分类检索途径,检索者可依据所检课题的学科属性选取《中国图书馆分类法》中的分类号作为检索入口进行相关文献的查找。

6. 序号途径　序号途径是以文献特有序号作为检索入口查找文献的途径。文献中的序号主要包括 ISSN、ISBN、专利号、报告号、化学物质登记号等。

7. 其他途径　如机构途径、引文途径等,在检索时应根据课题的需要和所使用数据库的特点,灵活地应用各种检索途径。

（三）检索表达式的构建

检索表达式又称检索式、检索提问式或检索策略式,一般由检索词和检索运算符组成,是检索策略的具体表现。它是用检索系统规定的各种运算符将检索词之间的逻辑关系、位置关系等连接起来,构成计算机可以识别和执行的检索命令式。检索式中常用的检索技术主要有以下几种:

1. 布尔逻辑检索（Boolean logic searching）　是利用布尔逻辑运算符对若干个检索词进行组合以表达检索要求的方法。布尔逻辑运算符用于表达检索词之间或检索式之间的逻辑运算关系,包括逻辑"与"、逻辑"或"和逻辑"非"3 种类型。

（1）逻辑"与":符号为"AND"或"*",其构成的表达式为"A AND B"或者"A*B"。逻辑"与"是用于检索词具有概念交叉或限定关系的一种组配,表示文献中同时包含检索词 A 和检索词 B 的文献才能命中。该运算符可缩小检索范围,提高查准率。

（2）逻辑"或":符号为"OR"或"+",其构成的表达式为"A OR B"或者"A+B"。逻辑"或"是用于检索词具有并列关系的一种组配,表示包含检索词 A 的文献或检索词 B 的文献,或者同时包括检索词 A 和 B 的文献均会命中。该运算符可扩大检索范围,提高查全率。

（3）逻辑"非":符号为"NOT"或"-",其构成的表达式为"A NOT B"或者"A-B"。逻辑"非"是用于检索词具有不包含某种概念关系的一种组配。表达式"A NOT B"表示包含检索词 A 同时不包含检索词 B 的文献才被命中。逻辑"非"连接的两个检索词,应从检出的第一个概念的信息集合中排除第二个概念的信息,常用来缩小检索范围,增强专指性,提高查准率。

上述 3 种布尔逻辑运算符可以单用,也可以组合使用,构成一个复合逻辑检索式。在一个复合逻辑检索式中,一般运算的优先顺序是( )>NOT>AND>OR,括号可改变运算次序,优先运算。

2. 截词检索　截词(truncation)是指检索词截断,取其中的一部分。截词检索是指截取检索词中的一部分进行文献检索的方式。由于西文的构词特性,在检索中经常会遇到名词的单复数形式不一致;同一个意思的词,英美拼法不一致;词干加上不同性质的前缀或后缀就可以派生出许多意义相近的词等。用截词符"?""*"或"$"加在检索词的前后或中间,以检索同一词根或概念相关的词。截词符用于自由词检索,灵活性较好,减轻了用户对选词的负担,同时也避免了检索词的遗漏,可以扩大检索范围。但是需要注意的是截词符在不同的检索系统中表示方法不同,要合理使用。

（1）按截断位置的不同,截词分为 3 种。

1）右截词:截词符在检索词末端,用于检索词头相同的一组词。如以 child* 作为检索词,可以检索出含有 child、children、childhood 等词的文献。

2）左截词:截词符在检索词的最前端,用于检索词尾相同的一组词。如 *ology 作为检索词,可以检索出含有 physiology、pathology、biology 等词的文献。

3）中间截词:也称通配检索,截词符(通配符)出现在检索词的中间,代表若干个字母。如用 colo*r 作为检索词,可以将含有 color 或 colour 的文献全部检出。

（2）按截断的字符数量不同,截词检索分为 2 种。

1）无限截词检索:指不限制被截断的字符数量的检索。"*"常用于无限截词,表示 $0 \sim n$ 个字符。例如输入"pain*",可同时检出 pain、painful、painless、painkiller 等。

2）有限截词检索:指限制被截断的字符数量的检索,用以替代一个字符或不替代任何字符的检索。"?"常用于有限截词,表示 0~1 个字符。例如输入 wom? n,可同时检出 woman 和 women 等。

3. **限制字段检索** 限制字段检索是指将检索词限定在文献特定字段中进行检索,目的是缩小检索范围,提高查准率。目前大多数数据库均有供用户选择字段的列表,可便捷实现限定字段检索。常用的字段名有题名(title,TI)、关键词(keywords,KY)、摘要(abstract,AB)、作者(author,AU)等,通常用 2 个字母的缩写来代表文献数据库中记录的字段。如在 PubMed 系统中,常用的字段名有 TI(题名)、AB(摘要)、AU(著者)、PT(文献类型)等。限制字段的运算符常用 in、= 或[ ]。例如,在 PubMed 数据库中查找题目中含有"delirium"的文献,可在检索框中输入检索表达式:delirium[TI]。

4. **精确检索与模糊检索** 精确检索是指输入的检索词在检索结果的字序、字间隔是完全一样的,是为了克服自动词语匹配将短语拆分而导致误检所设置的一种强制检索。在许多系统中用引号来表示。例如在 PubMed 数据库中,如检索"breast cancer",系统会关闭自动词语匹配功能,将其作为一个整体在数据库中检索,此时只有包含与 breast cancer 完全相同词串的文献才能检索出来。

模糊检索允许所检信息与检索提问之间存在一定的差异。由于不同的检索系统对模糊检索界定不同,模糊检索可能是将检索词拆分后进行检索,也可能检索与检索词意义相近的同义词。

5. **扩展检索** 扩展检索是指检索时不仅对输入的检索词,而且也能对该词的相关词(同义词或下位词)执行逻辑"或"的检索技术。扩展检索可以扩大检索范围,提高查全率。例如,PubMed 的主题词检索途径的扩展检索,是指对当前主题词及其所有下位主题词进行检索,不扩展检索则仅限于对当前主题词的检索。

(四) 检索策略的调整

研究者用初步拟订的检索策略进行文献查询后,应根据检索结果进行评价,看是否满足检索需求。通常情况下,需要多次修改检索策略,直至查询到满意的结果为止。一般检索策略调整有两个方向:一是扩大检索范围,提高查全率;另一个是缩小检索范围,提高查准率。在采用以下改善检索结果的方法同时,还需结合具体课题的要求以及所选择数据库的实际情况灵活运用。

1. **扩大检索范围** 当检索出的文献数量过少或命中文献不多,不能满足课题需要时,应扩大检索范围,提高查全率。扩大检索范围可采取以下措施:

(1) 重新选择数据库:选择多个数据库进行检索,或增加所检数据库的检索年限。

(2) 重新选择检索途径:如选择篇名字段检索结果较少时,可选择文摘、组合字段或全文字段,获取更多检出结果。

(3) 重新构建检索表达式:①主题词检索时采用扩展检索;②关键词(或自由词)检索时考虑其同义词、近义词等,并用 OR 组配;③采用截词检索,且截词不宜太长;④去掉次要的主题词或非核心的检索词,减少 AND 组配;⑤对检索词不做限定;⑥采用模糊检索。

2. **缩小检索范围** 当检索出的文献数量过多或查准率太低时,应缩小检索范围,提高查准率。缩小检索范围可采取以下措施:

(1) 重新选择数据库:减少所检数据库的数量,或减少所检数据库的检索年限。

(2) 选择最佳检索方式:如选择高级检索或专业检索一般均可输入较多的限定条件,可以适当缩小检索范围;很多搜索引擎的分类目录是依据人工方式进行筛选分类的,有时可缩小检索范围。

(3) 重新选择检索途径:如全文字段检出文献较多时,可重新选择在篇名、关键词和文摘等字段检索。

(4) 重新构建检索表达式:①尽量采用主题词检索,并借助主题词表选择更专指的下位词进行检索,或增加副主题词进行检索;②关键词(或自由词)检索时进行各种限定;③增加 AND 的组配,使检索表达式更为准确地表达检索需求;④减少 OR 的组配;⑤用 NOT 排除带有干扰性的概念或不需要包含的概念;⑥词语检索时采用精确检索。

综上所述,整个文献检索的过程和步骤概括为如下流程,见图 3-6。

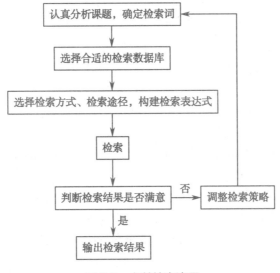

图 3-6 文献检索流程

第三节 文献的整理和利用

研究者通过文献检索,会得到大量的文献信息。面对检索到的大量文献,如果不进行合理的整理,不仅会消耗大量的时间与精力,还会造成文献引证的不系统、不完整。因此,如何对检索到的文献进行合理的整理和利用,是科研工作中需要解决的重要问题。

一、文献的整理

文献的整理是指利用科学方法把收集到的杂乱无序的文献进行加工处理,使之有序化,以便存储和及时提取利用。文献资料的整理与分析贯穿于整个研究过程的始终。

（一）文献的阅读

研究者运用文献检索的策略与方法,对相关领域的文献做全面、准确的检索后,需要对所收集到的文献进行阅读。一般应遵循以下原则进行阅读:

1. **先粗读,后通读,再精读** 粗读的目的主要是初步判断收集到的文献内容和价值,决定文献资料的取舍和选定重点文章。在粗读阶段,一般先看目录、作者、摘要、标题、结论等信息,经粗读选出来的文章应进一步全篇通读。通读的目的是全面掌握文献的内容,分析和摘录出重点内容。精读是对通读阶段摘录出的内容进行反复阅读,以掌握其主要论点、论据、结论等。精读时还要善于提出问题,思考问题,分辨真伪。

2. **先中文后外文** 一般阅读中文文献相对容易一些,阅读速度较快,有助于对所研究课题形成系统化认识,为检索和阅读外文文献打下基础。同时中文文献也引证了外文文献,可为进一步检索提供依据。

3. **先近期后远期** 先从最新、最近的文献开始,追溯以往的文献,可以迅速了解现在的专业水平和先进的理论观点及方法、手段。而且近期文献资料常引用既往文献,可为查找文献提供线索。

4. **先综述后专题** 研究者先查阅综述文章,可迅速了解有关课题的历史和现状,以及存在的问题和展望。而且在综述之后往往列有许多文献著录,可帮助扩大文献资料来源。阅读综述之后,对所研究的问题就会有较全面的认识,在此基础上,可根据需要再有目的地查阅相关专题文献。

此外,文献的阅读过程是贯穿于护理研究的整个过程,研究者可根据不同阶段查阅文献的目的来阅读文献。例如,在研究的准备阶段,阅读文献的主要目的是确定课题,了解国内外的研究现况和趋势,制订和完善自己的研究设计,明确使用什么研究工具及研究工具的信效度;在资料整理与分析阶

Note:

段,其主要目的则是进一步借鉴他人所运用的资料整理与分析方法,从而为自己的数据整理与分析提供更广阔的思路;在撰写论文时查阅文献,目的是将自己的科研结果与以往类似的研究结果进行比较,并寻找与自己研究结果相对应的理论支持和合理解释。因此,在研究的各个阶段,阅读文献的目的也是不同的,研究者若对自己阅读文献的目的越明确,就越能提高阅读文献的效率。

（二）文献的鉴别

通过不同途径收集到的文献数量大,内容广泛,因此必须对文献进行鉴别。依据所检索到文献的篇名和文摘对文献进行初步鉴别,将检索结果分为有重要参考价值的关键文献、一般相关文献、无关文献等几类。对于关键文献和相关文献,再通过阅读原文进一步鉴别文献的质量,并从文献信息的可靠性、先进性和适用性等方面判断文献的可用程度。

1. **可靠性判断**　文献的可靠性主要指内容的真实性。文献信息是否可靠,主要看文献中的概念是否明确、数据是否真实、判断是否恰当、推理是否符合逻辑、论证是否充分合理、结论是否正确等。另外,还可以通过文章作者的身份和成就、文章的被引率、引用的参考文献、文献的出版类型及出版单位等进行判断。

2. **先进性判断**　先进性是指文献内容的创新性,是否在理论、技术、应用等方面具有先进性。

3. **适用性判断**　适用性是指文献对用户的适合程度。判断适用性是以可靠性和先进性为基础的,着重看文献是否与自己具备的条件相适应。

（三）文献的记录

文献的记录是在检索、筛选、阅读文献的过程中随时进行的工作,是资料积累的重要手段。在阅读时,若没有做相应的记录,则在撰写标书或学术论文时无法抓住资料重点,形不成论点;或者在记录时没有抓住重点,当阅读笔记时回忆不起原文的主旨。

1. **记录的内容**　记录的内容主要包括:文献资料中具有独创性的观点、见解和看法;具有说服力的事实材料、数据或新颖的论据资料;有争议性的意见或作者与别人进行争议的内容;阅读文献过程的心得等。

2. **记录的方法**

（1）做标注:读者在阅读文献资料时,在文献的空白处写下见解和批语,或者在文献的重点、难点及精彩处做上标记。这样不仅重点突出,也便于阅读、查找和加深理解。

（2）做摘录:将文献中比较精彩的论述或重要的内容摘抄下来,以备日后写作时引用,同时还需要准确注明资料的出处,便于写作时引用。

（3）写提要:把原文中的基本内容、主要观点或重要事实加以总结概括,用自己的语言写下来。

（4）写读书笔记:将阅读文献过程中的心得体会和联想写下来。

文献记录无论采用何种方法,均应注意以下问题:①记录时应写明文献的出处,即记下篇名、作者、出版时间、页码等信息,便于核对;②对记录的内容要认真分析、推敲,确保真实、准确、合理;③在记录时要忠于原文,不得歪曲篡改,不得断章取义。

（四）文献的管理

随着信息技术的飞速发展,各种文献信息海量增长,如何有效管理、充分利用收集的信息资料,是科研人员必备的能力。文献信息管理的方法从早期的制作文献卡片、在计算机中建立文件夹,进一步发展到专门的文献管理软件。

文献管理软件集文献的检索、整理、分析、利用功能于一体,有助于快速、准确地处理海量文献信息,其自动化、智能化的功能可以为科研人员节省大量的宝贵时间,其效率是传统的文献管理方式所不能比拟的。目前常用的文献管理软件主要有国外的 EndNote、Mendeley Reference Manager、Zotero、Citavi,国内的 NoteExpress、NoteFirst、医学文献王等。

文献管理软件的主要功能如下:

（1）文献信息收集:用户按照自己的主题需求,通过手工输入、批量导入或从文献数据库批量下载数据等方式,在文献管理软件中建立个人的数据库。

（2）文献信息检索:大多数文献管理软件可以直接在线检索数据库,并将检索结果保存到用户自建的文献数据库中。

（3）文献信息管理:用户可以按字段对个人数据库进行检索,并对数据进行排序;可以通过增加、删除和编辑数据,对数据库记录进行维护和更新;也可对数据库内数据进行自动分组、统计分析等操作,管理子文件夹和用户的各种附件。

（4）文献信息应用:文献管理软件提供多种期刊的参考文献格式,在论文写作时可以根据需要在指定位置插入规范格式的参考文献,并根据需要转换格式及自动排序。

拓 展 阅 读

常用的文献管理软件简介

1. EndNote 是当今世界上较优秀的文献管理软件之一。该软件为收费软件,在其主页有30天全功能试用版下载。利用 EndNote 可方便地创建个人参考文献数据库,收集并存储个人所需的各种参考文献,根据个人需要对存储的参考文献记录进行编辑。EndNote 能解决文献管理混乱、读书笔记管理难、写作中方便引用和修改文后参考文献著录格式等问题。许多文献数据库提供了检索结果的 EndNote 输出格式,为 EndNote 用户导入检索结果提供了极大的方便。

2. NoteExpress 是国内知名的文献管理软件之一,全中文操作界面,支持两大主流写作软件 WPS 和 WORD。在网页可下载个人免费版和集团免费版。NoteExpress 可以通过多种途径高效自动地检索、下载、管理文献资料和文件。NoteExpress 拥有非常多的获取文献资料的互联网数据源,支持大多数流行的文献导入格式,以及自己编辑的文献格式。同时 NoteExpress 可以作为个人知识管理系统,通过笔记功能和数据分析功能获取有价值的隐性知识。

二、文献信息的利用

获取和利用文献信息是科研工作的重要组成部分,也是科研人员的基本功之一。一般估计科研人员获取文献信息的时间约占整个科研工作的1/2,而利用文献信息则贯穿于科研工作的始终。在科研工作的不同阶段,文献信息利用特点各不相同。

在科研选题阶段,必须对课题的可行性和新颖性进行论证。通过深入利用文献信息,科研人员可以明确科研课题的概况,并在此基础上确定这一课题的水平、意义以及对所在领域的影响。在科研设计阶段,通过利用文献信息,可以帮助科研人员理清研究思路,拟订科研设计与实验方案,以便少走弯路。在课题进行阶段,通过深入研究前人的文献,可以解决实验过程中出现的新问题。在课题结束阶段,需要大量的文献作论据,可以对科研成果的创新性、科学性、实用性作出客观评价。另外,多数的科研成果都以学术论文、研究报告的形式表现出来,使科研成果变成社会的知识。在撰写科研成果时,需要借鉴或引用文献内容,为论述提供可靠依据,提高论文质量。

在利用文献信息时(无论是在研究课题的申报还是撰写研究论文时),引用的有关文献信息资源称为参考文献,也称引文。引用参考文献应遵循以下原则:①凡是引用他人的数据、观点、方法或结论,均应在正文中标明,并在注释或文后参考文献中注明文献出处;②只引用自己直接阅读过的参考文献,尽量不转引,不得将阅读过的某一文献的参考文献表中所列的文献作为文本的参考文献;③引用以必要、适当为限,不可过量引用;④引用不得改变或歪曲被引内容的原貌、原义;⑤所引用的文献应尽量是最新的,能够反映当前某学科领域的研究动向或水平,应优先引用著名期刊上发表的论文;

Note: ____

⑥所引用文献的主题应与论文密切相关,可适量引用高水平的综述性论文;⑦引用的文献首选公开发表的,不涉及保密等问题的内部资料也可以列入参考文献。

拓展阅读

规范文献引用的实例分析

在以下情况引用文献时,需要标引参考文献:

1. 直接引用他人的研究数据。

例如:"上海市女性以 19.1/10 万的乳腺癌患病率居全国之首。"这里患病率必须引用相关文献,而且应该是数据最原始的出处,必须在文中和参考文献中规范标引。

2. 引用概念或定义时,需引用原始的文献。

例如:"'授权'一词在健康促进中的定义为:帮助病人发现和发展其内在潜力,从而对自己的生命负责的过程。"这里关于"授权"一词的定义,应来源于权威的论著,必须在文中和参考文献中规范标引。

3. 对已发表过的某种方法的陈述。

例如:"回馈教学是通过让病人用自己的语言复述医护人员提供的信息,以评估其回忆和理解力的教学策略。"这里提到的回馈教学是公开发表过的教学方法,需要标引参考文献。

4. 陈述他人曾做过的研究工作或观点。

例如:"Abdulrhman 等 2003 年的研究采用随机对照试验设计,将 90 例评估为 2~3 级口腔黏膜炎的急性淋巴细胞白血病患儿,随机分为 3 组进行临床试验:干预组 A 口腔黏膜局部使用蜂蜜;干预组 B 采用与蜂蜜有关的产品,如蜂蜜混合物、蜂蜡、橄榄油-蜂蜡;C 组为对照组,采用常规口腔护理。每组 30 例,干预组 A、B 组在常规口腔护理(软毛小头牙刷刷牙、3 次/d 生理盐水漱口)的基础上,分别局部涂抹蜂蜜和蜂蜜有关产品。该研究发现,蜂蜜组能够显著缩短黏膜溃疡愈合时间。"这里对研究者的研究方法和观点的引用,需要在文中和参考文献中进行标引。

第四节 常用的医学文献检索工具及数据库

随着文献增长量和传播速度的加快,全球文献检索的工具和数据库规模也在增加,本节主要介绍常用的医学文献检索工具和数据库。

一、中文医学文献检索工具及数据库

(一)中国生物医学文献服务系统

中国生物医学文献服务系统(简称 SinoMed)由中国医学科学院医学信息研究所开发研制。SinoMed 涵盖资源丰富,专业性强,能全面、快速地反映国内外生物医学领域研究的新进展,学科范围广泛,年代跨度大,更新及时。该系统资源包括中国生物医学文献数据库(Chinese BioMedical Literature Database,CBM)、中国医学科普文献数据库(CPM)、北京协和医学院博硕学位论文库(PUMCD)、西文生物医学文献数据库(WBM)等多种资源。其中,中国生物医学文献数据库收录了 1978 年以来 1 800 余种中国生物医学期刊、汇编、会议论文的文献题录。全部题录均进行了主题标引、分类标引,同时对作者、作者机构、发表期刊、所涉基金等进行了规范化加工处理。

SinoMed 的主要特色是对文献的深加工和规范化处理,体现在两个方面。①主题标引:根据美国国家医学图书馆《医学主题词表(MeSH)》(中译本)和中国中医科学院中医药信息研究所《中国中医药学主题词表》,对收录的文献进行主题标引。②分类标引:根据《中国图书馆分类法·医学专业分

类表》对收录文献进行分类标引。这两种方式使文献内容揭示更加全面、准确,为用户查找文献提供了快捷方便的途径。

（二）中国知网

中国知网(China National Knowledge Infrastructure,CNKI),又名中国知识基础设施工程,是由清华大学、清华同方于 1999 年 6 月发起的以实现全社会知识资源传播共享与增值利用为目标的信息化建设项目。中国知网已经发展成为集期刊、博士论文、硕士论文、会议论文、报纸、工具书、年鉴、专利、标准、国学、海外文献资源为一体的网络出版平台。其内容覆盖自然科学、工程技术、农业、哲学、医学、人文社会科学等各个领域。

其中《中国学术期刊》(网络版)是目前具有全球影响力的连续动态更新的中文学术期刊全文数据库。其收录国内学术期刊 8 500 余种,全文文献总量 5 730 余万篇。因知网总库平台升级后提供中英文整合检索,该库默认的检索结果包含知网合作的国外期刊题录数据,只有"中文文献"分组项内的条目是本库全文数据。CNKI 收录自 1915 年至今出版的期刊,部分期刊可回溯至创刊。

CNKI 所有数据库的题录信息都可以免费检索,但获取全文时需要支付费用。目前使用 CNKI 的机构用户一般采用网上包库或镜像站点方式,通过 IP 地址授权访问,即在有效 IP 地址内的用户可以对该数据库进行免费检索和下载全文。

（三）万方数据知识服务平台

万方数据知识服务平台(Wanfang Data Knowledge Service Platform)是在原万方数据资源系统的基础上,经过不断改进、创新而成。该平台是由万方数据股份有限公司开发研制的,以科技信息为主,集经济、社会、人文等相关信息为一体的大型综合性信息资源系统。目前服务平台可提供期刊论文、学位论文、会议论文、图书、专利文献、科技报告、法规、标准、成果、年鉴等资源的检索。

期刊资源包括国内期刊和国外期刊,其中国内期刊共 8 000 余种,涵盖自然科学、工程技术、医药卫生、农业科学、哲学政法、社会科学、科教文艺等多个学科;国外期刊共包含 40 000 余种世界各国出版的重要学术期刊,主要来源于 NSTL 外文文献数据库以及数十家著名学术出版机构,及 DOAJ、PubMed 等知名开放获取平台。学位论文资源主要包括中文学位论文,学位论文收录始于 1980 年,年增 30 余万篇,文献收录来源于经批准可授予学位的高等学校或科学研究机构。

（四）维普中文期刊服务平台

维普中文期刊服务平台是由重庆维普资讯有限公司研制开发的中文期刊资源一站式服务平台。该平台包括中文科技期刊数据库、中文科技期刊数据库(引文版)、中国科学指标数据库、中文科技期刊评价报告。

其中中文科技期刊数据库收录了 1989 年以来(部分期刊回溯到 1955 年)国内公开出版的 14 000 余种期刊,内容涵盖医药卫生、社会科学、自然科学、工程技术、农业科学、经济管理等领域,中心网站内容日更新。

二、英文医学文献检索工具及数据库

（一）PubMed

PubMed 是生物医学领域最重要也最权威的数据库之一,由美国国家医学图书馆(National Library of Medicine,NLM)下属的国家生物技术信息中心(National Center for Biotechnology Information,NCBI)研制开发,可通过互联网免费访问。PubMed 文献报道速度快,数据每日更新,检索功能强大,还提供丰富的外部链接及多种个性化服务。PubMed 收录了来自全世界 80 多个国家和地区的 5 600 多种生物医学期刊的题录、文摘以及部分全文,内容涵盖基础医学、临床医学、护理学、预防医学、口腔医学、环境卫生、卫生管理以及信息科学等。

Note:

（二）CINAHL

CINAHL（Cumulative Index to Nursing and Allied Health Literature,护理及相关专业文献累积索引）是全球最主要也是最权威的护理学文献索引摘要数据库,收集了英文护理专业期刊、美国护理协会、国际护理联盟组织以及相关健康领域的文献资料,收录 5 000 多种护理学、医学、心理学、行为科学、管理学等与健康相关的期刊。同时还收录卫生保健类图书、硕士和博士学位论文、会议论文、专业实践标准、视听资料等。

（三）EMBASE

EMBASE（Excerpt Medica Database,荷兰医学文摘）是由荷兰 Elsevier Science 出版公司建立的《荷兰医学文摘》在线版。该数据库收录了自 1974 年以来至今涵盖 70 多个国家和地区出版的 4 550 余种期刊的医药文献,每年有 50 多万条文献记录,累积约 994 万条,80%的文献带有文摘。该数据库以欧洲的生物医学类文献为主,并包括全球其他国家和地区的大部分文献,内容涉及药学、临床医学、基础医学、预防医学、法医学和生物医学工程等。

（四）Ovid 检索平台

Ovid 检索平台由美国 OVID 技术公司提供,该公司创建于 1984 年,并于 1998 年被 Wolters Kluwer 收购,成为 Kluwer 公司的子公司。该平台提供的数据类型有数据库、期刊、电子参考书及其他资源,学科范围涵盖理、工、农、医、人文以及社会科学等各学科领域。Ovid 检索平台通过 Databases@ Ovid、Journals@ Ovid Full Text 和 Books@ Ovid 三个途径为用户提供检索服务,通常是以签约购买的方式获得其他数据库提供商的数据资源,将来源不同的数字资源在自己研发的检索平台上提供给用户检索,使用户可以在 Ovid 检索平台上同时检索到多家数字资源,免去了分别检索各家数据库的麻烦。

其中 Books@ Ovid 收录了近 40 家不同出版商发行的 500 多种电子图书。Journals@ Ovid Full Text 是美国 Ovid 公司推出的期刊全文检索数据库,提供 60 多家出版商出版的科技及医学期刊 1 000 多种,其中包括 Lippincott Williams & Wilkins（LWW）,BMJ Publishing Group Ltd 以及 Oxford University Press 出版的期刊。Databases@ Ovid 收录了 300 多个人文、社会、科技方面的数据库,并可直接链接全文期刊和馆藏,其中 80 多个是生物医学数据库。由于 Ovid 所含数据库资源较多,以下仅挑选护理领域常用的资源作简单介绍。

1. MEDLINE 数据库 MEDLINE 数据库是美国国家医学图书馆建立的国际性综合生物医学信息书目数据库,属于二次文献数据库,主要提供有关生物医学和生命科学领域的文献。MEDLINE 数据库自 1975 年起开始收录文摘,自 2005 年起每周四至周六升级更新。MEDLINE 数据库每年年末将进行一次大规模的主题词提取,并将提取到的主题词链接到该数据库的医学主题词表中,以便该数据库的主题标引与学科发展同步。

2. EBMR 数据库 EBMR（Evidence-Based Medicine Reviews）数据库是由医药界人士及医学相关研究人员研发的一套数据库,收录了医学研发中具有临床实证基础的资料。EBMR 数据库收录了 100 多种著名循证医学期刊的循证医学文献信息,目前由 4 个重要数据库组成:CDSR（Cochrane Database of Systematic Reviews,Cochrane 系统评价数据库）、CCTR（Cochrane Controlled Trials Register, Cochrane 临床对照试验资料库）、DARE（Database of Abstracts of Reviews of Effectiveness,Cochrane 疗效评价文摘库）及 ACP Journal Club（《美国内科医师学会杂志俱乐部》）,是指导临床实践和研究的最好证据来源之一。

（五）EBSCO

EBSCO 是目前世界上提供学术文献服务最大的专业公司之一,开发了 300 多个在线文献数据库产品,涉及自然科学、社会科学、生物医学、艺术与人文等多学科领域。EBSCO 有两个主要全文数据库,即 Academic Search Premier（ASP,学术期刊数据库）和 Business Source Premier（BSP,商业资源数据库)。

其中 ASP 是当今世界上最大的多学科学术期刊全文数据库,提供丰富的学术类全文期刊资源,包括社会科学和自然科学的综合性期刊,主要收录有关生物科学、医学、社会学、教育、工程、文学、艺术等领域的 7 600 多种期刊的全文、文摘和索引,其中包括 6 500 多种同行评审期刊。全文可追溯到 1965 年或者更早年代的 PDF 资料。

(六) Web of Science

Web of Science 是全球领先的跨学科引文索引类数据库,是汤森路透公司 Web of Knowledge 平台下的产品之一。该数据库收录了 12 400 多种世界权威的、高影响力的学术期刊及全球 110 000 多个国际学术会议录,内容涵盖自然科学、工程技术、生物医学、社会科学、艺术与人文等领域,最早可回溯至 1900 年。Web of Science 拥有严格的筛选机制,其依据文献计量学中的布拉德福定律,只收录各学科领域中的重要学术期刊。同时,还收录了论文中所引用的参考文献,通过独特的引文索引,用户可以用一篇文章、一个专利号、一篇会议文献、一本期刊或者一本书作为检索词,检索它们的被引用情况,轻松回溯某一研究文献的起源与历史,或者追踪其最新进展,可以越查越广、越查越新、越查越深。

Web of Science 涵盖了全球最权威的三大引文索引数据库,包括 Science Citation Index Expanded (SCIE,科学引文索引扩展版)、Social Science Citation Index(SSCI,社会科学引文索引)、Arts & Humanities Citation Index(A&HCI,艺术与人文科学引文索引)。其中 SCIE 历来被全球学术界公认为最权威的科技文献检索工具,提供科学技术领域最重要的研究信息,共收录了 8 600 多种自然科学领域的世界权威期刊,覆盖了 176 个学科领域。SSCI 是一个涵盖了社会科学领域的多学科综合数据库,共收录 3 000 多种社会科学领域的世界权威期刊,覆盖了 56 个学科领域。

三、护理领域常用的其他医学文献资源

(一) 学术搜索引擎

学术搜索引擎以网络学术资源为索引对象,一般涵盖互联网上的免费学术资源和以深层网页形式存在的学术资源。

1. 百度学术搜索　百度学术搜索是百度公司于 2014 年 6 月推出的提供海量中英文文献检索的学术资源搜索平台。百度学术搜索的数据来源于国内外学术站点,包括大量商业学术数据库,如中国知网、万方、维普、Science Direct、EBSCO、Springer 等,以及百度文库、道客巴巴、豆丁网、OA(open access)数据库、杂志社和高校的机构仓储等大量提供全文链接的网站,涵盖各类学术期刊论文、会议论文、学位论文等文献类型。百度学术搜索可检索到收费和免费的学术论文,并可通过时间筛选、标题、关键词、摘要、作者、出版物、文献类型、被引次数等细化指标提高检索的精确性。

2. Google Scholar　Google Scholar(谷歌学术搜索)是 Google 公司于 2004 年 11 月推出的一个免费学术搜索引擎。收录的文献类型包括期刊论文、学位论文、预印本、后印本、图书、专利、技术报告等,主题范围涵盖自然科学、社会科学、人文科学等各个学科。其收录的资料相当丰富,信息主要来源于学术研究机构、学术出版商、预印本文库、开放存取网站等。利用谷歌学术搜索学术信息资源,可以直接链接其机构所拥有的文献全文。谷歌学术对收录资源的全文建立索引,并对参考文献进行加工,因此利用 Google Scholar 可进行全文搜索并可以了解文献被引用的情况。

(二) 网络护理资源信息

1. Medscape　Medscape 由美国 Medscape 公司于 1994 年开发,1995 年 6 月投入使用,是互联网上最大的免费提供临床医学全文文献、医学继续教育资源(CME)和药物数据库的站点,主要为临床医生和其他医学工作者提供高质量、及时的专业医学信息。Medscape 主页的上部有 News & Perspective(新闻和观点)、Drugs & Diseases(药物和疾病)、CME & Education(继续教育与教育)、Academy

（学院）、Video（视频）以及 Decision Point（决策点）6 个功能区，可以进行相应的浏览，也可以进行检索。网站还包含 30 多个专业，其中也包含护理专业，护理人员可以点击查看护理专业的相关信息及深度报道。Medscape 提供免费注册功能，用户注册后，Medscape 根据用户登记的专业提供最新的来自路透社、专业期刊的信息，用户也可以免费订阅每周一期的精选信息。

2. HON　Health On the Net Foundation（健康在线基金会，HON）成立于 1995 年，是联合国经济及社会理事会认可的、非营利性的非政府组织。HON 网站旨在为病人、医护人员和网站管理人员提供可靠的医学信息资源，促进和指导网上可信赖的医学健康信息的开发，以及有效和高效的利用。其中重要的被广泛使用的医学检索工具是 HONselect，HONselect 是基于 3 300 多个医学主题词的医疗与健康信息搜索引擎，将 MeSH、权威科学论文、医疗信息、Web 网址和多媒体 5 种信息集成在一起，提供一站式搜索服务。

3. Directory of Open Access Journals　Directory of Open Access Journals（DOAJ，开放获取期刊目录）是由瑞典隆德大学图书馆主办，对互联网上的开放获取期刊进行收集并整理而成的一份具有国际权威性的、随时更新的开放期刊目录。该网站成立于 2003 年，其目标是覆盖所有学科和语种的开放获取期刊。DOAJ 收录的均为学术性、研究性的同行评审期刊，具有免费、全文、高质量等特点，对学术研究有很高的参考价值。截至 2021 年 4 月，该网站共收录了来自 125 个国家或地区的 16 229 种开放获取期刊，其中 11 669 种可提供论文检索，共收录论文近 600 万篇。

第五节　文献检索实例分析

本节以乳腺癌病人正念疗法相关文献的检索为例，分析文献检索的过程。

 导入情境与思考

乳腺外科护士小王在临床护理工作中发现，部分乳腺癌病人存在焦虑、抑郁等负性情绪反应，她想采取措施帮助病人解决这个问题。在阅读文献过程中，她发现针对乳腺癌病人的心理干预项目有正念疗法，而她对正念疗法不了解，决定检索文献来了解近十年正念疗法在乳腺癌病人中的应用情况。

请思考：

1. 护士小王应该到哪里查找文献资料？

2. 护士小王应如何检索乳腺癌病人正念疗法相关的文献信息？

（一）确定检索词

该课题的目的是了解研究进展，要对该领域的文献做普查性检索，侧重查全。该课题包含"乳腺癌"和"正念疗法"两个概念。

1. 中文检索词　①乳腺癌：相关的中文检索词为乳腺癌、乳腺肿瘤；②正念疗法：相关的中文检索词为正念、正念疗法、正念训练、正念冥想、正念减压、正念认知。

2. 英文检索词　英文检索词可以参考中文文献的英文摘要和关键词，同时也要留意对同一概念的不同英文表达方式。①breast cancer：相关检索词有 breast neoplasm、breast cancer 等；②mindfulness：相关检索词有 mindfulness、mindfulness-based stress reduction、mindfulness-based cognitive therapy 等。

（二）选择数据库

选择中英文核心数据库进行检索。中文数据库可选择中国生物医学文献数据库（CBM）、中国知网（CNKI）、万方数据知识服务平台、维普中文期刊服务平台。英文数据库可选择 PubMed、CINAHL、

EMBASE、Web of Science 等。

（三）制订检索策略

下面以 CNKI 和 PubMed 为例，制订具体的检索策略。

1. 在 CNKI 中的检索策略 通过中国知网主页或镜像站点登录。购买了使用权的单位可免费检索和下载资源。个人用户通过购买阅读卡，注册后方可下载资源。登录数据库后界面显示为图 3-7。

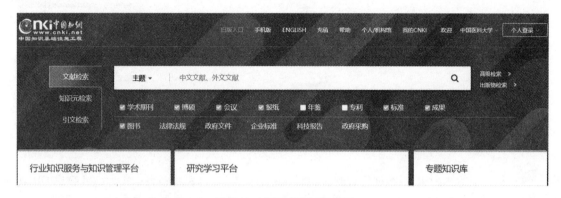

图 3-7 中国知网主页界面

在主页界面可以选择多个数据库在同一检索平台进行跨库检索，也可以选择单库检索。跨库检索选择主页"文献检索"标签，则在学术期刊、博硕、会议、报纸、年鉴等数据库中进行检索，单库检索则在所选的数据库中进行检索。跨库检索与单库检索方法基本相同，下面以《中国学术期刊》（网络版）数据库为例介绍检索过程。

（1）检索方式：可供选择的检索方式有基本检索、高级检索、专业检索、作者发文检索和句子检索。在这里我们选择高级检索的检索方式（图 3-8）。

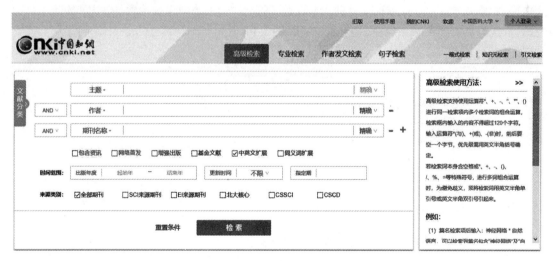

图 3-8 检索方式界面

（2）检索途径：进入高级检索后，数据库可供选择的检索字段有主题、篇名、关键词、摘要、全文、参考文献等，同时可选择年代、期刊范围、模糊或精确检索等（图 3-9）。需要注意的是，这里的"主题"检索不同于 CBM 数据库中的"主题词"检索。这里的"主题"检索字段范围包括篇名、关键词和摘要 3 个字段。从检索字段来源的范围来看，"全文"检索>"主题"检索>"关键词"检索或"篇名"检索。由于"全文"检索虽然有助于文献的查全，但不容易查准。因此在这里我们选择"主题"字段进行查询。

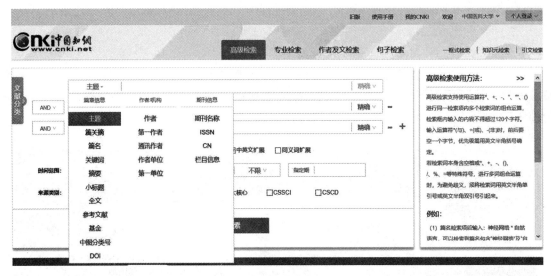

图 3-9　高级检索界面

（3）检索表达式的构建:根据检索题目和所确定的检索词,构建检索表达式为:(乳腺癌 OR 乳腺肿瘤)AND(正念 OR 正念疗法 OR 正念训练 OR 正念冥想 OR 正念减压 OR 正念认知)。

根据以上检索策略,先检索"乳腺癌"的相关文献,再在结果中检索"正念疗法"的相关文献,并限定检索时间为 2011—2021 年。为了不漏掉检索结果,应将"正念""正念疗法""正念训练""正念冥想""正念减压""正念认知"进行逻辑"或"组配检索,但没有必要一一输入,只需要输入"正念"即可。检索结果界面分别见图 3-10 和图 3-11,共检索到 140 个结果。研究者可以通过"分组浏览",查阅主题、发表年度、期刊、来源类别、学科、作者、机构、基金等分组情况中具体的文献(图 3-12)。

2. 在 PubMed 中的检索策略　进入 PubMed 主界面,如图 3-13 所示。检索区位于页面的上端。

（1）检索方式:PubMed 数据库提供基本检索、高级检索、主题词途径检索。在 PubMed 主页检索框右下角点击 Mesh Database 可进入主题词检索(图 3-14)。

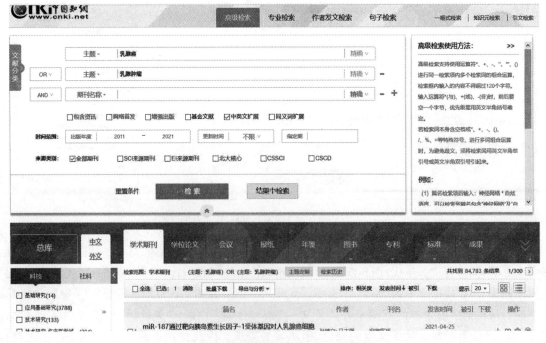

图 3-10　乳腺癌相关文献检索界面

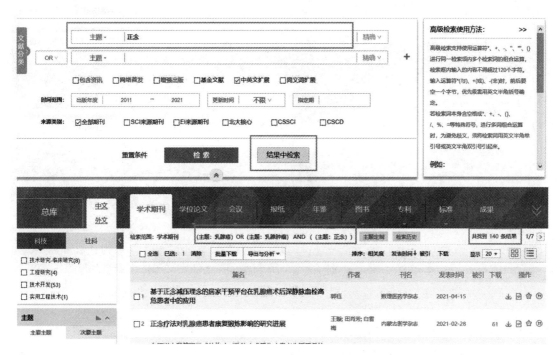

图 3-11　乳腺癌和正念疗法组合后的检索界面

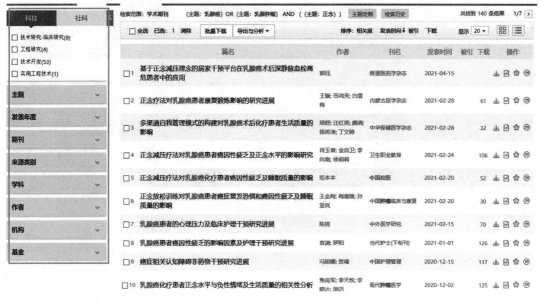

图 3-12　分组浏览检索结果界面

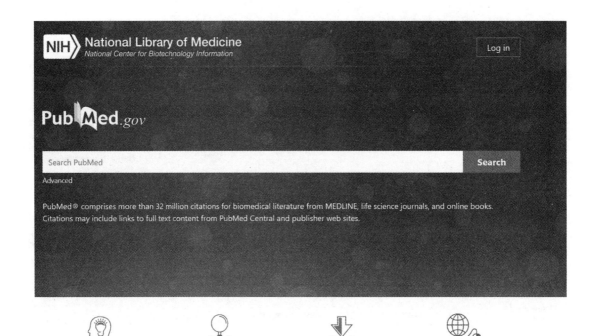

图 3-13　PubMed 主界面

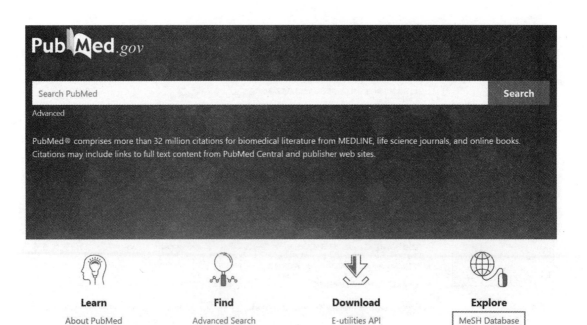

图 3-14　PubMed 主题词检索途径界面

（2）检索途径：进入高级检索后，数据库可供选择的检索字段有标题、标题/文摘、作者、日期、刊名等（图 3-15）。

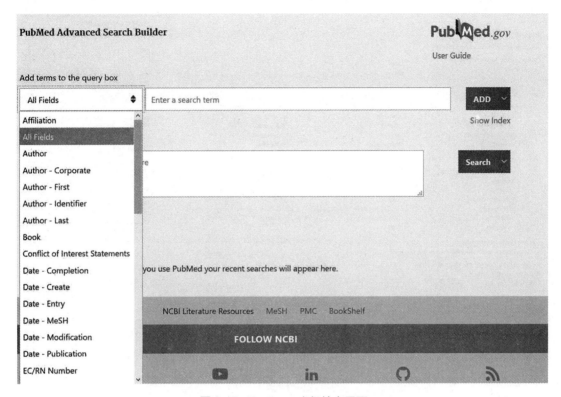

图 3-15　PubMed 高级检索界面

（3）检索表达式的构建：PubMed 支持主题词检索，为了达到查全文献的目的，可以采取主题词和自由词检索相结合的方式。

1）通过主题词途径检索乳腺癌相关文献。进入 MeSH Database 后，在检索框内输入检索词"breast cancer"，点击 Search，系统会显示"breast cancer"不是主题词，但会自动将其转换成主题词"Breast Neoplasms"（图 3-16）。点击主题词，其下方会显示该主题词的定义、可组配的副主题词等内容（图 3-17）。

如果有合适的副主题词进行限定的话，可以勾选相应的副主题词进行进一步限定。然后点击右上方的"Add to search builder"添加检索式到"PubMed Search Builder"框内，点击"Search PubMed"按钮执行主题词检索（见图 3-17），检索结果为 302 939 篇。

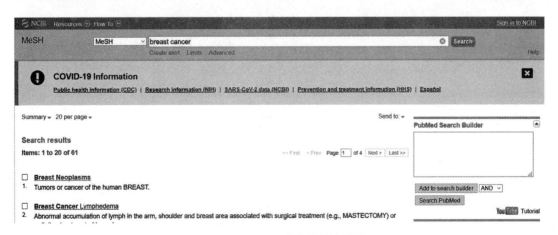

图 3-16　MeSH 主题词转换界面

Note：

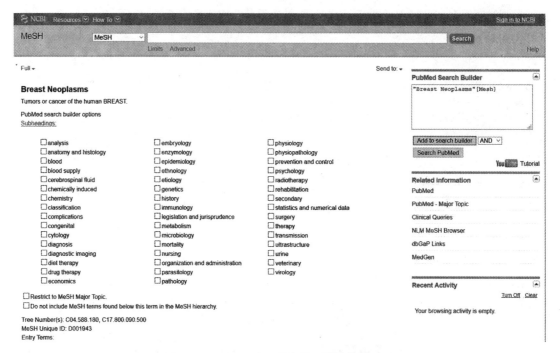

图 3-17　MeSH 主题词定义、副主题词界面

2）通过自由词途径检索乳腺癌相关文献。进入高级检索后，选择检索字段，在第一个输入框左侧的下拉菜单中点选 Title/Abstract 字段，输入"breast cancer"，点击右侧的"Add with OR"，然后按同样的方法在第二个输入框输入"breast neoplasm"，点击右侧的"Add with OR"（图 3-18），检索框中生成的检索式为"（breast cancer［Title/Abstract］）OR（breast neoplasm［Title/Abstract］）"，点击 Search，检索结果为 289 589 篇。

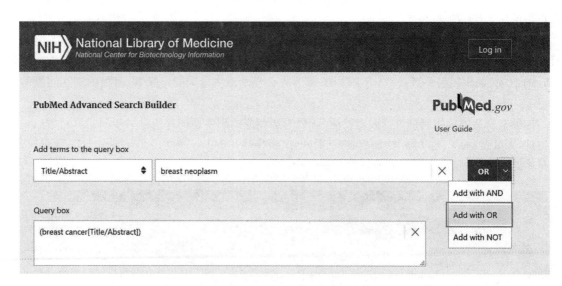

图 3-18　PubMed 高级检索过程界面

3）采用主题词和自由词联合的方式检索乳腺癌相关文献。在高级检索页面的下方有检索史，可以查看之前所执行的检索策略和检索结果数量。点击检索序号后的 Actions 可以进行逻辑运算。为了不漏掉检索结果，将前两个步骤的检索结果用 OR 进行逻辑组合，然后检索，具体见图 3-19，检索结果为 388 713 篇。

4）通过主题词途径检索正念相关文献，操作过程跟步骤 1 类似，检索框中生成的检索式为

Note:

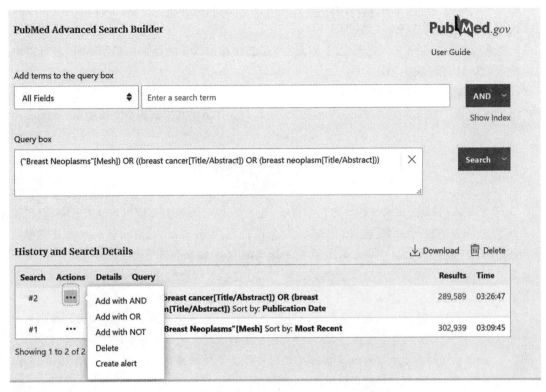

图 3-19　PubMed 主题词和自由词组合检索界面

"Mindfulness［Mesh］",检索结果为 3 929 篇(图 3-20)。

　　5)通过自由词途径检索正念相关文献,操作过程跟步骤 2 类似。考虑到正念在外文中的表达方式有 mindfulness、mindfulness-based,这两种表达方式词头相同,可以采用截词符的形式来检索。检索框中生成的检索式为"mindfulness ＊［Title/Abstract］",检索结果为 8 836 篇(图 3-20)。

History and Search Details

Search	Actions	Details	Query	Results	Time
#8	•••	>	Search: (("Breast Neoplasms"[Mesh]) OR ((breast cancer[Title/Abstract]) OR (breast neoplasm[Title/Abstract]))) AND (("Mindfulness"[Mesh]) OR (mindfulness*[Title/Abstract])) Filters: from 2011/1/1 - 2021/4/25 Sort by: **Publication Date**	199	03:49:27
#7	•••	>	Search: (("Breast Neoplasms"[Mesh]) OR ((breast cancer[Title/Abstract]) OR (breast neoplasm[Title/Abstract]))) AND (("Mindfulness"[Mesh]) OR (mindfulness*[Title/Abstract])) Sort by: **Publication Date**	216	03:48:13
#6	•••	>	Search: ("Mindfulness"[Mesh]) OR (mindfulness*[Title/Abstract]) Sort by: **Publication Date**	9,264	03:41:04
#5	•••	>	Search: **mindfulness*[Title/Abstract]** Sort by: **Publication Date**	8,836	03:39:21
#4	•••	>	Search: **"Mindfulness"[Mesh]** Sort by: **Most Recent**	3,929	03:37:58
#3	•••	>	Search: ("Breast Neoplasms"[Mesh]) OR ((breast cancer[Title/Abstract]) OR (breast neoplasm[Title/Abstract])) Sort by: **Publication Date**	388,713	03:34:54
#2	•••	>	Search: (breast cancer[Title/Abstract]) OR (breast neoplasm[Title/Abstract]) Sort by: **Publication Date**	289,589	03:26:47
#1	•••	>	Search: **"Breast Neoplasms"[Mesh]** Sort by: **Most Recent**	302,939	03:09:45

图 3-20　PubMed 检索史界面

6）采用主题词和自由词联合的方式检索正念相关文献,将步骤4和步骤5的检索结果用OR进行逻辑运算后,检索结果为9 264篇(图3-20)。

7）检索既含有乳腺癌又含有正念的文献。将步骤3和步骤5的检索结果用AND进行逻辑运算,检索结果为216篇(图3-20)。

8）因为检索近十年的文献,需要限定发表时间。在检索结果页面左侧可点击"Publication dates"中的"Custom range",输入具体的时间(2011/01/01—2021/04/25),共检索到199条结果。

（吴子敬）

本 章 小 结

1. 按文献载体形式,文献可分为印刷型文献、电子型文献、声像型文献和缩微型文献;按照文献出版类型,文献可分为图书、期刊、会议文献、学位论文、专利文献、政府出版物以及技术标准等;按照文献加工程度,文献可分为零次文献、一次文献、二次文献和三次文献。

2. 文献检索是护理研究中非常重要的一个环节,贯穿于从研究选题到论文形成的全过程。文献检索包括确定检索词、选择数据库和制订检索策略3个步骤。

3. 文献检索的首要环节就是认真细致地分析研究课题,明确检索目的和检索内容,确定检索词。检索词的提炼与选取是否准确、全面、科学,将直接影响到检索结果的准确性和全面性。

4. 文献数据库按存储文献的性质及使用目的可分为文摘数据库、全文数据库、事实数据库、数值数据库等。

5. 在制订具体的检索策略时,研究者应根据所选择数据库的特点,确定适宜的检索途径,编写检索策略表达式,然后进行预检索,并根据检索得到的结果对检索策略调整,直到得到所需要的文献为止。

6. 文献的整理工作包括文献的阅读、文献的鉴别、文献的记录以及管理。

7. 常用的中文医学文献检索工具有中国生物医学文献服务系统、中国知网、万方数据知识服务平台以及维普中文期刊服务平台;常用的英文医学文献检索工具有PubMed、CINAHL、OVID、EBSCO以及Web of Science等。

思 考 题

1. 请根据自己感兴趣的课题,选择一个检索词,分别在PubMed数据库和CBM数据库中进行主题词检索和关键词检索,并体会主题词和关键词之间的区别。

2. 结合所在学校的实际条件和图书馆资源,自拟一个与专业相关的检索课题进行文献检索,并列出检索过程。

3. 下载一款文献管理软件,并将数据库中获取的论文信息导入文献管理软件,尝试使用软件进行文献信息管理和文献信息应用。

4. 两人一组,分析讨论自己的检索过程与经验心得,如利用哪些数据库,遇到哪些问题,学校相关资源是否满足需求,如何寻找其他可利用的检索资源。

URSING

第四章

研究设计

04章 数字内容

学习目标

知识目标

1. 掌握研究设计的相关概念;护理研究设计的基本原则;描述性、分析性和实验性研究设计的基本方法。
2. 熟悉各种研究设计的使用范围及优缺点;护理干预方案的开发和设计过程。
3. 了解护理研究中的常见偏倚及控制方法。

能力目标

能根据具体的护理研究问题制订研究设计方案。

素质目标

在开展研究设计过程中具备严谨、创新、求实的科学思维和探索精神。

脑卒中后病人往往会遗留多种生理和社会功能障碍,严重影响病人的生命质量。护士小李拟评价延续性护理干预对于脑卒中病人生命质量的影响。

请思考:

1. 小李应选择哪种最佳研究设计方案?

2. 如何设计研究对象、研究方法和实施计划,以及如何开发具体的延续性护理干预方案?

3. 在具体研究设计过程中,应遵循哪些原则?

在规范的方法学指导下开展护理研究是推动护理学科发展的重要动力。护理研究多以病人或其他人群为研究对象,由于研究对象的个体差异性及测量指标的复杂性,导致护理研究容易出现各种偏倚,影响护理研究结果的真实性和可靠性。科学的研究设计有助于在研究实施阶段有效地控制偏倚风险,从而获得高质量的研究证据,为临床护理实践提供支持。那么,在确立研究问题后,研究者如何使抽象的研究目的具体化? 如何选择与研究课题相应的论证强度高、可行性好的设计方案? 本章主要阐述护理研究设计的类型及研究方案的设计方法。

第一节 研究设计概述

研究设计(research design)是根据研究目的选择合理的设计方案,用于指导研究过程的步骤和方向,目的在于得到理想和可信的研究结果。研究设计是科研工作中很重要的一个环节,是由研究问题转化为研究计划的过程。护理研究设计是针对护理科研课题而制订的总体计划、研究方法、技术思路和实施方案。

一、研究设计的相关概念

1. **确定研究总体与样本** 根据研究目的确定具有相同特征的目标人群,即研究总体(population)。确定研究总体时需要对总体的范围与界限作明确的界定,以避免某些因素影响研究的真实性。

通常满足选择标准的目标人数太多,因此在研究设计时需要选择总体的一个样本(sample)进行研究,然后通过样本的研究结果推论总体。因为科研资料来自样本,样本的选择要服从于研究目的,必须按设计规定的条件严格进行取样。在研究设计中选择样本的注意事项:①严格规定总体的条件;②尽可能按随机原则选取样本;③样本应具有足够的代表性,可以将研究结果外推到目标人群;④需要足够大的样本以控制随机误差,样本量需经过科学的估算。在实际操作中还需要考虑人力、物力和财力支出等因素,最后确定样本量。

2. **明确观察指标** 就是确定研究数据的观察项目,通过指标所取得的各项资料,可形成研究结果。如研究一种新降压药,血压可以说明药物有无降压作用,所以血压是判断降压作用的重要观察指标之一。又如身高和体重是反映儿童发育状况的标志之一,所以选择身高和体重可用作判断儿童发育情况的观察指标。

在选择观察指标时,应注意指标的以下特征。①客观性:客观指标多采用仪器或化验等方法测量数据,如血糖、血钠、尿钙等,用客观指标会有较好的重现性。而主观指标如疼痛、焦虑等,是研究者或受试者自己判断的结果,易受主观因素影响,因此往往采用信效度较好的评定量表测量。②合理性:所选指标能准确反映研究的内容,且具有特异性。如判断泌尿系感染,用体温和血液白细胞计数升高说明有无感染,这些指标属非特异性指标,而采用尿常规、尿培养、膀胱刺激症状(尿频、尿急、尿痛)等作为指标,就具有特异性。③可行性:所选指标能够真正获得科学数据,有时虽然课题选得很好,但因所确定的指标达不到要求或不可行时,只能重新考虑修改内容或观察项目。④灵敏性:灵敏性高的指标应能明确反映指标真正的效果,例如筛查社区成年人肥胖的发生率,选择体重指数是比较敏感的指标。⑤其他特征:包括指标的关联性、稳定性及准确性等。

研究指标的选择主要取决于研究假设(研究的预期目的)和相关的专业知识,同时也要注意结合统计学的要求。通常每项科研设计都会选择多个指标,很少采用单一指标。指标选择的多少应根据研究目的和内容而定,选择恰当数目的指标来综合分析问题,可以提高论点的说服力。

3. 确认变量　变量(variable)是研究工作中所遇到的各种变化的因素,如体重、身高、血压、脉搏等,变量是可以观察到或测量出来的。确认变量可以帮助完善科研设计。常见的变量主要分为自变量、因变量和混杂变量。

(1)自变量(independent variable):能够影响研究目的的主要因素,自变量不受结果的影响,却可导致结果的产生或影响结果。例如,在"渐进式康复训练项目对改善乳腺癌改良根治术术后病人肢体功能的效果"研究中,自变量就是渐进式康复训练项目。

(2)因变量(dependent variable):指想要观察的结果或反应,它随自变量改变的影响而变化,也可受其他因素的影响。在"渐进式康复训练项目对改善乳腺癌改良根治术术后病人肢体功能的效果"研究中,因变量就是肢体功能。

(3)混杂变量(extraneous variable):又称干扰变量,指某些能干扰研究结果的因素,应在科研设计中尽量排除。设立对照组、随机分组、分层、严格制订研究对象的纳入标准和排除标准等方法能达到排除混杂变量的作用。在"渐进式康复训练项目对改善乳腺癌改良根治术术后病人肢体功能的效果"研究中,混杂变量可能包括病人的年龄、疾病分期等。

总体来说,自变量是研究问题的"因"或"影响因素",而因变量是"果"或"被影响因素",大多数研究都可事先确认变量,再通过研究结果来解释变量间的相互关系。

二、常用的研究设计方案

当确定研究问题、形成研究假设以后,必须选择合理的研究设计方案。如研究吸烟对冠心病的发生是否有影响,是选择随机对照试验还是队列研究?不难发现,选择与研究课题相适应、论证强度高、可行性好的设计方案是保证研究实施和研究质量的关键所在。

(一)临床流行病学研究体系的设计方案

根据是否由干预者控制研究的条件(有无人为干预因素),临床流行病学研究方法可以分为观察性研究(observational study)和实验性研究(experimental study)两大类(图4-1)。在观察性研究中,研

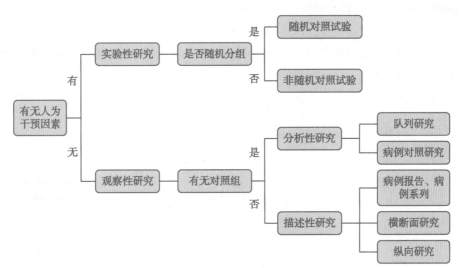

图4-1　临床流行病学研究设计分类

究者客观地收集人群相关暴露和疾病的资料,评价暴露与疾病的联系。观察性研究可进一步分为描述性研究(主要包括病例报告、病例系列、横断面研究和纵向研究)和分析性研究(主要包括队列研究和病例对照研究)。实验性研究又称为干预性研究,其与观察性研究的根本区别在于所研究的因素是否为人为施加的,分为随机对照试验与非随机对照试验。实验性研究所得结果的论证强度高于其余类型的设计。

描述性研究主要描述疾病或健康状态的分布,起到揭示现象、为病因研究提供线索的作用,即提出病因假说;分析性研究主要是找出与疾病发病有关的危险因素,即检验病因假说;实验性研究则是用于验证假说。事实上,各种流行病学研究设计方法在认识疾病病因过程中是互相联系和补充的,每种方法有其适用性和优缺点。

（二）护理研究体系的设计方案

长期以来,护理研究设计在流行病学的研究方法基础上,逐渐形成了护理研究设计体系,推动了护理科研工作的发展。护理研究体系的设计方案按照设计方法不同分为实验性研究、类实验性研究和非实验性研究。

1. **实验性研究**　研究者根据研究目的人为地对研究对象施加干预措施,评价干预因素的效果,能准确解释自变量和因变量之间的因果关系,属于前瞻性研究,其实质为临床流行病学研究中的随机对照试验设计。实验性研究必须具备以下3项内容。①有干预措施:研究者为了实现研究目的,人为施加某些干预措施;②具有均衡可比的对照组:为排除、控制混杂变量的影响设置对照组;③随机分组:用随机方法把研究对象分配到试验组和对照组,以控制研究中的偏倚和混杂。

2. **类实验性研究**（quasi-experimental study）　研究方法与实验性研究基本相似,属于前瞻性研究,研究设计中有对研究对象施加的干预措施,但受实际条件所限,不能随机分组或不能设立平行的对照组。在护理研究中,类实验性研究设计可行性较高。但由于研究对象没有进行随机分组,已知和未知的干扰因素不能均衡分布在各组中,研究结果不如实验性研究结果可靠。

3. **非实验性研究**（non-experimental study）　研究中对研究对象不施加任何干预措施,主要观察研究对象在自然状态下的某些现象和特征,可操作性较强。非实验性研究结果可作为进一步实验性研究的基础,主要包括描述性研究和分析性研究。

（三）护理研究设计方案的选择

护理研究对象和研究内容的复杂性,决定了护理研究设计方法的多样性。在选择具体研究设计方案时应注意以下内容:①判断研究中是否有人为干预措施;②若有人为干预措施且可进行随机化分组,则考虑实验性研究;③若不能进行随机分组或不能设置平行对照组,则考虑类实验性研究;④若无人为干预措施,则考虑非实验性研究。

根据护理研究的目的,当进行描述、探索和解释某一护理现象时,多选择非实验性研究设计方案;当进行预测或控制某一护理现象时,多选择实验性或类实验性研究设计方案。

临床流行病学研究体系的设计方法较为清晰,方案种类齐全,对不同方案进行因果联系强度划分有利于临床应用。随着循证医学的观念逐渐在护理领域渗透,为寻求最佳的临床证据,护理研究的设计方法开始倾向于临床流行病学研究体系。

三、护理研究设计的基本原则

为获得真实可靠的研究结果,护理研究必须进行严谨的科研设计,尽可能地控制和减少非研究因素造成的偏倚,如病人的不同文化程度、经济状况,不同病情、病程,不同医疗护理水平等已知与未知因素的影响。无论进行何种研究类型的设计,都应遵循其基本原理和原则。本节主要阐述实验性研究设计的对照、随机化、重复和盲法原则。

（一）对照原则

对照（control）是在研究中设置与试验组相互比较的对照组。护理实验性研究多以人群为研究对象,影响研究结果的因素多而复杂,不仅自然环境、干预因素等可以影响,许多非干预因素如气候、营养状况、社会因素、心理因素等都会使结果发生偏差。设立对照时要求所比较的各组间除干预因素不同外,其他非干预因素应尽可能相同,以消除非干预因素对试验结果的影响,从而能够正确评价干预效果。

在护理研究中,选择对照组时应该使对照组和试验组的基本条件一致或均衡,两组的检查方法、诊断标准应该一致,并且两组在研究中应受到同等的重视。合理的对照要求对照组与试验组的样本数尽可能相同,可以获得最佳的统计学检验效能。设立对照组的多少依照研究目的和需要控制因素的多少而定。任何一个实验性研究根据其施加因素的数目至少设立 1 个对照组。对照的形式有多种,可根据研究目的和内容加以选择。

1. 按照研究的设计方案分类

(1) 同期随机对照(concurrent randomized control):又称平行对照(paralleled control),按严格规定的随机化方法将研究对象同期分配到试验组与对照组。同期随机对照由于采用了随机化分组方法,可以较好地保证各组之间的均衡可比,有效避免潜在未知因素对试验结果的影响;设置同期对照,可以同时对各组进行观察,有效避免因试验先后顺序对结果的影响,使研究结果更有说服力。但是同期随机对照需要有一半研究对象充当对照,因此所需样本量较大;并且在有些情况下可能涉及伦理方面的问题。

(2) 非随机同期对照(non-randomized concurrent control):有同期对照,但试验组与对照组未严格按随机化原则进行分组。如在研究中按不同病房进行分组,即一间病房作为试验组,而另一间病房作为对照组。这种设置对照的方法简便易行,可避免一些与不公平性相关的伦理问题,易被研究者及研究对象接受。但由于非随机分配,可能因选择偏倚导致两组基线情况不一致,可比性较差。

(3) 自身对照(self-control):将研究对象分为前、后两个阶段,施以干预措施后,比较两个阶段的变量差异。自身对照主要用于病程长且病情变化不大的慢性反复发作性疾病的试验研究,其优点是消除研究对象的个体差异,减少一半样本量,并保证每个研究对象接受同样的干预措施,但是难以保证两个阶段的病情完全一致,可能存在处理先后对结果的影响。

(4) 配对对照(matching control):以可能对研究结果产生影响的混杂因素(如年龄、性别、病情等)为配比条件,为每一个研究对象选配一个以上的对照,通常采用1:1或1:2配对。配对对照的优点是可以保证比较组之间在这些主要影响因素上的均衡性,避免已知混杂因素对结果的影响。

(5) 历史对照(historical control):在研究中仅设试验组,将以往的一组同种疾病患者作为对照组进行比较。这是一种非随机、非同期的对照研究,其对照的资料可来自文献和医院病历资料。历史对照比较方便,可以缩小研究样本,节省人力、物力,但偏倚较大。因为两组病人在自然病程、诊断方法、诊断标准、治疗水平及护理技术等方面随着时间的推移均在改变,可比性差。

2. 按照对照组的处理措施分类

(1) 标准对照(standard control):指用现有标准方法、标准值或参考值作为对照,或临床研究中用公认的经典治疗方法或标准治疗方法作为对照。护理研究中,以目前公认的标准护理措施(如某病的护理常规)施加给对照组,然后与试验组的干预措施(新护理方法)的效果进行比较。这类研究通常采用随机对照设计,受试者随机分配至试验组与对照组。

(2) 空白对照(blank control):对照组在试验期间不给予任何处理,仅对他们进行观察、记录结果,并将其与试验组的结果进行比较。空白对照仅适用于病情轻且稳定的病人,即使不给予任何处理也不会产生伦理问题。安慰剂对照(placebo control)是空白对照的一种特殊类型,可以消除由对照组研究对象心理因素所造成的偏倚。

(二) 随机化原则

随机化(randomization)是医学科研设计的重要原则之一,其含义体现在两个方面。①随机抽样:研究对象来自一个总体的随机抽样人群,保证得到的样本具有代表性,使研究结论具有普遍意义。

②随机分组:每个研究对象被分配到不同试验组或对照组的机会相同,保证试验组和对照组具有相似的临床特征和各种非处理因素在两组间尽可能均衡一致,以提高两组间的可比性。在护理试验中往往很难做到随机抽样,随机化主要指随机分组,常用的随机分组方法如下:

1. 简单随机化(simple randomization) 此类随机化的具体方法有很多种,如抛硬币、抽签、摸球、使用随机数字表或应用计算机软件产生随机数。简单随机分组方法简便易行;但当研究对象数量大,工作量相当大,有时甚至难以做到。此外,当研究对象数量很少时,难以达到两组人数和特征的均衡。

有些研究者为了方便,选择就诊顺序、住院号、就诊日期、病人生日等的奇、偶数进行分组,实际上不是严格的随机化方法。这些排序均按一定的规律进行,因此无法使得受试者真正有相同的机会进入不同的研究组。

2. 分层随机化(stratified randomization) 是按照研究对象的某些特征,即可能产生混杂作用的某些因素(如年龄、性别、文化程度、病情等)先进行分层,然后在每一层内将研究对象随机分配到试验组和对照组。分层随机化可增加各组间某些重要因素的均衡性,提高检验效率。但注意分层不可过细过多,避免造成分层后随机分组过度分散,组内样本量过小。

3. 区组随机化(blocked randomization) 也称为均衡随机化或限制性随机化,指将特征相近的研究对象,或根据研究对象进入研究的时间先后顺序,将其分成不同区组,然后再将每一区组内的研究对象随机分配至不同组别。区组随机化有助于增加组间的可比性(尤其是研究对象特征随时间可能变化时),保证各组人数相等,但要注意区组长度不宜过长也不宜过短,一般取4~10较好。

4. 整群随机化(cluster randomization) 是以现成的群体(社区、街道、乡、村、医院、病房等)为单位进行随机分组。整群分组的统计效率比较低,组间可比性差,样本大小由群组的数目决定,而不是群组中所具有的个体总数决定,因此需要研究的总人数也比较大。但是,整群随机试验具有节约人力和物力、方便、容易实施等优点,在实际工作中可行性较好,适用于大规模研究。

(三)重复原则

重复(replication)指在相同的条件下进行多次实验或观察,重复的程度表现为样本量的大小和重复观察次数的多少。在护理研究中要求研究样本对于相应的总体具有代表性,包含研究样本应具有与相应总体的同质性和足够的样本量两个条件。样本的代表性既具有性质方面的要求,也有数量方面的要求。同质性要求研究样本所得到的结论只能推及与样本具有相同范围、性质、特征的人群。为了使样本获取的研究结论具有外推性,必须有足够的样本量。护理研究结论只有建立在足够样本量的基础上,才可能尽量减少偏倚,识别或控制机遇的影响。

在护理研究中除保证足够的样本量外,还应严格按照研究目的规定研究对象的性质与范围,即在选择研究对象时,应制订明确的纳入标准和排除标准,并严格执行。

(四)盲法

盲法(blind method)是按研究方案的规定,不让研究对象和/或研究者知晓研究对象的分组和接受干预措施的具体状态,以避免双方的主观性对研究实施过程和结果测量的干扰与影响。盲法是护理研究中十分重要的设计原则和质量控制措施。如判断疼痛的程度时,医护人员可能暗示或启发试验组病人,使他们觉得似乎疼痛减轻了。病人有可能为了让医护人员满意,也会表示其病情好转,这就会有意无意地导致测量偏倚。因此,采用盲法可以克服护理试验中潜在的、主观的、暗示性的各种偏倚,得到真实可靠的研究结果。根据盲法的程度不同,可分为单盲、双盲、三盲和开放试验,见表4-1。

1. 单盲(single blind) 研究对象不知道自己的分组情况。这种盲法的优点是研究人员可以更好地观察了解研究对象,必要时可以及时处理研究对象可能发生的意外问题,使研究对象的安全得到保障;缺点是避免不了研究人员方面所带来的测量偏倚。

Note:

表4-1 盲法分类和对象

盲法	研究对象	研究人员	收集资料人员/分析资料人员
开放试验			
单盲法	+		
双盲法	+	+	
三盲法	+	+	+

注:+表示实施盲法。

2. **双盲(double blind)** 研究对象和研究人员均不知道试验的分组和处理情况。需要第三方来负责安排、控制整个试验。其优点是既可避免来自研究人员的主观因素所带来的偏倚,又可避免来自研究对象的主观因素所带来的偏倚;缺点是方法复杂,较难实行。

3. **三盲(triple blind)** 研究对象、研究人员和资料收集人员、资料分析人员均不知道分组和处理情况。从理论上讲这种设计可以完全消除各方面的主观因素,但在实际实施过程中非常复杂,有时难以实现。

4. **开放试验(open trial)** 研究对象和研究人员均知道分组情况及所给予的干预措施,试验公开进行,也称非盲试验。这类设计多用于有客观观察指标且难以实现盲法的试验,如研究改变生活习惯,包括饮食、锻炼、吸烟等干预措施的效果,应该以客观的健康或疾病指标为效应指标进行非盲法观察。其优点是易于设计和实施,研究人员了解分组,便于发现和及时处理研究对象出现的意外;缺点是容易产生偏倚。

第二节　描述性研究

描述性研究(descriptive study)是指利用已有的资料或通过专门调查获得的资料(包括实验室检查结果),按不同地区、不同时间及不同人群特征分组,描述人群中疾病、健康状况或暴露因素的分布情况。在此基础上通过比较分析,获得疾病或健康状况的分布特征,进而获得病因线索,提出病因假设和进一步研究的方向。描述性研究主要包括历史资料或常规资料的收集和分析、病例调查、横断面研究、纵向研究等。历史资料或常规资料的收集和分析是指利用已有的疾病登记报告系统或者疾病监测系统,收集既往或当前的疾病或健康状况资料并进行分析,描述疾病和健康状况的分布以及变动趋势。

一、描述性研究的特点

描述性研究在揭示暴露和疾病的因果关系中是最基础的步骤,任何因果关系的确定均始于描述性研究。研究设计时可能事先不设预期目的,但是在研究开始前需要确定观察内容和变量,以便做到有系统、有目的和比较客观的描述。

描述性研究具有以下特点:①以观察为主要研究手段,不对研究对象采取任何干预措施。②收集的是比较原始或比较初级的资料,影响因素较多,分析后所得出的结论只能提供病因或疾病转归影响因素的线索。③仅对人群疾病或健康状态进行客观的反映,一般不涉及暴露和疾病因果联系的推断。④有些描述性研究并不限于描述,在描述中有分析,探讨不同变量之间的关系,如分析社会支持与生活质量的关系,这种分析有助于发现线索。

描述性研究是目前护理领域应用最多的一种研究方法,如护理课题中常见的现况调查、需求调查、相关性分析等都属于描述性研究的范畴。当对某个事物、某一人群、某种行为或某些现象的现状尚不清楚时,为了观察、记录和描述其状态、程度,以便从中发现规律或确定可能的影响因素,用于回答"是什么"和"什么样"的问题时,多从描述性研究着手。通过了解疾病、健康问题或事件的基本分布特征获得启发,形成假设,为进一步分析打下基础。

二、病例报告和病例系列

(一)病例报告

病例报告(case report)又称"个案报告",是临床上对某种罕见病的单个病例或少数病例进行研究的主要形式。病例报告通常是对单个病例或 5 个以下病例的病情、诊断、治疗及护理中发生的特殊情况或经验教训等的详尽报告。病例报告一般首先要说明此病例值得报告的原因,提供所报告病例是罕见病例的证据或指出病例的特别之处;其次要对病例的病情、诊断、治疗和护理过程、特殊情况等进行详细的描述,并提出各种特殊之处可能的解释;最后要进行小结,并指出此病例报告对于临床或护理工作有怎样的启示。

1. 使用范围 ①识别一种新的疾病或暴露的不良反应的第一线索。②通过对罕见病例的病情、诊断、治疗和护理及个别现象的详尽报告,可以用于探讨病因及治疗护理方法的机制。③介绍疾病的不常见表现。

2. 优点与缺点 病例报告是监测罕见事件的唯一手段。但其报告对象具有高度的选择性,因此容易发生偏倚。另外,它只是基于一个或少数几个病例,不能用来估计疾病或事件的发生频率,除少数情况外,不能把病例报告作为改变临床诊断、治疗及护理等实践的证据。

【例 4-1】 病例报告实例

   题目:1 例遗传性弥漫性白质脑病合并轴索球样变患者行造血干细胞移植的护理

   背景:遗传性弥漫性白质脑病合并轴索球样变(HDLS)是一种罕见的成人发病的、常染色体显性遗传白质脑病,截至 2017 年 5 月,有文献报告的病例全世界仅 46 例。对 HDLS 患者行异基因造血干细胞移植目前仍处于临床研究阶段,做好移植期间的护理对治疗成功具有重要意义。

   摘要:对 1 例无法行走,认知功能低下,大小便失禁,抑郁状态又易激惹的遗传性弥漫性白质脑病合并轴索球样变患者进行异基因造血干细胞移植。护理要点包括:对陪护家属进行医院感染相关知识和技能的培训及考核;化疗期间提前使用止吐药物干预,饮食上添加增稠剂并联合呼吸肌训练来减少患者呛咳及误吸的发生;进行四肢主动及被动运动,维持患者肌肉功能状态;不断变换思路来应对患者排便失禁;易激惹患者及照护者的心理护理;移植后密切监测感染、出血倾向及移植物抗宿主病等并发症。经过精心的治疗及护理,造血干细胞成功植入,入无菌仓 26d 后患者转至普通病房继续治疗。

   (来源:周晓瑜,黄丽华,金爱云,等.1 例遗传性弥漫性白质脑病合并轴索球样变患者行造血干细胞移植的护理.中华护理杂志,2020,55(06):928-931.)

(二)病例系列

病例系列(case series)是对一组(可以是几例、几十例、几百例甚至几千例)相同疾病患者的病历资料进行整理、统计、分析并得出结论。病例系列通常是利用已有资料进行分析,属于回顾性研究范畴。

1. 使用范围 ①分析某种疾病的临床表现特征。②评价某种治疗、护理和预防措施的效果。③促使临床工作者在实践中发现问题,提出新的病因假设和探索的方向。

2. 优点与缺点 病例系列利用日常积累的大量资料,因此资料收集容易,所需时间短,不需要太多的人力、物力。但由于记录质量不一,参与人员较多,偏倚较多,其资料的真实性和可靠性无法保证。

【例 4-2】 病例系列实例

   题目:102 例血液透析患者动静脉内瘘血栓形成的原因及护理

   背景:动静脉内瘘血栓形成是导致血液透析患者自体动静脉内瘘功能丧失的最主要

原因。目前,血液透析患者静脉内瘘血栓的研究多集中于个案护理,缺少系统、全面的原因分析和护理经验总结。

摘要:总结 2016 年 1 月 1 日—2019 年 2 月 28 日某三级甲等医院收治的 102 例维持性血液透析患者动静脉内瘘血栓形成的原因。常见原因为内瘘血管狭窄、高血红蛋白、原发疾病(糖尿病、高血压等)、高龄、透析中低血压、干体重设置过低、超滤过多过快等。通过系统评估患者的生命体征、动静脉内瘘闭塞程度、各项实验室指标和患者容量状态等,给予局部加压按摩、尿激酶溶栓、皮下低分子量肝素注射、远红外线照射等综合处理,93 例(91.18%)患者内瘘功能恢复。

(来源:袁静,李恒,应金萍,等.102 例血液透析患者动静脉内瘘血栓形成的原因及护理.中华护理杂志,2020,55(04):607-610.)

三、横断面研究

横断面研究(cross-sectional study),又称为现况研究(prevalence study),是对特定时点(或期间)和特定范围人群中某疾病或健康状况及有关因素的情况进行调查,以描述该疾病或健康状况的分布特征及其与相关因素的关系,是护理描述性研究中最常用的一种方法。横断面研究关注的是某一特定时点或时期内某一群体暴露与疾病的状况或联系,仅为建立因果联系提供线索,不能作出因果推断。但对于研究对象固有的暴露因素,可以提示因果关系,如性别、种族、血型等不会因是否患病而发生改变的因素,可以提示相对真实的暴露(特征)与疾病的时间先后顺序的因果联系。

(一)方法分类

根据涉及研究对象的范围,横断面研究可分为普查与抽样调查两种方式。

1. **普查(census)**　即全面调查,指在特定时间对特定范围内的全部人群进行调查。特定时间应该较短,如时间太长,人群中某种疾病的患病率或健康状况会发生变化,影响普查质量。特定范围是指某个地区或具有某种特征的人群。

普查的目的包括:①早期发现、早期诊断和早期治疗某些疾病,如妇女宫颈癌普查。②了解疾病和健康状况的分布。③了解当地居民健康水平,如营养状况调查。④建立某些生理、生化等指标的正常值范围。

普查能发现目标人群中的全部病例,不存在抽样误差,且可以同时调查目标人群中多种疾病或健康状况的分布情况。但普查工作量大,费用高,调查质量不易控制,且不适用于患病率低和现场诊断技术比较复杂的疾病。

2. **抽样调查(sampling survey)**　是在特定时点、特定范围内的某人群总体中,按照一定的方法抽取一部分有代表性个体组成样本进行调查,以此推论该人群总体的情况。其特点是以小测大、以少窥多、以部分估计总体。

在实际工作中,如果不是为了查出人群中全部病人,而是为了揭示某种疾病的分布规律或流行水平,就不需要采用普查的方法,而可以从该人群中有计划地抽出一定数量的人进行调查。与普查相比,抽样调查具有省时、省力,调查对象数量较少,调查工作比较容易做到细致的优点,是最常用的方法。但其设计、实施与资料分析比普查要复杂,而且不适用变异过大的资料和发病率很低的疾病。

抽样必须要遵循随机化原则和样本大小适当原则,才能获得有代表性的样本,并通过样本信息推断总体的特征。目前常用的随机抽样方法有简单随机抽样、系统抽样、分层抽样、整群抽样和多级抽样,具体见第五章第二节"抽样和分组的原则及方法"。

(二)调查方法

保证横断面研究质量的关键是资料的可靠性,因此在其实施过程中必须有科学的调查方法。现况研究常用的调查方法有面访、信访、电话访问、自填式问卷调查、体格检查和实验室检查等。近年来,随着互联网的普及,使用网络调查的研究方式也越来越多。

Note:

（三）适用范围

1. 描述疾病或健康状况在目标人群中的分布情况。

2. 描述某些因素或特征与疾病或健康状况的联系,提供病因线索。

3. 确定高危人群,达到早发现、早诊断和早治疗的目的。

4. 用于评价医疗、护理与卫生保健措施的效果。

5. 用于疾病监测,了解疾病分布规律和长期变化趋势。

（四）偏倚及其控制

1. **常见的偏倚**　横断面研究主要存在无应答偏倚、选择偏倚和信息偏倚。①无应答偏倚:因调查对象不合作或其他原因不能或不愿参加,这些人的资料与应答者不同而产生偏倚。②选择偏倚:调查过程中没有严格按照随机化抽样或主观选择研究对象,从而导致样本偏离总体的情况。③信息偏倚:主要发生在观察、收集资料及测量等实施阶段,可能发生的信息偏倚有调查对象引起的偏倚、调查员偏倚和测量偏倚。

2. **偏倚的控制**　主要控制措施包括严格遵循抽样方法要求,确保抽样过程随机化原则的实施;提高研究对象的依从性和受检率;正确选择测量工具和监测方法;做好调查员培训等组织工作等。

（五）优点与缺点

1. **优点**　①现况研究常用抽样调查,容易实施,结果有较强的推广意义。②有来自同一群体自然形成的同期对照组,使结果具有可比性。③一次研究可观察多种疾病(事件)的患病状况及多种相关因素。

2. **缺点**　①一次横断面调查无法获得发病率或死亡率资料。②难以确定暴露与疾病之间的因果关系。

【例 4-3】　**横断面研究实例**

题目:四川省三级综合医院护士职业定向的现状调查

目的:调查分析四川省三级综合医院护士职业锚现状,以期为护士职业生涯规划提供参考依据。

方法:采用分层随机抽样法抽取四川省 11 所三级综合医院的 1 408 名护士作为调查对象,使用职业锚量表对其进行问卷调查。

结果:四川省三级综合医院护士得分排在前 2 位的职业锚类型是生活方式型及安全/稳定型;后 2 位是综合管理型及创业创造型。男护士的综合管理型及纯挑战型职业锚得分均高于女护士,而安全/稳定型及生活方式型职业锚得分均低于女护士($P<0.05$)。随着年龄及工作年限的增长,护士的技术/职能型及综合管理型职业锚得分逐渐升高,而自主/独立型及创业创造型职业锚得分逐渐降低($P<0.05$);随着职称水平的提高,护士的技术/职能型及综合管理型职业锚得分逐渐升高,而自主/独立型、创业创造型及生活方式型职业锚得分逐渐降低($P<0.05$)。

结论:四川省三级综合医院护士职业锚以安全/稳定型、生活方式型为主,不同人口学资料对护士职业锚有不同影响,提示护理管理者应根据护士职业锚特点科学、有效地进行护士职业定位,提高护理人力资源管理的效率。

（来源:石永乐,刘帆,赵晓曦,等.四川省三级综合医院护士职业定向的现状调查.中华护理杂志,2019,54(12):1841-1846.）

四、纵向研究

纵向研究(longitudinal study),也称随访研究(follow up study),是对一特定人群进行定期随访,观察疾病或某种特征在该人群及个体中的动态变化,即在不同时间对这一人群进行多次现况调查的综合研究。

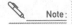

（一）设计原理

在不同时点对同一人群疾病、健康状况和某些因素进行调查,了解这些因素随时间的变化情况。该设计在时间上是前瞻性的,可以是对若干次现况研究结果的分析。纵向研究既可以描述总体的平均变化趋势,也可以描述不同个体之间变化趋势的差异。

在纵向研究中,随访的间隔和方式可根据研究内容有所不同,短到每周甚至每天,也可长至一年甚至十几年。其研究对象常常影响结论的适应范围,除了环境因素外,病人个体特征也影响疾病转归,如病人年龄、性别、文化程度、社会阶层等。因此,纵向研究设计时应尽量考虑观察对象的代表性。

（二）适用范围

1. 可做病因分析、某疾病症状的动态变化分析　如分别在住院前、出院后 3 个月、6 个月对心力衰竭病人的症状进行动态评估,了解心力衰竭病人从急性加重期到稳定期症状的变化情况,以帮助寻找有针对性的干预措施。

2. 全面了解某病的发展趋势和结局,认识其影响因素和疾病的自然发展史　如对超重者进行长期随访观察,同时了解其饮食习惯、体力活动等情况,观察其发生糖尿病、冠心病的可能性有多大。

（三）优点与缺点

1. 优点　往往能看到比较完整的发展过程和发展过程中的一些关键转折点。

2. 缺点　①比较花费时间、经费和人力。②时效性较差,有时候需要等待很久才能得到研究结果,有时研究课题的意义随着时间推移而逐渐减弱,或研究手段逐渐变得落后。③因耗时较长,可能发生研究对象流失的情况,影响研究对象的代表性和研究结果的拓展性。④由于纵向研究需要对同一批研究对象重复进行研究,有时可能出现练习效应或疲劳效应。

【例4-4】　**纵向研究实例**

题目:乳腺癌患者心理痛苦轨迹及影响因素的纵向研究

目的:探讨乳腺癌患者从诊断期到过渡期心理痛苦的变化轨迹,分析气质类型等因素对轨迹类别的预测作用。

方法:采用前瞻性研究设计,于 2018 年 11 月—2019 年 12 月收集符合标准的乳腺癌患者一般资料和人格特征,并分别在手术前(T_1)、化疗前(T_2)、首次化疗后(T_3)、化疗中期(T_4)、化疗结束(T_5)及化疗结束后 2 个月(T_6)调查患者的心理痛苦水平。使用增长混合模型识别轨迹类别,采用 Logistic 回归分析识别轨迹类别的预测因素。

结果:本研究识别出 3 条不同特点的心理痛苦轨迹,命名为"持续高心理痛苦组"(5.3%)、"心理痛苦下降组"(57.2%)和"无心理痛苦组"(37.5%)。单因素分析显示,职业状态($x^2 = 6.508$,$P = 0.089$)、家庭人均月收入($x^2 = 5.237$,$P = 0.073$)和气质类型($x^2 = 40.382$,$P<0.001$)与心理痛苦轨迹类别有关;Logistic 回归分析显示,仅气质类型是心理痛苦轨迹的独立预测因子,抑郁质的患者更可能存在心理痛苦,多血质的患者更可能无心理痛苦。

结论:乳腺癌患者从诊断期到过渡期心理痛苦呈现不同的变化轨迹,大部分患者能够达到良好的适应状态。气质类型能够预测患者的心理痛苦轨迹,医护人员可根据患者的不同气质特点提供更具针对性的干预措施。

（来源:李璐璐,李小妹,韩冬芳,等.乳腺癌患者心理痛苦轨迹及影响因素的纵向研究.中华护理杂志,2020,55(08):1140-1146.）

第三节　分析性研究

分析性研究(analytical study)是对所假设的病因或流行因素进一步在选择的人群中探索疾病发生的条件和规律,检验所提出的病因假说。根据研究性质不同,分析性研究可以分为队列研究和病例对照研究两种。分析性研究具有以下特点:①属于观察法,暴露因素不是人为施加的,而是在研究前已客观存在的,这是与实验性研究区别的重要方面。②必须设立对照组,这是与描述性研究的区别点。

一、队列研究

队列研究(cohort study)是将研究人群按照是否暴露于某个因素或暴露程度分为暴露组和非暴露组,追踪观察并比较两组成员在特定时间内与暴露因素相关结局(如疾病)发生率的差异,从而判定暴露因子与结局之间有无因果关联及关联大小的一种观察性研究方法。队列(cohort)是指具有共同经历、共同暴露于某一因素或共同具有某一特征的一群人。暴露是研究对象具有的与结局有关的特征或状态(如年龄、性别、行为、生活方式等)或接触过与结局有关的某因素(如X线照射、重金属等),这些特征、状态或因素即为暴露因素。暴露在不同研究中有不同的含义,暴露可以是有害的,也可以是有益的,但都是研究者感兴趣的。

（一）设计原理与特点

在某一特定人群中选择所需的研究对象,根据目前或过去某个时期是否暴露于某个待研究的因素将研究对象分为暴露组和非暴露组,或按不同的暴露水平将研究对象分为不同的亚组,如高剂量暴露组和低剂量暴露组等,随访观察一段时间,比较各组人群待研究结局(如疾病、死亡或其他健康事件)的发生情况,从而评价和验证暴露因素与结局的关系。如果暴露组与非暴露组之间某结局发生率的差异有统计学意义,研究中又不存在明显的偏倚,则可推测暴露与结局之间可能存在因果关系,再进一步估计暴露与结局之间关联的强度。其基本设计原理见图4-2。

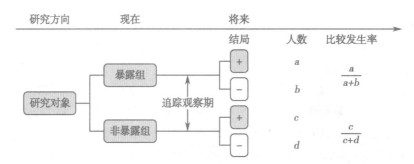

图 4-2 队列研究设计原理示意图

队列研究具有如下主要特点:①在时序上是前瞻性的,研究开始时所选研究对象没有出现所研究结局,通过随访观察在特定时期内相关结局的发生情况。②属于观察性研究,暴露不是人为给予和随机分配的,而是在研究之前已客观存在的,这是与实验性研究区别的一个重要方面。③研究对象按暴露与非暴露进行分组,暴露组和非暴露组必须有可比性,暴露组应该是除了暴露因素之外,其余各方面都尽可能与非暴露组相同的一组人群。④是由"因"及"果"的研究,在病因推断上合乎先因后果的逻辑推理顺序,因此能明确暴露与结局的因果关系,其结果的可靠性强。

（二）方法分类

根据研究对象进入队列时间及研究终止观察的时间不同,队列研究可以分为前瞻性队列研究、回顾性队列研究和双向性队列研究3种类型(图4-3)。

1. 前瞻性队列研究(prospective cohort study) 研究对象的分组是根据每个观察对象现时的暴露状态确定的,研究结局需前瞻观察一段时间才能得到,故其性质是前瞻性的,即从现在追踪到将来。由于研究者可以直接得到暴露与结局的第一手资料,因而资料的偏倚较小,结果可信,但缺点是随访观察的时间往往很长,花费较大。例如英国医生 Doll 和 Hill 在吸烟与肺癌关系的队列研究中,从1951年开始对居住在英国国内的注册医师进行了长达20年的前瞻性观察,结果进一步验证了之

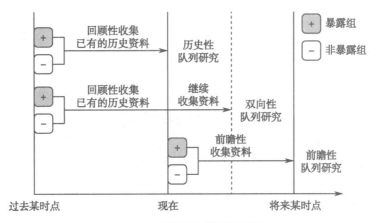

图 4-3 队列研究类型示意图

前提出的假设,最终得出了吸烟是肺癌病因的结论。

2. **回顾性队列研究(retrospective cohort study)** 也称历史性队列研究(historical cohort study),研究对象的分组是根据研究开始时研究者已掌握的有关研究对象在过去某个时点暴露状况的历史资料作出的,研究结局在研究开始时已经出现,不需要前瞻性观察。虽然收集暴露与结局资料的方法是回顾性的,但其性质仍属于前瞻性,是从"因"到"果"的研究设计。历史性队列研究的先决条件是每位研究对象需有完整翔实的暴露、疾病或死亡结局记录,这样才能查清每位研究对象的转归。历史性队列研究与前瞻性队列研究相比,节省人力、物力,特别是研究开始时所研究的结局已经发生,无须多年随访等待,资料收集及分析可在较短时间内完成。但缺点是暴露与结局跨度时间长,偏倚大。见例4-5。

3. **双向性队列研究(ambispective cohort study)** 是将前瞻性队列研究与回顾性队列研究结合起来,进行双向性队列研究,即在回顾性队列研究之后,继续进行一段时间的前瞻性队列研究。这种研究类型适用于评价对人体健康同时具有短期和长期作用的暴露因素的效应,一般应用于研究开始时某种暴露因素引起的短期效应已经发生,而与暴露有关的长期影响尚未出现,需进一步观察的情况。

【例4-5】 **队列研究实例**

题目:伴有糖尿病的腹膜透析患者腹膜炎发生风险的队列研究

目的:比较糖尿病腹膜透析患者与非糖尿病腹膜透析患者腹膜炎发生的临床特征及预后情况,针对其临床特征提出相应的护理对策。

方法:采用单中心、回顾性队列研究方法,分析2010年6月—2017年6月于上海交通大学医学院附属仁济医院腹膜透析中心行腹膜透析置管及持续不卧床腹膜透析治疗的患者临床资料。按照发生第一次腹膜透析相关性腹膜炎时患者是否确诊有糖尿病,将患者分为糖尿病组($n=30$)及非糖尿病组($n=68$)。比较两组患者的临床基本资料、临床营养代谢指标、血清C反应蛋白、血液生化指标、腹膜透析流出液致病菌病原学指标以及疾病预后指标。

结果:基本资料方面,与非糖尿病组患者相比,糖尿病组患者平均年龄较大($P<0.05$);两组患者的透析操作者亦存在差异($P<0.05$)。实验室检查方面,两组患者的血红蛋白、血清白蛋白、血清C反应蛋白、血磷、钙磷乘积均存在差异($P<0.05$)。预后方面,糖尿病组患者有着更早发生腹膜炎的趋势($P<0.05$),且其心血管疾病发生率、死亡率及因拔管导致结束腹膜透析的患者比例均高于非糖尿病组患者($P<0.05$)。

结论:糖尿病腹膜透析患者更易发生感染及营养不良,且预后较非糖尿病患者更差。护理人员应加强对糖尿病腹膜透析患者的宣教,指导其积极预防腹膜炎。

(来源:陈漪,严玉茹.伴有糖尿病的腹膜透析患者腹膜炎发生风险的队列研究.上海护理,2020,20(07):37-41.)

Note:

（三）适用范围

1. 检验病因假设 是队列研究的主要用途和目的。一次队列研究可以只检验一种暴露与一种疾病之间的因果关联（如吸烟与肺癌），也可以检验一种暴露与多种结局之间的关联（如吸烟与肺癌、心脏病等多种疾病的关联）。

2. 评价预防效果 可以通过人群的"自然试验"，如随访观察大量摄入蔬菜水果可以预防结肠癌的发生，对这种暴露因素的随访实际上就是对其预防效果的评价。这里的预防措施不是人为给予的，而是研究对象的自发行为。

3. 研究疾病自然史 队列研究可以观察人群暴露于某因素后，疾病逐渐发生、发展直至结局的全过程，因此其不仅可以了解个体疾病的自然史，而且可了解疾病在整个人群中的发展和流行过程。

4. 预后因素研究 可用于研究疾病预后的预测因素或影响因素，也可以研究不同治疗及护理措施等因素对疾病转归的影响。

（四）偏倚及其控制

1. 常见的偏倚 队列研究常见的偏倚包括选择偏倚、信息偏倚和混杂偏倚。①选择偏倚：常发生于最初选择的研究对象有人拒绝参加、另选他人代替，或在进行历史性队列研究时有些人的档案丢失或记录不全等，就会破坏暴露组与非暴露组之间的原有均衡性。②信息偏倚：使用的仪器不准确、询问技巧不佳、检验技术不熟练、诊断标准不明确或不统一等造成的暴露错分、疾病错分及暴露与疾病联合错分所致。③混杂偏倚：如果暴露组和非暴露组在一些影响结果的主要特征（如年龄、性别等）上不一致，会产生混杂偏倚。

2. 偏倚的控制 选择偏倚一旦产生，往往很难消除，因此应采取预防为主的方针，严格按照规定的标准选择便于随访的人群；研究对象一旦选定，尽可能随访到整个研究结束。信息偏倚可以通过选择精确稳定的测量方法、严格操作规范、提高诊断技术、明确各项标准等措施进行控制。混杂偏倚可通过在研究设计阶段对研究对象的条件做某种限制，以便获得同质的研究样本，或者采用匹配的方法选择对照，保证暴露组和非暴露组在一些重要变量上的可比性。

（五）优点与缺点

1. 优点 ①由于研究对象的暴露资料是在结局发生之前收集的，并且都是由研究者亲自观察得到或来自历史记录，资料比较可靠。②能够直接获得暴露组和非暴露组的发病率或死亡率，以及反映疾病危险关联的指标，直接分析暴露因素与疾病之间的因果关系。③由于病因发生在前，疾病发生在后，并且因素的作用可分级，故其检验病因假说的能力比病例对照研究强，且可以同时调查多种疾病与一种暴露的关联。④随访观察过程有助于了解人群疾病的自然史。

2. 缺点 ①耗费的人力、物力、财力较多，实施难度大。②由于随访时间较长，研究对象容易失访。③不适用于发病率很低的疾病的病因研究。④在随访过程中，未知变量的引入或人群中已知变量的变化等，都可能使结局受到影响，使分析复杂化。

二、病例对照研究

病例对照研究（case-control study）是按照有无某种疾病或健康事件，将研究对象分为病例组和对照组，分别追溯其既往所研究因素的暴露情况，并进行比较，以推测疾病与因素之间有无联系及关联强度大小的一种观察性研究，在时间顺序上属于一种回顾性研究。

（一）设计原理与特点

根据研究对象是否患有所要研究的某种疾病或出现研究者所感兴趣的健康事件，将研究对象分为病例组和对照组。通过询问、实验室检查或复查病史等方法，收集研究对象既往某些因素的暴露情况或暴露程度，通过统计分析，比较两组间暴露率或暴露水平的差异，判断研究因素与疾病之间（健康事件）是否存在着统计学关联及关联程度。其基本设计原理见图4-4。

病例对照研究的主要特点包括：①是一种回顾性调查研究，研究者不能主动控制病例组和对照组

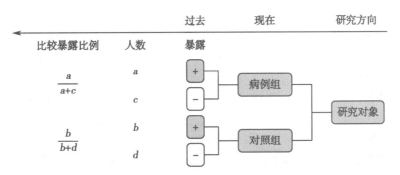

图 4-4　病例对照研究设计原理示意图

是否暴露于危险因素和暴露剂量,暴露与否已是既成事实。②属于观察性研究,各因素是否暴露是自然存在而非人为控制的。③设立具有可比性的对照组,为病例组的暴露比例提供参比。④是一种由"果"到"因"的研究,在研究开始时已有确定的结果,进而追溯可能与疾病或事件有关的因素,以寻找病因线索。此特点与队列研究"由因推果"的特征明显不同。

（二）方法分类

病例对照研究可按设计不同,分为非匹配病例对照研究和匹配病例对照研究。

1. **非匹配病例对照研究**　在设计时病例组和对照组人群在数量上没有严格的配比关系,一般对照组人数应等于或多于病例人数。例如,探究某社区 40 岁以上人群糖尿病发生的危险因素,可选择该社区 40 岁以上的全部糖尿病病人为病例组,未患糖尿病者或其随机样本作为对照组进行研究。

2. **匹配病例对照研究**　匹配又称配比,要求对照组在某些因素或特性上与病例组保持相同,形成匹配关系。匹配的目的是去除这些因素或特征对研究结果的干扰,如以年龄作为匹配因素,在分析比较两组资料时,可以免除由于两组年龄构成的差别对于研究结果的影响。匹配可分为频数匹配和个体匹配两种方式。

（三）适用范围

1. **探索疾病的可疑危险因素**　在疾病的病因未明时,可以广泛筛选机体内外环境中可疑的危险因素。

2. **检验病因假说**　通过描述性研究或探索性病例对照研究,初步产生了病因假设后,可以通过精良的病例对照研究来验证假说。如在发现吸烟与肺癌有关的基础上,深入调查吸烟量、吸烟年限、吸烟方式等详细情况,以验证吸烟与肺癌有关的病因假设。

3. **研究健康状态等事件发生的影响因素**　可将研究扩大到与疾病和健康状况相关的医学事件或公共卫生事件的研究,如进行特定人群生活质量、肥胖等影响因素的研究。

4. **疾病预后因素和疗效评价的研究**　同一疾病可能有不同的结局,同样的治疗方法对同一疾病治疗可能有不同的疗效反应。可根据是否发生某种临床结局或是否具有某种治疗疗效分组进行病例对照研究,以分析疾病不同结局或不同临床疗效的影响因素。

（四）偏倚及其控制

1. **常见的偏倚**　病例对照研究是一种回顾性观察研究,比较容易产生偏倚,常见的偏倚包括选择偏倚、信息偏倚和混杂偏倚。①选择偏倚:常发生于研究的设计阶段,主要包括入院率偏倚、现患病例-新发病例偏倚、检出证候偏倚等。②信息偏倚:又称观察偏倚或测量偏倚,是在收集整理信息过程中产生的系统误差,主要包括回忆偏倚、调查偏倚。③混杂偏倚:是指暴露因素与疾病发生的相关（关联）程度受到其他因素的歪曲或干扰。

2. **偏倚的控制**　减少选择偏倚,关键在于严密科学的设计,如制定严格的研究对象纳入标准,且尽量随机选择研究对象;尽可能选择新发病例等。信息偏倚的控制主要通过提高测量的准确性和可靠性。对于混杂偏倚,在设计时可利用限制的方法和配比的方法,在资料分析阶段可利用分层分析、多因素分析等方法进行控制。

（五）优点与缺点

1. 优点 ①特别适用于罕见的、潜伏期长的疾病研究，有时往往是罕见病病因研究的唯一选择。②与队列研究相比，所需样本量小，相对更省力、省钱、省时间，易于组织实施。③可同时研究多个因素与某种疾病的联系。④不仅适用于病因的探讨，亦可用于疾病预后、临床疗效等的评价及影响因素的研究。

2. 缺点 ①不适用于研究人群中暴露比例很低的因素。②发生偏倚的可能较大，特别是回忆偏倚和选择偏倚，影响研究结果的真实性。③暴露与疾病的时间先后顺序常难以判定，无法直接推论因果关联。④无法计算病例组和对照组的发病率，只能估计相对危险度。

【例4-6】 **病例对照研究实例**

题目：母亲围孕期被动吸烟与子代先天性心脏病关系的病例对照研究。

目的：探讨母亲围孕期被动吸烟与子代先天性心脏病（CHD）的关系。

方法：采用病例对照研究设计，于 2014 年 1 月至 2016 年 12 月在陕西省开展的 CHD 病例对照研究。病例组为妊娠满 28 周至出生后 7d 确诊为 CHD 的围产儿和妊娠<28 周但经超声等检查确诊为 CHD 的胎儿；对照组为未发生任何出生缺陷的同时期新生儿。采用 logistic 回归模型分析母亲围孕期被动吸烟与子代发生 CHD 的关系，并进行亚组分析以探索其稳定性。

结果：共纳入 2 259 例调查对象，其中病例组 695 例，对照组 1 564 例。病例组中围孕期被动吸烟者占 26.76%，而对照组中仅占 6.01%。在控制了混杂因素后，围孕期被动吸烟者子代患 CHD 的风险是无被动吸烟者的 3.32 倍（OR = 3.32,95%CI：2.41~4.56）。该风险随着孕妇被动吸烟暴露频率的增加而增大：每周被动吸烟 1~3d 的孕妇生育 CHD 子代的风险是无被动吸烟者的 2.75 倍（OR = 2.75,95%CI：1.62~4.66）；而每周被动吸烟超过 3d 的孕妇生育 CHD 子代的风险是无被动吸烟者的 3.62 倍（OR = 3.62,95%CI：2.48~5.29）。亚组分析显示，母亲围孕期被动吸烟和子代 CHD 的关系稳定。

结论：母亲围孕期被动吸烟是子代发生 CHD 的危险因素。孕妇应尽可能避免二手烟的暴露，防范被动吸烟的危害。

（来源：李晶，杜玉娇，王红丽，等. 母亲围孕期被动吸烟与子代先天性心脏病关系的病例对照研究. 中华流行病学杂志,2020,41(06):884-889.）

第四节　实验性研究

实验性研究（experimental study）是指研究者根据研究目的，将研究对象分为实验组和对照组，并通过实验手段施加某种或某些可以控制的干预措施（所谓干预措施可以是人为加入或去除的某种因素），观察由此引起的实验效应，从而分析评价施加的干预措施所产生的影响及其规律性。

一、实验性研究的分类与特点

实验性研究是护理学研究中的重要手段，其主要以人群为研究对象，由于实验条件的控制不可能像医学实验室和动物研究那么严格，因此称之为试验。由于在研究中施加人为的干预因素，也称之为干预性研究（intervention study）。根据研究对象不同，可以分为临床试验、现场试验和社区试验 3 类。也有人将试验分为临床试验和现场试验，前者以病人为研究对象，后者以一般人群为研究对象。根据是否将研究对象随机分配，可以分为随机对照试验和非随机对照试验。

实验性研究具有以下基本特点：①必须是干预在前，效应在后，属于前瞻性研究。②严格的研究设计应采用随机方法把研究对象分配到试验组和对照组，以控制偏倚和混杂。③应具有均衡可比的对照组。④人为施加干预措施,这是与观察性研究的根本区别。

二、随机对照试验

随机对照试验(randomized controlled trial,RCT)是采用随机分配的方法,将合格的研究对象分别分配到试验组和对照组,然后接受相应的干预措施,在一致的条件下或环境中,通过适当时间的随访观察,用客观的效应指标对研究结果进行科学的测量和评价。随机对照试验是目前评估临床及护理干预措施效果最严谨、最可靠的研究设计方法。

(一)设计原理与原则

根据研究目的和研究假设选定目标人群,采用可靠的诊断标准、明确的纳入和排除标准确定研究对象;选择符合标准且自愿参加试验的研究对象,采用随机化方法将研究对象随机分配至试验组或对照组,然后分别接受各自相应的干预措施,经过一段恰当的观察期后,测量干预后的效果。最后根据结果的资料类型,采用相应的统计学方法进行数据分析、处理和评价。其基本设计原理见图4-5。

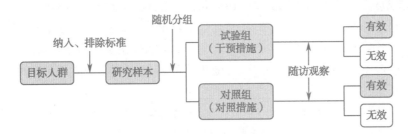

图 4-5 随机对照试验设计原理示意图

随机对照试验的设计遵循 3 个基本原则,即对研究对象进行随机化分组、设置对照组以及应用盲法,以尽可能地减少各类偏倚,从而使研究结果具有真实性和可比性。随机的意义在于控制研究的选择性偏倚和混杂偏倚,增加组间的可比性,经统计学处理可以获得可靠、真实的结果。除对照和随机外,通常还会采用分配隐藏(allocation concealment)、盲法、提高依从性和随访率等降低偏倚的措施。

因为护理领域的实验性研究对象大部分为病人,而大多数时候很难知道病人的总体情况,所以难以做到随机抽取样本。因此,随机化原则通常只强调随机分组,但研究人员必须明确说明研究了哪些个体,具体的纳入和排除标准是什么。在临床试验中,要求选入的研究对象在病型、病情、年龄、性别等方面具备某种疾病的特征,即代表性强。这样,研究获得的结论才具有明显的使用价值。若代表性差,研究结果推广的范围将受到限制。

知 识 链 接

随机分组的特点

- 分到哪一组完全由随机数字决定。
- 分配隐藏是随机分组不可缺少的组成部分。
- 每个研究对象在分组前有同等或特定的机会被分配到任何一组。
- 随机分组无选择地平衡所有可能的混杂因子。
- 样本越大,组间可比性越好。

(二)适用范围

1. 护理干预或预防措施的效果评价 用于评价某一护理干预或预防措施对疾病或症状的影响,为正确的护理决策提供科学依据。

Note:

2. 特定条件下的病因研究　当所研究的因素被证明对人体确实没有危险性,但又不能排除与疾病的发生有关时,可采用此种方法。但若已有研究证明某一因素对人体有害,就不允许将该因素用于人体进行随机对照试验。如要了解吸烟在肺癌发病中的作用,如果人为设计为随机对照试验,将原本不吸烟的研究对象随机分配入吸烟组和不吸烟组,显然不符合伦理要求。

3. 群体干预性研究　如评价低钠盐对高血压病人降压效果的试验研究。这是群体研究方法中一种科学性很强的干预性研究,是前瞻性研究的一个特例。

4. 用于教育学研究　如混合式教学模式与传统教学模式对学习兴趣和学习效果的比较。

（三）设计模式

1. 两组平行随机对照试验（parallel-randomized controlled trial）　采用随机分配的方法,将符合纳入和排除标准的研究对象分别分配到试验组与对照组,然后接受相应的试验措施,在一致的条件环境中,同步地进行研究和观察试验效应,并用客观的效应指标对试验结果进行测量和评价的试验设计。

2. 非等量随机对照试验（unequal-randomized controlled trial）　在临床研究中,常常会遇到的实际情况是当与"标准治疗"作为对照时,参加试验组的研究对象不会很多,或者由于对照组设计为"安慰对照",则参加对照组的人数也不会很多。出于加快试验完成进度或节约经费的目的,将研究对象按一定比例（通常为2∶1或3∶2）随机分配入试验组或对照组。此种方法检验效能会降低。

3. 群组随机对照试验（cluster-randomized controlled trial）　在单个个体不适宜被作为试验对象的情况时（如同病房内或同社区内的试验对象）,可采用群组随机对照试验,以整个病房、医院或者社区作为随机分配单位,将其随机地分配在试验组或对照组,分别接受试验措施的研究。群组随机对照试验在设计上与一般随机对照试验一样,不同之处在于因随机分配的单位不同,导致样本量的计算和结果的分析方法有所差异,所需样本量较大。

4. 单病例随机对照试验（number of one randomized controlled trial）　对于某些慢性疾病病人,可能长期同时服用多种药物。然而其所服用的全部药物中可能有部分对控制疾病是确实有效的药物,也有部分是无效甚至具有严重毒副作用的药物。此时可对于单个个体病人开展多种药物做随机对照试验,筛选出对该病人确有疗效的药物用于治疗,以便于作出正确、高质量的临床决策。

5. 交叉设计随机对照试验（crossover-randomized controlled trial）　与一般随机对照试验相比,交叉设计的随机对照试验包含两个阶段,第一阶段中试验组和对照组的试验对象将会在第二阶段中交换位置,并且两个阶段之间还设计洗脱期（washing period）用于消除第一阶段中的干预效果,也避免研究对象的心理效应影响第二阶段的结果。因为此种设计是在同一个体内进行两种干预方式的效果比较,所以可以消除个体差异,具有更好的一致性,并且在一定意义上增大了样本量。

（四）优点与缺点

1. 优点

（1）前瞻性的对照设计:可以人为控制研究对象的条件和暴露情况,对结果进行标准化评价;由于试验组和对照组是同步前瞻性观察,所以外部因素对结果影响较小,是检验因果假设最有说服力的一种研究设计。

（2）组间可比性好:通过随机方法将研究对象随机分配,特别是在某些情况下,将研究对象按影响结果的某些重要因素进行分层后,再随机分配至试验组和对照组,使各组间的基线状况保持相对一致,增加可比性。

（3）偏倚控制较好:采用随机原则可以较好地防止人为因素的影响,即使存在不为人知的干扰因素,也可维持各组间的相对平衡,有效地控制了选择偏倚和信息偏倚。采取盲法评价疗效,避免了研究人员和研究对象主观因素导致的测量偏倚对结果的影响,增加结果的真实性和可靠性。

Note:

（4）资料统计分析容易实施：经常应用的卡方检验和 t 检验或者方差分析就可以完成绝大部分的统计分析工作，而较少需要应用复杂的统计分析方法。

（5）结果的外推性强：随机对照试验的结论既有良好的内部真实性又有良好的外部真实性，比较准确地解释了处理因素与结果之间的因果关系，反映研究的科学性和客观性较高。

2. 缺点

（1）随机对照试验比较费时，人力与财力支出较大。

（2）随机对照试验为保证入选的研究对象具有良好的同质性，需要有严格的纳入、排除标准，会导致其研究结果的代表性和外在真实性受到一定的局限。

（3）随机对照试验需要严格地控制混杂变量，但由于大多数护理问题的研究对象是人，研究是在自然场景下开展的，混杂变量的控制难度较大，如环境、行为倾向等因素的影响；而且在一些护理干预措施的实施中，很难对研究对象采取盲法，可能存在信息偏倚、试验组和对照组相互沾染的风险。

【例4-7】 **随机对照试验研究实例**

题目：基于微信的多模式护理方案对乳腺癌术后女性早期康复的影响：一项随机临床对照试验

背景和目的：乳腺癌早期的基础性治疗可引起多种不良反应，如疼痛、疲劳和睡眠障碍，这些可显著影响病人的健康相关生活质量。本研究旨在评价基于微信的多模式护理方案对乳腺癌术后女性早期康复的益处。

对象和方法：研究对象纳入标准为①年龄≥18岁；②新诊断为乳腺癌；③Ⅰ～Ⅲ期乳腺癌；④适合手术配合辅助治疗。排除标准为①有其他恶性肿瘤及感染；②认知或精神障碍。将招募的乳腺癌病人随机分为试验组（$n=56$）和对照组（$n=55$）。试验组接受为期6个月的微信多模式护理加常规护理，对照组接受常规护理。分别采用乳腺癌治疗功能评估量表4.0（functional assessment of cancer therapy-breast version 4.0，FACT-Bv4.0）和数值评分量表（numerical rating scale，NRS），在4个时间点（术前，术后1个月、3个月和6个月）测量主要结局指标（健康相关生活质量）和次要结局指标（疼痛、疲劳和睡眠）。

结果：试验组 FACT-Bv4.0 总分在组间（$F=16.28$，$P<0.001$）、时间（$F=28.82$，$P<0.001$）和分组-时间交互（$F=5.35$，$P=0.001$）效应上显著提高。在社会/家庭幸福感和功能幸福感方面也发现了类似的改善（$P<0.05$）。情绪幸福感方面，在时间（$F=42.12$，$P<0.001$）和分组-时间交互（$F=10.20$，$P<0.001$）效应上显著提高。"乳腺癌特异性额外关注子量表"受分组（$F=21.55$，$P<0.001$）和时间（$F=28.96$，$P<0.001$）效应影响，而身体健康只受时间效应（$F=35.39$，$P<0.001$）的影响。疼痛、疲劳和睡眠没有显著的组间效应变化。

结论：在乳腺癌术后早期康复病人中使用基于微信的多模式护理方案，可显著改善其健康相关生活质量。这说明该方案是此类病人术后康复的有效干预措施。本研究结果将为临床护理及延续性护理中的数字化健康服务提供依据。

（来源：ZHOU K，WANG W，ZHAO W，et al. Benefits of a WeChat-based multimodal nursing program on early rehabilitation in postoperative women with breast cancer：A clinical randomized controlled trial. Int J Nurs Stud，2020，106：103565. ）

三、非随机对照试验

非随机对照试验（non-randomized controlled trial，non-RCT）是研究对象不能做到随机分组或没有设置平行对照的试验，属于类实验性研究。

（一）方法分类

根据研究设计不同，非随机对照试验可分为非随机同期对照试验（non-randomized concurrent controlled trial）、自身前后对照试验（before-after study in the same patient）和历史性对照试验（historical controlled trial）。

1. **非随机同期对照试验** 研究对象的分配不是采用随机化原则分组,而是研究者根据研究对象的特征和有关因素人为地将其分配至试验组和对照组,然后接受不同的干预措施,经过一段时间观察后比较两组的效果。如在一所医院两个不同病区开展某疾病个体化护理干预措施效果评价的研究,研究者将一个病区的该病患者设置为试验组,接受常规护理和个体化护理措施;将另一病区该病患者设置为对照组,接受常规护理措施,然后比较两组的效果。

【例4-8】 **非随机同期对照试验研究实例**

题目:骨科学龄期儿童全麻术后早期进食进水的研究

目的:评价骨科患儿全麻术后早期进食进水的安全性和可行性。

方法:采用非随机同期对照设计,选取北京市某三级甲等医院小儿骨科的638例全麻手术患儿,按病区分为试验组($n=315$)和对照组($n=323$),患儿术后返回病房时评估意识状态及吞咽功能恢复情况,试验组评估合格即指导其进食进水;对照组在回病房6h后方可进食进水。

结果:试验组术后首次进水、进食和进普食的时间为返回病房后0.63h、1.03h和3.07h,对照组为返回病房后6.42h、6.88h和8.79h,两组比较,差异有统计学意义($P<0.001$);两组返回病房后6h内和24h内恶心呕吐的发生率、严重程度和发生次数比较,差异均无统计学意义($P>0.05$);在返回病房后6h时,试验组中度及以上程度口渴、饥饿的发生率均低于对照组($P<0.001$),3分及以上疼痛的发生率低于对照组($P=0.002$)。

结论:在评估机制和预防措施完善的条件下,骨科全麻手术患儿返回病房后1h内进水并在返回病房后3h进普食,不会加剧恶心呕吐的发生,且能够缓解患儿术后口渴、饥饿及疼痛的程度。

（来源:覃倩,王志稳,董秀丽.骨科学龄期儿童全麻术后早期进食进水的研究.中华护理杂志,2018,53(04):399-403.）

2. **自身前后对照试验** 在有些情况下,因伦理问题或研究场所受限等原因,研究对象无法设置对照组,而以试验组自身为对照,干预前和干预后相比较,即自身前后对照设计。如研究者开展肝胆胰外科短期留置导尿管早期拔除相关循证实践,构建基于科学证据的肝胆胰外科患者早期拔除导尿管循证实践方案并在病房实施,采用自身前后对照的设计,比较证据应用前后肝胆胰手术后患者尿路感染发生率、导尿管留置时间、拔管后导尿管重置率、早期下床活动率之间的差异。

【例4-9】 **自身前后对照试验研究实例**

题目:用心陪伴干预对治疗期乳腺癌患者配偶自我效能的影响

目的:探讨用心陪伴干预对治疗期乳腺癌患者配偶自我效能的影响。

方法:采用自身前后对照研究设计,选取2018年4月~5月北京市某医科大学4所附属医院乳腺外科的32名女性乳腺癌患者配偶为研究对象,实施用心陪伴干预,包括勇于担当(多干活)、相伴左右(多陪伴)和心灵沟通(多谈心)。采取个体化面对面干预,时长45min,并分别在干预前、干预后2周采用癌症自我效能量表(配偶版)、焦虑自评量表进行测量。

结果:干预前,乳腺癌患者配偶的癌症自我效能得分为(144.25 ± 30.76)分、焦虑得分为(34.14 ± 6.94)分;干预后2周,乳腺癌患者配偶的癌症自我效能得分为(163.91 ± 26.74)分、焦虑得分为(29.26 ± 4.56)分,干预前后比较,差异均具有统计学意义($t=-3.940,P<0.001;t=4.248,P<0.001$)。

结论:用心陪伴干预能提高配偶照顾乳腺癌患者的自我效能,并降低其焦虑水平。

（来源:梁嘉贵,王朕玉,刘均娥,等.用心陪伴干预对治疗期乳腺癌患者配偶自我效能的影响.中华护理杂志,2020,55(8):1185-1188.）

Note:

3. 历史性对照试验 试验组与对照组是不同时期的病例,在前、后两个阶段接受不同的处理措施。在护理研究中,一般将干预方案实施前某一时期的一组病例设为对照组,干预方案实施后某一时期的另一组病例设为试验组。如有研究探讨人性化护理干预对胃癌化疗患者生命质量的影响,将某年1月~6月入院的患者设为对照组,接受常规护理措施,将7月~12月入院的患者设为试验组,接受人性化护理措施,然后比较两组患者干预前后生活质量的差异。

【例 4-10】 历史性对照试验研究实例

题目:以护士为主导的早期活动方案在机械通气患者中的应用研究

目的:分析以护士为主导的早期活动方案在神经系统重症疾病机械通气患者中应用的安全性、依从性及效果。

方法:选取2019年1月~3月某三级甲等医院ICU收治的158例患者作为试验组,实施以护士为主导的早期活动方案;选取2018年10月~12月收治的神经系统重症疾病机械通气患者147例作为对照组,给予机械通气常规护理。观察试验组的安全性及依从性,比较两组恢复情况及并发症发生率。

结果:试验组运动前(5min、10min),运动中(5min、10min)以及运动后(5min、10min)的颅内压、心率、血氧饱和度变化差异无统计学意义($P>0.05$),平均动脉压变化差异有统计学意义($P<0.05$)。试验组依从性为98.1%,对照组的依从性为74.8%,两组比较差异具有统计学意义($P<0.05$)。试验组机械通气时间、ICU住院时间、整体住院时间明显低于对照组($P<0.05$),出院日常生活能力评分明显高于对照组($P<0.05$)。试验组呼吸机相关性肺炎、下肢深静脉血栓发生率明显低于对照组($P<0.05$);两组ICU谵妄发生率差异无统计学意义($P>0.05$)。

结论:对神经系统重症疾病机械通气患者实施以护士为主导的早期活动方案具有较高的安全性及依从性,能够改善患者的恢复状况,减少并发症的发生,促进患者早期康复。

(来源:魏丽丽,韩斌如.以护士为主导的早期活动方案在机械通气患者中的应用研究.中华护理杂志,2019,54(12):1765-1770.)

非随机对照试验混杂和偏倚的控制较为困难,由于对研究对象的分组存在人为因素,常造成不同组的研究对象在试验前就处于不同的基线状态。在研究过程中也难以用盲法评价试验结果,会造成许多偏倚。因此研究设计时对照组也需要按可比的原则进行选择,必要时对一些特征进行匹配。应尽量缩小选择性以及测量性偏倚,保证研究结果与结论的真实性,如研究的样本量大且又做了相应的分层分析等。

(二)适用范围

在社区试验中,干预措施分配的单位不是群体,而且常常对象多,范围广,较难做到随机分配,常属于类实验性设计。在临床护理中,有些情况不完全适宜做随机对照试验,如临床护理手段的某种特殊性,或者病人对某种治疗措施的主观选择性(例如参加正念疗法),或者临床上对某种疾病具有2种或2种以上护理手段为病人所备选等。对此,可考虑采用非随机对照试验。其研究结果的论证强度虽远不及随机对照试验,但在尚无随机对照试验结果或不能进行随机对照试验时还是可取的。只不过在分析和评价研究结果的价值及意义时,应持审慎的科学态度。

(三)优点和缺点

1. 优点 ①可行性与依从性较好,易为临床医护人员和病人所接受,研究工作较容易进行。②主要是根据临床一些条件的限定而自然形成试验组和对照组,在一定程度上避免了伦理学的限制。

2. 缺点 ①两组基本的临床特点和主要预后因素可能分布不均衡,缺乏严格的可比性,导致两组的结果产生偏差。②研究者为了获得阳性结果,可能将轻型病人、预后好的病人分在试验组,结果往往夸大了试验疗效,人为导致了结果的差异,致使临床试验结果出现偏差,导致错误结论。③降低了结果的真实性,其论证强度也相应减弱。

Note:

四、护理研究中干预方案的开发和设计

干预方案的合理设计是护理实验性研究中的一个重要环节,是保证研究质量、促进知识向实践转化的关键。有效的护理干预方案的制订必须经过一个科学、严谨的过程。根据规范化的随机对照试验流程,护理干预方案开发和设计一般可分为构建理论框架、制订干预方案、干预方案的论证及预试验四个步骤。

（一）构建理论框架

理论框架是以图或者叙述的形式,解释有待研究的主要事物,包括关键因素、概念、变量及变量间假定的关系,是开展研究的基础。构建理论框架是护理研究的重要组成部分,在实验性研究中,护理干预方案应有一个完全符合研究情境或主题的清晰概念框架,其能够用来解释干预措施的核心理念及潜在干预机制,以此为基础提出具体的干预措施。

理论框架的构建常基于一个具体或现成的理论,以指导各个概念间的相互关系;有时,框架的建立没有现成的理论为依据,但可以利用被人们普遍接受的命题或学说构建框架中各概念间的联系。如"基于奥马哈系统心力衰竭病人延续护理方案的构建及应用"的研究中,研究者以奥马哈系统为理论框架,制订心力衰竭病人针对性的护理干预措施。

形成理论框架的基本步骤包括:①选择和定义概念与变量;②陈述和解释概念间的关系;③建立概念间关系的层次结构;④构建框架图。在实际工作中,这些步骤不一定按顺序进行,工作中也可能在不同步骤上来回重复,以不断提炼思路和观点。

（二）制订干预方案

制订一个完善的干预方案,需要明确研究的目标群体、实施方法、干预特性、干预者和干预剂量(包括干预的成分、数量、频次和周期)等,其目的在于确保所有病人都能获得质量一致的护理干预,从而保证研究结果的质量。

在护理干预方案的开发和设计时,除了坚实的理论基础外,还必须建立在循证的基础上,即针对某一具体护理问题,利用循证护理研究方法,通过全面的文献检索,提炼有指导意义的干预措施。其次,可以通过观察性研究,了解研究对象在某一护理问题上的特征和特点,总结护理措施,为制订干预方案提供参考依据。此外,还可以通过质性研究方法,探索研究对象在某一护理问题上的现状、需求,发现其存在的问题,为制订干预方案奠定基础。

（三）干预方案的论证

干预方案的论证是制订干预方案的重要环节,主要通过专家咨询和审查的方法,如运用德尔菲法、现场会议法论证干预方案的科学性、有效性、安全性、实践意义和可行性。在选择专家时,应包括临床护理、护理管理和本学术领域内的多学科专家共同参与。最后综合专家的意见和建议,修改和完善干预方案。该阶段往往还需要听取研究对象对干预方案的意见。

（四）预实验

预实验是简单测试干预方案可行性的小样本试验。一项成功的实验性研究的开展,在设计和实施过程中需要大量的信息,如干预的类型、频次(剂量)、持续时间、可能效应等。通常,开展预实验是获得以上信息的最佳途径。预实验的设计和实施应与正式试验一样,有清晰的目的和方法以及完整的实施方案。

护理预实验侧重于干预方案的适用性(是否适用于目标人群)、可接受性(恰当、方便和安全),招募、随机化分组和持续管理研究对象的可行性,以及干预效果的初步评价。预实验也可以用来证明测评指标、数据收集工具和数据管理系统是否可行和高效。此外,预实验还可以提供正式试验样本量估算的参数。根据预实验的结果,可对干预方案进一步修订和完善。

【例4-11】　干预方案构建研究实例

　　　　题目:基于自我表露的乳腺癌患者益处发现干预方案的构建及初步验证

　　　　目的:构建基于自我表露的乳腺癌患者益处发现干预方案,为患者心理康复提供解

决方案。

　　方法:通过文献分析法形成干预方案草案;通过结构式访谈法和专家会议法咨询乳腺癌患者、护理人员及专家,修订干预方案;采取预试验(两组各15例)初步验证干预方案。

　　结果:形成的干预方案包括6次自我表露干预(含主题、引导性表露提纲及辅助干预措施等);专家权威系数 Cr 为 0.812;两组完成6次干预均为10例;干预组满意度显著高于对照组,益处发现及认知评价改善程度显著优于对照组($P<0.05$)。

　　结论:本乳腺癌患者益处发现干预方案可行、有效,但干预方案还需进一步完善和大样本验证。

　　(来源:李惠萍,章毛毛,张婷,等.基于自我表露的乳腺癌患者益处发现干预方案的构建及初步验证.护理学杂志,2020,35(11):75-79.)

第五节　其他类型的研究设计

　　除了以上研究设计类型之外,在护理研究中还经常用到德尔菲法来构建指标体系。此外,由于护理研究问题的特殊性和复杂性,混合研究设计结合量性与质性研究各自的优势,弥补其各自的不足,逐步引起研究者的关注。

一、德尔菲法

　　德尔菲法(Delphi method)又称专家咨询法,是由研究者拟订调查问卷,采用函询或会议方式,向专家组成员进行征询,专家通过定量和定性相结合的方式反馈意见,研究者再针对专家意见进行修订。经过几次反复征询和反馈,专家组成员的意见逐步趋于集中,最后根据专家的综合意见,确定终稿。德尔菲法目前在护理研究中应用非常广泛。

　　(一)适用范围

　　1. 用于构建评价指标体系　德尔菲法广泛应用于各种评价指标体系的建立和具体指标的确定过程,涵盖护理教育、管理、临床、人文等各个方面。例如研发各类质量评价指标体系、各层次学生及各类专科护士能力指标体系等诸多方面。

　　2. 作为构建方案或编制量表的一个环节　在构建复杂干预方案或编制量表的过程中,基于理论依据、证据及访谈等,构建了干预方案或量表条目的初稿后,为了确保方案的适用性及量表条目的科学性,常会通过专家咨询法对方案或量表条目进行修订和完善。

　　(二)基本步骤

　　德尔菲法是在对所要研究的问题征得专家的意见之后,进行整理、归纳、统计,再反馈给各专家再次征求意见,再集中,再反馈,直至得到一致的意见。其过程主要包括3个阶段:准备阶段、咨询阶段与数据处理阶段。

　　1. 准备阶段

　　(1)成立研究小组:研究小组通常由5~7人组成,主要任务是编制专家咨询问卷、发放和回收专家咨询问卷、对结果进行处理等。论文中需写出研究小组由什么资质的几人组成、任务是什么。

　　(2)编制指标体系初稿:在编制指标体系各级指标时,通常基于理论框架、相关文献、半结构访谈等多元化途径。尤其是一级指标的确定,尽量有理论框架或权威文献作为基础。

　　(3)编制专家咨询问卷:通常包括3部分。①专家说明信:简要介绍研究目的、研究方法和过程、问卷填写方式及注意事项、专家咨询的时间和方法等。②各级指标的咨询表:包括各级指标条目的名称及内涵、重要性评分、意见备注栏等。重要性评分通常是从很不重要到很重要赋值为1~5级评分。③专家基本情况:包括专家的一般资料、判断依据和对调查内容的熟悉程度。一般资料通常收集专家的年龄、文化程度、职称、工作年限、专业领域、E-mail 或通信地址等信息,以反映专家的权威性和代表

Note:_____

性。熟悉程度分为很不熟悉、不太熟悉、中等熟悉、比较熟悉、很熟悉 5 个等级；判断依据分为工作经验、理论分析、参考文献资料、直觉判断 4 个方面，每个方面分为大、中、小 3 个选项。

【例 4-12】

致专家信

尊敬的专家：

　　您好！我们正进行 *** 研究，研究目的是 ***，为 *** 提供参考。研究方法是用 Delphi 法进行专家咨询。通过进行 2~3 轮函询征求专家意见，将每轮问卷结果汇总后再反馈给专家，供专家分析判断，提出新意见。意见趋于集中后得出结论。您长期从事 ** 工作，具有丰富经验，您的意见对 ****** 有重要作用。特邀您作为本研究的专家，我们将严格遵守保密原则。请您逐项填写以下内容，并于 2 周内寄回。如果您对问卷有疑问，请随时联系我们，谢谢您的指导和帮助！

　　　　联系人：*****　　　　联系电话：******
　　　　E-mail：*****　　　　通信地址：******

第一部分　核心能力评分表

填表说明：

1. 每项内容的重要程度分为 1＝不重要、2＝不太重要、3＝一般重要、4＝比较重要、5＝很重要，请您作出判断，并在相应数值下划"√"。

2. 如果您认为某项内容描述不准确或不能归属于其所属维度、或可删除，请在"您的修改意见"栏内修改。

3. 您还可以根据自己的经验增加某些内容，并在"您认为需补充的内容"栏内补充，修改或补充的内容请同样判断其重要程度。

核心能力	能力界定	重要程度					您的修改意见
1. ××××	********	1	2	3	4	5	
2. ××××	********	1	2	3	4	5	
3. ××××	********	1	2	3	4	5	
4. ××××	********	1	2	3	4	5	
您认为需补充的内容		1	2	3	4	5	
		1	2	3	4	5	

第二部分　专家基本情况调查表

请在空白处填写您的信息，或在相应的选项序号上划"√"。

姓名		年龄		最高学历	①大专　②本科　③硕士　④博士
职称		职务		工作年限	
通讯地址				E-mail	
研究生导师	①硕导　②博导			工作性质	①护理管理　②护理教育　③临床护理
您对该内容的熟悉程度：①很不熟悉　②不太熟悉　③中等熟悉　④比较熟悉　⑤很熟悉					
您选择指标重要性的判断依据： 　1. 工作经验：　　　　　①大　②中　③小 　2. 理论分析：　　　　　①大　②中　③小 　3. 参考国内外有关资料：①大　②中　③小 　4. 直觉判断：　　　　　①大　②中　③小					

2. 咨询阶段

（1）选择咨询专家：①入选条件：应结合所研究领域专家的总体情况，确定专家入选条件，包括年龄、职称、工作年限、所在领域的研究背景等方面的限定。②专家数量：通常为 15~50 名。③区域范围：要结合编制的指标体系将来要应用的区域范围，从中选择专家，确保专家在该区域有代表性和权威性，忌地域局限。

（2）进行专家咨询：专家咨询的方式可以通过发送 E-mail、邮寄纸版问卷、"问卷星"等方式进行函询。为了确保专家本人填写咨询问卷并提升效率，也可以会议方式进行专家咨询。

（3）确定指标筛选标准：通常以重要性赋值均数、标准差、满分比作为指标筛选的标准。例如重要性赋值均数>4 或>3.5，变异系数<0.25，满分比>0.2。同时，需结合专家提出的修改建议及研究小组共同讨论确定指标是否删除、增加或修改。

3. **数据处理阶段** 在收回每轮次专家咨询意见后，通常需进行定性和定量相结合的方法进行数据处理，对指标进行筛选和修改。

（1）积极系数：通常过各个轮次的回收率，以及提出具体修改建议的专家人数及建议条目数来表示。

（2）权威系数：用 Cr 表示。计算共识为 $Cr=(Ca+Cs)/2$。其中 Ca 是专家的判断系数，Cs 是专家对研究内容的熟悉程度系数。

熟悉程度（Cs）：0.9，0.7，0.5，0.3，0.1。

判断系数（Ca）：理论分析（0.3，0.2，0.1）；实践经验（0.5，0.4，0.3）；同行了解（0.1，0.1，0.1）；直觉判断（0.1，0.1，0.1）。

（3）专家意见协调程度：用变异系数和专家协调系数来表示。

变异系数（CV）越小，说明专家意见越趋于一致。

$$CV=标准差/均数$$

协调系数：用 Kendall 协调系数来评价，取值 0~1，值越大表示协调程度越好。

（4）专家咨询结果：用表格列出各指标的重要性均值及变异系数，并用文字描述各轮次咨询后指标的修改情况。

（三）优缺点

1. **优点** 各专家能够在不受干扰的情况下，独立、充分地表明自己的意见；研究结果是根据各专家的意见综合而成的，能够发挥集体的智慧；应用面比较广，费用比较节省。

2. **缺点** 德尔菲法仅仅是根据各专家的主观判断，缺乏客观标准，而且显得强求一致。有的专家由于一些主客观原因，对表格的填写未经过很深入的调查和思考，从而影响评价结果的准确性。

二、混合研究设计

混合研究设计方法产生于质性研究和量性研究的激烈争论，目前已经成为"第三种研究范式"。在混合研究设计中，研究者往往以研究问题为导向，用多元的数据收集手段和分析方法，提供多维度的视角来认识和解释现象，从而形成更具说服力的结论。当单一的量性研究或质性研究资料不能充分地回答和解释研究问题时，可采用混合研究设计。

（一）产生背景

质性研究或量性研究为人们更好地了解研究对象和解决问题提供了不同的研究范式和认知路径。量性研究方法需设定严格的研究方案和控制变量，质性方法则常在一种自然状态下给予最少控制。量性研究产生的数据可确定变量之间的因果关系，而质性研究在彻底深入地理解所获得材料的基础上会产生丰富的描述性资料。在以往传统的研究中，这两种理论框架一般单独使用，这意味着在一项独立研究中研究者一般只采用其中一种方法。

但两种研究方法各有自身的局限性。在质性研究中,研究结论的可推广性往往略显不足;而在量性研究中,虽然研究者可以扩大研究样本的总量以形成代表性更强的研究结论,但又往往忽略了研究对象个体间的差异性。虽然从研究范式的角度分析,两种研究方法之间存在巨大差异,但从回答研究问题的角度两者并不冲突,在一个研究中可以同时采用这两种研究设计。因此,将质性研究或量性研究结合在一起,有益于拓展研究的广度,挖掘研究的深度,甚至产生两种研究方法互补的可能性。由此,产生了混合研究方法(mixed method,MM),有效结合量性与质性研究各自的优势,弥补两者的不足。作为一种相对新颖的研究方法,混合研究设计以其独特的设计理念和设计程序成为继量性研究和质性研究方法之后第三种供人们发现、探究和解决问题的重要方法。

（二）常用方法

混合研究设计不是量性研究和质性研究的简单混合,而是试图通过发挥不同研究方法的优势,以获得最能回答研究问题的资料。研究者应以研究问题为导向,综合分析自身研究过程中量性研究和质性研究的地位、顺序以及两者之间混合的时机和程度,以选择最佳的混合研究设计类型。

1. 汇聚平行设计（convergent parallel design） 指研究者在研究设计过程中同时使用量性研究和质性研究,并使两者的地位同等重要且相互平行、互不干涉,但是在数据资料的分析与汇报阶段进行混合的一种研究设计方法。

2. 解释性顺序设计（explanatory sequential design） 指在混合研究过程中,研究者首先采用一种研究方法进行资料和数据的收集与分析,然后在此基础上再利用另一种研究方法进行资料的收集与分析,最终采用后一种研究获得的数据回答研究问题并推广相应研究结论的研究设计模式。在解释性顺序的研究设计中,量性研究和质性研究的地位是不一样的,研究者基于研究权重选择量性和质性研究的一种研究方法并将其置于优先地位。而居于次要地位研究方法的数据收集与分析都是为了保障居于优先地位研究方法的顺利开展而实施的。

3. 镶嵌式设计（embedded design） 指在单一的量性研究或质性研究中嵌入一种居于次要地位的研究。在该设计模式中,被镶嵌入主研究方法中的研究是居于从属地位的研究,其目的是提升整个研究设计的质量。例如,在进行控烟的研究中,研究者计划探究出相应的策略帮助青少年抵制因压力导致的烟瘾状况。可以先对焦点小组人员进行研究来发现他们出现压力时是如何应对的,并利用相应的发现来形成干预策略,然后将干预的策略通过实验研究进行检验。

4. 多阶段跨层次设计（multiphases design） 指在大型课题研究过程中,研究者采用量性研究和质性研究相结合,且跨越一定时间长度、多阶段的研究设计形式。多阶段的研究设计的优点是能从各个方面完整地研究某一事物,具有相当程度的可靠性和有效性,最终以丰富的数据资料更好地回答研究问题。

第六节　影响研究内部效度和外部效度的因素

内部效度(internal validity)是指某个研究结果接近真值的程度,即研究结果受各种偏倚(bias)的影响程度。外部效度(external validity)指研究结果能否推广应用到研究对象以外的人群。内部效度和外部效度是两个相互影响,甚至需要相互权衡的方面。研究的内部效度低,势必会降低研究结果的真实性;但如果为了确保内部效度高,在研究中对研究情境、研究对象的纳入标准、干预实施过程等控制得过于严格的话,会降低研究的外部效度。

一、影响研究内部效度的因素

影响研究内部效度的因素主要是各种偏倚。偏倚属于系统误差,发生在设计和资料分析阶段,包括研究设计方案及实施过程的科学性,例如研究对象的分配方法、干预实施的过程、结局指标的测评方式及控制等。

Note:

（一）选择偏倚

选择偏倚(selection bias)指因被入选的研究对象与未被选入者在某些特征上存在差异而造成的误差。在干预性研究中,主要指各组在基线特征上不同导致的系统差异。

1. 常见原因　主要发生在选择和分配研究对象时。

（1）选择研究对象时:样本来源或场所过于局限,排除标准过于严格(排除偏倚),未采用随机抽样方法,无应答或拒绝参加研究的研究对象比例过高(无应答偏倚)等原因,均会因被入选的研究对象与未被入选者在某些特征上存在差异,导致样本不能代表总体的情况,出现选择偏倚。

（2）分配研究对象时:如果采用的随机方法不完善,可能会造成各组基线资料不具有可比性;另外,如果用于分组的随机序列公开化,使得研究者或研究对象能够预计到下一个研究对象将会入选到哪一组,可能会掺杂主观因素,从而带来偏倚。

2. 控制方法

（1）随机化(randomization):在选择研究对象时,尽量采用随机抽样方法;在分配研究对象时,采用随机分配方法。常用的随机分配方法包括随机数字表、用计算机产生随机数字、抛硬币、掷骰子、抽签,以及分层随机、区组随机、整群随机等。

（2）分配隐藏(allocation concealment):分配隐藏的措施包括由不直接参与研究的工作人员控制随机分配方案;采用相同外观的、按顺序编号的药物容器;使用按顺序编号的不透明密闭信封等。分配方案的隐藏应至少维持到实际分配研究对象时,确定某研究对象分配到哪一组后,不能再随意改变分组情况。

（3）提高应答率:在招募研究对象时,做好研究者培训及招募材料,用恰当的方式与研究对象沟通,切实做好知情同意过程,让研究对象充分了解参与研究的获益和可能的风险。

（二）失访偏倚

失访偏倚(attrition bias)指各组因退出、失访、违背干预方案的人数或失访者的特征不同而造成的系统差异。

1. 常见原因　失访的原因往往是发生不良反应、疗效差、出现并发症、搬迁、死亡等,如果失访率较高或各组间失访情况不一样,会使研究结果失真。

2. 控制方法

（1）降低失访率:在研究过程中应尽量采取措施减少失访的发生,尽量将失访率控制在 20% 以内。

（2）意向性分析(intention-to-treat analysis,ITT):在干预性研究中,应尽量获取失访者的信息,将失访对象的资料也纳入数据分析中,减少由于失访对结果带来的影响。

（三）实施偏倚

实施偏倚(performance bias)指除了要验证的干预措施外,各组接受的其他措施也不同所导致的系统差异,主要发生在干预实施过程中。

1. 常见原因　在研究过程中,如果干预者不同、干预方案不统一,会导致同一组研究对象接受的干预方案出现差异,导致实施偏倚的发生。另外,如果干预者知道研究对象接受的是哪一种干预措施,会有意无意地对干预组的研究对象提供格外的关注;如果研究对象知道自己接受的是哪一种措施,会倾向于报告更多的症状。此外,如果研究过程中对照组的研究对象也接受了试验组的部分措施,也会带来实施偏倚。

2. 控制方法

（1）标准化干预方案:为了确保同一组中所有研究对象接受的干预措施都相同,应设计标准化的干预方案,统一和细化各组干预的时间、频次、内容和方式,并尽量培训和固定干预者。除了要验证的干预措施之外,要确保各组接受的其他措施尽量一致。

（2）实施盲法(blind method):为了避免干预者和干预对象对研究带来的干扰,尽量对干预者和干预对象施盲,使其不知晓接受的是哪种干预措施。例如在"地塞米松预处理导管预防 PICC 所致静脉炎的研究"中,插管的护理人员和病人看到的是外观相同的注射器和溶液,不知晓是地塞米松还是生理盐水。但是,在护理研究中绝大多数干预措施无法做到盲法。

（3）避免沾染（contamination）:在研究过程中,如果对照组的研究对象由于各种原因有意或无意地应用了试验组的措施,也会导致实施偏倚。例如,对照组的对象通过与试验组的对象进行交流,学到了干预方法的一部分,并应用到了自己身上,从而造成沾染,对研究结果带来干扰。

（四）测量偏倚

测量偏倚（detection bias）指从研究对象获取研究所需信息时产生的系统误差,也称为信息偏倚（information bias）,主要发生在收集和测量指标的阶段。

1. **常见原因**　在测评结局指标时,测量偏倚通常来源于测评工具和方法、测评者和研究对象 3 方面。

（1）测评工具和方法:测评方法及流程不统一、测评工具信效度低、使用的仪器未校准或发生故障、各组测评方法不一致等原因,均会导致测量偏倚。

（2）测评者:如果测评者知晓所测评的对象是哪一组的,会产生主观性,从而导致测量偏倚。例如,某研究以静脉炎作为结局指标,由研究者通过观察作出判定。如果测评者知道研究对象属于试验组还是对照组,可能会有意或无意地倾向于对某一组的研究对象作出过高或过低的评价,从而影响结果的真实性。此外,测评者未正确掌握测评方法和过程,也会产生测量偏倚。

（3）研究对象:如果研究对象知晓自己是哪一组的,在报告症状时会产生主观性,从而导致测量偏倚。

2. **控制方法**

（1）选择信效度高的测评工具:在研究中尽量选择客观的指标及测评工具。对于主观指标,应选择和设计信度与效度在可接受范围的量表或问卷。

（2）统一测评程序和判定标准:应对收集数据的时间、部位、测评程序、结果判定标准进行统一,避免测评程序不一导致系统误差。

（3）对结果测评者实施盲法:为了避免测评者的主观性对结果判定带来干扰,应选择不知晓分组的测评者收集结局指标的数据,并作出结果判定。

（4）固定并培训结果测评者:对于研究中所有的研究对象,尽量固定结果测评者,并对其进行测评程序和结果判定标准的培训。如果有多名测评者,必要时进行预试验,计算测评者间的一致性。

（五）混杂偏倚

由于一个或多个外来因素（混杂因子）的存在,掩盖或夸大了研究因素与研究指标之间的真实联系,称为混杂偏倚（confounding bias）。

1. **常见原因**　在研究设计阶段,如果对外变量未考虑周全或者未进行控制,导致混杂因子各组之间分布不均衡,会导致混杂偏倚。

2. **控制方法**

（1）设计阶段:采用随机、对照、匹配的方法,使混杂因子在各组均衡分布;另外,对于在实际人群中所占比例少、对结果干扰大的混杂因子,可通过限制入选条件的方式,将具有某种特征的病人排除在外。但采用这种方法时,要考虑是否严重影响研究结果的外推性,即研究的外部效度。

（2）资料分析阶段:如果在设计阶段未能控制混杂因子的干扰,还可以在资料分析阶段针对混杂因子进行分层分析;或采用多因素分析方法控制混杂因子的影响,如协方差分析。

二、影响研究外部效度的因素

外部效度涉及研究结果的概括化、一般化和应用范围问题,表明研究结果的可推广程度,即研究结果能被正确地应用到其他非实验情境、其他变量条件及其他时间、地点、总体中去的程度。外部效度主要与研究对象的特征、研究情境及条件、干预措施的实施方法、结局评估标准等密切相关。

（一）研究对象的特征

在进行各类型的研究时，需明确界定研究对象的纳入和排除标准。但如果纳入标准控制得过于严格，导致实际场所中具有某些特征的病人被排除在外，会影响研究结果的外推性。这些特征主要涉及人口社会学特征（如年龄、性别、文化程度、种族、经济状况）及临床特征（如疾病严重程度、病程、合并症）等方面。研究中被排除的研究对象通常包括高龄、有严重并发症、合并其他严重躯体疾病或精神障碍等，但这些病人在实际临床场所中也存在。对纳入和排除标准控制得越严格，内部效度越高，但在一定程度上影响外部效度。因此，在确定研究对象的纳入和排除标准时，要对内部效度和外部效度作出权衡。

（二）研究情境及条件

在验证某些干预措施的效果及安全性时，在研究情境中设置的人力、环境、技术力量、设施和设备等条件，如果在实际临床场所中难以控制和落实，也会影响研究结果的外推性，即使被证明的干预措施确实有效，也无法在实际工作中实施和推广。因此，研究者在设计研究方案时，要综合考虑研究结果将来要应用的临床场所的实际情境和条件。

（三）干预措施的实施过程

在进行干预性研究时，研究者为了控制实施偏倚，通常会设计标准化的干预方案并统一干预者，严格控制干预时机、时间和频次、内容及实施方式。但在实际临床场所中，通常难以做到上述因素的统一。因此，对干预实施过程控制越严格的研究，内部效度越高，但外部效度会受到一定程度的影响，研究者在设计研究方案时要对其作出权衡。

（四）干预措施的利弊权衡

在临床实际场所中，决定是否推广和使用某项措施时必须权衡利弊和费用，只有利大于弊且费用合理时才有价值应用在服务对象身上。因此，某些措施虽然可能被研究证明有助于改善临床结局，但也可能由此对服务对象带来一些副效应或不良反应，其外推性就会降低。例如，对癌症病人来说，告诉病人患病的真实情况有助于早期治疗和获取病人的配合，但也会增加病人的心理负担，可能降低其生存质量。

（杨磊 王志稳）

本 章 小 结

1. 临床流行病学研究体系分为实验性研究和观察性研究两类。实验性研究分为随机对照试验和非随机对照试验，观察性研究分为描述性研究和分析性研究。

2. 护理研究的体系分为实验性研究、类实验性研究和非实验性研究 3 类。实验性研究设计遵循的基本原则主要包括设置对照、随机化分组、重复和盲法。

3. 描述性研究是指利用已有的资料或通过专门调查获得的资料（包括实验室检查结果），按不同地区、不同时间及不同人群特征分组，描述人群中疾病、健康状况或暴露因素的分布情况。

4. 横断面研究又称为现况研究，是对特定时点和特定范围人群中某疾病或健康状况及有关因素的情况进行调查，以描述该疾病或健康状况的分布特征及其与相关因素的关系。

5. 分析性研究是对所假设的病因或流行因素进一步在选择的人群中探索疾病发生的条件和规律，检验所提出的病因假说。分析性研究分为队列研究和病例对照研究两种。

6. 队列研究是将研究人群按照是否暴露于某个因素或暴露程度分为暴露组和非暴露组，追踪观察并比较两组成员在特定时间内与暴露因素相关结局发生率的差异，从而判定暴露因子与结局之间有无因果关联及关联大小的一种观察性研究方法。

Note:

7. 病例对照研究是按照有无某种疾病或健康事件,将研究对象分为病例组和对照组,分别追溯其既往所研究因素的暴露情况并进行比较,以推测疾病与因素之间有无联系及关联强度大小的一种观察性研究,在时间顺序上属于一种回顾性研究。

8. 随机对照试验是采用随机分配的方法,将合格的研究对象分别分配到试验组和对照组,然后接受相应的干预措施,在一致的条件下或环境中,通过适当时间的随访观察,用客观的效应指标对研究结果进行科学的测量和评价。

9. 非随机对照试验是研究对象不能做到随机分组或没有设置平行对照的试验,属于类实验性研究设计。

10. 预实验是简单测试干预方案可行性的小样本试验。护理预实验侧重于干预方案的适用性、可接受性,招募、随机化分组和持续管理研究对象的可行性,以及干预效果的初步评价。

11. 德尔菲法是由研究者拟订调查问卷,采用函询或会议方式向专家组成员进行征询,专家通过定量和定性相结合的方式反馈意见,研究者再针对专家意见进行修订。经过几次反复征询和反馈,专家组成员的意见逐步趋于集中,最后根据专家的综合意见,确定终稿。德尔菲法通常分为准备阶段、咨询阶段及数据处理阶段。

12. 混合研究方法有效结合量性与质性研究各自的优势,弥补量性和质性研究各自的不足,成为继量性研究和质性研究方法之后的第三种方法。混合研究常用方法包括汇聚平行设计、解释性顺序设计、镶嵌式设计、多阶段跨层次设计等。

13. 内部效度是指某个研究结果接近真值的程度,即研究结果受各种偏倚的影响程度。外部效度指研究结果能否推广应用到研究对象以外的人群。

思 考 题

1. 简述描述性研究的特点。
2. 试述队列研究与病例对照研究的设计区别。
3. 简述随机对照试验的设计原理和原则。
4. 举例说明常见非随机对照试验的设计类型。
5. 列出影响研究内部效度和外部效度的因素。

URSING

第五章

研究对象的确定

05章 数字内容

学 习 目 标

知识目标

1. 掌握总体、有限总体、无限总体、目标总体、可得总体以及观察单位的概念;样本与误差的概念。

2. 熟悉样本量估计的注意事项;抽样与分组原则。

3. 了解常见的分组方法。

能力目标

1. 能比较系统误差、随机误差、抽样误差的差异。

2. 能根据研究目的及研究设计类型,确定恰当的抽样方法。

3. 能根据研究目的、研究设计及统计学要求进行样本量估算。

素质目标

在确定研究对象时具备严谨的科学态度和精益求精的科学精神。

血液透析是终末期肾衰竭患者维持生命的长期治疗方式,急性并发症会影响患者的治疗体验,增加心脑血管疾病并发症的风险。血液透析时低血糖是常见的急性并发症。血液透析过程中早期进食能避免低血糖的发生,但同时可能引起胃肠道血液的重新分布,增加低血压的发生风险,影响血液透析效果。研究人员计划比较血液透析患者在血液透析过程中不同进食时间对血糖及血压的影响,进而确定最佳进食时间。在设计研究方案时,研究者首先要确定符合研究要求的对象,确定合适的研究对象人数,采用一定方法获得所需要的具有代表性的研究对象,并采用一定方式分配到不同的处理组中。上述步骤即是对研究对象的确定,是开展研究的重要环节。

请思考:

1. 在护理研究设计的最初阶段,研究者如何确定研究对象和观察单位?

2. 研究对象确定后,研究者如何确定研究对象人数?

3. 研究者如何获得具有代表性的研究对象? 如何进行分组?

研究对象也称为受试对象或实(试)验对象,是指被调查或实(试)验的人、动物或器官、组织、细胞等。在临床研究中,以人作为主要研究对象。大多数的临床研究是样本研究,在确定研究对象时,首先需要明确目标人群(总体)的特征。本章主要阐述研究总体、样本、抽样方法以及样本量的计算。

第一节 基 本 概 念

在护理研究中,研究者面对的研究对象总体可以是有限的或者是无限的。在实践中,研究者通常采用从总体中抽取部分观察单位即样本,进行实际的观察研究。样本值与总体值之间不可避免地产生误差,作为研究者,应尽可能地减小误差,保证结果的真实性与可靠性。

一、总体

(一)总体

总体(population)是根据研究目的确定的全部同质个体的某个(或某些)变量值。这里的个体又称为观察单位(或研究单位),可以是一个社区,一个特定人群,一个人,一个器官,一个细胞,一个血样,一个基因,一个蛋白等。例如了解某时某城市普通外科择期手术住院老年高血压病人术前24小时血压变化,总体是所有某时该市普通外科择期手术的住院老年高血压病人术前24小时的血压值。它的同质基础是同时同地区(某时某城市住院的普通外科择期手术病人)同年龄范围(老年病人)、同观察时段(术前24小时)。

(二)有限总体

总体通常限于特定的空间、时间、人群范围之内,若同质研究对象的所有观察单位所研究变量取值的个数为有限个数,则这个总体称为有限总体(finite population)。例如研究某城市2020年普通外科择期手术住院老年高血压病人术前24小时血压值,则该研究总体具有了时间(2020年)与空间(某城市)的限制,可为有限总体。

(三)无限总体

有时在另一些情形下,没有时间和空间的限制,同质研究对象的所有观察单位的取值个数为无限个数,则为无限总体(infinite population)。例如研究普通外科择期手术住院老年高血压病人术前24小时血压值变化,组成该总体的个体无时间和空间的限制,其个体所组成的全体只是理论上存在,因而可视为无限总体。

（四）目标总体

目标总体（target population）也称为"目标人群""靶人群"，指某一研究中符合研究对象条件的所有个体，是由研究目的决定的符合纳入标准的被抽取样本的所有个体变量值的集合体，是研究者所要将研究结论外推的整个集合体，其范围大小不等。例如研究护理学生的体重，"目标总体"指的是全世界符合"护理学生"这一标准的体重。

（五）可得总体

可得总体（accessible population）是目标总体的一部分，指目标总体中可以得到的那部分个体某个（或某些）变量值的总和，是研究者根据研究的需要能方便抽取的总体。例如某研究者需要研究的目标总体是中国护士的职业疲劳程度，可得总体是某市护士的职业疲劳程度。在这种情况下，样本从可得总体中获得，样本研究的结果首先适用于可得总体，然后再推广到目标总体。

（六）观察单位

观察单位（observed unit），亦称个体（individual）或研究单位（study unit），指研究总体的单位组成部分，是科学研究中的最基本单位。它可以是一个人，也可以是特指的一群人（例如一个家庭、一个幼儿园、一个自然村等），可以是一个器官，甚至一个细胞、一头动物、一个采样点等。

在研究实践中，不可能直接研究无限总体中每个观察单位。即使是有限总体，这个"有限"也是庞大的，要对其中每个观察单位进行观察或研究，受人力、物力、时间等条件限制，常常也不可能，而且没有必要。因此，从总体中抽取一部分具有代表性的观察单位作为研究对象，并用样本的研究结果来推断总体是必要的。例如某研究想要探讨胃癌病人照顾性支持需求的现状和影响因素，计划抽选180例胃癌病人为研究对象进行调查。其中总体是所有胃癌病人的变量值，样本是所抽选的180例病人的变量值，观察单位是指这180位中的某一位胃癌病人。

二、样本

样本（sample）是指从总体中抽取的部分观察单位，其研究变量的实测值构成样本。抽样的目的是通过对样本的研究，根据样本信息了解总体，推断总体的特征。为了能用样本的特征推论总体的特征，必须保证被直接观察或测量的样本对于其所属的总体具有代表性（representative）。所谓代表性，就是指某观察指标在样本中的频数分布情况和该观察指标在总体中实际的分布情况比较接近，可以看作是总体的缩影，否则样本观察指标的结果向总体外推就缺乏可靠性。如果样本具有代表性，则样本测量或观察所得的结果外推到总体中则正确可靠，如用1滴外周血的化验结果，代表此人的全血成分；调查同一座城市部分卫生机构中护士的工作压力水平来推断该城市整体护士的工作压力水平等。例如，某研究想要探究急性心肌梗死病人心脏康复知识与态度的现状，计划抽取某三甲医院急性心肌梗死病人195例。其总体是所有急性心肌梗死病人的变量值，样本即所抽选的195例病人的变量值，以调查结果代表所有心肌梗死病人心脏康复知识与态度的现状。

三、误差

在护理研究中，由于各种因素的影响，如不同研究者、研究方案及研究对象，不同的观察及测量方法，实际操作的规范性等，均可造成实际观察值与真实值之间的差异，即产生误差（error）。误差是研究中所得到的实际测量值与客观真实值之间差别的绝对值。误差是客观存在的，任何研究所得到的测量结果都只能在一定条件下无限接近真实值，而不可能做到绝对准确。护理研究者必须深刻认识到误差产生的原因以及各种原因所产生误差的特点，才能在护理研究各阶段有针对性地采取控制措施。常见的误差分为两类，即随机误差（random error）和系统误差（systematic error）。

（一）随机误差

随机误差（random error）又称机遇误差（chance error），或称偶然误差（accidental error）。由于研究

Note: _____ 🖉

对象往往是来自某个特定总体的样本,样本与总体之间必然因被测定的生物学现象(或指标)的随机变异,以及测量方法本身的随机变异等原因而存在一定差异,从而导致实测值与真实值之间的差异,被称为随机误差。随机误差包括抽样误差和随机测量误差等。

抽样误差是由于个体生物学变异的存在,在随机抽样研究中产生的样本统计量与总体参数间的差别,其大小随样本不同而改变。例如分3批观察某种护理措施对高血压病人血压的影响,每一批随机抽取的样本量均为50例病人。对这3批样本的观测值进行统计处理后,会发现3组结果之间会有所差异。这种差异既反映了不同样本间的差异,同时反映了样本与总体间的差异。虽然使用了随机抽样的方法,但抽样产生的样本指标与总体指标仍存在差异。抽样误差越大,表明样本对总体的代表性越小,结果越不可靠;反之抽样误差越小,说明样本对总体的代表性越好,用样本信息推断总体信息的结果越准确可靠。随机测量误差则是指同一观察单位某项指标在同一条件下进行反复测量时,其大小和符号以偶然的方式出现的误差,一般是由于个体变异产生的。

随机误差虽然看似随机、偶然且无法消除和避免,但究其本质,其分布又必然存在一定的规律性。虽然随机误差的值可大可小,可正可负,但当研究的样本量足够大时,随机误差服从正态分布。因此,通过增加样本量,在研究的设计阶段平衡或限制研究对象的特征(如只考虑某一年龄段的个体,平衡各比较组间研究对象的特征),在实施阶段充分收集和利用有价值的信息,以及在分析阶段运用相对高效的统计分析方法,提高误差估计的精度等方式来尽可能控制随机误差。

(二)系统误差

系统误差(systematic error)亦称为偏倚(bias),它是由某些确定性原因而造成的确定性误差。通常表现为结果有规律的偏大或偏小。这种误差不像随机误差那样可以用统计方法去刻画和研究其规律,并据此估计和控制其大小。例如在测量身高时,每次视角向上倾斜使得测量结果比真实值偏高。偏倚可来自以下几方面。①受试者:即抽样不均匀、分配不随机;②观察者:如在调查中调查员有倾向性暗示或在检验操作中由于个人技术偏差所致;③仪器:因仪器未校正、发生故障或使用不当所致;④环境因素:如气候、地理等。上述因素使得观察值通常不是分散在真值两侧,而是有方向性、系统性或周期性地偏离真值。偏倚是影响研究结果内部真实性的主要因素,它可能夸大或缩小真实效应,从而高估或低估研究因素与研究结局间的关联强度。偏倚可以发生在研究设计、实施、分析以及推理的各阶段,是可以通过正确的研究设计、严格的技术措施尽可能控制甚至消除的。

偏倚可分为选择偏倚(selection bias)、信息偏倚(information bias)以及混杂偏倚(confounding bias)三大类。选择偏倚主要发生在研究的设计阶段,是在研究对象选取过程中由于选取方式不当,导致入选对象与未入选对象之间在暴露或重要特征上存在差异,从而造成系统误差。信息偏倚又称观察偏倚(observational bias),是来自测量或资料收集方法的问题,使获取的资料或信息存在系统误差。混杂偏倚是由于一个或多个外来因素的存在,掩盖或夸大了所研究因素与疾病(或事件)之间的联系,从而部分或全部地歪曲了两者之间的真实联系。引起混杂偏倚的外来因素称为混杂因素(confounder)。

第二节 抽样和分组的原则及方法

护理研究中研究对象多是无限总体,无法直接获取研究总体的信息。即使研究对象是有限总体,因各种条件的局限,也很难对总体进行直接观察。因此多采用由样本信息推断总体特征的研究方法,而最常用的研究方法是抽样研究。抽样(sampling)是指从全体被研究对象即总体中,按照一定的要求抽取一部分观察单位组成样本的过程。例如调查某地2020年6岁正常男童的体重,可从某地2020年6岁正常男童中随机抽取500名男童,逐个进行体重称量,得到500名男童的体重测量值,组成样本。当然获取样本仅仅是手段,还要规定样本的条件,通过样本信息来推断总体特征才是研究的目的。

一、抽样原则

抽样的原则是保证样本的可靠性和代表性。

（一）保证样本的可靠性

符合统一诊断标准是选择研究对象的条件，但符合诊断标准的对象不一定符合研究设计的要求，如研究对象的病情轻重、病程长短、合并并发症、心理状态、社会文化背景等存在差异，使临床研究在探讨某一因素的同时，存在其他非处理或非研究因素对研究结果的影响。因此，为保证样本中每一观察单位确实来自同质总体，需要对研究对象制订明确的纳入标准（inclusion criteria）和排除标准（exclusion criteria），使研究因素相对单一，排除某些非研究因素的影响，确保研究的质量。

纳入标准是根据研究目的而确定的目标人群，明确纳入标准有助于提高研究对象的代表性。纳入标准的内容可以包含对年龄、性别、婚姻状况、职业、居住地等社会人口学资料的规定；对病种、病情、病程、伴随疾病、既往疾病等疾病相关因素的规定。纳入标准是能够入组的基本条件，写在纳入标准的项目必须由检测结果来确定其符合纳入标准。

纳入标准的要点是从复杂的群体中，选择相对单一临床特点、人口学具有共性的对象进行研究。例如调查了解乳腺癌病人从诊断期到过渡期心理痛苦的变化轨迹及影响因素，确定研究对象的纳入标准为：①女性；②年龄18~60岁；③经病理穿刺活检诊断为乳腺癌并拟行手术治疗；④能清楚表达内心感受。

在纳入标准中，通常包括诊断标准（diagnosis criteria）。诊断标准是对病种、病型、病程、病情等严格区分，给出正确诊断。确定疾病诊断标准时，应注重参考国际上如WHO所建议的通用标准，取得诊断标准的一致，也便于国际比较和交流。

在多中心的临床试验中，各承担研究的单位应使用统一的纳入标准选择研究对象。纳入标准的制订应简明扼要，不宜过于苛刻，以免影响研究结果的外推性。研究对象的选择应尽可能选择新患病的病例，尚未接受各种治疗与干预措施的影响，以减少偏倚的发生。

另外，护理研究的实施和结果受研究对象的来源、病情、社会经济地位、心理特点以及接受各种治疗的因素影响。为了防止这些因素的干扰，提高研究结果的可靠性，对符合纳入标准的潜在研究对象，还应根据研究目的以及干预措施的特点，制订相应的排除标准。排除标准用于明确不适合入组的研究对象，其内容可以包含不能合作者、难以随访者、生理状况不佳者、服用禁忌药物者等。排除标准是在符合纳入标准前提下的其他不满足研究要求的特殊情况。放在排除标准中的项目不一定要全部有书面的检测结果，可以通过询问病史或者其他明显症状，由研究者判断该病人是否符合排除标准。例如，调查了解乳腺癌病人从诊断期到过渡期心理痛苦变化轨迹及影响因素，确定研究对象的排除标准为：①乳腺癌复发；②确诊时乳腺癌已转移；③同时患有其他癌症。

在纳入和排除标准的共同控制下，使符合诊断标准的入组病例相对单一，从而避免过多干扰因素，使研究结果有相对可靠的病例基础。

（二）抽取有代表性的样本

有代表性的样本指样本能充分反映总体特征，要求样本必须满足两条原则，以保证样本最大可能地代表总体，从而确保以样本信息为依据的研究结果推断总体特征的可靠性。

1. 抽样要遵循随机化原则　所谓随机化（randomization），是指在进行抽样时，总体中每一个体是否被抽取到，不是由研究者主观决定，而是每一个体按照概率原理拥有均等的被抽取到的可能性。因为在一个人群中，某些因素或某些方面的特征并不是均匀分布的，这就要求在抽取调查样本时，不能随意或主观地进行选择，而是采用一定抽样技术进行随机抽样，因而有相当大的可能性使总体的某些特征在样本中得以表现，使样本能够被认可代表总体。

2. 足够的样本量　即应保证样本中有足够的变量值个数。"足够"的标准要根据研究的精度和变量的变异程度确定。通常精度要求越高，样本量要求越大；变量的变异越大，样本量要求越大。

二、抽样过程与方法

（一）抽样过程

1. 明确总体　根据护理研究的目的界定恰当的研究总体，这是研究的关键环节。如果研究对象是病人，要根据研究目的，对研究对象的人群特征及范围的大小有明确的规定，包括所依据的纳入标准和排除标准。还要考虑在这一人群开展研究的可行性问题。

2. 确定抽样框　在抽样之前，总体应划分成抽样单位，抽样单位互不重叠而且能集合成总体，总体中的每个个体只属于一个抽样单位。抽样框是一份包含所有抽样单位的名录或排序编号。

3. 确定合适的样本量　根据相应的研究目的、研究设计、统计学要求、数据类型等，确定研究所需要的合适样本量。

4. 确定抽样方法抽取样本　抽样方法应根据研究对象的人群特征来选择。如果研究对象的人群特征差异较大（可分成几个层），可采用分层抽样方法。如果调查样本大，涉及单位多且各单位情况比较一致，可采用整群抽样方法。如果是一项大范围调查，可采取多级抽样方法。

在抽样完成后，研究者还需要回顾、分析抽样全过程，保证抽样的全过程合理正确，抽取的样本能够代表总体。

（二）抽样方法

1. 概率抽样　概率抽样（probability sampling）又称随机抽样（random sampling），是根据概率理论，通过随机化的具体操作程序，保证总体中的每一个研究个体均有相等的机会被抽中的抽取样本方法。随机抽样和随机分配是两个不同的概念。随机分配是将研究对象随机分到研究的各组别中，即每个研究对象均有同等机会被分配到每一组。常用的概率抽样法包括简单随机抽样、系统抽样、分层抽样和整群抽样。

（1）简单随机抽样（simple random sampling）：或称单纯随机抽样，是指总体中的每个研究个体被选入样本中的概率完全相同，决定哪一个研究个体进入样本完全随机决定。它是概率抽样中最基本、被广为使用的一种方法，也被认为是最完全的概率抽样。其基本原理是从总体 N 个对象中采用随机方法抽取 n 个，构成样本。常用的随机方法有抽签、掷硬币（50%）、抓阄和随机数字表法。简单随机抽样也是其他抽样方法的基础。具体方法是：首先确定目标人群的特征，将总体中的全部研究单位统一排列程序进行编号，再用抽签、随机数字表法或计算机抽取等方法随机抽取进入样本的号码，表明该号码代表的研究单位已经入选了样本，已经入选的号码在后续的样本抽取中一般不再列入，直至抽取到预定的样本量为止。正确运用随机数字表能保证抽样的随机性，但要求有随机数字表并能正确使用。

简单随机抽样方法容易理解，实施简单，但要求事先把所有研究对象编号，因此当研究总体数量较多时抽样过程比较麻烦，被抽到的个体比较分散，资料收集困难，可行性低。当抽样比例比较小时，得到的样本对总体的代表性差。简单随机抽样计算均数（或率）和标准误（是衡量抽样误差大小的指标，值越小，样本对总体越有代表性）比较方便（例5-1）。

【例5-1】　**简单随机抽样实例分析**

某医学院教师要了解该校 2 000 名医学生的考试焦虑问题，计划采用随机数字表的方法抽取其中的 100 名医学生进行调查。具体方法如下：首先将 2 000 名学生编号如下：0000，0001，0002，…，1998，1999；然后在随机数字表中任意指定某行某列的一个数字，向任何一个方向摘录数字，以 4 个数字为一组，这些 4 位数中凡大于 2 000 直至 4 000 者，均减去 2 000，大于 4 000 直至 6 000 者减去 4 000，依此类推，使每一组数字都不大于 2 000。如后面得到的一组不大于 2 000 的 4 位数出现与前面相同的数字者弃去，共取 100 组不大于 2 000 的数字，与这些数字相对应的 100 名学生就构成本次调查的样本。

（2）系统抽样（systematic sampling）：又称等距抽样或机械抽样，是按照总体一定顺序，机械地每

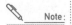

隔若干单位抽取一个研究对象组成样本的方法。具体方法是：先将总体中的每个研究单位按某一特征顺序编号，并根据抽样比例即样本量与总体含量之比规定好抽样间隔 H（抽样比例的倒数），再随机确定一个小于 H 的数字 K，然后以 K 为起点，每间隔 H 抽取一个编号，这些编号所代表的研究单位组成样本。

系统抽样方法简便易行，被选入样本的研究单位在总体中的分布比较均匀，一般情况下，其抽样误差比简单随机抽样小，对总体的估计较准确。当研究者获得总体所有按顺序排列的个体名单时，多采用该方法。但当编号所代表的研究单位具有一定的周期性趋势或单调递增（或递减）趋势时，系统抽样得到的样本会有明显的偏性。例如对某高校学生在校学习成绩进行抽样调查，若每一班的学号是按入学成绩由高到低或由低到高来编制的，则由于入学成绩与在校学习成绩有一定关系（即按学号，成绩存在单调递减或递增趋势），现如按学号进行系统抽样，每班 30 人，如果抽样间距为 30，此时系统抽样就可能产生明显的误差，可能抽到的作为调查样本的学生成绩普遍较好（或较差），因此所得到的样本对总体就缺乏代表性。因此，当研究单位分布比较均匀时，系统抽样才比较合适。但在分层抽样中，每层可以独立采用系统抽样（例 5-2）。

【例 5-2】　**系统抽样实例分析**
　　　　某研究者欲调查医学院护理专业女生对乳腺癌自检技能的掌握状况，计划调查的样本量为 120。已知该医学院护理专业共有女学生 1 200 名，若用系统抽样方法，具体方法如下：首先对全院学生按学号顺序统一编号：0,1,2,…,1198,1199，总体含量 $N=1\,200$，样本量 $n=120$，抽样间隔 $H=1\,200/120=10$，随机确定 $K(K<H)$，例如 $K=6$，然后每隔 10 抽取一个编号，得到 16,26,36,…,1196，与 6 一起，共得到 120 个编号，这些编号所对应的 120 名学生组成该研究样本。

（3）分层抽样（stratified sampling）：是指先按照某种特征将总体分为若干相互之间差异较大的组别、类型、区域等，称之为"层"（strata），再从每一层内按比例随机抽取一定数量的研究单位，合起来组成样本。如研究某医院护士的心理应激水平，该医院本科学历护士占 10%，大专学历护士占 50%，中专学历护士占 40%，假如想抽取一个 100 人的样本，则可以按学历分"层"，从本科、大专、中专学历的护士中分别随机抽取 10 人、50 人、40 人，合起来组成所需样本。

在分层抽样时，还可对各层进行独立分析，但分层常使得各层在样本中所占的研究单位含量不相等，如例 5-2 中以学历来分层，本科学历、大专学历、中专学历的护士数目均不相等。抽样时样本中每一层的个体数量要根据它们在总体中所占比例确定，结果样本中本科学历护士只有 10 人。假如研究者想对本科学历护士做进一步深入探讨，这 10 名本科护士就不具有代表性，这时研究者应该放弃原有的比例而加大稀少部分的抽样数，使所抽取的样本更具代表性。

分层可以使各层内具有较好的均质性，然后在均质的各层内以随机方式抽出恰当的研究单位。这种抽样方法可以更好地保证样本对总体的代表性。各层内各研究单位的观察值变异越小，各层间均数（或率）差别越大，分层效果越好，抽样误差也越小。因此，分层抽样时要注意选择分层用的特征指标与分层标志，应能使各层内的差异较小，层间差异较大（例 5-3）。

【例 5-3】　**分层抽样实例分析**
　　　　某研究者欲了解某初中学校学生的心理健康状况，确定样本量为 105，已知该初中学校有 1 050 名初中学生。研究者考虑到心理健康状况和学生的年级有关系，拟采用分层抽样方法。具体方法如下：首先按年级分层，即分为初一、初二、初三 3 个层次。然后，按比例确定每层抽取个体的个数，则抽取每个年级学生人数比例为 $105\div1\,050=10\%$。已知该初中学生一年级有 400 名，二年级有 300 名，三年级有 350 名，按比例计算出每个年级需要抽取的人数：一年级 $400\times10\%=40$ 名，二年级 $300\times10\%=30$ 名，三年级 $350\times10\%=35$ 名，一共需要抽取 105 名；然后对每个年级的每位学生进行编号，再按照前面介绍的简单随机方法，如随机数字表法进行随机抽样，则抽取出的 105 名学生即组成本次调查的样本。

在分层抽样过程中,可对不同层采用不同的抽样方法,如调查某市区医务人员工作的满意度,可将医务人员分为大型医院与社区医院两层,大型医院可以采用按照工资号进行系统抽样,社区医院可以采用整群抽样的方法。

（4）整群抽样（cluster sampling）:是指将总体中所有的研究单位按某种属性分成若干个群体,再从这些群体中随机抽取其中一部分群体,其内的全部研究单位构成样本。即整群抽样不是从总体中逐个随机抽取个体,也不是从每个层随机抽取个体,而是以群为单位进行抽样。如研究的问题是某市社区医院护士的工作满意度及相关因素,调查总体是一个市的所有社区护士,可以将该市的每所社区医院都看成一个群体,对所有的社区医院进行编号,随机从中抽出若干个社区医院,然后对被抽社区医院中的所有护士进行调查,称为单纯整群抽样。如果我们不是调查被抽社区医院中的所有护士,而是在其中随机抽查一部分护士,那就是两阶段抽样（two-stage sampling）。这些医院称为初级抽样单位,而每一名护士称为二级抽样单位。整群抽样在下面两种情况下使用:第一种情况是由于时间等问题,不能进行简单随机抽样和分层随机抽样;第二种情况是组成总体的个体不明确,无法获得总体中所有个体的名单。

整群抽样易于组织实施,可节省人力物力,比较适用于大规模的调查。但当群体间差异较大时会增大抽样误差,所以在分群时应尽量使群体间差异较小,使抽取的群体数相对较多,以减少整群抽样带来的误差。如果确定所抽取的样本量是一定的,可以采用增加抽样的群体数而相应地减少每个群内研究单位数的方法来减少误差（例5-4）。

【例5-4】　**整群抽样实例分析**

> 某研究者欲调查某市社区医院护士工作满意度及相关因素。确定样本量为200。已知该市一共有30个社区,共有社区护士人数900名。因获得总体中每一个护士的名单较为困难,所以采用随机数字表、系统抽样法以及分层随机抽样在实施中难度较大。因而研究者拟采用单纯整群抽样,具体方法是:把该市的30个社区按1,2,3,…,28,29,30编号,因每个社区平均护士人数为900÷30＝30人,总共需要200名社区护士,初步估算要抽取200÷30≈7个社区,随后通过随机数字表或者计算机随机选出7个编号,如果这7个社区的所有护士人数不够200名,可以再随机抽取1个社区;如果抽到6个社区,社区总护士人数已达200名,则也可以只抽取6个社区。这些抽到的社区中所有社区护士组成研究的样本。

上述4种抽样方法都是单阶段抽样,其中的简单随机抽样是最基本的方法,也是其他抽样方法的基础。4种抽样方法按抽样误差大小排列为:分层抽样<系统抽样<简单随机抽样<整群抽样。

（5）多级抽样（multistage sampling）:在实际抽样时,不仅要考虑抽样误差的大小,同时也要考虑操作上的可行、方便,所以往往多种抽样方法联合使用或采用多级抽样。多级抽样是大型调查时常用的一种抽样方法。从总体中先抽取范围较大的单元,称为一级抽样单元（例如县、市）,再从抽中的一级单元中抽取范围较小的二级单元（如区、街）,这就是二级抽样。若再继续从已抽出的区、街中抽取居民,这就是三级抽样。还可以推而广之,可做更多阶段的抽样,三阶段以上的抽样通称为多级抽样。多级抽样过程也常使用上述不同的基本抽样方法,以保证样本的代表性（例5-5）。

【例5-5】　**多级抽样实例分析**

> 某研究欲了解某市居民的健康素养,欲调查7 200名居民,已知该市共有51个街道,每个街道包含若干个社区。由于本研究总体单元数目较大,分布较广,若实行简单随机抽样,需要对所有研究对象进行编号并实施随机抽样,实施过程非常困难;如果按照街道采用整群抽样,则要求研究者对各街道、社区的分布情况了解得十分清楚,做到划分的群组（街道）之间的研究对象差异尽量小,组内的研究对象差异尽可能大,才可能保证抽取的样本具有最好的代表性,显然研究者无法控制各街道研究对象之间的差异,也很难通过重新

划分群组来减小各街道之间的差异,所以该方法不适用于本研究;而如果采用分层抽样,则研究者需要对 51 个街道单元的社区数量以及每个社区的人口分布情况都了解得很清楚,然后才能再根据比例进行样本的抽取,这对大型研究来说不可行,也不可取。因此,本研究采用多级抽样方法,预计抽取 18 个街道,每个街道抽取 2 个社区,每个社区抽取 100 户家庭,每个家庭抽取 2 名居民,若该家庭不足 2 名居民,则在该社区增加家庭户数,直到样本量达到 7 200 名。具体方法为:①首先进行一级抽样(从总体中抽取范围较大的单元,本研究中较大的单元为街道),从该市 51 个街道中随机抽取 18 个街道;②然后进行二级抽样(从抽中的单元中抽取较小单元,本研究较小的单元为社区),从每个街道随机抽取 2 个社区;③进行三级抽样(从抽中的较小单元中抽取更小的单元,本研究中指家庭),从抽中的每个社区随机抽取 100 户家庭;④再从抽中的每户家庭随机调查 2 位居民。则最终每个社区调查约 200 人,最后抽取的 7 200 名居民为该研究的调查对象。这样既使抽样工作简单化,也尽可能地保证了样本的代表性。

2. 非概率抽样 非概率抽样(non-probability sampling)也称非随机抽样,是指抽样未采用随机抽样的方法,总体中的每一个研究单位被抽取进入样本的概率是不确定的。研究者可以根据自己的方便或主观判断抽取样本。虽然根据样本调查的结果也可以在一定程度上说明总体的某些性质和特征,但是无法用统计推断的结果来推论总体。因此,非概率抽样的样本代表性方面不如概率抽样。但是在许多专业的研究中仍是较实用的获得研究样本的方法,包括社会学、护理学等仍较多地应用非概率抽样。非概率抽样主要有 4 种方法,方便抽样、定额抽样、目的抽样及滚雪球抽样。

(1)方便抽样(convenient sampling):是指样本限于总体中易于抽到的一部分,如将容易找到的人或物作为研究对象。如教师用本校学生,护士调查本病房病人等。常见的方便抽样是偶遇抽样(accidental sampling),即研究者将在某一时间和环境中所遇到的每一总体单位均作为样本成员。方便抽样是非随机抽样中最简单的方法,其优点是方便、易行、省时省钱。其缺点是抽到的样本不一定能代表总体,会造成较大的偏差。因其准确性和代表性差,一般应尽量避免使用。如果只能采用这种方法,在分析结果时应特别慎重(例 5-6)。

【例 5-6】 **方便抽样实例分析**

研究者欲通过问卷调查了解某三甲医院门诊病人就诊体验的满意度情况,计划调查 500 人,已知该医院每天门诊量约 5 000 人。由于门诊病人就诊地点主要集中在门诊部,流动性大,病人随意性高,且一般就诊完毕即离开医院,无法对每位病人进行编号,实施随机抽样,即使进行了编号,也无法保证每个被抽取的病人一定在场,他们可能已经就诊完毕离开医院。因而本研究采用方便抽样的方法,首先确定调查地点为某三甲医院门诊部,这样可以更方便地纳入研究对象;发放问卷时遇到符合标准的门诊病人就纳入,依次标记为 1,2,3,…,498,499,500。不考虑就诊顺序、就诊病种等差异,直到填写问卷的人数达到 500 人即组成该研究的样本量。

(2)定额抽样(quota sampling):是指研究者根据总体内有层的特性,将总体依照某种标准分层(群),根据总体内各层(群)的构成比,按比例抽取各层(群)中的研究单位作为样本。定额抽样与分层概率抽样相似,但分层概率抽样的各层样本是随机抽取的,而定额抽样的各层样本是非随机的。如研究者想调查护生对护士角色的看法,准备抽取 40 人的样本。某护理学院的学生共 200 人,一、二、三、四年级分别占 20%、25%、30%、25%。进行定额抽样时,按照各年级学生占学院学生总数的比例,分别从一、二、三、四年级抽取 8 人、10 人、12 人、10 人,至于选到哪位学生进入研究样本则不是随机的。定额抽样是在方便抽样的基础上增加了分层配额的抽样策略,是经常使用的非概率抽样(例 5-7)。

【例5-7】　**定额抽样实例分析**

　　某研究欲通过网上问卷调查的方式了解医学院毕业学生的健康相关行为知晓率,计划纳入学生400名。由于医学生的健康相关行为与所学专业相关,因此按专业抽取样本代表性会更好;但考虑到该调查方式需要学生自愿参加填写,无法对参加的学生进行随机抽样,因而本研究采用定额抽样的方法。具体方法是:①首先根据专业进行分层,即临床医学专业、医学检验专业、护理专业、医学技术专业和康复医学专业5个层次;②计算出需要抽取的比例,已知该医学院共有毕业医学生4 000名,则抽取的比例为:400÷4 000＝10%;③然后进行配额计算:其中临床医学专业学生1 600名,医学检验专业学生600名,护理专业学生700名,医学技术专业学生600名,康复医学专业学生500名。按照比例,每个专业需要调查的人数为:临床医学专业1 600×10%＝160名,医学检验专业600×10%＝60名,护理专业700×10%＝70名,医学技术专业600×10%＝60名,康复医学专业500×10%＝50名。再根据各专业需要抽取的人数请本专业学生进行网上问卷填写,只要自愿参加本研究的本专业毕业生都可以纳入,直到每个专业纳入的人数达到计划调查人数,最后进入研究的学生组成该研究的样本。

　　(3) 目的抽样(purposive sampling):是指研究者依据自己的专业知识和经验以及对调查总体的了解,有意识地选择某些被判断为最能代表总体的研究对象作为样本的抽样方法。当研究者对自己的研究领域十分熟悉,对研究总体比较了解时采用这种抽样方法,可获代表性较高的样本。调查冠心病病人接受冠状动脉旁路移植术的情况,可以从开展该项手术的医院中选择调查对象。这种抽样方法多应用于研究总体很小,但其内部各研究对象间差异大的情况,以及研究总体的范围无法确定的情况。该方法虽然没有采取随机抽样,但是仍然有很强的实用性,如用于检验某种新的技术措施,在探索性、前瞻性的研究中比较常用。目的抽样的缺点是没有客观的指标来判断所抽得的样本是否真的具有代表性(例5-8)。

【例5-8】　**目的抽样实例分析**

　　某研究拟通过访谈法深入了解助产士对围生儿死亡的产妇进行哀伤辅导的内心感受及护理经验。由本研究通过访谈法开展研究,纳入的样本量一般较小,如果采用随机抽样则因为样本太小可能出现抽样误差太大,影响研究结果的可信度。因而本研究采用目的抽样的方法,通过人为控制有目的地选择最具有代表性的样本。研究者选取了广东省11家三级甲等医院作为研究现场,根据研究目的设计了研究对象的入选条件:①取得护士执业资格证书;②有1年及以上的产科工作经验;③目前在产房工作。排除标准:在工作中未接触过围生儿死亡案例。以信息饱和原则确定样本量,最终选取了18名助产士。

　　(4) 滚雪球抽样(snowball sampling):是指利用社会群体内部间联系较密切的优势和朋友间具有共性的特点而形成的联系线索来进行抽样。具体方法是:先访问具有代表性的某人,然后由被访问者推荐,请他们提供另外一些属于所研究目标总体的调查对象,根据所形成的线索选择此后的调查对象,再访问被推荐的调查对象,访问第二人后,由第二人推荐,再访问第三人,如此继续下去,与滚雪球一样,逐渐增加样本人数,从而实现研究目的。该抽样方法在寻找某些特殊总体中的个体时非常有用,如酗酒者、药物滥用者、离婚者、丧偶者等,因为这些个体一般不愿意让人们了解他们,很难找到。

三、分组原则

　　研究中,往往两事物间有比较才能鉴别,这就需要设置对照进行分组。

1. 符合研究目的　研究目的是研究分组的决定性因素。例如,队列研究以是否暴露分组,病例对照研究以是否患病或某种结局分组,而实验性研究的分组则要随机,达到组间均衡。历史对照性研究则以某个时间点作为分组的依据。

2. 均衡性 特别在实验性研究中,各组之间要满足科研设计的均衡原则,即保证各组样本的基础情况(除处理因素以外影响研究结果的非处理因素)相同或相似,具有可比性。这样才能认为结果的差异是因处理因素的不同而导致的。

3. 可比性 研究分组组间要具有可比性。例如,在病例对照研究中,对照必须从病例所来自的人群选择,对照是有可能成为病例的人;换言之,每一病例在未发病前应该是合格的对照,而每一对照若发病都有可能成为病例组的成员。

四、分组过程与方法

(一)分组过程

1. 获得所需要样本 明确样本来源,按抽样步骤与方法获得所需样本。

2. 选择分组方法 当样本获得之后,根据研究目的、研究设计以及研究中遇到的实际情况选择合适的分组方法。

(二)分组方法

1. 随机分组 按照机会均等的原则,将具有同质性的一组研究对象按照事先设计的比例随机分配到不同的组。随机分组的优点是可以得到特征相似的几组研究对象,组间的可比性较好,在前瞻性研究中应用较好。常见的随机分组包括下列几种:

(1)简单随机分组:又称为完全随机化分组,是对研究对象直接进行随机分组,常通过掷硬币或随机数字表,或用计算机产生随机数来进行随机化,在事先或者实施过程中不作任何限制和干预或调整。具体方法是:将每个研究对象排序,然后给每个对象依次分配一个随机数字,随机数字可从随机数字表获得,确定分组的方法,根据随机数字进行分组。优点是简单易行,随时可用,不需要专门工具;缺点是当研究对象数量大时,工作量相当大,有时甚至难以做到。此外,简单随机化分组方法对小样本实(试)验操作起来虽然简单,但是如果研究对象例数较少时,则各组例数会出现不平衡现象(例5-9)。

【例5-9】 简单随机分组实例分析

某研究欲比较以家庭为单位的健康教育模式对糖尿病病人血糖控制的效果,共纳入10例糖尿病病人,为了避免病人自愿选择入组或研究者有意将依从性良好的病人分到试验组影响研究结果,计划采用简单随机分组将病人随机等分到试验组和对照组。本研究采用随机数字表法,设定规则为抽取的随机数字编号1~5号对应的糖尿病病人进入试验组,6~10号病人进入对照组,具体方法是:①先将这10位病人从1~10进行编号;②再从随机数字表中任一行,比如第20行最左端开始横向连续取10个两位数字;③然后将这10个随机数按从小到大的顺序进行编号,如果随机数相等,则先出现的为小;④按照事先设定的规则,随机数编号为1~5号的病人进入试验组,6~10号病人进入对照组。

(2)区组随机分组:又称均衡随机化分组或限制性随机化分组,即将随机加以约束,使各处理组的分配更加平衡,满足研究要求。在一个区间内包含一个预定的处理分组数目和比例。区组(block)是对受试对象进行划分,即由若干特征相似的实(试)验对象组成,如同一窝的动物、批号相同的试剂、体重相近的受试者等。区组随机能够避免简单随机可能产生的不平衡,任何时候,实(试)验组与对照组的样本量均保持平衡,也可以说确保整个实(试)验期间进入每一组的对象数基本相等,不仅提高了统计学效率,而且保证了分配率不存在时间趋势,即使因为某种原因病人预后存在时间趋势,也能将偏倚减到最小(例5-10)。

Note:

【例5-10】　**区组随机分组实例分析**

　　某研究欲了解电话随访干预对极低出生体重早产儿生长发育的影响,共纳入80例极低出生体重的早产儿。因新生儿生长发育早期变化最明显的指标是体重,因而本研究的目的是比较电话随访干预对极低出生体重早产儿体重的影响有无差异。由于直接采用简单随机分组无法保证试验组和对照组的早产儿体重基本一致,影响研究结果的判断,因此本研究采用区组随机分组。具体方法是:①首先进行区组设计,将符合纳入标准的80例早产儿根据体重由轻到重依次编号为1、2、3、…、79、80,然后根据早产儿体重接近的例数决定一个区组的数目,本研究中每8例早产儿体重比较接近,所以选择体重相近的8例早产儿分为一个区组。②然后进行随机分组,对每个区组内的8例早产儿采用抽签法决定进入试验组或者对照组,抽中"是"进入试验组,抽中"否"进入对照组,依此类推,最终进入试验组和对照组的样本比例为1:1。需要注意的是:如果早产儿之间体重相差比较明显,也可以选择体重接近的2/4/6名早产儿作为一个区组。

　　(3)　分层随机分组:按研究对象特征,即可能产生混杂作用的某些因素(如年龄、性别、种族、文化程度、居住条件等)先进行分层,然后在每层内随机地把研究对象分配到实(试)验组和对照组。各层实(试)验组研究对象合计组成实(试)验组,各层对照组研究对象合计组成对照组。分层随机分组适用于当研究对象存在明显的差异(如病情严重程度不同),而这种差异有可能因随机分组的不均衡而造成研究结果出现明显偏差(例5-11)。

【例5-11】　**分层随机分组实例分析**

　　某研究欲调查基于微信公众号的在线随访对改善冠心病病人服药依从性的效果,即比较接受微信公众号在线随访和未接受微信公众号在线随访病人的服药依从性有无差异。因病人文化程度的高低对微信使用的掌握情况影响较大,而这种因微信使用的掌握不到位而导致的服药依从性差异并不是由于微信公众号随访所出现的结果,若直接采用随机分组可能也无法保证试验组和对照组的病人文化程度保持基本一致。因而本研究按照文化程度采用分层随机能够更好地保证基线一致,减少文化程度差异对研究结果造成影响。具体方法为:①首先进行分层,将参与研究的冠心病病人按照小学及以下、初中、高中、大专及以上的文化程度依次分为1、2、3、4组;②然后进行随机分组,将第1组的冠心病病人进行统一编号,采用随机数字表或者抽签法随机分配到试验组(A组)和对照组(B组),同样的方法再将2、3、4组病人随机分配到A组和B组。最后所有A组的病人组成试验组,B组的病人组成对照组,A、B组的冠心病病人文化程度基本保持一致。

　　2. **历史对照分组**　在探索性研究中,受研究条件和伦理限制,无法设计同期对照组,在这种情况下,将前一段时期采用常规方案的样本作为对照组,形成历史对照。历史对照虽然有明显的局限性,但在评价疗效非常明显的治疗措施或是方案时还是可以作出初步判断的(例5-12)。

【例5-12】　**历史对照分组实例分析**

　　某研究拟探讨医护治一体化模式对脑外伤康复期病人的应用效果,比较接受传统医护治工作模式和接受医护治一体化模式的脑外伤康复期病人的运动功能状态、日常生活能力及焦虑抑郁评分的差异。医护治一体化模式是以病人及多方需求为导向发展而成的一种新型临床团队式康复服务模式,由医生、护士、治疗师共同发现、探讨,解决病人现存的问题,更有效地帮助病人恢复功能。因此从伦理角度来讲,目前所有病人应有权利接受更有效的干预措施,不能进行随机分组,只能采用历史对照分组,将2016年1月至2017年10月收治的脑外伤病人60例设为对照组,2018年1月至2019年10月收治的脑外伤病人56例设为观察组,通过比较两组的运动功能状态、日常生活能力及焦虑抑郁评分来探讨医护治一体化模式的效果。

3. **自然分组**　在回顾性研究中,有些病例用 A 治疗方案,有些病例用 B 治疗方案,自然就形成了分组。研究者可以利用病例档案中自然形成的分组资料进行对比研究。在这类研究中,多组病例可以是同期的,也可以是非同期的。如早期病例做常规手术,后期病例做胸腔镜手术,这两组病例可以进行比较,评价胸腔镜治疗的疗效和安全性。自然分组的局限性是组间可比性较差(例 5-13)。

【例 5-13】　**自然分组实例分析**

　　　　某研究欲探究帕金森病病人与非帕金森病病人围手术期并发症的发生率差异,目的是为帕金森病病人围术期管理提供理论依据。因此根据是否患有帕金森病将手术病人分为试验组与对照组。由于目前不能进行随机分组,所以该研究只能采取自然分组,某医院进行手术治疗的帕金森病病人作为试验组,非帕金森病手术病人作为对照组,通过比较两组病人围术期并发症的发生率来研究帕金森病对病人术后恢复的影响。

4. **按意愿分组**　临床研究中常采用按病人/医生意愿分组的研究。这种分组方法的可操作性强,实施过程中难度较低,但科学性较差,偏倚风险高,在前瞻性研究中最好不用这种分组方法(例 5-14)。

【例 5-14】　**意愿分组实例分析**

　　　　某研究拟探讨高剂量地塞米松是否能改善体外循环下心脏手术病人的预后,目的是比较术前 15~30min 使用高剂量地塞米松和安慰剂病人的术后康复情况。该研究采用实践偏好-随机化后知情同意设计。本研究中的两个研究中心各有不同的实践标准使用地塞米松和不使用地塞米松,研究者在每个研究中心使用 2∶1 的比例将病人分配到实践标准组和非标准组,如此就保证了有 1/3 的病人进行知情同意。分组方式反映了强烈的临床医生偏好,但通过将同等数量的研究中心与相反的实践标准相匹配来进行平衡。虽然所有病人在预约手术时都有机会选择不考虑纳入试验,但只有在他们被分配到非标准组时,才需要进行知情同意。该设计能够提高研究效能,减轻病人的焦虑和痛苦。

第三节　样本量估计

样本量(sample size)指调查研究或实(试)验研究样本的单位观察数。在护理研究中,由于人力、物力、经费等因素限制,只能对总体中的一部分进行研究,即研究样本,然后由样本统计量推断总体参数。因此,护理研究人员在抽样设计中必须确定需要多少研究对象或观察对象。

一、样本量的估计方法

(一) 相关概念及样本量估计的原则

1. **样本量估计的概念**　样本量估计(sample size estimation)是指为满足统计的准确性和可靠性(I 类错误的控制和检验效能的保证)计算出所需的样本量,是临床科研设计中一个极为重要的环节,直接关系到研究结论的可靠性、可重复性,以及研究效率的高低。一般来说,若从严格定义的总体中随机抽样,样本量越大越好。但事实上,这样做是行不通的。因为样本越大,所需的精力、人力和物力都会很大,需要的时间很长。样本量过少也不妥当,因所研究的问题往往比较复杂,观测的指标常带有变异性。因此样本量过少会导致所得指标不稳定,检验效能太低,结论缺乏充分依据,难以获得正确的研究结果。

2. **样本量估计的原则**　样本量的确定应依据基本原则,首先应根据总体的性质、特征和研究者所欲承担的误差风险,同时还须保证科研结论具有一定的可靠性。一般而言,如果研究单位之间的变异较大,则样本要大些。如单位之间均衡性较好,则样本可以小些。如果研究者希望达到的精确度高,样本量应大些。当预计所调查疾病的患病率低,样本量要大;反之,样本量可小些。样本量的估计方法应该在研究方案中详细阐述,包括计算样本量所依据的参数,如方差、均数、反应率、阳性事件发生率、差值等。

（二）与样本量相关的一些条件与参数

抽样方法不同,估计样本量的方法各异。常用的简单随机抽样估计总体参数时,样本量的大小与一些参数有关。因此在估计样本量之前,必须事先明确一些条件与参数。

1. **研究目的与资料性质**　例如要比较几组计数资料,先要知道百分数或率;要比较几组计量资料,先要知道平均数及标准差。这些数据可从以往的实践与经验,以及预实验的结果或文献资料中得来。

2. **检验水准（α值）**　即本次研究允许的第一类错误概率,也称假阳性率,是统计学上的显著性水平。通常,α值设定为 0.05 或 0.01,这就是希望在 α＝0.05 的水准上发现差别,还是希望在 α＝0.01 的水准上发现差别。α越小,即假阳性率越低,另外还应明确是单侧（α）检验还是双侧（α/2）检验,一般认为双侧检验较为稳妥。此外,估计样本量时还应当根据专业知识确定用单侧检验还是双侧检验。同一实（试）验,若既可用单侧检验又可用双侧检验,则前者所需例数要少些。

3. **检验效能（power of test）**　也称把握度（power）,即在特定的 α 水准下,若总体间确实存在差异,该项研究能发现此差异的能力（真阳性）。β 是第二型错误的概率,即不能否定无效假设的概率,也称假阴性率,一般取单侧。而把握度就是 1-β,其意思是如果两组确有差别,则在每 100 次实（试）验中平均能发现出差别来的概率。把握度可用小数（或百分数）表示,一般取 0.99、0.95、0.90 或 0.80。样本量越大,检验效能越高。

4. **总体标准差 σ 或总体率 π 的估计值**　它们分别反映计量资料和计数资料的变异程度。一般是根据前人经验或文献报道作出估计。如果没有前人经验或文献报道作为依据,可通过预实（试）验取得样本的标准差 S 或样本率 P 分别作为 σ 和 π 的估计值。σ 的估计值越大,π 的估计值越接近 0.5,所需样本量越大;反之,σ 越小,π 的估计值越远离 0.5,所需样本量越小。

5. **容许误差 δ**　是研究者要求的或客观实际存在的样本统计量与总体参数之间或样本统计量间的差值。由于抽样误差的影响,用样本指标估计总体指标常有一定的误差,因而要确定一个样本指标与总体指标相差所容许的限度。此值要求越小,所需例数就越多。对于计量资料,δ 为两均数差值或实（试）验前后的差值等。对于计数资料,δ 为具有实际临床意义的有效率或患病率等差值,可通过预实（试）验,也可以通过查阅文献,以专业上有意义的差值代替。容许误差既可以用绝对误差来表示,也可以用相对误差来表示。在其他条件确定的情况下,容许误差越小,样本量越大;反之,容许误差越大,样本量越小。

以上是样本量估计的基本条件或基本要素,在此基础上,还应结合研究目的、指标性质、假设检验类型及单双侧检验等进行计算。

（三）确定样本量的方法

护理研究中,通常可以通过经验法、查表法、计算法等方法确定样本量。

1. **经验法**　指根据前人无数次科研实践经验所积累的一些常数作为大致的标准。在调查性研究方面,一般认为确定正常值范围的研究项目样本量至少需要 100;地区性调查样本量通常为 500~1 000,全国性调查样本量为 1 500~2 500;肿瘤死亡率调查不能少于 10 万人口;估计人口年龄、性别构成的抽样应为总人口数的 1/10;如果做回归分析,样本量可为自变量个数的 10~20 倍。

2. **查表法**　利用根据数理统计已专门编制成的样本量查询表,一查即得,十分便利,但其范围受到表的限制。查表前,也需要提前确定检验水准 α、检验效能 1-β、容许误差和差值 δ,以及总体标准差 σ 或总体率 π。在预实（试）验中所获得的某些初步数据,常可为样本量估计提供有用的参考资料（例5-15）。

【例5-15】　**确定样本量——查表法**

　　研究降低饮食中盐量对高血压病人血压值的影响,要求平均降压效果超过8mmHg才有研究意义。10例病人预试验前后血压差值的标准差为20mmHg,若规定 $\alpha = 0.05$,检验效能 $1-\beta = 0.80$,该研究需要多少样本量?

　　分析:本例检验水准 $\alpha = 0.05$ (单侧),检验效能 $1-\beta = 0.80$,容许误差 $\delta = 8$ mmHg,总体标准差 $\sigma = 20$ mmHg, $\delta/\sigma = 0.4$,查表得样本量 $n = 40$ 。

　　3. 计算法　通过一定的数学公式估算出所需样本量。研究资料的性质不同、研究的科研设计不同、抽样方法不同,估计样本量的计算公式也不相同。常用的计算公式有横断面调查研究、病例对照研究、队列研究、率的假设检验、均数的假设检验、直线相关与回归、多因素分析等的样本量估计公式(例5-16、例5-17)。

【例5-16】　**确定样本量——计算法1**

　　某研究者欲调查护士职业疲劳的影响因素。研究设计为横断面调查性研究。欲以年龄、工作年限、心理健康状况、社会支持4个变量为自变量,职业疲劳得分为因变量。该研究需要纳入多少样本?

　　分析:该研究设计为描述性研究设计,涉及多元回归分析的样本量计算。

　　根据公式:

$$n = 1 + m + m\psi^2\left(\frac{1}{R^2} - 1\right)$$

　　m 为变量个数, R 为复相关系, Ψ 为以 α 、 β 、 $v_1 = m$, $v_2 = n - m - 1$ 查 Ψ 值表所得。 α 为检验水准, β 是第二型错误的概率。

　　首先要去查阅文献,获得复相关系数。根据既往研究的文献报道,复相关系数 R 的取值在 $0.5 \sim 0.6$,可取值 0.5 ,检验效能应高于 0.8 ,本研究中取 0.9 ,则 $\beta = 1 - 0.90 = 0.10$ 。设定 α 的值,以及单侧或是双侧检验,假设取双侧检验 $\alpha = 0.05$ 来进行计算。由于 n 未知,采用尝试法,假设自由度为 ∞ ,本例中, $m = 4$, $\alpha = 0.05$, $\beta = 0.10$, $v_1 = 4$, $v_2 = \infty$,查 Ψ 值表,得 $\Psi_{0.05, 0.10, 4, \infty} = 1.96$,则

$$n_1 = 1 + 4 + 4(1.96)^2\left[\frac{1}{(0.5)^2} - 1\right] = 51.1$$

　　再以 $v_2 = 52 - 4 - 1 = 47$,查 Ψ 值表, $\Psi_{0.05, 0.10, 4, 47} = 2.06$,则

$$n_2 = 1 + 4 + 4(2.06)^2\left[\frac{1}{(0.5)^2} - 1\right] = 55.9$$

　　综上,在本研究中,需要纳入样本至少56例。

【例5-17】　**确定样本量——计算法2**

　　某研究者欲评价同伴教育对社区2型糖尿病病人血糖控制的效果。研究设计为类试验性研究设计。研究分为同伴教育组与护士教育组。比较两组病人在血糖指标上有无差异,以此说明同伴教育对血糖控制的效果。

　　分析:本研究设计为干预性研究设计,根据研究目的,将比较同伴教育组与护士教育组两组在血糖控制方面的差异,所以可用成组设计两均数的样本量估计的计算公式:

　　两组样本例数相等时 $n_1 = n_2 = 2\left[\dfrac{(Z_{\alpha/2} + Z_\beta)\sigma}{\delta}\right]$, δ 为容许误差, σ 为总体或样本标准差, $Z_{\alpha/2}$ 和 Z_β 为自由度为 ∞ 的 α 和 β 取值下的查表所得值。

如何确定公式里面的参数呢？这就需要做预实验或查阅文献获得这些参数的值。通过预实验可知同伴教育组将社区 2 型糖尿病病人空腹血糖控制在（6.2±2.1）mmol/L，护士教育组将社区 2 型糖尿病病人空腹血糖控制在（8.6±1.6）mmol/L，两组血糖差值的标准差 σ 为 2.0mmol/L。检验效能（1-β）应高于 0.8，本研究中取 0.9，则 $\beta=1-0.90=0.10$。设定 α 的值，以及单侧或双侧检验，假设取双侧检验 $\alpha=0.05$ 来进行计算。由于 n 未知，采用尝试法，将自由度为∞的 $Z_{\alpha/2}$ 和 Z_{β} 代入计算，查表可得 $Z_{\alpha/2}=Z_{0.05/2}=1.96$，$Z_{\beta}=Z_{0.10}=1.282$。本研究中两组样本例数相同，$\delta=8.6-6.2=2.4$mmol/L，$\sigma=2.0$mmol/L

则 $n_1=n_2=2\times\left[\dfrac{(1.96+1.282)\times2.0}{2.4}\right]^2=14.6$

故在本研究中，当两样本例数相等时，每组至少需要纳入研究对象 15 例，共需要纳入样本至少 30 例。

（四）常见的样本量计算软件和网站

由于样本量计算公式较复杂，手工计算操作较繁琐，一些样本量估算软件或网站应运而生。目前常用的样本量估计软件有 nQuery Advisor + nTerim，PASS，DSTPLAN，G*Power，PC-Size，PS，SAS Power and Sample Size application（PSS），Stata 软件，R 软件。其中，nQuery Advisor+nTerim 和 PASS 最常用，几乎涵盖了所有的样本量计算方法

nQuery Advisor+nTerim：是由爱尔兰 Statistical Solutions 公司开发的商业软件，由 nQuery Advisor7 软件加入 nTerim 模块组成，前者原先是一独立样本量估计软件，后者是专门用于期中分析的样本量估计模块。该软件运行于 Windows 平台，同时得到了美国食品药品监督管理局（FDA）、欧洲药品管理局、日本、韩国的官方认可，为世界制药企业和生物技术公司 50 强中的 49 家所使用，内容几乎已经涵盖了样本量计算的所有方面。

PASS：由美国 NCSS 公司开发，是一款运行在 Windows 平台下的商业软件。类似于 nQuery，它也覆盖了几乎所有的样本量计算方法，其官方网站宣称用到的统计方法已经超过了 230 种。

DSTPLAN：是一款运行在 Windows 环境下的免费软件，其本身是基于 Fortran 语言构造，由得克萨斯大学安德森癌症中心开发，包括的统计分析方法有 t 检验、相关分析、率的比较、2×N 的列联表检验，以及生存分析的差异性检验。

G*Power：是一款在 Windows 以及 Mac OS X 环境下运行的免费软件，由德国杜塞尔多夫大学开发，包括的统计分析方法有 t 检验、方差分析、回归分析、相关分析以及拟合优度分析。该软件在用户输入关键参数后就会立即给出效应量。

PC-Size：是一款在 Windows 环境下免费运行的 DOS 命令行软件，包括的统计分析方法有 t 检验、方差分析、回归分析、相关分析以及率的比较。该软件也可计算效应量。

PS：是一款在 Windows 环境下运行的免费软件，包括的统计分析方法有 t 检验、卡方检验、Fisher 确切概率法、McNemar 检验、回归分析及生存分析等。

SAS Power and Sample Size application（PSS）：是由 SAS 公司开发的运行于 Windows 环境的一款软件，其附带在整个 SAS 系列内随同安装，包括的统计分析方法非常有限，只有 t 检验、率的比较、相关分析、回归分析、方差分析以及生存分析。

Stata 软件或 R 软件：严格来讲属于编程语言而不是现成的软件。理论上只要编程得当，可以实现任何样本量计算的统计方法。

样本量计算网站：在线样本量计算网站也较多，其中有一款较常用，其网站名称为 powerandsamplesize。该在线软件可以完成常用的多种研究设计和统计分析的样本量计算，网界界面也比较清晰，易于操作。还有一个独特的优势是除了协助计算出所需的样本量，还给出了该种计算方法的统计学公式和文献出处，非常方便在学位论文和研究计划书中应用。

二、样本量估计的注意事项

1. 选择恰当的估算样本的方法 因为研究目的、研究设计、研究资料、抽样方法等不同,决定了估算样本的方法及公式不同,如样本均数与总体比较(或配对比较)、两样本均数比较、两样本率比较等,均有各自相应的样本估算公式。因此应按照相关适用标准的说明,选用正确的估算样本量的方法。

2. 尽量选择总体单一,保证指标客观 减少研究单位的个体变异,如比较吸烟与不吸烟病人的肺功能时,采取同年龄、同性别病人进行比较等;尽量选择客观指标,如数值变量、计量指标、多变量综合指标等;选择较优的实验设计方案,严格控制实验条件,如配对设计、交叉设计、随机区组设计等;两组或多组设计时,一般要求各组间的样本量相等。

3. 多种样本量估计方法相结合 如确定临床参考值时,要求 n 应大于 100 例;若采用计算方法进行估计时,可多作几种估算方案以便选择;如粗估样本率可以取几种不同的值估算。若有多个重要结局指标,一般按主要结局指标进行估算;采用多种方法估计样本量时,取最大值为最终样本量估计值。

4. 必须考虑样本的丢失情况 所计算出的样本量一般为能检测出差别的最小样本量,在抽样过程中,可能遇到受试者中有不合作者、中途失访、意外死亡等,这些都会减少有效观察对象,应按照一定的失访率扩大样本量,一般按照样本量的估计值增加 10%~15%。如初估样本量为 n,实(试)验组不依从率为 Q_1,对照组沾染率为 Q_2,则校正后样本量 n_a 为 $n_a = n/(1-Q_1-Q_2)$。例如通过计算,得到初估样本量 $n=30$、$Q_1=15\%$,$Q_2=5\%$,则 $n=30/(1-0.15-0.05)=37.5\approx38$,或 $n_a=n/(1-Q)$,$Q=Q_1$、Q_2 中较大者,则 $n=30/(1-0.15)=35.3\approx36$。因此研究者应根据实践经验以及借鉴其他研究者的研究经验,对失访的数量进行预先估计。

(李玲利)

本 章 小 结

1. 总体包括有限总体、无限总体、目标总体、可得总体。

2. 研究过程中造成的误差主要来源于系统误差(偏倚)和随机误差。

3. 抽样的过程包括明确总体、列出抽样标准和选择合适的量及抽样方法。抽样的原则有保证样本的可靠性、选取有代表性的样本。

4. 抽样的方法包括概率抽样(简单随机抽样、系统抽样、分层抽样、整群抽样、多级抽样)和非概率抽样(方便抽样、定额抽样、目的抽样、滚雪球抽样)。

5. 分组的方法包括随机分组、历史对照分组、自然分组与按意愿分组。

6. 估计样本量的重要参数包括检验水准、检验效能、总体标准差(或总体率的估计值)和容许误差。

思 考 题

某护理专业两位同学计划合作完成一项课题,拟对该市护士进行职业疲劳现状调查,并分析护士性别、年龄、工作年限、职称、所在科室以及每周夜班个数对职业疲劳的影响。初步拟定的研究题目为"护士职业疲劳的现状及影响因素分析"。

请您结合本章节学习内容,设计一个抽样方案,并对该研究所需样本量进行估计,写出样本量估算的依据。

Note:

URSING

第六章

研究变量及测量

06章 数字内容

学 习 目 标

- **知识目标**
  1. 掌握变量以及测量指标的概念；测量工具信度和效度的概念及其主要的反映指标。
  2. 熟悉理论性定义与操作性定义的区别。
  3. 了解国外量表引进的基本步骤。
- **能力目标**
  1. 能根据研究目的和研究设计，确定研究中的自变量、因变量与混杂变量。
  2. 能根据研究目的编制简单的调查问卷。
  3. 能根据研究变量选择恰当的测量工具。
  4. 能评价测量工具的内部一致性信度、重测信度和内容效度。
- **素质目标**

  在确定研究变量和研究工具过程中具备评判性思维和逻辑思维，以及严谨的科学精神。

护士小孙欲评估养老机构老年人的衰弱情况,从而更好地预防老年人跌倒、失能、患病等风险。

请思考:

1. 该研究的主要变量是什么?

2. 该研究中"衰弱"的操作性定义是什么,如何有效地测量该变量? 是否已经有现成的测量工具? 或者需要自己编制一个相应的测量工具? 如果国外已经有现成的测量工具,是否可以直接翻译后在国内老年人群中应用? 这个测量工具在中国老年人群中应用的可信度和有效度怎么样? 如果需要自己编制,该注意些什么问题?

确定研究选题后,研究设计的重要内容之一就是要确定研究变量,以明确本研究需要观察的结果指标,以及与结果指标相关联的其他变量和指标。研究变量确定以后,还需要明确如何测量这些变量,进而选择有效的研究工具。本章将具体阐述如何确定研究变量和测量指标,简要介绍研究工具的种类、问卷的编制方法、测量工具信度与效度的概念及常用的信度和效度的测评指标,以及国外量表引进和应用的基本步骤。

第一节　明确研究变量和测量指标

明确研究变量及测量指标是研究设计的重要内容,尤其要明确变量的类型。

一、变量的概念

每一个研究课题包含的概念可分为两大类,即常量和变量。常量是仅有一个不变值的概念,如护士、北京市、急性心肌梗死病人等。与常量对应的概念是变量(variable),指在研究过程中可以测量、操纵或控制的具有不同抽象程度的概念,如体重、身高、血压、脉搏、血糖、生活质量、焦虑情绪等。变量可以观察或测量,变量的观测值就是所谓变量值,也称作数据或资料(data),更准确地说,数据或资料是由若干变量值所组成的。例如本章导入情境案例中,主要的研究变量是"衰弱",从生理、心理、社会和环境适应能力等方面进行衰弱测量,得到的测量值即为衰弱的数据。

有些变量属于具体的概念,如年龄、体温、脉搏、呼吸、血压、身高、体重、职称、学历等,可以进行直接测量,也称为显变量(manifest;observable variable);有些变量是属于抽象的概念,如满意度、疾病不确定感、社会支持、生活质量等,不能被直接精确观测,或虽能被观测但尚需通过其他方法加以综合的变量,也称为潜变量(latent variable)。对于抽象性的概念,不但要明确地定义,也需明确其测量,在护理研究中,抽象性概念通常用量表进行测量。

二、研究变量的理论性和操作性定义

变量的概念可以从理论性定义(theoretical definition)和操作性定义(operational definition)来界定。理论性定义指对研究变量本质的概括,以揭示其内涵,并将其与其他变量区别开来。操作性定义指用可感知和可度量的事物、事件、现象和方法对变量作出具体的界定。例如,"生活质量"(潜变量)的理论性定义为"在不同文化价值体系中的个体,在心理健康、心理状态、独立能力、社会关系和周围环境关系等方面,与自己的目标、期望、标准以及所关心的事情有关的生存状况的体验",操作性定义为"世界卫生组织生活质量评定量表(SF-36)的得分",其用 36 个自评条目作为测评指标。大多数时候,操作性定义可以直接用测量工具来表述,如果有的潜变量并没有一个现成的测量工具可用于测量,这时操作性定义则需将变量的主要特征用可观察、可测量的条目加以表达和描述,并作为测评指

标通过统计学方法加以验证,这样就可以发展新的测量工具了。

三、确定研究变量

无论是描述性研究设计还是干预性研究设计,都涉及人口学变量。人口学资料(demographic data)指研究中被测量的研究对象的一些特征,用于描述样本。例如,性别、年龄、民族、教育水平、收入、工作性质。对存在健康问题的人群的研究,常常还需要描述其诊断、患病时间、住院时间、治疗情况等与疾病和治疗相关的信息。在研究资料收集阶段,研究者通常根据研究目的自行设计调查表来收集人口学资料和疾病相关信息,例如"一般人口学资料调查表""疾病相关资料调查表"。

除人口学变量和疾病相关资料变量之外,还应根据研究目的确定研究中的主要观察变量,主要包括自变量、因变量和外变量(定义详见第四章相关内容)。不同研究设计类型中常见的变量如表6-1所示。干预性研究中的自变量、因变量和外变量的示例见表6-2。

表6-1　不同研究设计中的研究问题与主要研究变量

研究类型	研究问题	主要研究变量
描述性研究	ICU 病房呼吸机相关性肺炎的发生率如何?	呼吸机相关性肺炎的发生率
分析性研究	护理本科生评判性思维与工作后临床决策能力有关吗?	评判性思维 临床决策能力
实验性研究	音乐疗法能否缓解肺癌病人的术前焦虑?	音乐疗法 术前焦虑

表6-2　干预性研究中的研究问题与研究变量

研究问题	自变量	因变量	混杂变量
基于 APP 的健康教育组的高血压病人比对照组病人具有较高的服药依从性吗?	是否基于 APP 的健康教育模式	服药依从性	病人年龄、文化程度、患病时间长短、对疾病的认知水平等
个体化认知行为干预能提高乳腺癌术后化疗病人的心理弹性水平吗?	个体化认知行为干预与否	心理弹性	病人年龄、文化程度、干预者的水平、化疗次数等
肺康复训练能提升慢性心力衰竭病人的运动耐力吗?	有无肺康复训练	运动耐力	训练人员水平,病人年龄、性别、心功能分级以及先前的耐力水平等

四、确定测量指标

明确研究变量,首先要通过文献查阅并结合研究目的确定变量的定义是什么(即理论性定义与操作性定义分别是什么),变量对应的测量指标是什么,其中研究的主要结局(primary outcome)指标是什么,次要结局(secondary outcome)指标是什么。例如,在护士疲劳的研究中,主要研究变量为疲劳水平,研究者通过查阅文献,采用了 2 个指标对疲劳进行测量,其中疲劳状况自评是主要结局指标,而反应迟钝是次要结局指标。

指标(indicator)(亦称观察项目)是指在研究中用于反映研究目的和研究变量的某些现象与测量标志。当研究变量是显变量时,可以直接进行测量,如血压、血糖、HIV 检测阳性与否等,既是研究变量,也是测量指标。当研究变量为潜变量时,如生活质量、焦虑、幸福程度等,不能直接测量,需要使用量表中的一系列条目来进行测量,这些条目就是测量指标。当研究者可选用现成的量表时,需特别注意量表的原创者对该变量的理论性定义。例如,欲选用 Winwood 的疲劳量表来测量护士的疲劳水平,研究者需要深入了解量表原创者 Winwood 对疲劳是如何定义的,只有当量表原创者与研究者对该变量的理论性定义尽可能一致时,研究者才能选择 Winwood 的疲劳量表。如果没有现成的量表使用,则需要首先将潜变量的理论性定义转化为操作性定义,再制订可测量的条目或事物作为测量指标。例如,对"6 个月婴儿精细动作"的操作性定义为:能抓吊着的小球、双手对蹭、能双手做推的动作等条目,则这些条目即为"6 个月婴儿精细动作"的测量指标。

确定测量指标时应注意以下几点:

1. 准确性　测量指标要能够准确地反映研究的内容、变量的操作性定义,且具有特异性。如判断泌尿系感染,用体温和血常规中的白细胞计数升高来说明有无感染,则指标的选择就不具备特异性;而采用尿培养、膀胱刺激征(尿频、尿急、尿痛)作为测量指标,就具有特异性。为了提高对变量测量的准确性,研究者通常采用多个指标综合反映某个变量,如使用尿培养和膀胱刺激征作为泌尿系感染的测量指标。再如评估艾滋病病人抗病毒治疗的服药依从性,研究者一方面可以根据病人自我报告的漏服药次数来测量其依从性,亦可通过查数每个月剩余药片数目、查阅门诊领药记录等综合评价研究对象的服药依从性。

2. 客观性　客观指标是指通过仪器和设备测量得到的,而主观指标则是通过研究者或受试者自己的主观判断形成的。客观指标具有较好的重现性,主观指标则往往受主观因素影响,如回忆偏差、当时的情绪状态、调查员的影响等。在护理研究中,如果能用客观指标测量的,就尽量选用客观指标,如用睡眠检测仪检测睡眠质量,比用自陈式睡眠评估量表更加可靠;但由于护理研究的对象为人,因此往往会涉及很多需要主观指标表达的变量,如疼痛、舒适度、职业倦怠等,此时,研究者应尽量选择一些信度和效度较高的研究工具进行测量。有关测量工具的信效度将在本章第四节中进行详细介绍。

3. 灵敏性　测量指标和测量工具均应具备较高的灵敏度。如用血氧饱和度作为观察机体缺氧程度的指标,比用呼吸和面色的改变更为灵敏。再如评价儿童肥胖程度时,选用体重指数(BMI)比选择体重更加灵敏。

4. 稳定性　选择的测量指标应具有一定的稳定性,才能可靠地反映测量的变量值。如评价急诊科护士的心理状态,选用"自我报告的即刻心情",则该指标的稳定性就不够好,因为即刻心情比较容易发生变化,不能准确反映护士的心理状态;而选用最近一周的焦虑、抑郁等指标则相对比较稳定。此外,为保证测量指标的稳定性,也要严格控制外部的影响因素,如测量血压时要做到"四定"(定部位、定体位、定时和定血压计)、在平静状态下测量等。

5. 可行性　测量指标的确定还需要考虑在现有的研究仪器设备、经费、技术等条件下能否进行准确测量。如某研究生打算探索中国传统的健身气功"八段锦"能否改善社区老年人的睡眠质量,如果该研究者没有足够经费或没有睡眠监测室,则选用睡眠检测仪进行睡眠质量的测量就不具有可行性;而睡眠质量自评量表虽然是主观指标,但是可行性比较强。

确定研究变量的实例分析见例 6-1。

【例 6-1】　确定研究变量的实例分析

　　某护士欲研究音乐疗法对心脏介入手术病人术前焦虑水平的影响,确定研究变量的步骤如下。①明确研究问题:音乐疗法组的心脏介入手术病人术前焦虑水平是否比非音乐疗法组低?②确定研究设计:随机对照试验;③根据研究问题确定自变量:音乐疗法与否;因变量:术前焦虑水平;混杂变量:病人的年龄、性别、文化程度、经济状况、对手术的了解程度、人格特质、患病时间长短、对音乐的敏感性等;④查阅文献,并根据研究目的和变量间的逻辑关系明确变量对应的测量指标:在本研究中需要明确的是焦虑的测量指标,包括焦虑状况自评、心率、血压,其中焦虑状况自评为主要结局指标,心率、血压为次要结局指标;⑤关于焦虑的理论性定义与操作性定义进行文献查阅,进而选择适当的测量工具,例如焦虑自评量表,心率和血压选用电子血压计。

Note:

第二节 研究工具概述

研究工具(research instrument)是指研究人员针对某个概念或是变量收集资料所采用的工具,广义上,研究工具也是研究人员处理和解释资料的一种专业性技巧与手段。"工欲善其事,必先利其器",因此在科学研究中,研究工具对结果的真实性和可靠性有着至关重要的作用。

（一）护理研究中常见的研究工具类型

研究工具既包括有形的研究工具,如测量工具、实验设备、计算机以及众多用于研究的特定物品,也包括无形的研究工具,如研究某一问题的特有方法、实验程序和数据分析处理技术等。以下介绍两种常见的研究工具类型:

1. **仪器、设备、试剂等测量工具** 在临床护理研究中,经常使用一些仪器、设备、试剂等工具进行资料收集,例如 CT、X 线、血液常规检查、B 超、血压计、体重计、各种检查试剂等;在实验室基础研究中,常见的有低温冰箱、分光光度仪、离心机、抗体试剂等。在护理心理学研究中,常见的有斯金纳箱、生物反馈仪、错觉仪等。

2. **问卷或量表** 问卷(questionnaire)和量表(scale)均是护理研究中经常使用的资料收集工具。问卷和量表是为了搜集人们对某个特定主题的态度、价值观、观点或信念等信息而设计的一系列问题。一般而言,问卷的范畴相对宽泛,只要是针对某一主题而设定的一系列相关问题的集合都可称作问卷,其内容可包括人口学资料(如性别、年龄、婚姻状况等)、事实性资料(如身高、体重、检查结果等),以及态度和心理学概念性资料(如满意度、知晓度、焦虑等);其问题形式和应答项可多样化(见本章第三节)。例如:艾滋病相关知识问卷、宫颈癌病人出院健康需求问卷、糖尿病病人健康自我管理评估问卷等。而量表则以测量心理学上的概念为主,通常一个量表只测量一个心理学的概念,该概念可有下位概念;其应答项往往统一形式(如采用利克特量表应答形式)。如 Beck 抑郁自评量表、SF-36生活质量评定量表、家庭功能量表等。

（二）研究工具的选择

涉及生物测量的研究,应尽量选择信效度、灵敏度和特异度均较高的测量工具,而且要选择国际通用的、被普遍认可的研究工具。如对睡眠质量的研究中,使用自测的匹兹堡睡眠质量调查问卷,则不如使用具有睡眠监测功能的手环,更不如使用多导睡眠监测仪,使数据的测量更加准确。

涉及基于人群的研究,尤其是测量心理学指标、知识、行为等指标时,通常选择量表和问卷进行资料收集。此时应遵循的原则是,首先选择已在研究人群中使用、被广泛公认的、具有文化适用性的、具有较好信效度的评定量表或问卷,包括应用经过翻译、回译和文化调适后的国外量表;如果没有现成的可用量表和问卷,则查询在不同文化人群中研究相同概念的量表或问卷,进行翻译、修订及文化调适,以使其适合于本研究人群。若前两者均无,则需要根据量表或问卷编制的原则发展量表或编制问卷。

量表和问卷均是护理研究中常用的人群调查研究工具。但是两者存在一定的区别。①编制的依据有所不同:量表通常以某个理论为依据,而问卷是根据研究的主题而设定。如"健康信念量表"依据健康信念理论,而"大学生健康信念与安全性行为调查问卷"则是根据研究的目的而确定调查的内容,包括健康信念、性行为等。②涵盖的范畴有所不同:通常情况下,一个量表只测量一个主要概念,而一个问卷则可以同时测量几个概念,可以同时包括几个量表。如"大学生健康信念与安全性行为调查问卷"则包含了健康信念和性行为两个主要概念。③标准化和规范化程度不同:量表是经过标准化的测量工具,需要经过严格的心理学考评,如要用到本章第四节信效度测评指标的多个指标来考评,而问卷通常只需要测评其内容效度、内部一致性信度和/或重测信度(知识问卷慎用重测信度)即可。④条目和应答项的一致性不同:量表针对某个概念设置条目,条目的类型较一致,答题方式较统一,通常用利克特量表的应答方式(具体见本章第三节);但问卷可以是不同类型问题的集合,可以是开放式的问题,也可以封闭式的问题,可以是单选,也可以是多选,题目的类型详见本章第三节,故问卷应答项也可以是形式多样的。因此,在实际研究中选择问卷还是量表,可以综合以上内容进行考虑。

第三节　问卷的编制

问卷是护理研究中常用的研究工具之一。调查问卷通常包括问卷的名称、指导语、一般人口学资料、疾病相关资料(如研究对象为病人群体的话)、根据研究目的设置的变量及其测评条目以及结束语。问卷编制应遵循一定的原则与步骤。

一、问卷编制的原则

(一)目的明确

问卷要根据研究的问题和研究的概念(变量)来编写条目。如果研究目的明确、重点突出,则没有可有可无的问题。

(二)结构合理、逻辑性强

问题的排列应有一定的逻辑顺序,符合应答者的思维程序。一般是先易后难、先简后繁、先具体后抽象。如通常将人口学资料列在最前面,而将抽象的生活满意度、敏感性的话题如性行为等放在靠后的位置。

(三)通俗易懂、适合应答者

问卷的结构应使应答者一目了然,并愿意如实回答。如老年人可以设置较大字体、儿童可以使用视觉模拟问卷等。问卷中语气要亲切,符合应答者的理解能力和认识能力,避免使用专业术语。对敏感性问题采取一定的调查技巧,使问卷具有合理性和可答性,避免主观性和暗示性,以免答案失真。

(四)问卷长度适宜

确定适当数量的题项可以根据一般的经验或预试结果。一般用于成人的问卷,完成时间不应超过 30 分钟;针对儿童的问卷,完成时间不应超过 15 分钟。

(五)便于资料的校验、整理和统计

在问题提出时,应充分考虑问题的统计分析方法,避免出现无法分析、处理或使处理过程复杂化的问题和答案。

二、问卷编制的步骤

编制调查问卷的基本步骤包括明确问卷编制框架、编制问卷条目及应答项、条目的筛选与排序、润饰文字和规范条目、编制指导语、内容效度评定、问卷预试验。

(一)明确问卷编制框架

编制问卷前,首先需要根据研究目的和主要研究概念,明确所需要设计的问卷主题。如例 6-2 就详细讲述了如何确定问卷的编制框架。

【例 6-2】　**明确问卷编制框架示例**

某护士欲编制一个"以测量护士标准预防的知识、依从的信念和行为"为主题的调查问卷。研究者需要首先明确研究的主要变量是"标准预防的知识""标准预防依从的信念""标准预防的依从行为"。除此主要的研究变量之外,研究者还需要确定基本的人口学变量,如性别、婚姻、受教育程度等,以及与护士工作相关的变量,如工作科室、工龄、有无接受过相关培训等。问卷的总体框架就架构好了。

但是对于具体的研究变量,同样需要明确其操作性定义,明确其测量的框架。如本研究中,针对"护士标准预防依从信念"这一主要研究概念,研究者经过查阅文献,发现其理论性定义是指护士为防止在工作中感染传染性疾病及避免感染疾病后不良结果的发生而

Note:

采取标准预防的意愿强度,对采取标准预防过程中可能遇到的困难和采取该行为有益性的认知,以及解决困难的信心和动力。根据健康信念模式这一理论,进一步明确该概念的操作性定义为:依从标准预防的有益性认知、依从标准预防的阻碍性认知、对不依从标准预防可患疾病易感性的认知、对自身依从标准预防的信心、促发因素、对不依从标准预防可患疾病严重性的认知,共 6 个方面,以此为依据,确定了该问卷的内容框架。

（文献来源:王庆妍,康虹,唐四元.护士标准预防依从信念量表的编制与信效度检测[J].中华护理杂志,2015,50(8):906-911.）

（二）编制问卷条目及应答项

编制问卷条目可以有两种方式。一是运用已有问卷中的条目进行修订。查找文献,在已运用的成熟问卷中查找测量概念相关的条目,在原作者同意下,可修订整个问卷或部分条目,使其满足自身研究需求。但是若现成条目运用于不同文化程度人群,需要通过预调查以确保其适用性。二是自行编写新条目。新条目可根据研究目的和理论依据推论出能测评出这些内容的项目,对要测量的概念进行操作性定义。该步骤一般通过查阅相关文献、回顾以往经验、参考专家意见、访谈相关研究人群、参考相关调查表等方式完成。在编写条目初期,强调条目丰富性,将尽可能多的条目纳入条目库,以备甄选。

问卷的条目类型多样,可以根据测量的主题自行设置。

1. **封闭式问题（close-ended question）**　是结构性最强的问题,答案预先设定,研究对象在事先设定的答案中进行选择。封闭式问题相对而言快捷有效,特别是在有限的时间内或者对于敏感性问题、封闭式问题较容易获得答案。如询问对方的经济收入,以开放式问题的形式直接询问"您去年家庭年收入大约是多少?"容易引起研究对象的疑虑甚至反感,改为封闭式问题的形式,给予其选项较易获得答案。封闭式问题也有缺陷,由于其答案是固定的,当答案中没有一个符合研究对象的意愿,他又必须在其中选择一个,则会造成资料的偏差。相对而言,封闭式问题有可能会忽视某些有重要意义的信息,同时所得到的答案也比较肤浅。封闭式问题和开放式问题应互为补充,根据问题的性质和敏感程度、研究对象的表达能力、资料收集的时间等因素选择合适的形式。

根据答案的设置不同,封闭式问题又可分为两分制、单选题式、多选题式、排序式、等级评分式等。

（1）两分制问题（dichotomous question）:又称是非题型问题,答案以"是""否"的回答方式表示。两分制问题适合于收集事实性信息（factual information）,也适合于收集小儿的资料。见例 6-3。

【例 6-3】　您在过去 7 天是否有漏服药物?

　　　　□ A. 是　　　　　□ B. 否

（2）单选题式问题（single choice question）:该问题一般提供 3~5 个应答项,填写者仅能选择 1 个应答项。该类问题适合于测评知识知晓度或掌握度的资料。应答项的设置需要有且只有 1 个合适选项。见例 6-4。

【例 6-4】　您认为成年人腋下体温正常值范围是哪一项?

　　　　□ A. 35~36℃　　　□ B. 36~37℃
　　　　□ C. 37~38℃　　　□ D. 不知道

（3）多选题式问题（multiple choice question）:该类问题一般提供 3~8 个答案,适合于收集态度和意见方面的资料。该类答案设置需要一定的经验,要包含所有可能答案。如果答案设计者不能确定是否已包含所有可能选项,可增设"其他"选项,以帮助研究对象准确表达信息。见例 6-5。

【例 6-5】　您是如何得知流行性感冒的防护措施的?（可选多项）

　　　　□ A. 报纸　　　　　□ B. 电视　　　　　□ C. 收音机
　　　　□ D. 社区宣传栏　　□ E. 医院健康教育　□ F. 病友介绍
　　　　□ G. 家人或朋友推荐　□ H. 网络
　　　　□ I. 其他(请写明)_____

（4）排序式问题（rank-order question）：要求研究对象对所列的选择项目按某种程度排序，常见的有重要程度、偏向程度、难易程度等。排序具有多样性，可以是将所列选项排出前面几个，如 3 个，也可以是将所有选项排序。在该类问题设计中，由于放在第一位的选项可增加其备选率，为了减少偏差，可以将所有选项随机排序。见例 6-6。

【例 6-6】　请按照 HIV 在体内的浓度大小进行排序，浓度最大的列为 1，浓度最低的列为 6。

　　　　排列以下选项：

（　）A. 眼泪

（　）B. 血液

（　）C. 精液

（　）D. 伤口渗液

（　）E. 唾液

（　）F. 阴道分泌物

（5）等级评分式问题（rating question）：要求研究对象对某一事物或事件进行程度评定，可用文字、数字、线段等表现。等级评分式问题又可分为数字评分（如 1~10 评分）和利克特条目（Likert item）。数字评分见例 6-7。

【例 6-7】　您对自己肺功能康复的信心是：0 表示一点也没有信心，10 表示非常有信心，请您根据您的实际了解情况在相应数字上打"√"。

一点也没 有信心	0	1	2	3	4	5	6	7	8	9	10	非常有 信心

利克特条目以心理学家 Rensis Likert 的姓命名，其选项是对事物或事件的双向、对称评价，包括同意、评价和频度方面的评定，条目答案的选择项一般可有 4 个、5 个、7 个，以 5 个选项多见。当选项数目为奇数时，有中间不表明态度选项；若为偶数，没有中间选项，研究对象一定要表明倾向。

5 个选项的利克特条目答案表示赞同程度、行为出现频率、满意程度的表现方式，分别见例 6-8、例 6-9、例 6-10。

【例 6-8】　护士给我做健康教育时，我感到她们在敷衍我

□（1）非常不赞同

□（2）不赞同

□（3）不明确

□（4）赞同

□（5）非常赞同

【例 6-9】　最近一周，我感到自己很疲乏

□（1）从来没有

□（2）偶尔

□（3）有时

□（4）经常

□（5）总是这样

【例 6-10】　您对目前的工作环境满意程度是

□（1）非常不满意

□（2）不满意

□（3）不确定

□（4）满意

Note:

☐（5）非常满意

封闭式问题答案的设置需遵循详尽和互斥的原则。详尽是指所设置答案包括了所有可能选项，研究对象不可能再用其他的答案来回答问题。见例6-11。

【例6-11】　你在化疗当天,呕吐了多少次?

☐ A. 没有　　　　☐ B. 1~2次

☐ C. 3~4次　　　☐ D. >4次

而下一个问题答案设置就违反了详尽这个原则,见例6-12。

【例6-12】　请选择您的最高学历

☐ A. 小学　　☐ B. 中学　　☐ C. 大学

对于未接受正规教育或者接受了研究生教育的研究对象,这个问题就没有可供选择的选项。在某些情况下,如研究者不知道所有可能出现的答案,增设一个选项"其他",并留空白让研究对象填写,可以得到更全面的信息。

互斥原则是指选项互不重叠,研究对象能够快速辨别出适合其特点的选项。例如例6-13的答案设置即违背了此原则。

【例6-13】　您每天晚上需要小便多少次?

☐ A. 0次

☐ B. 1~2次

☐ C. 2~3次

☐ D. >3次(问题分析:答案相互重叠)

2. 开放式问题（open-ended question）　没有对答案进行任何预先设定。开放式问题形式自由,特别适合于比较合作、善于表达的研究对象,能提供较深入的信息资料,在质性研究中常用。在量性研究中,某些问卷会在最后有几个开放式问题,以得到更全面的信息。在设计开放式问题时,应在卷面留出足够的空间让研究对象填写。见例6-14。

【例6-14】　您对改进儿童病房的布置有哪些建议?

_____

_____

3. 权宜式问题（contingency question）　是指那些对某些研究对象适用,而对其他研究对象不适用的问题。研究对象是否需要回答该问题,取决于其在其他问题中的答案(通常这个问题会设置"跳转"的提示)。如某研究拟调查照顾死亡病人的经历对护士职业观、价值观的影响,若该护士没有这样的经历,则不用回答某些问题。见例6-15。

【例6-15】　您为濒死的病人提供过护理服务吗?

☐ 是

☐ 否(请跳转下面的8~10题,直接回答11题)

此外,几乎所有的问卷均会包括被调查者的人口学资料(demographic data),包括性别、年龄、受教育程度、信仰、职业、年收入、民族、出生地、居住地等,用于描述研究对象的特征,或者探讨人口学特征与研究关键变量之间的关系。人口学资料涉及的问卷条目类型一般包括封闭式问题和开放式问题。见例6-16。

【例6-16】　常见人口学资料的条目类型

出生年月:_____年____月

性　　别:☐ 女　　　　☐ 男

教育水平:☐ 小学及以下　☐ 初中　　☐ 高中或中专　　☐ 大学及以上

婚姻状况:☐ 单身　　　　☐ 已婚　　☐ 离婚　　　　　☐ 丧偶

（三）条目的筛选与排序

编写的最初条目数一般要大于最终形成的条目数。通过专家的反复推敲,可以酌情增加或删减问卷的条目数。同时要根据研究的目的或研究概念,对编写的条目进行排序,如根据概念的类属关系将条目分成几组;或者根据问题答案种类,将类似问题放在一起,以利于研究对象填写答案;或者根据其他的逻辑顺序,如时间、从全局到个人等顺序。

如在"护士标准预防的知识、依从的信念和行为"这一研究中,调查问卷涉及一般人口学资料、护士工作相关资料、标准预防的知识、依从的信念和依从的行为这些内容。一般情况下,问卷均先设置人口学资料,再设置其他要测量的变量条目。对于此份问卷而言,人口学资料之后设置护士工作项的信息,再设置知识、信念和行为的内容,这样的顺序较为合理,因为合乎认知的顺序。此外,对一些可能暴露隐私的问题或是敏感性问题,可以尽量设置在问卷后面。例如,关于性行为的调查,则经常设置在人口学资料、相关知识等其他变量的后面,以避免调查对象过于防备而影响资料的填写或者资料的真实性。随着问卷的填写,调查对象可以从问卷的设置、条目的提问方式中逐渐建立起对调查的信任度,这时候再来填写敏感性的问题,则更容易让调查对象接受。因此,条目清晰与否、条目的提问方式展现出来的对个体的尊重程度,都有利于建立与调查对象的信任关系。如下面讲到的润饰文字,以及编制条目的注意事项。

同理,对于量表中涉及的测量条目也需要进行排序。如下面的例 6-17,作者就针对编制"护士标准预防依从信念"量表所涉及的条目进行了归类和排序。

【例6-17】　**条目筛选与排序实例**

在"护士标准预防依从信念"量表的编制中,共计包括 6 个主题:依从标准预防的有益性认知、依从标准预防的阻碍性认知、对不依从标准预防可患疾病易感性的认知、对自身依从标准预防的信心、促发因素、对不依从标准预防可患疾病严重性的认知。根据研究主题,将同一主题的条目归于一组。最初的条目池包括 196 个条目。经研究小组的讨论,对该条目池的维度、条目是否重复、表述是否清楚进行集体讨论评定,最终保留 95 个条目。

（文献来源:王庆妍,康虹,唐四元.护士标准预防依从信念量表的编制与信效度检测[J].中华护理杂志,2015,50(8):906-911.）

（四）润饰文字和规范条目

1. **用词选择**　保持语言简洁、清晰、直截了当,避免繁琐、冗长,尽量避免使用专业术语。如:"您对我们的护理程序是否满意",有些病人对该问题中的"护理程序"不太了解,会使病人不知所云。

2. **避免双重问题**　双重问题(double-barreled question)是指一个条目中询问两方面的问题,但只允许一个答案。这种问题容易引起偏差,因为不能够确定研究对象是回答问题的哪一方面。在设计问题时,一个条目应只代表一个意思,避免在一个条目中询问两个问题。通常可以通过检查问题中"和""或"等连接词的使用来判定。见例 6-18。

【例6-18】　您对您目前的工资待遇和同事关系是否满意?（A. 是　B. 否）

（问题分析:一个条目中询问了 2 个问题）

修改建议:可对两个主题分开提问。

3. **避免暗示答案**　使用一些倾向性或者情绪性词语,容易给研究对象造成暗示,造成群体答案偏移。对于该类问题,应尽量使用中性词语。见例 6-19。

【例6-19】　您是否认为吸烟是很讨厌的习惯?（A. 是　B. 否）

（问题分析:暗示答案）

修改建议:您对吸烟的态度是?

（A. 非常讨厌　B. 讨厌　C. 支持　D. 非常支持）

4. **适于研究对象的阅读水平**　问卷难度要与研究对象的文化水平相适应。如在偏远农村的老

Note:_____

年人群中进行问卷调查,则需要进行多次预试验,尽量不用专业术语和特定的名词,如"您家有几位育龄妇女""您骶尾部的溃疡多久了""您一个月照顾认知障碍老人的成本是多少"等则不适宜,因为"育龄妇女""骶尾部""成本"都需要一定的文化程度才能理解。如果研究者对研究对象的文化背景不是很确定,研究的人群为城镇居民的话,比较保守的阅读水平应在小学五年级。如果设置的问卷需要特定人群才能读懂,则需要限定问卷适用的人群。如例 6-20 所示。

【例 6-20】　在炎症性肠病患者症状群评估量表的编制中,因研究对象的文化背景无法限定,为能与研究对象的文化水平相适应,在量表的信效度检验中,研究对象的文化水平限定为小学及以上文化程度。

（文献来源:顾芳臣,林征,尚星辰,等.炎症性肠病患者症状群评估量表的编制及信效度检验[J].中华护理杂志,2020,55(12):1819-1824.）

5. 确保研究对象匿名性　在条目设计过程中,遵循医学伦理中的隐私原则,问题不能暴露研究对象身份。例如,一般问卷中不询问研究对象的姓名、身份证号和家庭地址等。在纵向研究、实验性研究中,通常涉及对研究对象进行多次测量,为了保证同一研究对象填写的几次问卷之间的关联,我们需要给问卷设置一个统一的编码。这个编码最好能让研究对象自己记得,每次能够顺利填写。通常的做法是请研究对象自己根据某个规则编制。如"请填写问卷编码,该编码为你的姓的全拼+你的手机号后四位"。

6. 处理敏感问题和个人资料的方法

（1）设计问卷时应考虑到问题的措辞是否可能遭人拒绝。例如家庭收入、婚姻关系等,采用列出范围让对方选择的方法比用开放式让对方写出具体内容的方法更能获得有效答案。

（2）问题应无倾向性,应创造一种包容的氛围,对答案的对与错不加评判。例如文化程度中出现"文盲"往往带有歧视性。

（3）某些敏感性问题采用第三人称的方法更能让人接受。例如:"化疗后的脱发使我感到外出会见朋友很尴尬",改为"化疗后的脱发让人感到外出会见朋友时很尴尬"。

（4）对某些敏感性问题,也可以先表明调查者的态度。例如询问性行为的问题,可以用这样的题干:"有些人性行为频率较高,有些人性行为频率较低,这很正常。请问您的性行为频率是?"

（5）对一些可能暴露隐私的问题或是敏感性问题,可提供"拒绝回答"的选项,以充分尊重研究对象的自主权。

7. 提供"不知道"或"没有意见"选项。对于一些知识、态度性问题,可以考虑提供这样的选项。见例 6-21。

【例 6-21】　你认为 HIV 是下列哪个的简写?

　　A. 艾滋病　　　　　　　　　　　B. 艾滋病病毒

　　C. 联合国艾滋病规划署　　　　　D. 艾滋病防治协会

　　E. 不知道

（五）编制指导语

每份问卷前应有简短的指导语,说明问卷调查的目的和内容、填写方法、填写问卷大致需要的时间。指导语可以在问卷设计之初编写,也可以在完成问卷设计的内容后编写。见例 6-22。

【例 6-22】　"病人满意度调查表"的指导语:

　　　　为提升医院的护理服务质量,我们将调查病人住院后对护理工作的满意度。请您回忆住院以来的护理情况,并花 10 分钟左右在符合您想法的地方打"√"。本调查不记名,不影响您的任何治疗和护理,您所提供的资料将作为医院提高护理质量的参考并严格保密。谢谢您的合作。

Note:

（六）内容效度评定

请该领域的资深专家对问卷初稿进行内容效度评价，找出不相关和不清楚条目，进行修订和调整。内容效度的评定方法详见本章第四节。

（七）问卷预试验

问卷在正式运用于研究之前，还需要在小范围研究对象中预试验，以确保问卷语言的可读性、条目应答项的完整性、测量内容的合适性，以及测评问卷的重测信度和内部一致性信度等。如编制的是标准化量表，则在进行预试验后要经过探索性因子分析和验证性因子分析进行结构效度、效标关联效度等的考评。

第四节　研究工具性能的测定

研究工具质量的高低，将影响所收集到资料的准确度和可靠性，从而影响研究结果的可信性以及结论的可靠性。质量低的测量工具，不仅会影响资料的准确性，有时也会破坏整个研究设计。信度和效度是用来反映研究工具质量高低的两个指标，高信度和高效度的研究工具是良好科研的必需条件。量表的信度通常用稳定性、内在一致性信度和等同性来反映；效度通常用表面效度、内容效度、效标关联效度、结构效度、会聚效度和区分效度等来反映。对于自行设计的调查问卷，通常只需要测评其重测信度、内在一致性信度和内容效度即可。

一、信度的概念及测定方法

（一）信度的概念

信度（reliability）是指使用某研究工具所获得结果的一致程度或准确程度。当使用同一研究工具重复测量某一研究对象时，所得结果的一致程度越高，则该工具的信度就越高。同时，越能准确反映研究对象真实情况的工具，其信度也就越高。如使用体重计对同一病人、同一情况下进行体重的重复测量，第 1 次测量与第 2 次测量之间仅间隔 2 分钟。如果两次测量得到的数值一致，则说明这台体重计的信度较高。相反，如果测量出的两个数值之间有较大差别，则说明这台体重计的信度低，可信度较差，要慎重使用。再如，在护理研究中常使用的问卷、量表等研究工具，研究者希望通过它们能准确获取被研究对象的真实情况，如有关护理满意度的问卷是否能反映出病人的真实感受和其对护理工作的评价。如果该问卷确实能准确地反映出病人的真实感受，则意味着该问卷的信度较高。

（二）信度的计算方法

稳定性、内在一致性和等同性是信度的 3 个主要特征。具体选择哪些特征来表示研究工具的信度，则取决于研究工具的特性和研究的目的。

1. 稳定性

（1）稳定性（stability）：是指用同一研究工具在不同的时间对相同研究对象进行测量，所得到的结果间一致程度。重测信度（test-retest reliability）常用来表示研究工具的稳定性大小，即研究者使用同一研究工具两次或多次测定同一组研究对象，所得结果的一致程度。一致程度越高，则研究工具的稳定性越好，重测信度也就越高。

（2）计算方法：重测信度用重测相关系数（r）来表示，范围是 0~1，相关系数越趋近于 1，则重测信度越高。

重测信度的具体计算方法为：使用研究工具对研究对象进行第一次测量，隔一段时间后对同一组研究对象再使用同一研究工具进行第二次测量，然后计算两次测量结果间的相关系数，这个系数即为重测相关系数。下面以"阿尔茨海默病病人照顾者生活质量调查"的研究为例,以 SF-36 生活质量量表进行测量,测量得到 20 名阿尔茨海默病老年人照顾者的生活质量,2 周后再进行第二次测量,计算此"生活质量量表"在该人群中的重测信度(表 6-3)。

表 6-3　生活质量量表的前后测量值

研究对象	第一次测量结果	第二次测量结果	研究对象	第一次测量结果	第二次测量结果
1	55	57	11	55	57
2	49	46	12	49	46
3	78	74	13	78	74
4	37	35	14	37	35
5	44	46	15	44	46
6	50	56	16	50	56
7	58	55	17	58	55
8	62	66	18	62	66
9	48	50	19	48	50
10	67	63	20	67	63

重测信度的计算可以使用计算机软件进行,如 SSPS 或 SAS 统计分析软件。以 SPSS 分析软件为例,首先,研究者将两次测量数值输入 SPSS 数据库,如例 6-23 所示;然后,通过 Pearson 相关分析即可求得两组数据间的相关系数,即重测信度。例 6-23 中的图即为使用 SPSS 统计软件进行相关分析所得的结果,用圆圈圈画的即为重测信度。

【例 6-23】　SPSS 统计软件做重测信度示例

第一步:建立数据库-设置变量

图:例 6-23　第一步

Note:

第二步:输入变量值

图:例 6-23 第二步

第三步:分析命令选择

图:例 6-23 第三步-1

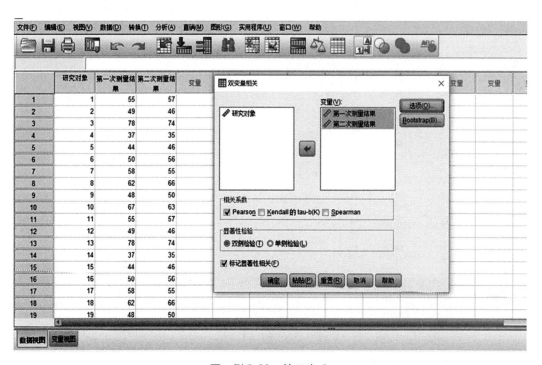

图：例6-23 第三步-2

第四步：显示分析结果

相关性

		第一次测量	第二次测量
第一次测量	Pearson 相关性	1	.953**
	显著性(双侧)		.000
	N	20	20
第二次测量	Pearson 相关性	.953**	1
	显著性(双侧)	.000	
	N	20	20

**. 在 .01 水平(双侧)上显著相关。

Note:

（3）注意事项：重测信度的优点是简单、直观，但重测信度的计算结果受重测时间、测量环境等多种因素影响，故在使用重测信度时要注意以下几个问题。①两次测量之间的间隔时间：总的原则是时间间隔要足够长到使第一次的测量对第二次的测量结果不会产生影响，但是也不能太长，以免客观情况发生改变。在进行重测信度的测量时，有的研究在对研究对象进行第一次测量后紧接着就可以进行第二次测量，也有的研究则需相隔 2 周或者更长时间再测量第二次。这就需要研究者根据研究工具所要测量的研究变量的具体情况确定间隔时间。如检验体重计的重测信度，可以在测量完第一次数值后马上进行第二次测量。如要考护生会不会药物的剂量换算，可在刚考完收回考卷后立刻再考一次同样的考卷，只需将两次题目的次序颠倒打乱，使学生不容易将两次题目互相比较。通过这两次考试分数所得的相关系数，即可反映考卷这一研究工具的重测信度大小。相反，假如研究工具是用来了解病人的人格类型，刚给完问卷立刻再问一次就没有多大意义，因为病人会记得他刚才的答案，这样得到的重测信度会非常高，但是可能只是代表病人记忆力的好坏，并不一定代表研究工具的重测信度高。在这种情况下可间隔 2 周再进行第二次测量。通常建议的测量间隔时间在 2～3 周以上。②研究工具所测量的变量的性质：由于重测信度的计算需要间隔一段时间进行再次测量，因此当研究工具用于评估性质相对稳定的问题，如个性、价值观、自尊、生活质量、成人的身高、生活习惯等变量时，可用重测信度来表示研究工具的信度。而诸如测量疼痛、行为、情绪状态、知识等性质不稳定变量的工具，则不宜使用重测信度来反映其稳定性的高低。例如，某护士用一问卷对一组病人进行测量以了解病人的疼痛程度，过一周后她再次使用该问卷对这一组病人进行测量，以了解该问卷的重测信度。这时可能会发生病人第二次的答案与第一次有很大不同，这不能说明研究工具的信度低、不可信，极有可能是这一周病人使用了控制疼痛的药物，使问卷应答项发生了改变。因此，在使用重测信度来表示研究工具的稳定性时，应考虑此研究工具用来测量的变量性质如何。只有用来测量的变量较稳定时，才适合选用重测信度来表示研究工具的质量。③测量环境的一致：在进行重测时，应尽量保证第二次测量的环境与第一次测量的环境相同，以减少外变量的干扰。如保持相同的测试者、相同的测量程序、相同的测量时间以及相似的周围环境等。因此，在进行研究工具的重测信度测试时，一定要交代清楚进行工具重测的过程以及间隔了多长时间进行重测的。如某研究者对其所发展的"护士工作压力源调查表"进行重测信度的测试。该研究者在有关信度测试的描述内容中明确指出"50 名临床护士进行了第一次调查表的填写，间隔 2 周，再次将该调查表发给这 50 名护士进行调查表的第二次填写。两次调查结果的相关系数为 0.85，即该调查表的重测信度为 0.85"。

2. 内在一致性　内在一致性（internal consistency）是指组成研究工具的各项目之间的同质性或内在相关性，内在相关性越大或同质性越好，说明组成研究工具的各项目都在一致地测量同一个问题或指标，也说明该工具的内在一致性越好，信度越高。如某问卷用于测量护理人员的工作满意度，如果组成这个问卷的所有项目都是与工作满意度相关的，则说明此问卷的内在一致性好，信度高；如果其中有一项或几项是用来测量护理人员的临床实践能力的，则此问卷的内在一致性就差，信度就低。内在一致性的测量是信度测量中应用最多的，因为与重测信度相比，它只需进行一次测量，更加经济，而且内在一致性的测定更适于测定心理社会方面的研究工具。

计算内在一致性常用的方法有 Cronbach's α 系数与 Kuder-Richardson formula 20 值（KR-20）。它们都是通过计算研究工具中所有项目间的平均相关程度以反映该工具的内在一致性。其中 KR-20 值是 Cronbach's α 系数的一种特殊形式，适用于二分类答案的研究工具，如回答"是"或"否"以及"正确"或"错误"的研究工具。

Cronbach's α 系数与 KR-20 值的计算较为复杂，可通过计算机来进行，如目前 SPSS 统计分析软件即有 Cronbach's α 系数与 KR-20 值的计算程序。在计算过程中，如果问卷条目的应答方式为二分类时，Cronbach's α 系数即相当于 KR-20 值。见例 6-24。

Note：

【例6-24】　SPSS 软件中运行 Reliability 分析的命令

在进行测评工具的信度报告时,如果研究者对该工具进行了内在一致性的测定,则研究者要明确指出使用哪种方法进行的内在一致性测试。如某研究者将国外普遍使用的阿尔茨海默病病人照顾者的主观负担量表翻译成中文后,用于中国的阿尔茨海默病病人照顾者的研究。在研究报告中,其明确指出"中文版阿尔茨海默病病人照顾者的主观负担量表的 Cronbach's $\alpha = 0.85$"。从此报告中,可以明确该研究者进行了该量表在内在一致性方面的信度检测,使用的是 Cronbach's α 的计算方法。在计算内在一致性信度时,应确保各条目测量的是相同的概念,测量不同概念的条目不能放在一起进行内部一致性信度的计算;另外,应确保各条目计分的一致性,有反向计分的条目要先调整计分方向,再计算内在一致性信度。

3. 等同性　等同性(equivalence)是指不同观察者使用相同研究工具测量相同对象时所得结果的一致程度,常使用评定者间信度来表示。

在计算评定者间信度(inter-rater reliability)时,可以用评定者间评定结果的一致程度来表示。如两个观察者使用同一评定工具同时观察某护士在进行护理操作中的洗手情况,可用两个观察者最后所得的两份评定表中取得一致结果的项目数,除以一致结果和不一致结果的项目总数来简单估算信度。如果观察结果是用数字表示,则可计算观察者们的观察结果之间的相关系数,用此系数可以表示评定者间信度的大小。

如在此例中,假设两个观察者同时观察某一护士在进行护理操作中的洗手情况,两个人都同时使用含有 20 个条目的洗手行为观察表格进行观察,观察结束后对比两人之间的评定结果。两份评定表中评定结果相同的条目有 15 条,其余 5 条评定结果不一致,因此评定者间信度就可计算为 15/(15+5)= 0.75。

在临床护理工作中,常常需要使用某些评估表格评估病人的情况。为了确保评估表格临床使用的准确性,即不同的护士使用相同的评估表格评定相同病人时均可获得非常相近甚至一致的评定结果,需要在评估表格使用前进行该表格的评定者间信度的测试。如某研究者欲考察某跌倒评估表格的质量,在该评估表的信度测试方面可以考虑用评定者间信度进行测定。即可以让两名护士使用该表格分别对病房内的病人进行评定,即每个病人都由两名护士分别进行评定,然后测量两名护士间评定结果的一致性,所得的数值即可代表评定者间信度。评定者间信度的数值越趋近于1,说明该跌倒评估表格的信度越高,即不同护士使用该表格评定同一病人时均可获得非常相近的结果,该评估表格在临床使用的准确性越好。在此例中,由于两名护士是对病房内的多名病人进行评定,因此可以得到两名护士间评定结果一致性的分布范围,如评定结果一致性的范围为0.80~0.87,即代表了该评估表格的评定者间信度范畴,进行书面报告时可以报告为评定者间信度>0.80。研究者认为评定者间信度至少要达到0.6,当评定者间信度≥0.75时则被认为该工具的信度非常好。

在本书前面的章节中已经介绍了,在正式开始研究之前,研究者应进行预实验,以便对研究计划进行完善。在进行预实验时,研究者可选取少量样本进行研究工具信度的测试,即使这个研究工具已在其他研究中显示出可接受的信度和效度。相关系数达到多少可认为信度好?目前尚未有一个统一的信度标准。一般认为对于一个新研制的研究工具,其信度达到0.70即可接受;而对于一个已被广泛使用的研究工具而言,在新的研究中其信度值至少应达到0.80。当信度不够理想时,则需要对研究工具进行完善和修改。介绍研究工具的信度时,最重要的是要报告出工具的信度数值,并说明它是怎么计算出来的。这样,其他研究者就能判断该工具的适当性,并根据自身研究的具体情况进行使用。另外需要注意的是,并不是所有的研究工具都要同时报告出它的稳定性、内在一致性和等同性。研究者要根据工具的特点以及所研究的变量性质进行抉择。如有关测量个体人格类型的问卷,因所测量的变量相对稳定,所以研究者可以同时报告它的重测信度和Cronbach's α系数。如某研究工具是用来测量病人对护理工作满意度的,则不适合报告此工具的重测信度。因为它所测量的变量"满意度"是一个不稳定的概念,会随外界情况的改变而改变。此时可以报告该工具的Cronbach's α值。

二、效度的概念及测定方法

(一) 效度的概念

效度(validity)是指某一研究工具能真正反映它所期望研究的概念的程度。反映期望研究的概念的程度越高,测量得越准确,则效度就越好。如某护理研究者发展了一个自我感知的对疾病易感性的量表,此研究者就应确保使用该量表所得到的测量结果能有效地反映"疾病易感性"这一变量,而不是其他变量,而且该量表能对疾病易感性的程度测评准确。

由于无法确定目标真实值,因此效度的评价较为复杂。常用的效度指标有表面效度、内容效度、效标关联效度、结构效度、会聚效度和区分效度等。

(二) 效度的测定方法

1. 表面效度 (face validity) 是指条目书面表达的意思是否为研究者真正要测定的内容。这是一个主观指标,常由研究者和专家评阅确定,他们尽其判断能力之所及来断定条目是否合适。例如一名护士设计了一个20个条目的"护理职业获益感"问卷,用于调查护士从事本职工作的职业认同和获益情况。则研究者可以仔细推敲每个条目是不是都是从不同方面来测评护士的职业获益情况,或是请临床护理专家和临床护士进行阅读评价。假如每个条目确实都是在测量护士的职业获益感,则问卷即有了表面效度。表面效度是一种停留在问卷表面的判定,它对研究工具的评价是用"有或无"来反映的,而未体现效度在程度上的高低,因此一般不能作为工具的有力证据。但是它往往用于研究工具效度测定的开始阶段,为其他效度的测定奠定基础。有时为了避免应答者回答的"社会期望偏倚",获得真正的信息,常常需要掩饰条目的真正目的,这时就要牺牲表面效度而提高其他效度。

2. 内容效度（content validity）　是指研究工具中的项目能反映所测量内容的程度。内容效度是根据理论基础及实践经验对工具是否包括足够的项目而且有恰当的内容分配而作出判断。内容效度需建立在大量文献查阅、工作经验以及综合分析、判断的基础上，多由专家委员会进行评议。

内容效度指数（content validity index，CVI）是最基本的评估内容效度的方法。具体做法是：请至少 3 位对研究者所要测定的研究工具所涉及领域熟悉的专家组成专家组，一般 5 位专家较适合，专家个数最好为奇数。如某研究工具是用来评定高血压病人的自我护理能力，则所请专家应对高血压的护理、Orem 的自我照顾理论较为熟悉，同时也应有一位专家在工具构建方面具有丰富的经验。专家们应对研究工具中的各条目是否与所要测量概念的相关程度作出评价。然后研究者必须依照专家意见对研究工具进行修改，修改后邀请相同专家再次对研究工具的各条目给予评价。两次评议时间最好间隔 10~14d，以免由于时间过近，专家们对第一次评价结果尚有印象而影响第二次的评价结果。

请专家进行内容效度的评定时，首先要向专家说明该研究的意义是什么，为什么要自设问卷，问卷的各条目是如何形成的，反映了哪些概念或者子概念，各条目的评定选项是如何设置的等。之后，可以采用表格形式进行专家咨询，如表 6-4 所示。专家应对每一个项目应用 4 分制方法给予评价。其中"1"代表该项目与研究内容一点都不相关（not relevant）；"2"代表该项目必须经过修改否则不能与研究内容相关（somewhat relevant）；"3"代表该项目和研究内容相关但仍需少量修改（quite relevant）；"4"代表该项目与研究内容非常相关（highly relevant）。计算 CVI 时可以计算各条目的 CVI（item-level CVI，I-CVI），也可以在计算好各条目 CVI 的基础上进行总量表的 CVI（scale-level CVI，S-CVI）的计算。I-CVI 的计算就是以单个条目为单位，评分为 3（比较相关）或 4（非常相关）的专家数除以专家总数。而 S-CVI 的测定则可以用所有 I-CVI 的平均值来进行计算，可以表示为 S-CVI/Ave。当 I-CVI 值达到 0.78 或以上，S-CVI/Ave 值达到 0.90 或以上时，即可认为研究工具有比较好的内容效度，当 CVI 值较低时需要研究者根据专家意见认真修改条目，之后再邀请专家进行重新测评。表 6-4 和表 6-5 是一个关于 I-CVI 和 S-CVI/Ave 的计算实例。其中研究工具中第 6 个条目的 I-CVI 仅为 0.60，导致 S-CVI/Ave 为 0.87，内容效度不理想，研究者需要进一步修改该条目。在报告研究工具的内容效度时，最好将 I-CVI 和 S-CVI 两者的数值均报告出来。

CVI 的局限是它会使评价者间的偶然性一致成为可能；特别是当研究工具的条目较少时，尤其是仅有两个项目被评价时，这种随机偶然一致性将会提高，此时应慎重使用 CVI 来代表研究工具的内容效度。另外，由于 CVI 是建立在评定专家的主观判断基础上的，因此它还是不能作为表达研究工具效度的最有力证据。

表6-4　您是否同意下列的条目，请您在相应的空格内画"√"，并填写具体的修改意见

问卷条目	评价意见				修改意见
	非常 相关 4	和研究内容 相关，但需少 量修改 3	必须修改否则 不相关 2	一点都不 相关 1	
1. ××××××					
2. ××××××					
3. ××××××					
4. ××××××					
5. ××××××					

表6-5 I-CVI 和 S-CVI/Ave 的计算方法

条目	专家1	专家2	专家3	专家4	专家5	一致同意的人数	I-CVI
1. ××	是	是	否	是	是	4	0.80
2. ××	是	否	是	是	是	4	0.80
3. ××	是	是	是	是	是	5	1.00
4. ××	是	是	是	是	是	5	1.00
5. ××	是	是	是	是	是	5	1.00
6. ××	是	是	是	否	否	3	0.60

S-CVI/Ave = (0.80+0.80+1.00+1.00+1.00+0.60)/6 = 0.87

注:"是"=评价条目时选择的是"非常相关"或"相关";"否"=评价条目时选择的不是"非常相关"或"相关";"一致同意的人数"=每个条目中选择"非常相关"或"相关"的专家人数。

3. 效标关联效度（criterion-related validity） 侧重反映的是研究工具与其他测量标准之间的相关关系,而未体现研究工具与其所测量概念的相符程度。相关系数越高,表示研究工具的效度越好。效标关联效度可分为同时效度和预测效度两种,二者的主要区别是时间上的差异。

（1）同时效度（concurrent validity）:是指研究工具与现有标准之间的相关。如要验证新生儿"测量颌下温度"是否是测量体温的有效方法,已知测量婴儿肛温是有效的测量体温的方法,可以用肛温数据作为参考标准,计算新生儿颌下温度与肛温数值之间的相关程度,若相关系数高,则表示同时效度高。显然在这种情况下,被选作标准工具的性能影响着研究工具的效度。又如,某护理人员发展一个新的条目较少的问卷用于测量阿尔茨海默病病人照顾者的主观负担,为了验证问卷的质量,可以在预试验时发给阿尔茨海默病病人家庭照顾者两份问卷,一份为这个自设问卷,一份为目前国际上使用较为广泛的由Zarit博士设计的照顾者负担量表(中文版具有很高的信度和效度)。在这两份问卷填写完毕收集上来之后,研究者可以检测自设的负担问卷得分与Zarit的负担量表得分之间的相关性,若相关系数高,则表示同时效度高。一般而言,当相关系数≥0.70时,研究工具则被认为是质量较好、可接受的。

（2）预测效度（predictive validity）:是指测量工具作为未来情况预测指标的有效程度。例如,研究者用高血压高风险人群的应激控制能力来预测该人群未来的健康状况。该应激控制量表的效度即可用预测效度来表示。研究者可选择一群高血压高风险的人群做测试,让他们填写应激控制量表,然后根据填写结果预测其健康状况。等到数年后,研究者根据这群研究对象的实际健康状况与预测的结果进行比较,即可得出预测效度。在护理教育中,很多研究者致力于护生评判性思维能力相关评估问卷的建立和完善。护理教育者认为如果护生在学校期间通过培养具有较好的评判性思维能力,该护生毕业后在临床实践中也将有很强的临床实践能力。此种情况下,如要检测该评判性思维能力评估问卷的预测效度,则可在护生毕业前完成此评估问卷,然后追踪该护生毕业1年后在临床的实践能力。通过数据分析,如果发现评判性思维能力高的护生其毕业后的临床实践能力也强,两方面的评定分数间具有正相关关系且趋近于1,此种情况就说明该评判性思维能力评估问卷的预测效度较好。

4. 结构效度（construct validity） 是最具理论形式的效度,是指研究工具能够反映所要研究的概念的事实。结构效度反映的是工具与其所依据的理论或概念框架间的相契合程度。因此,结构效度的重点是了解工具的内在属性,它主要回答"该工具到底在测量什么?""使用该工具能否测量出欲研究的抽象概念?"这类问题。概念越抽象,就越难建立结构效度,同时也越不适宜使用效标关联效度进行评价。结构效度的建立最为复杂,目前有关结构效度的计算,应用较多的是因子分析(factor analysis)。

因子分析包括探索性因子分析(exploratory factor analysis,EFA)和验证性因子分析(confirmatory factor analysis,CFA)。前者主要用于探讨条目池包含的维度以及量表的结构;后者主要用于验证量表中的条目关系是否体现该问卷所测量的概念或概念框架。由于研究工具的制订都是针对研究中要测量的概念发展而来的,通常研究概念要具有可操作性,一个主要概念下可能会有几个更加具体的次级概念,研究者往往围绕这些次级概念形成维度,构建具体的量表条目。如研究者在构建"艾滋病相关羞辱和歧视"的量表时,其量表测量的主要概念即为艾滋病相关的"羞辱和歧视",作者通过文献检索和前期的质性访谈将此概念操作化,拟定为"外在的羞辱和歧视""内在的羞辱和歧视""继发的羞辱和歧视"3 个维度。之后研究者围绕这些维度,发展了 90 个项目的条目池,通过专家评定和研究对象的预试,修订为 45 个条目的预试问卷。并在 307 名 HIV 感染者中进行测试。问卷填写完成后,将每份问卷的填写结果输入计算机统计分析软件,以探讨该问卷的信度和效度。其中结构效度的分析采用探索性因子分析法探究其维度结构。由于因子分析的结果可以发现量表中的条目是反映一个单一因子还是反映几个因子,从而进一步将结果与量表发展的最初构想相比较。该研究经过初步的探索性因子分析形成的正式问卷为 34 个条目,可分为 5 个维度,即担心公开(6 个条目)、内在羞辱(10 个条目)、公众歧视(10 个条目)、家庭歧视(6 个条目)、医务人员歧视(2 个条目)。5 个因子与理论构建基本相符,且可解释的变异为 57.981%。此时这个量表的结构效度就通过探索性因子分析的方式得到了确认,也就是说该量表确实反映了研究者所期望测量的概念。如条件允许,作者还需重新收集资料做验证性的因子分析,以验证结构效度的聚合情况。探索性因子分析需要借助 SPSS 统计分析软件进行计算。此外,如果量表的维度已经确定,也可以不用再次进行探索性因子分析建构其维度,可以直接进行验证性因子分析验证其维度的合适性。示例见例 6-25。

[例 6-25] **量表结构效度的测试**

摘要:**目的** 编制护士标准预防依从信念量表。**方法** 以健康信念模式为理论框架建立条目池,经专家咨询及预调查形成预试量表,选取 483 名护士对预试量表进行项目分析和验证性因素分析,选取 321 名护士对正式量表进行信效度评价。**结果** 正式量表由 42 个条目组成,包括有益性、阻碍性、易感性、自我效能、促发因素、严重性 6 个维度。总量表的 Cronbach's α 系数是 0.904。条目内容效度为 0.75~1.00,平均量表水平的内容效度指数为 0.982;各维度与量表总分的相关系数在 0.452~0.678;42 条目正式问卷适配度指标值在量表研制理论允许范围之内;态度与意见调查中的期望性作答量表总分与本量表得分总分相关系数为 0.249($P<0.001$);护士标准预防依从信念量表与标准预防行为量表得分的相关系数为 0.512($P<0.001$)。**结论** 护士标准预防依从信念量表信效度良好,能够反映护士标准预防依从信念的特征,对于相关研究具有应用价值。

在该文章中,因研究建立在健康信念模式下,故直接借助 Amos 统计软件,采用验证性因子分析探究量表的结构效度。应用 Lisrel 18.0 软件,对 73 个条目进行了理论结构验证与模式的修饰并形成 42 条目正式问卷。根据相关研究,在适配度方面,选取 χ^2,df,χ^2/df、近似误差均方根(RMSEA)、不规范拟合指数(NNFI)、规范拟合指数(NFI)、比较拟合指数(CFI)、标准化残差均方根(SRMR)、拟合优度指数(GFI)和调整后的拟合优度指数(AGFI)等指标作为评价模型拟合程度的标准,分析结果如下。

项目	χ^2	df	χ^2/df	RMSEA	NNFI	NFI	CFI	SRMR	GFI	AGFI
修饰前	4 937.58*	1 112	4.44	0.084	0.92	0.90	0.92	0.070	0.71	0.68
修饰后	2 697.36*	792	3.41	0.071	0.94	0.92	0.94	0.068	0.79	0.76
差异	2 240.22*	320	—	—	—	—	0.02	—	—	—

注:* $P<0.01$。

经验证性因子分析,最终保留 42 个条目,6 个维度,包括有益性维度(3 个条目),阻碍性维度(11 个条目),易感性维度(4 个条目),自我效能维度(6 个条目),促发因素维度(10 个条目),严重性维度(8 个条目),以此 42 个条目所构成的量表作为正式量表。应用验证性因子分析对所有维度进行核查和修改后,再次进行总量表的验证性因子分析,发现适配指标均有改善。CFI 指标的变动幅度达到 0.01 以上,显示修饰模式显著优于未修饰前的模式。

(文献来源:王庆妍,康虹,唐四元.护士标准预防依从信念量表的编制与信效度检测[J].中华护理杂志,2015,50(8):906-911.)

5. 会聚效度和区分效度

（1）会聚效度（convergent validity）：也称聚合效度或收敛效度，表示对同一特定概念的两种或多种测定方法间应该有较高的相关性。在科学研究中，经常会发现针对某个特定概念，已经有现存的问卷或量表进行测量，但是基于研究目的或目标人群的不同，现存的测量工具不是特别适合，这时需要重新发展一个更加适宜的测量工具。因此在构建新的研究工具时，可同时运用现存的一个或几个工具进行测量，通过相关分析，以评价新发展的测量工具与现存工具的相关程度，相关系数越大，说明对这一概念或是特质的会聚效度越高。

（2）区分效度（divergent validity）：也称判别效度或辨别效度，表示不同特定概念的测量结果之间不应有太大的相关性。比如新发展的测量工具是测量"希望"的概念，则可以同时使用测量"失望"或"绝望"或"自杀意念"等概念的量表进行测量；通过相关分析，可以得出两种测量方法得到的结果之间应该是负相关，且相关系数越大，说明两种不同概念的区分程度越好。

对区分效度和会聚效度的评定，通常采用多特征-多方矩阵法分析方法（multitrait-multimethod，MT-MM），即同时测评一个量表的会聚效度和区分效度。此外，还可通过比较问卷各维度得分与总得分间的相关性、各条目得分与其所属维度得分间的相关性，以及各条目得分与其他维度得分间的相关性，来评价问卷的会聚效度和区分效度。一般来说，各维度得分与总得分间的相关系数均大于各维度得分间的相关系数，各条目得分与其所属维度得分间的相关系数均大于它们与其他维度间的相关系数，则说明问卷的会聚效度和区分效度较好。相关系数>0.7 为强相关，0.3~0.7 为中度相关，<0.3 为弱相关。

例如，Johnson & Rogers（2006）打算发展一个"有目的性行动-服药依从性问卷"（MTQ）（见例 6-26），该问卷设置了两个维度，分别为"益处"和"安全"。为检验该问卷的效度，作者运用健康信念模型（health belief model，HBM）量表作为标准来考评新量表的效度。MTQ 量表测量的是促进病人提高服药依从性的因素，因此，其总量表和分维度之一的"益处"与健康信念模型中的"感知到易感性和感知到益处"成正相关且有统计学意义，即有一定的会聚效度。而 MTQ 的总量表和分量表均与健康信念模型的"感知到障碍"成反比且有统计学意义，因为该量表测量的是服药依从性的有利因素，正好与"感知到障碍"这一维度测量阻碍因素相反，即本量表具有一定的区分效度。

【例 6-26】　**会聚效度和区分效度**

（来源：Johnson MJ，Rogers S. Development of the purposeful action medication-taking questionnaire. West J Nurs Res，2006，28（3）：335-351.）

MTQ 量表及其维度的会聚效度和区分效度

	MTQ 总量表	维度一：益处	维度二：安全
HBM 总量表	0.30	0.43 **	-0.12
感知到易感性	0.36 **	0.41 **	0.01
感知到严重性	0.00	0.12	-0.27 **
感知到益处	0.58 **	0.63 **	0.19
感知到障碍	-0.49 **	-0.42 **	-0.41 **

** $P < 0.01$。

只要研究工具存在，就势必有它的信度和效度。研究工具的信度和效度不是"有"或"无"的问题，而是程度上"高"或"低"的问题。一个研究工具的信度和效度并不是截然孤立的，二者存在紧密的联系。信度低的工具效度肯定不高,试想该研究工具都不能准确地反映被研究对象的情况,研究者又怎能奢望它能真正达到所要测量的概念的真实度?但信度高的工具也仅能说明有效度高的可能性。如用校正好的体温计测量病人体温以反映病人的焦虑水平,作为研究工具,校正好的体温计信度高,因其能较准确地反映病人的体温情况,但其效度不高,因"焦虑"的概念不能简单地用体温数值来表示。因此,研究者在选择研究工具时,一定既要考察该研究工具的信度,也要考察该研究工具的效度,只有这样才能完整地评定研究工具的质量,保证研究者选用一个高质量的研究工具,从而获得可信的、符合研究目的的研究结果。研究者需要明确的是,研究工具的信度高可以保证研究者从研究对象处获得准确的、能反映研究对象真实情况的资料;而效度高的研究工具则保证该研究工具确确实实在测量研究者所感兴趣的、要进行研究的概念。

第五节　国外量表的翻译和性能测定

在护理研究领域,有很多量表是由国外护理研究人员或其他领域的研究人员编制的。近年来,国内越来越多的护理人员引进国外的量表,这就存在着如何对国外量表进行翻译的问题。人们的健康保健行为、对事物的认识与理解都在一定程度上受到文化背景的影响。因此,翻译后的量表既要适合中国的文化特点,又不偏离原文的原意,同时要保证翻译后的量表具有较好的信度和效度。仅仅简单地把英文量表一字字地翻译成中文量表,是不能确保量表的文化适应性以及翻译后的量表与源量表的等同性的。因此,将国外量表翻译成中文的过程中需要遵循一定的量表翻译原则。一般情况下,国外量表的翻译可以按照以下几个步骤进行:

一、翻译

首先将国外量表翻译成中文。最好选择 2 位或多位有经验的翻译者,彼此独立地将外国语言的量表翻译成汉语。这就要求翻译者既熟悉源量表(original scale)语言及其文化背景(要准确地翻译过来,不要产生歧义,甚至错误),又具有良好的汉语表达能力,能够准确地用通俗的词语表达源量表想要表达的意思。然后这些翻译者对他们所翻译出来的版本进行讨论,形成一个达成共识的中文版本的量表。在翻译过程中,由于语言表达方式上的文化差异会直接影响译文的可读性和可理解性,因此主张直译与意译相结合,以使翻译后的量表适合中国文化习俗,见例6-27。

【例6-27】　**国外量表的翻译**

> 某研究者将美国学者 Zarit 的英文版"阿尔茨海默病病人照顾者负担问卷"翻译成中文版。研究者首先请中国两位精通英语的精神科医护人员将上述问卷翻译为中文。两人在翻译过程中是独立进行的,彼此互不商量。因此,翻译后的中文版本有两个。然后这两位精通英语的精神科医护人员和研究者在一起针对他们所翻译的两个中文版本的"阿尔茨海默病病人照顾者负担问卷"进行比较、分析,对两个中文翻译版本中不一致的地方进行讨论,最后达成共识,形成一份 Zarit 的"阿尔茨海默病病人照顾者负担问卷"的中文翻译版本。

二、回译和文化调适

回译就是请英语功底好、对源量表不知情的一位或多位翻译者将翻译成中文的量表再翻译回去。请双语专家对源量表与回译后的"量表"进行细致的比较、分析,找出表面上看来不同的部分,分析是否有文化不同而导致的理解差异,然后再对中文版本中的对应内容进行相应修改,即文化调适的过程。反复使用回译技术,直到两个版本的量表在内容、语义、格式和应用上相一致。此时应请有关专家对修改后的中文版量表内容进行评价。

在回译过程中,文化调适是非常重要的。如我国的护理研究者在将美国学者研发的"护理工作环境量表"翻译为中文版本的过程中,发现美国和中国的卫生系统人员职务名称命名有所不同,研究者根据专家意见和小组讨论结果,将原文中的"护理管理者(nursing manager)"翻译为"护士长",将"护理首席执行官(nursing executive)"改为"护理部主任",以真正适合我国临床护理环境的实际情况。

下面的实例介绍了研究者翻译国外的量表并对其进行文化调适的步骤(例6-28)。

【例6-28】 **量表的翻译与文化调适的步骤**

某研究者欲将国外的"药物素养评估量表"引进中国人群中使用,在获得了源量表作者的正式同意后,严格按照 Brislin 的问卷翻译回译原则,进行量表的翻译和文化调适,过程可以分为以下 5 个步骤:

第 1 步,由熟练掌握英语和汉语的 1 名药学专业教师、1 名护理专家和 1 名临床医学专家,各自独立将 MedLitRxSE-English 量表翻译成中文,经过专家组讨论,达成统一意见,形成翻译初稿。

第 2 步,由 2 名不知道源量表的英语水平较高的专业人员将翻译初稿回译为英文,专家组将回译量表与源量表进行比较,对有差异的地方进行修改,最后形成中文版药物素养评估量表。

第 3 步,通过专家组对中文版药物素养评估量表进行文化调适,采用认知访谈,考察其概念等价性、习语等价性和语意等价性,形成第 2 版量表。

第 4 步,再将第 2 版量表呈送给 5 名专家对量表进行内容效度评定,依据他们的意见及课题组的讨论进行必要的修改和补充。

第 5 步,按照研究对象的纳入和排除标准,在长沙市省级三甲医院门诊抽取了 30 名非住院病人进行预调查,根据病人的反馈和现场访谈,再对量表进行进一步的修订与完善,形成最终版的调查量表。

(文献来源:郑凤,钟竹青,丁四清,等.药物素养评估量表的编译与评价[J].中南大学学报(医学版),2016,41(11):1226-1231.)

三、测量源量表与中文版量表间的等同性

应寻找一定数量的双语样本(既懂中文又懂原语言的样本)进行两量表之间的等同性检验。让这些研究样本对两种语言版本的量表进行作答,随后比较源量表与中文版量表所得总分之间的相关性以及各条目得分的相关性。相关程度越高,表示两版本量表的等同性越好。

但有时在研究中获取双语样本的难度较大,也可选取一定数量的只懂中文的研究样本进行预试验,评定翻译后量表的信度与效度。翻译后量表的信效度如果与源量表的信效度比较接近,也说明两个版本量表的等同性比较好。通过预试验,还可进一步了解中文版量表的文字是否通俗易懂,是否符合中国人的表达习惯等。

以"中文版卡尔森循证式疼痛管理先决条件量表"为例,研究者将反复修订的中文版本问卷发给 360 名工作 1 年以上的护士进行资料收集。作者采用条目分布考察法、变异系数法、t 检验和相关分析进行项目的分析与筛选。采用探索性因子分析发展"中文版卡尔森循证式疼痛管理先决条件量表"(C-CPCIs)的初步理论结构。采用内容效度和结构效度检验 C-CPCIs 的效度;采用 Cronbach's α 系数、分半系数和重测信度检验该量表的信度。该研究所得的各项量表的考评指标值均在统计学可接受范围内,故该问卷可在中国护士群体中应用。

随着护理研究交流不断增多,越来越多的研究者可以获取到由香港、澳门、台湾等地学者在外文量表的基础上所翻译的繁体中文版本量表。这些量表往往均已经过严谨的量表翻译过程和繁体中文

Note:

版本量表的信效度检测。研究者欲使用这些已翻译的繁体中文版本量表,一方面需要获取国外语言的源量表,将其与翻译的繁体中文版本量表进行条目的——比较,以再次确认翻译是否准确。然后研究者要仔细审视繁体中文版本量表的语句是否符合大陆地区的语言表达习惯? 是否不同地区在某些名词的说法上存在差异? 如果存在差异,则需要对某些条目的用词和表达方式进行修改。这种调整和修改建议以专家组的形式进行,专家组中的成员应有语言翻译方面的专家、对该工具测量领域熟悉的护理专家,甚至还可以包括将要被调研的研究对象的代表。专家组达成共识后,可以形成修改后的简体中文版量表以待使用。当修改的用词或语句很少时,研究者可以对修改后的简体中文版本量表仅进行小样本的预试验,即了解量表使用过程中有无理解困难、表述不清晰之处。如果修改的用词或者语句很多时,研究者则要进行量表翻译和测评流程中的第 3 个步骤,即修改后的中文版本量表与源量表之间的等同性检测。

　　量表的翻译和信效度的验证过程是一个复杂的、较为耗费时间的过程。但研究者必须认真遵循研究工具翻译和质量验证的基本步骤,以保证翻译后的量表的信效度,使其适合在中国人群中使用和推广。

(李现红)

本 章 小 结

　　1. 变量是研究过程中可以测量、操纵或控制的具有不同抽象程度的概念。变量的概念可以从理论性定义和操作性定义来界定。

　　2. 研究变量可测量的指标通常包含研究的主要结局指标与次要结局指标。

　　3. 研究中的变量通常包括自变量、因变量和混杂变量。

　　4. 研究变量到研究工具其本质就是将操作性定义转化为研究测量工具。

　　5. 信度和效度是用于反映研究工具质量高低的两个指标,高信度和高效度的研究工具是良好科研的必需条件。

　　6. 信度是指使用某研究工具所获得结果的一致程度或准确程度。稳定性、内在一致性和等同性是信度的 3 个主要特征。重测信度常用于表示研究工具的稳定性的大小;计算内在一致性常用的方法有 Cronbach's α 系数与 Kuder-Richardson formula 20 值(KR-20);等同性则常使用评定者间信度来表示。

　　7. 效度是指某一研究工具能真正反映它所期望研究的概念的程度。反映期望研究概念的程度越高,测量得越准确,则效度就越好。常用的效度有内容效度、效标关联效度、结构效度。

　　8. 研究工具的信度和效度不是"有"或"无"的问题,而是程度上"高"或"低"的问题。一个研究工具的信度和效度间存在紧密的联系。信度低的工具效度肯定不高,但信度高的工具也仅能说明有效度高的可能性。

　　9. 国外量表的翻译可以按照翻译、回译和文化调适、测量两个版本量表的等同性等几个步骤进行。

思 考 题

　　1. 某护士欲进行一项"个体化认知行为干预对肺癌术后化疗病人心理弹性的影响"研究。请你结合本章节学习内容,考虑如何确定研究变量,在该研究中自变量、因变量、混杂变量分别是什么? 如何对研究变量进行测量? 在查阅文献后,列举该研究中可用到的测量工具有哪些? 以及如何选择测

Note:

量工具？

2. 测量工具的信度包括的 3 个反映指标是什么？可以使用什么方法进行测定？测量值为多少时意味着研究工具的信度较好？

3. 测量工具的效度主要有哪些指标反映？它们各自的特点是什么？

4. 将国外量表翻译为中文版本量表的基本步骤是什么？

NURSING

第七章

收集资料的方法

07章　数字内容

学 习 目 标

- **知识目标**

1. 掌握护理研究中常用的收集资料的方法。

2. 熟悉档案记录收集法的资料来源。

3. 了解 Q 分类法的过程；常用的网络问卷调查网站。

- **能力目标**

1. 能区别量性资料和质性资料。

2. 能理解设计收集资料方案前应考虑的问题。

3. 能举例说明生物医学测量法收集资料过程中，选择测量工具和规范测量程序的要求。

4. 能运用观察法收集资料，独立完成结构化记录表的设计；能运用问卷法收集资料。

- **素质目标**

1. 深刻认识收集资料在护理研究工作中的重要性。

2. 在收集研究资料过程中具备严谨的护理科研态度和实事求是的科学素养。

————————————— 导入情境与思考 —————————————

情境一：

儿科输液由于患儿血管细小、隐匿、充盈差,患儿恐惧心理和哭闹反抗等原因,导致穿刺难度大,容易发生穿刺失败。因此,儿科最新引进了某品牌投影式红外血管成像仪,以期提高静脉穿刺的成功率。儿科护士小陈设计了对照试验来比较该仪器的应用效果。

请思考：小陈在设计收集资料方案前应考虑哪些问题？

情境二：

外科手术后低体温是手术病人常见的并发症之一,低体温会降低机体抵抗力,造成机体生理功能紊乱,给术后病人的康复造成不利影响。手术室护士小陈拟调查手术病人术后低体温的发生率及其影响因素,为制订手术后低体温的预防措施提供参考依据。

请思考：小陈应使用何种方法收集手术后病人低体温发生情况及其影响因素的资料？在收集资料过程中应注意哪些问题？

情境三：

小陈是一名实习护士,拟采用自设问卷调查所在的实习医院护士锐器伤发生情况。

请思考：小陈可以通过哪些方式发放问卷？如何提高问卷的回收率？

收集资料(data collection)是指从研究对象处获取数据和资料的过程,是科研过程中非常重要的环节。资料的真实性、准确性直接影响科研结果的可靠性。因此,正确的收集资料的方法是研究者必须掌握的基本技能。本章将阐述护理研究中常用的收集资料的方法,包括生物医学测量法、观察法、问卷法、Q分类法、档案记录收集法。

第一节 收集资料前的准备

收集资料是一个系统的有计划的过程,是回答研究问题、证实研究假设的重要步骤。收集资料前应掌握资料的种类、常用的收集资料的方法,以更好地设计收集资料的方案。

一、资料的定义

从广义上讲,资料指整个研究过程中涉及的各种资料,包括研究开始阶段的申报资料,如课题申请书、开题报告、可行性报告、课题研究方案等;研究初始和实施研究方案过程中收集的各种变量的数据、访谈记录等;研究中的各类总结性资料,如论文、会议记录、总结报告、鉴定意见、成果推广应用材料等。

本章所提到的资料是特指研究过程中,通过收集资料的方法,从研究对象处获取的,所研究变量的各种信息和数据。它最终用于回答研究问题,是产生研究结果和结论的重要依据。

二、资料的种类

根据资料的属性,资料分为量性资料和质性资料;根据资料来源的不同,资料分为一手资料和二手资料。

（一）量性资料和质性资料

1. 量性资料 指数字形式的资料,用于量性研究,通过生物医学测量法、结构式问卷或量表等方法收集。在收集资料过程中,需严格控制资料收集的条件和场所,避免外界干扰,并尽量保持资料的客观性。

Note:

2. 质性资料　指文字、图像、声音、录像等非数字形式的资料,用于质性研究,收集资料常采用非结构式或半结构式访谈法、参与式观察法等。在收集资料过程中,通常要求研究者深入研究现场,不同程度地参与到研究对象的活动中,尽量不干扰研究场所的自然情境,不需要控制研究者和研究对象的相互影响。

（二）一手资料和二手资料

1. 一手资料　指研究者根据研究目的和研究计划,通过不同的资料收集方法,对研究对象直接进行测量、观察、问卷调查或访谈获取的资料。

2. 二手资料　是对一个或多个一手资料进行分析、摘要、重组后,总结得出的资料,是研究者在其他已经完成的资料基础上,对该资料进行二次分析完成。如对现有的期刊论文、病历、档案、会议资料、疾病信息登记库等进行分析所得到的资料。

三、常用的收集资料的方法

护理研究中收集资料的方法很多,常用的方法包括生物医学测量法、观察法、问卷法、访谈法等,其中问卷法和访谈法又可归类为自陈法。

根据研究方案是否具体明确,是否有事先设计好的标准化表格,观察法和自陈法又分为结构式和非结构式。结构式资料收集方法常用于量性研究,在研究工具选择上有严格要求,事先要规定好资料的内容和记录方法,以确保资料的信度和效度。非结构式资料收集方法常用于质性研究,一般只有一个大致的内容和范围,没有固定的记录格式。

除了上述方法,Q 分类法和档案记录收集法也是护理研究中比较常用的方法,下面将对这些收集资料的方法逐一进行介绍。

四、收集资料前应考虑的问题

明确研究问题和研究目的之后,就要进行周密的研究设计,在收集资料前应考虑以下问题:

（一）研究设计类型

研究设计类型是决定收集资料方案的关键因素,决定收集资料的性质、收集资料的内容和收集资料的方法。

同一研究问题和研究目的,是采用量性研究还是质性研究,对应的收集资料方案可不同。例如研究某医院护士压力源,如果选择量性研究方法,可采用结构化的量表如国内常用的"护士工作压力源量表"调查该院护士样本的压力源,通过分析调查数据发现工作环境及人力配置方面问题得分最高,从而得出结论。如果选择质性研究方法,则可采用非结构式或半结构式访谈法收集资料,资料以文字形式表示,用质性研究的方法对资料进行描述、分类、诠释,从而得出结论。如护士叙述科室护士的配备数量低于国家卫生健康委员会规定的护士配备标准、病房经常加床、环境嘈杂等。

同一研究问题和研究目的,研究设计类型不同,其收集资料的内容和方法亦可不同。例如研究饮食中含盐量对高血压病人血压值的影响,如果研究者选择的是病例对照研究设计类型,就需要采用问卷法调查研究对象饮食中的含盐量,然后比较高高血压病人组和对照组之间摄入的盐量是否有差异,从而得出结论。如果研究者选择的是干预性研究设计类型,此时饮食中含盐量作为干预因素,病人的血压值则是结局指标,研究者需要采用生物医学测量法测量干预前后实验组和对照组研究对象的血压值,然后比较两组之间血压值的差异,从而得出结论。

（二）变量和观察指标

变量是指研究工作中遇到的各种因素,如体重、身高、血压、心率、行为方式、压力水平得分等,变量可以分为自变量、因变量和外变量。收集资料就是收集变量的信息和数据,然后通过分析这些变量的特征,得出研究结论。因此,在设计收集资料方案前需要明确研究中都有哪些变量是需要收集的,这些变量的特点是什么,然后才能制订具体的资料收集方法。例如体重、身高、血压等变量需要通过生物医学测量法进行收集;行为方式通过观察法收集;压力水平则通过问卷法收集。

（三）研究对象的特点

研究对象的特点也是制订收集资料方案时需要考虑的因素,研究对象的年龄、视力、听力、受教育程度、沟通能力、自理能力、是否合作等会影响到资料收集方案的实施。例如收集病人疼痛程度的资料时,老年病人和儿童病人的资料收集方法是不同的。

（四）收集资料方案的可行性

在设计收集资料方案时,应综合考虑人力、物力、财力等多种因素是否可行。人力因素指研究者是否具备收集资料所需的知识和技巧,是否需要进行相关培训;物力因素是指需要考虑收集资料的场所,所需的设备、材料等;财力因素指是否有足够的资金支付相关费用,如人工费、材料费、检测费等。

（五）是否存在霍桑效应的影响

霍桑效应(Hawthorne effect)是指研究对象由于意识到自己正在参加研究,可能或多或少改变自己的行为和反应状态。这种现象将影响资料的真实性和有效性,尤其是评价措施实施效果的评价性研究。

1964年在芬兰赫尔辛基召开的世界医学大会上,通过了《赫尔辛基宣言》,知情同意原则成为全世界医务人员都必须遵循的国际准则,即研究对象或其监护人(代理人)有被充分告知有关研究的信息,并且能够充分理解相关信息,具有自由选择参与或退出研究的权利。因此,在收集资料之前需要得到病人的知情同意。有时霍桑效应难以避免,只能通过收集资料方法和技巧的培训尽量减少该效应。研究者在分析结果时要考虑是否存在霍桑效应的影响。

第二节　生物医学测量法

在护理研究中,很多变量是通过仪器、设备等测量工具获取资料的,比如血压、体温、脉搏、血氧饱和度、白细胞计数等。这种借助相应的仪器设备和技术来测量数据、收集资料的方法,称为生物医学测量法(biophysiological measurement)。本节将介绍生物医学测量法的分类、步骤、优缺点和注意事项。

一、生物医学测量法的分类

（一）按照测量对象分类

1. **机体测量**　是指直接在生物活体上对机体的生理指标、组织结构和功能状态进行测量,例如血压、脉搏、心电图等。机体测量的特点是能够反映机体指标的动态变化,在测量时需注意避免和控制机体因素对测量结果的影响,如体位、活动度、心理状态等。

2. **体外标本测量**　是指对离体的血、尿、组织等标本进行测量。其特点是测量条件比较稳定和易于控制,在测量时要注意保持标本的生物活性,使测量结果尽可能接近真实情况,采集标本后要及时送检。

（二）按照测量指标分类

1. **生理学指标测量**　是指对机体生命活动和器官功能指标进行测量。护理工作中最常用的生理学指标是伴随生命活动的一些机械信号,如血压、脉搏、呼吸、体温、颅内压、中心静脉压、肠蠕动次数等。

2. **生物化学指标测量**　是指对机体化学物质含量、物质代谢、化学结构等指标进行测量。常用的生物化学指标有钾、钠、钙、糖、尿素、肌酐、尿酸、总胆固醇、三酰甘油、高密度脂蛋白、谷草转氨酶、谷丙转氨酶、总蛋白、白蛋白、总胆红素、直接胆红素、间接胆红素等。

3. **形态学指标测量**　是指对机体器官、组织、细胞的形态、结构、位置、毗邻关系等进行测量。护

Note:

理研究中常用的有组织学测量和影像学测量方法。组织学测量主要是以显微镜为观察手段研究机体器官、组织和细微构造,例如组织切片后用显微镜观察病理结果;影像学测量是通过各种成像技术使机体内部结构和器官形成各种影像,通过分析影像了解机体结构和功能状态,例如应用计算机断层扫描(computer tomography,CT)进行辅助检查。

（三）按照测量条件分类

1. 无创测量　又称为非侵入式测量,测量设备不侵入机体组织,不会造成机体创伤。无创测量安全性好、痛苦小、易于被病人所接受,适合长时间连续测量和重复多次测量。其缺点是无创测量多为间接测量,被测信息需传递至体表或体外,因此测量结果的准确性和稳定性较低。护理工作中常用的有体温、脉搏、呼吸、血压测量,以及影像学检查等。

2. 有创测量　又称侵入式测量,测量设备需侵入机体组织,造成机体不同程度的创伤。有创测量多为直接测量,因而信息失真小,测量结果准确性和稳定性好,一般用于手术中或手术后危重病人监测,也常用于动物实验。

3. 微创测量　随着科技的发展,微创技术在临床的应用愈加广泛,也常被用于生物医学测量,其中较具代表性的是内镜检查和植入式测量。内镜检查技术如胃镜、肠镜、支气管镜等检查技术已在临床检查中普遍应用,其基本不损伤组织,又可以直接观察和检测机体状况。此方法安全性好,测量结果的准确性和稳定性高,很好地结合了无创测量和有创测量的优点。植入式测量是将精密的仪器经手术埋植于机体内进行测量的方法,多用于长期连续测量机体功能状态。如心脏起搏器、脑部植入电极等。

二、生物医学测量法的步骤

实施生物医学测量的过程中,测量工具、测量人员、测量条件和测量方法等都会影响测量结果的精确性。研究者应当规范测量程序,培训测量人员,在测量时尽量实施盲法,防止产生偏倚。

（一）明确测量指标

在一项研究中常常涉及多个变量,研究者需要根据研究目的,在研究设计阶段就要明确需要测量的变量是什么,当一项研究中有多个指标需要测量时,通常还需要明确主要指标和次要指标。例如在手术后病人低体温发生情况及其影响因素的研究中,主要指标就是围手术期病人的体温,次要指标包括心率、血压、失血量、环境温度、手术时间等。

（二）选择测量工具

一般情况下,明确了测量指标后就可以基本确定相应的测量工具和测量方法。随着科学技术的发展,生物医学测量在护理领域的应用越来越多,如电子监测技术、微创测量技术、基因检测技术等新技术、新方法、新仪器不断出现,有时同一个指标可以有多种不同的测量工具或测量方法,这时研究者就需要进行选择。例如测量围手术期病人的体温,可供选择的工具有传统的水银温度计、心电监护仪,近年来在临床使用越来越多的红外线体温枪、新推出的无线体温监测仪等,研究者需要结合研究目的、研究对象的特点、研究设计、研究经费等多方面考虑,选择最合适的测量工具。在研究开始前,必须统一测量工具的种类、厂家和型号,并对其质量进行检测,确保得到精确的测量结果。

（三）规范测量程序

测量程序是否规范化、标准化将直接影响研究质量,研究者应当在研究设计阶段充分考虑具体细节,制订明确、规范且可操作性强的标准流程,保证研究中测量方法和程序的一致性。最好在正式研究开展之前进行预测量,预测量可以起到熟悉测量方法、检测测量条件、发现并排除影响结果的因素等作用。例如在手术后病人低体温发生情况及其影响因素的研究中,研究者结合手术病人特点,选择了红外线体温枪作为测量工具,然后研究者在预试验的基础上制订了标准的操作流程,详细规定了测量前的校准方法、测量时间、测量部位、测量距离、测量条件、测量次数等。

（四）培训测量人员

在培训人员之前,首先要考虑由谁来进行测量,测量人员的主观因素会直接影响测量结果的真实性,因此最好由非课题组成员担任测量人员,并且在测量过程中尽量实施盲法。为了减少测量偏倚,最好由同一名测量人员完成测量。如果研究分组多、样本量较大,可由多名测量人员组成的测量组来完成,此时应通过预试验,检测多位测量人员间的一致性。测量人员应事先进行统一培训或者参加专门机构举办的学习班,熟悉掌握测量方法,统一测量程序、结果的判定标准等,有时还需要获得完成测量所需要的资质证书。

（五）实施测量

完成上述准备工作后,即可开始对研究对象实施测量。在测量过程中,应严格按照测量程序,对每个研究对象实施统一、标准的测量程序,并注意控制影响测量结果的干扰因素。测量结束后及时记录测量结果,并妥善保管原始数据和资料。

三、生物医学测量法的优缺点

与其他收集资料的方法相比,生物医学测量法具有以下优缺点:

（一）优点

生物医学测量法通过精密的仪器、规范的测量程序、统一的操作方法测量结果、收集数据资料,其优点是测量者的主观因素对结果的影响最小,测量结果客观性好,可信度高。在护理研究中如果条件允许,应尽可能选择生物医学测量法收集研究资料。例如研究长期氧疗对慢性阻塞性肺疾病病人的疗效,需要测量一定疗程后病人的缺氧程度,可以选择的测量方法有动脉血气分析和缺氧量化评分表,该表是根据呼吸困难、喘息、发绀、神志等缺氧的临床症状制订的标准化表格,通过观察法收集资料,在家庭或基层医院不具备生物医学测量条件时,可以采用该表判断病人缺氧程度,有利于及时、有效地进行治疗和护理。但在护理研究中则应当选择动脉血气方法进行测量,从而避免测量者主观因素对结果的影响。

同一测量指标,相同条件下有多个测量工具可供选择时,应当优先选择对测量者主观因素影响最小的测量工具,例如在以血压值为测量指标的研究中,测量血压的工具有台式血压计和电子血压计两种选择,因为台式血压计读取数据时会受到主观因素的影响,因此最好选择电子血压计为测量工具。为了避免电子血压计数据不稳定的缺点,可以在测量前用台式血压计对电子血压计进行对比检测和校准。

（二）缺点

生物医学测量法需要仪器、设备和专业的测量人员,较之其他方法,成本更高,有时由于经费和技术水平的限制而无法实施。此外,生物医学测量的对象常常是离体标本,因此有时需要通过有创的方法采集标本,给病人带来痛苦或损伤,例如采集血样、留取病理标本等。在护理研究中,许多指标都属于主观指标,例如疼痛程度、病人满意度、焦虑水平、服药依从性、自我管理效能等,难以通过生物医学测量法获得。

第三节　观　察　法

观察法(observation)是指研究者通过肉眼直接对事物或现象进行观察,以获得一手资料的方法。观察法在量性研究和质性研究中都很常用,可观察的内容包括研究对象的个体特征、活动型态、环境特征、社会现象等多方面。观察法受观察者主观影响较大,测量时对观察者实施盲法尤为重要,是减少信息性偏倚、提高测量结果可靠性的重要手段。

一、观察法的分类

（一）按照观察的情形分类

1. 自然观察法（naturalistic observation） 是指在自然状态下的环境中进行观察。自然观察法没有对观察环境进行改变和控制，观察过程和观察结局都是自然产生的，而非人为设定或施加。例如观察某医院护士在日常工作中的戴无菌手套行为。

2. 实验观察法（experimental observation） 是指在人为干预和控制的环境中进行观察，常用于在实验环境下观察研究对象对特定刺激的反应。例如观察产妇在水中分娩时疼痛程度和产程的变化。

（二）按照观察的内容分类

1. 结构式观察法（structured observation） 观察前制订详细的观察计划、明确的观察指标，有规范的观察记录表格，规定观察者的观察内容和记录方式，能对整个观察过程进行系统、有效的控制和完整、全面的记录。结构式观察法一般用于研究者对观察内容认识较多的情况下，采用标准化的资料收集工具，如观察项目清单（checklist）、观察表（observation form）、观察卡（observation card）等。例如采用结构式观察表记录脑卒中病人的日常活动，采用压疮评估表对病人的皮肤状态进行观察等。

2. 非结构式观察法（unstructured observation） 观察者只有一个总的观察目的和要求，或者只有一个大致的观察范围和内容，没有详细的观察计划和观察指标，也没有规范的观察记录表格，观察者根据对观察目的的理解有选择地记录观察内容。常用现场记录法或日记记录法记录观察内容，通过观察者的解释、分析和综合，得出观察结果。非结构式观察法可提供较深入的资料，适合探索性研究，但资料的深度取决于观察者的观察能力，且受观察者主观因素影响大，很难进行定量分析，多用于质性研究。

（三）按照观察者的参与程度分类

由于霍桑效应的影响，在观察过程中，如果研究对象意识到他们正在被观察时，可能或多或少地改变自己的行为和反应状态，影响资料的真实性，因此观察者在观察活动中的身份和参与程度对收集资料的质量有很大影响。

1. 非参与式观察法（non-participant observation） 观察者经正式介绍后进入被观察者的活动领域，但不参与被观察者的活动，只是观察记录所需资料。例如质控中心的研究者到科室观察护士的洗手行为。观察者可以采取完全公开的方式进行观察，此时由于霍桑效应的影响，不易得到完全真实的资料。观察者也可以采取隐蔽的方式进行观察，如通过录像、单向透视玻璃等方法观察，此时被观察者的表现和行为更加接近真实情况，但是必须事先告知被观察者研究目的和观察内容，取得被观察者的知情同意，否则侵犯隐私权，不符合伦理要求。

2. 参与式观察法（participant observation） 是指观察者作为参与者进入观察领域，参与到被观察者的活动中，使观察时尽量维持正常情境，被观察者表现出真实的状况。例如某科室一位护士作为观察者，在日常护理工作中观察记录该科室其他护士的洗手行为。

二、结构式观察法收集资料的步骤

在结构式观察法中，观察者要先确定具体的观察内容及记录方法，并在此基础上设计结构化的记录表，然后采用该表收集资料，对资料信息进行准确的分类和记录。具体步骤如下：

（一）明确观察内容

在结构式观察法中，观察者要根据研究目的、研究设计、研究对象和研究环境的特点等，确定观察内容。观察内容要突出重点，主次分明，将需要的资料收集完全，不要遗漏。同时也要注意观察内容不宜过多,勿将没有价值的资料纳入收集范围,影响主要内容的收集质量。

（二）明确结果判定标准和记录方法

生物医学测量法通常已有明确的结果判断标准和正常值范围,测量仪器会显示具体数据并打印规范的检验报告单,例如血常规检验报告单、生化检查报告单、心电图报告单等。观察法则常常需要研究者根据研究内容明确结果的判定标准和记录方法,判断标准可以在参考相关标准、教材、文献基础上,结合专业知识制定。例如一项关于口腔护理措施的干预性研究中,需要观察白血病病人口腔炎的发生情况。研究者在参考相关文献的基础上,制订了口腔炎的判断标准：Ⅰ度,口腔黏膜出现红斑、疼痛；Ⅱ度,口腔黏膜出现红斑、溃疡,病人能进食；Ⅲ度,口腔黏膜出现溃疡,病人能进流质饮食；Ⅳ度,口腔黏膜出现溃疡,病人不能进食。

（三）设计结构化记录表

在明确了所有的观察内容及其判定标准和记录方法后,研究者就可以设计记录表,根据内容的逻辑性有条理、结构化地进行组合排列,形成标准化的表格供观察者使用。记录表有助于观察者有效、完整、全面地记录观察结果。一项研究往往涉及多个指标,有的指标通过观察法获得,而有的指标通过生物医学测量法等其他方法收集资料,这些资料可用同一个记录表收集和记录。如关于手术病人低体温及影响因素的研究,研究者在查找参考文献、预调查的基础上,设计了结构化的记录表(表 7-1)。

表 7-1 **手术病人低体温及影响因素记录表**

1. 病人性别： 年龄：
2. 手术名称：
3. 麻醉方式：
4. 手术室实际温度：
5. 病人手术前是否有以下可影响体温的疾病(可多选)：
 甲状腺功能减退□ 雷诺综合征□ 心力衰竭□ 发热□ 其他□＿＿＿＿
6. 病人入手术室时的体温：
 病人手术过程中的体温：
 病人手术结束后的体温：
7. 手术暴露部位是(可多选)：
 头颈部□ 胸腹部□ 会阴部□ 四肢□ 背部□ 臀部□
8. 手术中是否存在以下可能导致病人低体温的状况(可多选)：
 手术室使用层流通风设备□ 术中输注冷液体□ 使用冷盐水冲洗手术视野□
 手术视野暴露时间大于 2 小时□ 病人紧张恐惧□ 其他□＿＿＿＿
9. 术中失血量为：
10. 术中输液量为：
11. 术中采取的保温措施有(可多选)：
 无□ 使用暖气或空调□ 加温静脉输注液体□ 非手术区加盖棉被□
 加温冲洗液□ 使用电热毯□ 吸入加温加湿的气体□
 其他□＿＿＿＿
12. 手术时长为：
13. 病人术后麻醉苏醒所需时间：
14. 病人术后有无以下症状(可多选)：
 无□ 寒战□ 低氧血症□ 心率下降□ 低血压□ 心律失常□ 躁动□
 其他□＿＿＿＿

记录日期＿＿＿＿年＿＿月＿＿日 编号( )

Note:

（四）开展预测量

在正式测量之前，先按照研究设计的内容，选择少量研究对象进行小规模的预测量。预测量是预调查或者预实验的一部分，可以检验记录表的完整性、科学性和可行性。通过预测量还可以摸索测量条件，熟悉测量方法，避免由于设计不周，盲目开展研究而造成人力、物力、财力的浪费。

（五）修订记录表

自行设计的记录表经过预测量后，常常需要进行修改和完善，因为在设计过程研究者难以考虑得十分细致和全面，总是或多或少需要进行一些补充和修改，经过测试和反复修订的记录表可以使得正式测量收集的资料更加全面和有效。

（六）确定观察时间和地点

观察时间和观察地点需要结合研究目的，考虑研究对象的活动时间和生活习惯、观察内容的特征、观察场所的条件等来确定。观察时间要清晰明确，包括在什么时间点观察，观察多长时间，观察次数等都应该事先计划好，确保每个研究对象测量方法的一致性。

（七）选择和培训观察人员

与其他收集资料方法一样，前期准备工作完成后，在正式测量前也需要选择和培训测量人员。而且在观察法中，主观因素对结果的影响更大，同样应该由非课题组成员担任测量人员，并且在测量过程中实施盲法，减少主观因素对结果的影响。当有多位观察员时可以进行预试验，让多人同时测量同一个研究对象，通过比较测量结果来检测相互间的一致性。

（八）实施观察

实施观察首先是进入观察场所，开展护理研究最常见的场所是医院各科室，进入科室观察需要先征得科室的同意和支持，尽量消除被观察者的顾虑，减少霍桑效应的影响，使被观察者的活动和行为尽可能保持真实情况。观察结束后，最好当场记录观察结果，当场记录的优点是内容完整、准确，可以及时检查和弥补遗漏的信息，缺点是可能会引起被观察者的注意，干扰观察活动，改变观察者的行为。如果观察内容属于敏感问题或者当场记录可能改变被观察者的行为，可以采用事后追记。采用参与式观察法时，观察者本身也是活动的参与者，如果不能停止活动进行记录，也需要采取事后追记的方法。事后追记应当及时，尽可能准确、具体、完整。记录后注意妥善整理和保管观察记录与资料。

三、非结构式观察法收集资料的步骤

（一）观察内容

非结构式观察法没有事先确定的统一、具体的观察内容，因此也没有设计好的观察记录表，完全按照现象的发生、发展和变化过程进行自然观察，常用于质性研究。例如观察癌症病人病情告知后的心理反应和应对过程。观察的具体内容应包括：①观察场景的环境特征，包括建筑特征、物品摆放、有无其他人员在场等；②观察对象的特征，包括衣着、行为方式、交流方式等；③活动内容，包括日常活动过程（活动发生的频率、持续时间）和特殊事件；④对话；⑤其他因素，指隐藏于行为背后的信息，如一些非语言沟通方式等。

（二）记录方法

非结构式观察法通常采用现场笔记、事件日记、反思日记等方式，将情境过程记录下来。因为没有结构化记录表和明确的观察内容，非结构式观察法常需要记录更多的信息，而且观察者往往采用参与式观察，难以当场记录所有的信息，最好的方法是将当场记录与事后追记相结合，先当场记录要点，利用活动间隙或事后就近寻找合适的地点及时回忆之前观察的内容，同时进行反思，记录观察者的感受和体会，还可进行初步的整理和分析。这种记录方式比流水账式的记录更深入，涉及面更广，更具

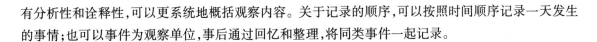

有分析性和诠释性,可以更系统地概括观察内容。关于记录的顺序,可以按照时间顺序记录一天发生的事情;也可以事件为观察单位,事后通过回忆和整理,将同类事件一起记录。

四、观察法的优缺点

（一）优点

1. **能获得深入、真实的一手资料**　在观察法中,观察者需要到现场进行观察,不仅可以直接获取大量具体的一手资料,还可以借助现场记录或者录音、视频得到详细可靠的信息。

2. **适合于对活动和行为的研究**　例如对护士洗手行为的研究,如果采用问卷法收集资料,护士可能在问卷中倾向于回答自己严格按照规程洗手,而实际工作中由于各种原因某些护士并未能按要求实施,此时采用观察法就能够获得更加真实的资料。

3. **适合于对某些无法通过自陈法收集资料的对象**　例如婴幼儿、昏迷病人、精神病病人等的病情和行为,可以通过观察法获得资料。

（二）缺点

1. **容易受观察者主观因素的影响**　观察者需要对观察到的现象进行记录和判断,这一过程易受观察者主观因素的影响。观察主要依赖于观察者个人的感官和思维能力,而人的思维方式是不同的,是有选择性的,不同的观察者对同一现象可能得出不同的观察结果,观察者还可能会忽视某些对研究不利的现象,也就是说观察结果会受到观察者价值观和感情因素的影响。

2. **容易产生霍桑效应**　观察对象因为知道被观察可能会改变其行为,使结果有失真实性,出现偏差,即产生霍桑效应。

3. **容易涉及伦理问题**　观察过程中,观察对象的所有行为都会在观察者的直视下进行,有时会涉及隐私。还有些观察者会使用录音或视频手段收集资料,这些资料含有观察对象的身份信息和声音影像等。因此使用观察法收集资料时要注意避免涉及伦理问题。

第四节　问　卷　法

问卷法是护理研究中最常用的收集资料的方法,是通过向研究对象发放结构化的问卷以收集研究资料。

一、问卷法常用的研究工具

问卷法是指研究者运用问卷或量表从研究对象获得研究所需信息,包括知识水平、观点、态度、信念、感知觉、行为等的收集资料的方法。观察法通过观察研究对象的行为反应等得到研究资料,问卷法则是通过研究对象回答问题得到研究资料,这些事先设定好的一系列问题,就是问卷法所使用的研究工具,包括问卷和量表两种类型。

（一）问卷

问卷(questionnaire)是研究者围绕研究内容所提出的问题(条目)的集合,问题可以是封闭式的,也可以是开放式的,常用的问题类型包括选择、填空题、排序题等。

（二）量表

量表(scale)是由一组封闭式问题组成的以评分的方式衡量态度、认识、感受等特征在人群中水平的测量工具。量表根据事物特征的理论基础和问题之间的逻辑关联,按照一定的规则和标准分配数字,是一种将主观、抽象的特征定量化的工具,量表设计主要就是设计事物主观特征的度量标准。

量表由经过量化的问题(条目)组成,整个架构常有理论依据支持,量表的内容应当全面而系统,

Note:

等级清楚。例如广泛使用的 90 项症状自评量表（symptom checklist 90,SCL-90），以精神病症状学为理论依据，量表的内容包括躯体化、强迫症状、人际关系敏感性、抑郁、焦虑、敌对、恐怖、偏执、精神病性 9 个因子维度，每个维度包含若干个问题（条目），所有 90 个条目组成 SCL-90。所编制的量表是否符合原来预计的理论框架，可以用结构效度来检验。

（三）问卷和量表的比较

量表也是由多个问题组成的，因此从广义上讲量表是问卷的类型之一，理解两者的区别有助于更好地掌握问卷和量表的运用。问卷的编写相对自由，编制问卷时只要符合研究主题，将所要研究的问题提出、罗列、编排即可。而量表的整体架构、理论依据、编制过程、问题的关联程度、质量评价等都有更加明确的要求。两者的区别见表 7-2。

表 7-2　问卷与量表的区别

特征	问卷	量表
整体架构和理论依据	通常未说明	整体架构系统而全面，常有理论依据支持
编制过程	编写自由，往往出自编制者个人的经验推论，耗时较短	需要心理统计技术和一系列标准化过程，工作量大，耗时较长
问题类型	封闭式和开放式问题均可	封闭式问题
资料类型	按照各题的选项进行计数，得到的是各选项的次数分配，属于计数资料或等级资料	按照一定的规则给每个选项赋分，将各维度中每个问题的分数相加，计算出量表的总分，属于计量资料
调查内容	一份问卷常常调查多个变量的信息和数据	测量单一变量
信效度检验	要求不高，尤其内容简单、条目之间关联程度低的问卷，一般仅需检测内容效度等简单指标	要求严格，必须对量表的质量进行严格评价

二、问卷法收集资料的步骤

通过问卷法收集资料的过程包括选择研究工具、选择和培训调查人员、发放问卷、填写问卷、回收和整理问卷。

（一）选择研究工具

首选在国内已广泛应用的、成熟的、信效度较好的量表，其次是公认的问卷，如果在本文化领域不能找到合适研究工具情况下，则常需要借鉴和引进国外的量表和问卷，进行翻译及文化调适，以适合本国人群和文化。若前两者均没有，则需要根据问卷编制的原则，通过文献检索、专家咨询、研究对象访谈等方式编制问卷。

1. **根据研究内容和研究对象选择研究工具**　研究者需要根据研究目的和研究内容明确研究变量，然后根据研究变量检索相关的量表和问卷。选择研究工具时，要考虑是否适用于本研究的人群，例如某研究者要测试白血病患儿家属照顾者的负担，经检索发现国内已有现成的老年阿尔茨海默病病人家属照顾者负担量表，由于这两类疾病病人家属的负担不具有同质性，因此在此研究中就不能够选择该量表。

2. **首选应用广泛的公认量表**　得到广泛应用的公认量表，说明其科学性和可靠性更强，也有利于研究结果的对比分析。在护理研究中经常会用到一些公认的量表，如癌症病人生活质量量表、焦虑自评量表、抑郁自评量表、人文关怀能力量表、护士压力量表等。

3. 优选具备国内常模资料的研究工具　使用具有常模的量表,便于将研究结果与常模比较,使研究结果具有可比性。

4. 选择信效度较好的研究工具　信度和效度是衡量研究工具是否有效的重要指标,信度和效度差的工具所测得的指标是不可信、不准确的。国外的量表经过翻译-回译的过程,实现本土化后,需要再进行信效度检验后方可使用。

（二）选择和培训调查人员

选择调查人员时应考虑对调查对象的熟悉程度,例如对住院病人进行问卷调查,最好选择病房的护士或者实习护士,他们与调查对象熟悉,便于建立信任、争取调查对象的配合。

在开展调查前,培训调查人员也是必需的步骤,培训的目的是帮助调查员掌握调查的目的和意义、发放问卷方法、统一条目的含义及填写方法、明确调查工作的进程及注意事项等。

（三）发放问卷

根据问卷发放方式的不同,分为现场问卷法、电话问卷法、网络问卷法和邮寄问卷法 4 种。不同的方式所得问卷的回收率有所不同,现场问卷法的回收率最高,可接近 100%,其次为电话问卷法,网络问卷法和邮寄问卷法的回收率较低。

1. 现场问卷法　是指研究对象现场填写问卷,可以是集体组织发放,也可以由调查员逐一向每一位调查对象发放。调查员应使用统一的指导语,说明研究目的和注意事项,然后请研究对象独立填写,问卷当场收回。此方式效率高、回收率高,是最常用的方法。发放问卷时要注意选择恰当的时机,最好避免在病人刚入院期、病情诊断初期、病情危重期进行问卷调查。

2. 电话问卷法　通过给研究对象打电话的方式,调查员逐一阅读题目,研究对象根据实际情况回答,由调查员代为填写。在电话调查开始前要建立信任关系,争取研究对象的配合,最好由与研究对象熟悉的调查员开展调查,以增加回收率。调查时间不可过长,否则可能导致研究对象的厌烦情绪,中断调查,影响有效回收率。调查员需要经过培训,提问时注意语气,不得诱导。电话问卷法的应答率较高,有利于研究对象对某些敏感问题作出诚实回答,但缺少面对面的交流,且花费较大。

3. 网络问卷法　又称为在线调查,是指研究者通过互联网及调查系统,将传统的问卷在线化、智能化,研究对象利用网络平台填写问卷。目前应用较多的在线调查平台有问卷星、SurveyMonkey 等,用户可以根据网站提供的问卷设计指南,在线设计、发放、回收、统计问卷。近年来随着计算机技术和网络的普及,网络问卷法的应用越来越多,具体内容请参见本章第五节。

4. 邮寄问卷法　是指通过信函的方式发放和回收问卷,发放的范围较广,但回收率较低,常需要重复邮寄。一般要求回收率在 60% 以上。邮寄问卷应包括首页、问卷正文以及写好回信地址并贴足邮票的信封。首页是内容更为充实的指导语,对研究目的和意义、填写方法、需要的时间、保密性承诺等进行说明,并请求对方的配合。如果在一定时间内(2~3 周)仍未收到回信,可以通过电话提醒或者再次寄信并附上问卷。邮件也可以通过电子邮件的形式发放,电子邮件更加方便快捷而且经济,此方法被越来越多的研究者采用,尤其是一些特殊群体,例如艾滋病病人、自闭症儿童家长,常常会建立 QQ 群或者微信群,通过这些途径群发邮件的方式发放问卷是调查这些特殊人群的最佳方式。

（四）填写问卷

研究对象填写问卷的方式分为自填式和他填式两种,自填式由病人独立完成问卷的填写,调查员只给予适当指导。问卷应尽可能由本人填写,在某些特殊情况下,如儿童问卷可由母亲替代回答,又如研究对象因文化程度、视力障碍、疾病、无法自理等原因无法填写时,调查员可以用中性、不加评判的态度逐一阅读题目,研究对象口头回答,由调查员代为填写。

Note:

（五）回收和整理问卷

回收问卷时,除了要注意回收率,还要注意有效率。回收后先清点问卷数量,检查是否收齐,然后认真检查每份问卷的质量,检查是否有遗漏的问题、是否有无效问卷(全部是同一选项),如存在问题应请研究对象及时补充或者重新填写。合格的问卷进行编号,注明资料收集人的姓名和回收日期,妥善保管。

【例7-1】 问卷收集资料实例

某研究者采用实习护士锐器伤情况调查问卷(表7-3),调查105名实习护士实习期间的锐器伤发生情况。调查者将编制的问卷输入问卷星,采用统一指导语,对调查目的、相关概念进行解释。问卷链接二维码通过实习生微信群发放,实习生扫描后在线匿名填写问卷,全部完成才可提交。从问卷星导出 Excel 数据进行审核、汇总。

表7-3 实习护士锐器伤情况调查问卷

亲爱的同学,您好! 医疗锐器伤指工作中由医疗锐器(注射器针头、缝针、各种穿刺针、手术刀等)造成的皮肤损伤。为了解实习护士锐器伤的发生和预防处置情况,给下一步采取有效措施预防锐器伤提供依据,特邀请您参与本研究。本调查不记名,仅供研究之用,请您填写实习期间锐器伤的总体情况及印象最深的1次锐器伤的暴露特点。完成问卷大概需要5分钟时间,感谢您的配合。

1. 性别： ◎ 男 ◎ 女

2. 学历： ◎ 中专 ◎ 大专 ◎ 本科

3. 是否接种过乙肝疫苗： ◎ 是 ◎ 否

4. 目前您的乙肝表面抗体是： ◎ 阴性 ◎ 阳性 ◎ 不确定

5. 是否接种过新冠疫苗： ◎ 是 ◎ 否

6. 实习时间： ◎ 实习早期(1~3个月) ◎ 实习中期(4~6个月) ◎ 实习后期(7~9个月)

7. 实习期间,您是否发生过锐器伤：◎ 否 ◎ 1次 ◎ 2次 ◎ 3次以上

说明:如果您曾发生过锐器伤,请针对您印象最深的1次锐器伤继续回答以下问题(如果选择选项"否",问卷自动跳转至第14题)

8. 锐器伤发生后是否上报： ◎ 是 ◎ 否

9. 受伤地点：◎ 治疗室 ◎ 病房 ◎ 手术室 ◎ 急诊室 ◎ 换药室 ◎ 其他

10. 受伤时机：◎ 回套针帽时 ◎ 开安瓿时 ◎ 抽吸药物时 ◎ 注射操作时 ◎ 穿刺操作时 ◎ 拔针时 ◎ 传递器械时 ◎ 整理用物时 ◎ 他人误伤 ◎ 其他

11. 造成锐器伤的器具：◎ 注射针头 ◎ 头皮针 ◎ 静脉留置针 ◎ 采血针 ◎ 手指采血针 ◎ 胰岛素笔用针头 ◎ 导管连接针 ◎ 手术缝针 ◎ 手术刀 ◎ 剃刀 ◎ 玻璃碎片 ◎ 其他

12. 受伤部位(可多选)：◎ 手指 ◎ 手掌 ◎ 前臂 ◎ 其他

13. 受伤时手套佩戴情况：◎ 无手套 ◎ 单层手套 ◎ 双层手套

14. 曾经接受培训情况：◎ 0次 ◎ 1次 ◎ 2次 ◎ 3次以上

15. 开安瓿时,我会使用防护工具：◎ 总是 ◎ 经常 ◎ 有时 ◎ 很少 ◎ 从不

16. 新病人入院后查看病历,了解术前5项(艾滋病、梅毒、乙肝、甲肝、丙肝筛查)检查结果： ◎ 总是 ◎ 经常 ◎ 有时 ◎ 很少 ◎ 从不

17. 在病房进行静脉采血操作时,我会戴手套：◎ 总是 ◎ 经常 ◎ 有时 ◎ 很少 ◎ 从不 ◎ 术前5项结果阳性时戴

18. 若有皮肤破损,我会做好保护措施后再接触病人：◎ 总是 ◎ 经常 ◎ 有时 ◎ 很少 ◎ 从不

再次感谢您的配合及参与,祝您工作顺利! 学业有成!

【例7-2】 **量表收集资料实例**

某研究者采用焦虑自评量表(表7-4),评估100名急诊室护士焦虑状况。结果显示护士焦虑自评得分(35.69±4.87)分,76%护士无焦虑(得分低于50分),19%护士轻度焦虑(得分50~59分),5%护士中度焦虑(得分60~69分),与中国正常人群常模[得分(29.78±0.46)分]相比较,提示该院急诊室护士焦虑水平偏高,需要进行心理调适。

表7-4 焦虑自评量表(self-rating anxiety scale,SAS)

填表注意事项:下面有20条文字,请仔细阅读每一条,然后根据您近一星期的实际感觉,在适当的方格里划"√",每一条文字后有4个方格,表示:A 没有或很少时间;B 少部分时间;C 相当多时间;D 绝大部分或全部时间。

条目内容	A	B	C	D
1. 我觉得比平时容易紧张或着急	☐	☐	☐	☐
2. 我无缘无故地感到害怕	☐	☐	☐	☐
3. 我容易心里烦乱或觉得惊恐	☐	☐	☐	☐
4. 我觉得我可能将要发疯	☐	☐	☐	☐
5. 我觉得一切都很好,也不会发生什么不幸	☐	☐	☐	☐
6. 我手脚发抖打战	☐	☐	☐	☐
7. 我因为头痛、颈痛和背痛而苦恼	☐	☐	☐	☐
8. 我感觉容易衰弱和疲乏	☐	☐	☐	☐
9. 我觉得心平气和,并且容易安静坐着	☐	☐	☐	☐
10. 我觉得心跳很快	☐	☐	☐	☐
11. 我因为头晕而苦恼	☐	☐	☐	☐
12. 我有晕倒发作,或觉得要晕倒似的	☐	☐	☐	☐
13. 我吸气呼气都感到很容易	☐	☐	☐	☐
14. 我的手脚麻木和刺痛	☐	☐	☐	☐
15. 我因为胃痛和消化不良而苦恼	☐	☐	☐	☐
16. 我常常要小便	☐	☐	☐	☐
17. 我的手脚常常是干燥温暖的	☐	☐	☐	☐
18. 我脸红发热	☐	☐	☐	☐
19. 我容易入睡并且一夜睡得很好	☐	☐	☐	☐
20. 我做噩梦	☐	☐	☐	☐

说明:

(1) 内容:20个条目反映焦虑状态4组特异性症状:精神性-情感症状、躯体性障碍、精神运动性障碍和焦虑的心理障碍。

(2) 评分方法:4级评分。A 没有或很少时间;B 少部分时间;C 相当多时间;D 绝大部分或全部时间。第5、9、13、17、19条反向计分。总分乘1.25以后取整数部分得到标准分。

Note:

三、问卷法的优缺点

（一）优点

1. 调查范围广,时间、物力、人力花费少,可以在短时间收集大样本资料。

2. 与访谈法相比较,通过问卷和量表收集资料,有统一的指导语和记录方法,研究者对结果的影响较小。

3. 可以检测研究工具的信度和效度,对其质量进行评价,资料的准确程度和可靠性较好。

4. 易于控制调查内容,资料便于进行统计学分析。

（二）缺点

1. 可能会遇到回收率、有效率偏低的问题,尤其是采用邮寄问卷法时,对未收回问卷的原因也很难查询。

2. 答卷者可能未经过慎重思考和认真阅读问卷,只是随意勾选答案,或者因某些原因隐瞒真实情形后选择了理想的答案,分析资料时研究者难以判断,这些都会使结果出现偏差。

3. 由于没有面对面的沟通,研究对象可能误解研究目的或者问卷内容。

第五节 收集资料的其他方法

在护理研究中,除了生物医学测量法、观察法、问卷法、访谈法之外,还会用到一些其他收集资料的方法,如 Q 分类法、档案记录收集法、网络问卷法等。

一、Q 分类法

Q 分类法(Q-sort method)指受试者按照正态分布的要求,对不同陈述语句条目进行分类,然后对分类结果进行统计分析,是一种对主观意识或观点进行测量和分类的方法。该方法于 1936 年由威廉·史蒂芬森(William Stephenson)提出,常用于人格特征的评估、精神分析和心理学研究。

（一）Q 分类法步骤

Q 分类法可用来把一组个体分成同质的亚类或亚组,也可用于个体的自我描述与理想自我的比较、自我觉知与他人觉知的比较,还可用于分析多人对某人、某事描述的内部相关性。Q 分类法的过程包括确定分类材料和分类方法、实施分类,以及对分类结果的统计分析。

1. **确定分类材料** 根据研究目的和研究内容对变量进行分析,形成有价值判断的陈述性词句。为保证结果的可靠性,Q 分类材料陈述语句条目的数目一般要求在 40~100 个。可将这些陈述语句条目做成卡片或图片形式,每张卡片或图片上记录、绘制一个条目,然后要求受试者对这些卡片、图片进行分类;也可以将所有的条目以 Q 分类问卷形式展示给受试者。

2. **确定分类方法** 受试者按照提前规定的等级和近似正态分布要求的数目,对材料进行分类是 Q 分类法的主要环节。在分类之前需要确定分类方法,具体包括 2 个方面。①所分等级或类别的数目:通常根据受试者同意、赞成的程度或与受试者相同的程度来分等级,以奇数为宜,最常用的是 7、9 或 11 个等级;②应分到每个等级或类别的卡片(条目)的数目:一般按接近正态分布的原则确定各等级应分配的卡片、图片或条目的数目,表 7-5 以 9 个等级为例,列出了不同卡片(条目)总数时各等级所分配的数目。确定分类方法后就可以制作 Q 分类结果记录表格,用于记录受试者的分类结果(表 7-6),表中白色格子用于填写受试者选择的条目编码,白色格子总数目对应条目总数目。

3. **实施分类** 将卡片、图片或 Q 分类问卷发放给受试者,要求受试者按照上述方法将其进行分类,可以是单一受试者或者小团体样本。

Note:

表7-5　Q分类法各等级分配条目数目（9个等级）

条目总数	各等级分配条目数目								
	绝对不赞成	很不赞成	比较不赞成	有些不赞成	说不准	有些赞成	比较赞成	很赞成	绝对赞成
40	2	3	5	6	8	6	5	3	2
50	2	3	5	8	14	8	5	3	2
60	2	3	6	11	16	11	6	3	2
70	3	5	8	11	16	11	8	5	3
80	4	6	9	13	16	13	9	6	4
90	4	6	10	15	20	15	10	6	4
100	5	8	12	15	20	15	12	8	5

表7-6　Q分类法分类结果记录表（9个等级40个条目）

绝对不赞成			说不准				绝对赞成	
−4	−3	−2	−1	0	+1	+2	+3	+4

4. 分析分类结果　可以通过计算受试者得分的相关系数，了解受试者之间的关系和类别特点，还可以通过比较同一或同组受试者前后Q分类结果的关系，了解干预措施的效果。由于Q分类的等级及各等级的卡片数目已由研究者事先确定，因而结果的分析处理比较简单，统计方法包括因子分析、相关性分析和方差分析等。

（二）Q分类法的优缺点

1. 优点　①Q分类法的项目根据一定的理论设计，逻辑性和实用性较强；②适用于单一受试者或很少样本的研究情境；③同一受试者可反复测量，可研究受试者心理、行为的发展变化过程；④适宜进行探索性研究，有利于产生新的研究思路和假设。

2. 缺点　①受试者样本小，代表性较差，可用大样本的横断面研究加以补充；②Q分类法的条目只能近似地达到而不能完全满足某些统计处理方法的假设，这影响了结果的准确性；③强迫受试者选择和分类，使得受试者的自由反应受到限制，可能漏掉一些重要信息；④受试者的心理防御、情绪、智力对结果有一定影响，可能引起偏倚。

【例7-3】　**Q分类法实例**

　　某教师采用25个条目的Q分类问卷（表7-7），调查了36名大三年级护理本科生对急危重症护理学课程教学采用情境模拟教学法的态度。Q分类数据提示学生对情境模拟教学法的主要态度包括：模拟教学有助于激发学习兴趣和建立自信心、通过模拟教学能更好地适应临床工作、引导性反馈中其他同学的意见很有帮助、建议增加模拟教学的培训内容（表7-8）。以上研究结论有助于教师在下一轮教学中根据学生对模拟教学的态度调整教

Note：

学方法和内容,改进模拟教学措施,以提高教学效果。

表7-7 Q分类问卷

亲爱的同学,你好!下面是一组关于本次急危重症护理学课程教学中采用情境模拟教学的描述,请根据自己的感觉,从9个赞成度评价等级中,选出最符合自己状况的一个等级,并在相应的框内打"√",请注意每个等级累计选填次数必须为表中所标注的数字。完成问卷大概需要5分钟的时间,感谢你的配合。

条目内容	评价等级及该等级选填次数								
	绝对不赞成	很不赞成	比较不赞成	有些不赞成	说不准	有些赞成	比较赞成	很赞成	绝对赞成
	1	2	3	4	5	4	3	2	1
1. 教学组织安排合理									
2. 参加模拟教学增加我的学习负担									
3. 建议下学期继续使用模拟教学									
4. 建议增加模拟教学的培训内容									
5. 教学情境接近真实情况									
6. 在实验室里模拟急救很困难									
7. 环境的仿真性使模拟教学过程极具吸引力									
8. 模型人让人感觉不真实									
9. 实验室环境使我难以完全真实地感受临床情境									
10. 模拟教学的过程很繁琐									
11. 模拟教学对临床工作不一定有帮助									
12. 有助于发现理论知识的不足									
13. 有助于培养临床急救意识									
14. 有助于激发我的学习兴趣									
15. 有助于建立自信心									
16. 能够提高沟通能力									
17. 能够提高团队合作能力									
18. 能够促进跨学科合作									
19. 提供了一个安全的学习环境									
20. 通过模拟教学,我们能更好地适应临床工作									
21. 实验室模拟教学能够减少我们对以后临床真实抢救工作的不安									
22. 引导性反馈有助于发现我的不足									
23. 引导性反馈的时间过长									
24. 引导性反馈中其他同学的意见很有帮助									
25. 模拟教学可以替代临床实习									

注:每个等级累计选填次数必须为表中所标注的数字。

表 7-8　分类结果记录表

绝对不赞成				说不准				绝对赞成
-4	-3	-2	-1	0	+1	+2	+3	+4

二、档案记录收集法

1. 概述　档案记录收集法是指通过查询现有记录和档案文件收集资料的方法。资料常见的来源包括医院、社区、学校、政府、疾病预防控制中心等机构保存的病历、个人健康档案、流行病登记等。在某些情况下,个人日记、信件、邮件、报纸等公开或未公开的资料也能成为可用的资料来源。

2. 优缺点

(1) 优点:①收集的资料属于二手资料,方法经济、方便。②无须研究对象合作,没有无应答偏倚。③现在各机构都非常重视档案资料的收集、整理和保存,因此使用此方法收集的资料信息往往覆盖面广,可追溯时间长,内容丰富。例如查询病历可以收集病人从首次发病开始的病史和病程变化,包括病情记录、护理记录、化验结果、家族史等,这是其他收集资料方法无法比拟的。

(2) 缺点:①可能存在信息缺失的情况,由于不是直接接触研究对象,难以补充和修正。②资料由他人收集,其准确性和可靠性次于一手资料,要正确分析和评价资料的有效性。③研究只能分析利用现成的资料,无法根据自己的研究目的对资料及其收集过程提出要求,无法控制资料的质量。④涉及伦理问题,无论档案资料的来源如何,无论是公开还是非公开的档案,研究者都必须遵守职业道德,注意保密,以保护当事人的利益。

三、网络问卷法

网络问卷法(web survey)又称为在线调查,是指研究者通过互联网及调查系统,将传统的问卷在线化、智能化,研究对象利用网络平台填写问卷。网络问卷法借助互联网、计算机通信和数字交互式媒体,利用网络调查软件、微信群、QQ 群、网页问卷、电子邮件、网上聊天室、电子公告板等网络通信手段来在线设计、输入、发放和填写问卷。该方法充分利用了互联网的信息交流与远程交互功能,将网页制作技术、数据库管理技术和远程控制技术等结合于一体,使得研究者能够通过互联网络来收集、管理和处理调查研究的数据与信息。

（一）网络问卷调查与数据整合网站

1. 问卷星　是应用最多的中文在线问卷调查、考试和投票平台,该平台以问卷为基础,提供数据收集、存储和分析工具。问卷星自 2006 年上线至 2021 年 5 月 19 日累计发布超过 1.18 亿份问卷,回收超过 93.69 亿份答卷,并且保持每年 100% 以上的增长率,用户已覆盖国内 90% 以上的高校和科研院所。

目前,应用较多的中文网络调查平台还有问卷网、腾讯问卷、京东调研、乐调查、调查派、第一调查网、横智网络调查、易调网、集思网、数字 100 网络调查、英德知网络调查、InsightCN(51 Point)、积沙调查、新秦调查、我要调查网等。

2. **SurveyMonkey** 创建于 1999 年,是美国著名的在线调查服务网站。国际咨询公司 Technavio《全球在线调查软件市场 2017—2021》报告显示,全球在线调查服务的三大主要供应商为 SurveyMonkey、Qualtrics、Confirmit。另外,根据行业研究公司 IBIS World 发布的美国在线调查软件行业报告,美国最大的两大在线调查公司为 SurveyMonkey 和 Qualtrics,其中 SurveyMonkey 占据最大的市场份额,占有率达 15% 以上,据统计每天来自世界各地的使用者用 SurveyMonkey 回答超过 2 000 万个问题。SurveyMonkey 主要针对个人用户和企业,提供免费与付费的调查和数据分析服务,区别于主要面向大企业服务且费用门槛较高的 Qualtrics,因此 SurveyMonkey 有着更多的受众群体和增长空间。据 Technavio 预计,在线调查市场将以每年 12.5% 的平均增速发展,第三方在线调查服务以便捷、高效且成本更低的方式满足用户收集和分析数据的需求。

目前,应用较多的英文网络调查平台还有 SmartSurvey、Survey Anyplace、SoGoSurvey、eSurveysPro、AC Nielsen、mySurveyASIA 等。

3. **国家统计局数据库** 为加快建设现代化服务型统计,更好地服务社会,国家统计局在 2008 年创建的中国统计数据库的基础上,于 2013 年建立了新版统计数据库国家信息网。该网站可以查询到国家统计局调查统计的各专业领域的主要指标时间序列数据,还可按照个人需求制作个性化统计图表,浏览历史统计年鉴资料等。

数据库包含月度、季度、年度数据以及地区数据、普查数据、国际数据 6 类统计数据。月度数据主要有居民消费价格指数(CPI)、工业生产者出厂价格指数(PPI)、商品零售价格指数、固定资产投资金额、房地产开发投资金额、社会消费品零售总额。季度数据主要有国内生产总值,农业、工业、建筑业相关数据,城镇居民收入与支出,农村居民收入与支出,固定资产价格指数,农产品生产价格指数等。年度数据包括国内生产总值、人口、就业人员和工资等 27 个领域的数据。地区数据涵盖了全国各省、市的主要经济指标;普查数据包括全国人口普查和全国经济普查数据;国际数据提供众多国家国内生产总值等主要指标的月度及年度数据。此外,数据库还提供了我国部分政府部门网站统计数据栏目的链接,可以查看各部门主要统计数据情况。

4. **中国学术调查数据资料库** 中国学术调查数据资料库(Chinese National Survey Data Archive,CNSDA)是受中国国家自然科学基金重点项目资助的、由中国人民大学中国调查与数据中心(National Survey Research Center,NSRC)负责执行的经济与社会数据共享平台。

中国学术调查数据资料库以中国人民大学中国调查与数据中心和中国人民大学中国政府统计研究院为依托,以中国社会调查开放数据库(Chinese Social Survey Open Database,CSSOD)及各项大型追踪项目和横断面调查项目数据为基础,广泛收集在中国进行的各类抽样调查的原始数据及相关资料,对收集到的数据与资料按国际标准进行清洗、处理、档案化、标准化和国际化,通过建设一个在线数据共享平台实现科学研究数据的开放与共享,致力于向研究者提供内容广泛全面、可获性强、易用性高、质量可靠的数据库,并在数据库建设过程中研发数据管理、存储、开发技术,发展适应中国特点且与国际接轨的调查数据存档协议,推动数据开放共享,以提高科研数据的生命周期和利用率,增加我国科学项目投入的产出和效益,以应对科学研究数据骤增所带来的机遇与挑战,服务于科学研究和政府决策。

（二）网络问卷法的优缺点

1. **优点** 与传统印刷问卷调查相比,网络问卷在组织实施、信息采集、信息处理等方面具有明显优势,其降低了调查成本,提高了效率,同时增加了调查数据收集的准确性和科学性,有效降低了传统印刷问卷调查可能出现的调查测量误差。网络问卷法的优点主要表现在以下几方面:

（1）**便捷性**:在网络上进行调查,调查者和被调查者只需要一台上网终端即可进行,问卷的设计和填写、数据的收集和汇总分析都可以由程序自动完成,操作简单便捷。

Note:

（2）即时性：网络传输非常迅速，即使是越洋调查也可即时完成，极大地提高了调查效率。

（3）客观性：调查者在自愿原则下通过网络参与问卷调查，调查者和被调查者不需要直接接触，避免了调查者对问卷填写的影响，因此调查信息可靠，调查结论客观。

（4）不受时间和地域限制：网络问卷调查随时可以进行，不受时间和地理区域的限制，与受区域和时间制约的传统调研方式有很大不同，可以在短时间调查不同地区的大量样本。

（5）更低廉的费用：相对于传统纸张调查表设计、印刷、发放、回收、整理等工作，网络调查在人力、物力上成本更低廉。此外，对调查结果的处理也可直接在计算机辅助下完成，省略了调查数据的录入和处理等工作，大大节省了传统调查中所耗费的人力和物力，网络问卷调查的样本量越多，平均调查成本越低。

（6）更多的表现形式：传统纸质问卷以文字形式为主，而网络问卷调查可设计成文字、动画、声音和影像等多种形式，研究者可以根据需要设计形式多样、内容生动的网络调查问卷，具有更好的互动性。尤其是对需要视觉和声音辅助的调查内容，这种方式尤其适用。

2. 缺点

（1）信息的可靠性受影响：网络问卷调查的匿名性一定程度上有助于保护调查对象的隐私，但由于缺乏对调查对象信息的了解，所获得信息的可靠性和准确性就有可能会下降。其次，需要对特定人群进行调查时，受访者的匿名性会影响数据的可靠性。

（2）应答率低：当没有明确的调查对象总体时，采用网络问卷法调查时间短、范围广，可以获得更多的反馈答卷。但如果在小范围实施特定人群的调查，网络问卷法的应答率往往要低于现场问卷法，此时调查者可以采用电子货币、抽奖、奖品等激励手段来提高应答率。

（3）应答的虚假性和重复性：由于网络问卷调查的匿名性特点，导致不能保证受访者所提供的信息都是真实的。许多网络问卷调查软件无法限制受访者的答题次数，如果同一个人重复填写问卷，就会使调查结果的可信性降低。

（4）自荐偏差：由于网络调查很难对样本进行验证，仅仅从愿意回答问题的对象中抽样，很容易产生调查信息偏差。如果为了提高应答率而给予一定的物质刺激，通常作答的还是那些自愿受访者，其结果仍然可能存在偏差。

（罗晨玲）

本 章 小 结

1. 收集资料是一个有计划的过程，是回答研究问题、证实研究假设的重要步骤。

2. 护理研究中常用的收集资料的方法包括生物医学测量法、观察法、问卷法、访谈法等，其中问卷法和访谈法又可归类为自陈法。

3. 在生物医学测量法中，相同条件下有多个测量工具可供选择时，应当优先选择测量者主观因素影响最小的测量工具。

4. 观察法易受主观因素的影响，因此实施观察法时要尽量使用盲法。

5. 在结构式观察法中，观察者要根据观察内容设计结构化记录表。

6. 问卷法首选公认的量表，注意提高回收率和有效率。

7. 受试者按照提前规定的等级和近似正态分布要求的数目，对多个有价值判断的陈述性语句进行分类是 Q 分类法的主要环节。

8. 网络问卷法又称在线调查，指利用网络调查软件、微信群等网络通信手段收集数据和资料的方法。

Note:

思 考 题

1. 请说出问卷和量表的区别。

2. 运用焦虑自评量表自评,计算得分并解释结果。

3. 5 人一组,以"肺癌病人心理健康现状及其影响因素"为题,讨论需要收集哪些资料? 采用何种方法收集资料? 收集资料过程中如何选择研究工具?

4. 联系最近所学的课程内容,选择一个观察主题,尝试制作观察记录表,进行观察实践。

URSING

第八章

资料的整理与分析

08章 数字内容

——— 学 习 目 标 ———

知识目标

1. 掌握概率的定义。

2. 熟悉核校原始数据的方法;统计图的种类;统计表和统计图的结构。

3. 了解抽样误差、假设检验的定义。

能力目标

1. 能判断科研资料的类型:计量资料、计数资料、等级资料,并进行资料类型的转换。

2. 能根据研究目的和资料类型,判断科研实例中应采用的统计分析方法。

3. 能按规范格式绘制统计表。

4. 能运用 SPSS 软件,进行下列操作:

(1) 建立数据库,并进行计算、数据转换等数据编辑。

(2) 计算均数、标准差、频数和百分比。

(3) 进行单样本 t 检验、两独立样本 t 检验、配对样本 t 检验、单因素方差分析、χ^2 检验、相关分析、多元线性回归。

素质目标

在资料分析过程中具有严谨、求实的科学精神,以及逻辑性、评判性科学思维。

研究者评价骨科学龄期儿童全麻术后早期进食进水的安全性及效果。将638例骨科全麻手术患儿分为两组,对照组常规术后6h进食水,试验组术后返回病房时评估意识状态及吞咽功能恢复情况,评估合格即指导其进食进水。记录并测评下列指标:

(1) 一般资料:包括性别,年龄(岁),手术部位(骨盆髋臼、上肢长骨、下肢长骨),手术时长(h),术前禁食水时长(h)。

(2) 术后首次饮水时间(h)、首次进食时间(h)、进普食的时间(h)。

(3) 术后24h内恶心呕吐发生情况:记录恶心呕吐的次数,并采用WHO恶心呕吐评级评估严重程度(无、轻度、中度、重度)。

(4) 术后6h内口渴、饥饿发生情况:采用等级评分法,判定为无、轻度、中度、重度。因中度及以上程度口渴、饥饿时,会增加脱水、电解质紊乱的风险,比较两组中度及以上程度口渴发生率和饥饿发生率有无差异。

(5) 术后6h和24h时疼痛情况:采用Wong-Baker面部表情量表,判定为0~5分,分别为无疼痛、有点疼痛、轻微疼痛、疼痛明显、疼痛严重、剧烈疼痛。比较两组患儿3分及以上疼痛的发生率有无差异。

请思考:在该研究中,应采用哪些统计分析方法?

在研究过程中,收集到原始资料后,应根据研究目的和资料的性质,选用恰当的方法对原始资料进行整理和分析,从而找出规律性。在量性研究中,正确运用统计分析方法对数据进行分析,并对统计结果进行正确的表述和解释,是保证研究结果科学性和准确性的重要环节。本章主要介绍护理领域量性研究中常用的资料整理与统计分析方法,应用SPSS软件建立数据库、进行数据编辑和统计分析的操作方法,以及如何用文字、统计表和统计图呈现统计分析结果。

第一节　资料的整理

在资料收集过程中获得的原始资料和数据是庞杂无序的,需要经过整理和加工,使之系统化、条理化,这就是资料的整理过程。资料的整理是资料收集阶段完成后科研工作的继续,也是统计分析的前提。

一、核校原始数据

在资料的收集过程中可能会出现漏项、记录差错等,因此在对资料进行整理和分析之前,需先对原始资料进行检查与核对,检查原始资料有无遗漏、重复、异常值等问题,以确保资料的真实、完整和可靠。对于有遗漏的数据,应尽量补充完整,如果是重要的数据遗漏,可能导致问卷作废;对于重复的资料,经核实无误应予以删除;对于出现过大或过小异常值的资料,应进行核实,必要时重新收集数据。通常可采用以下方法对原始资料进行核查。

1. **专业检查**　指从专业的角度,利用专业知识或生活常识来发现和纠正错误。例如在调查问卷中,发现女性病人患前列腺癌,产后2周时月经恢复来潮等,这些原始数据都是明显错误的。因为从人体解剖和生理学等医学专业知识的角度来看,这些资料违背了医学专业知识的基本原则,是不可能发生的。

2. **统计检查**　指按统计学要求,通过数理统计规律发现和纠正错误。许多数据本身有一定的统计学规律,有些数据的取值有一定范围,不可能小于或大于一定的数值。例如,人体的体温值记录为

56.4℃,明显超出了人体体温的范围,这个数据就值得怀疑。再如,对于血压值,如果要求测量值精确到个位数,那么个位的数据从 0~9 都有同等机会出现,如果大多数数据都以 0 和 5 结尾,应对这批数据进行重新核实。

3. **计算机检查**　将原始数据录入计算机后,可通过计算机对全部数据进行检查。例如"孕妇年龄"这个变量,如果某个孕妇的年龄为 78 岁,超出孕妇的上下界值,这个数据就值得怀疑;再如"性别"这个变量,用 1(表示男性)、2(表示女性)、9(表示缺失)这 3 个数值代码来表示,如果出现数字 4,必然是数据录入错误。

二、建立数据库

建立数据库是进行统计分析的基础。目前研究者通常使用统计软件建立数据库,如 EpiData 数据录入软件、SPSS(Statistical Package for Social Sciences,社会科学统计软件包)、SAS(Statistical Analysis System)等。其中 SPSS 是目前国际上最流行的统计分析软件之一,广泛应用于社会科学、心理学、医学等各领域。该统计软件最突出的特点是使用方便,有数据录入、编辑、统计分析、图形制作等功能,大多数操作可通过菜单、按钮和对话框来完成,使用者不需要编程。SPSS 公司自 1992 年开始,相继推出 Windows 操作系统的各版本。随着版本的不断更新,功能日益完善,操作越来越简便,适于非统计专业人员使用。本节主要介绍应用 SPSS 软件建立数据库的方法。

(一)打开 SPSS 数据库

在计算机上安装 SPSS 统计软件后,可通过下列两种方式打开 SPSS 数据库:①左键单击计算机桌面左下角的"开始"→"IBM SPSS statistics for Windows";②若桌面上有 SPSS 快捷图标,直接双击该图标即可。进行上述操作后,弹出 SPSS 运行对话框。点击右上角"×"按钮,进入 SPSS 主界面(图 8-1)。

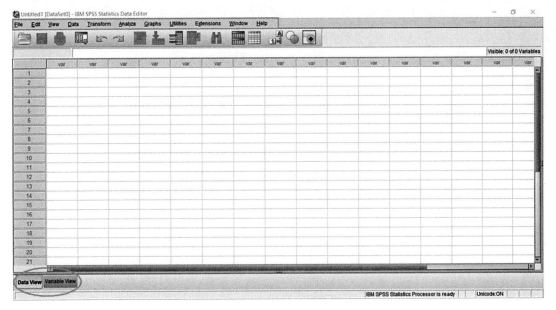

图 8-1　SPSS 主界面(数据界面"Data View")

在 SPSS 主界面中,左下角有 2 个标签,一个是"Data View"(数据界面),用于进行数据的录入和分析;另一个是"Variable View"(变量界面),用于定义变量及其属性。目前所示的是"Data View",即主界面,最上面一行是主菜单,每个菜单都包括一系列功能,用鼠标左键单击每个菜单,可出现下拉式菜单,以进一步选择和操作。常用的主菜单及其常用功能见表 8-1。

Note:

表 8-1　SPSS 主界面中常用的主菜单及常用功能

主菜单	常用功能
File(文件)	New(建立新数据文件)
	Open(打开数据文件)
	Save(保存)
	Save As(另存为)
	Print(打印)
Edit(编辑)	Undo(撤销操作)
	Redo(恢复操作)
	Cut(剪切)
	Copy(复制)
	Paste(粘贴)
	Clear(清除)
	Insert Variable(插入变量)
	Insert Cases(插入病例)
View(视图)	Status Bar(状态栏)
	Toolbars(工具栏)
Data(数据)	Sort Cases(对病例进行归类)
	Sort Variables(对变量进行归类)
	Merge Files(合并文件)
	Split File(拆分文件)
	Select Cases(选择病例)
Transform(转换)	Compute Variable(计算变量)
	Recode into Same Variables(重新编码为相同变量)
	Recode into Different Variables(重新编码为不同变量)
	Rank Cases(对病例进行排序)
	Random Number Generators(产生随机数字表)
Analyze(分析)	Descriptive Statistics(描述性统计)
	Compare means(比较均数)
	General Linear Model(一般线性模型)
	Correlate(相关)
	Regression(回归)
	Dimension Reduction(因子归纳)
	Scale(量表)
	Nonparametric tests(非参数检验)
Graphs(图形)	制作统计图
Help(帮助)	包括使用指南(Tutorial)、统计学指导(Statistics Coach)等

（二）输入变量名称及属性

在建立新的数据文件时，应点击"Variable View"，进入变量界面（图8-2），将原始资料中各变量的名称输入在变量界面，并定义其属性。

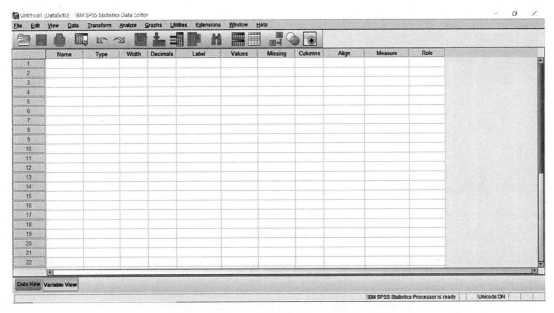

图8-2　SPSS变量界面（Variable View）

在图8-2所示的变量界面中，每行代表一个变量，纵标目中Name、Type、Width、Decimals、Label、Values等代表每个变量的属性，其含义见表8-2。

表8-2　SPSS变量界面中各项目的含义

项目	含义
Name（名称）	可用汉字、英文字母、数字等，但首字符须为汉字或英文字母
Type（类型）	包括数值型（Numeric）、字符串型（String）等
Width（宽度）	决定所录数据的最多位数
Decimals（小数点后位数）	决定所录数据小数点后的位数
Label（标签）	进一步解释变量名称的含义
Values（值标签）	解释所录数值的含义
Missing（缺失）	定义缺失值的输入方式
Align（对齐）	包括左对齐、右对齐、居中对齐

1. 输入变量名称及标签　在"名称（Name）"栏中，输入每个变量的名称。变量名称的首字符必须是汉字或英文字母，其后可用字母、数字、下划线（_）等。当变量名不符合要求时，会弹出提示框"变量名包含非法特征（Variable name contains an illegal character）"。为了方便数据的录入，数据库中的变量名称尽量与问卷中的变量名保持一致。如果问卷中某个变量的字数较多，可在数据库中用简称作为其变量名称。对于量表的各条目，不必将各条目的内容均写在变量名称中，可用汉字或字母开头，后面加上条目序号来表示，如a1，a2…，或条目1，条目2……

如果变量名称使用了简称或代码，可将完整的名称或含义写在"标签（Label）"栏内，起到提示作用。标签并非必须定义的属性，可根据需要使用。如果变量名称本身的含义很清晰，则不必使用标签。

2. 选择变量类型　输入变量名称后，在"类型（Type）"栏中默认的类型是"数值型（Numeric）"。

这意味着在录入数据时只能录入数值,不能录入字母、汉字等。SPSS统计软件只对变量类型为"数值型(Numeric)"的数据进行统计分析。因此,对于要进行统计分析的变量,必须选择"数值型(Numeric)",将原始资料转化为数值进行录入。如果该变量要录入的资料无法转换成数值,需要录入汉字,可点击该变量与"类型(Type)"栏交叉处单元格的右侧,弹出"变量类型(Variable Type)"对话框(图8-3),选择"字符串型(String)"类型,这样这个变量就可以录入汉字了。

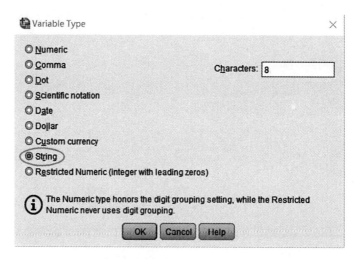

图 8-3 "变量类型(Variable Type)"对话框

3. 调整宽度 在"宽度(Width)"栏中,默认的数字是8,意味着录入的数据宽度不能超过8个字符。如果要录入的数据宽度超出8个字符,可将"宽度(Width)"中的8改为所需的字符数,如100(最多可输入100个字符,相当于50个汉字)。

4. 调整小数点后位数 当变量类型为"数值型(Numeric)"时,"小数点后位数(Decimals)"栏默认的数字是2,表示在录入数据时,小数点后自动保留2位数字。可根据数据的特点,适当调整小数点后位数。例如,"年龄"这个变量的数据均为整数,可将小数点后位数由2改为0。

5. 标记值标签 在SPSS统计软件中,为了进行统计分析,通常将计数资料、等级资料的选项用数值代码来表示。例如"文化程度"这个变量,在录入数据时,可用"1"表示初中及以下,"2"表示高中或中专,"3"表示大专及以上。此时,可利用"值标签(Values)"来标记每个数值代码所代表的含义。操作步骤如下:①点击"文化程度"与"值标签(Values)"栏交叉处的单元格,该单元格则显示 None ,用鼠标左键单击该框右侧的黑影处,弹出"值标签(Value Labels)"对话框(图8-4)。②在"值(Val-

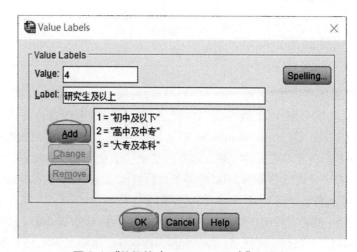

图 8-4 "值标签(Value Labels)"对话框

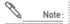

ue）"后面的空格内输入数值"1"，在"标签（Label）"后面的空格内输入"1"所代表的含义"初中及以下"，点击"Add"按钮，即在下方的框内出现"1＝初中及以下"。依次输入"2"与"高中或中专"；"3"与"大专及本科"；"4"与"研究生及以上"。最后点击"OK"即完成操作。

　　按照上述步骤，依次完成问卷中各变量名称及属性的定义（图8-5）。

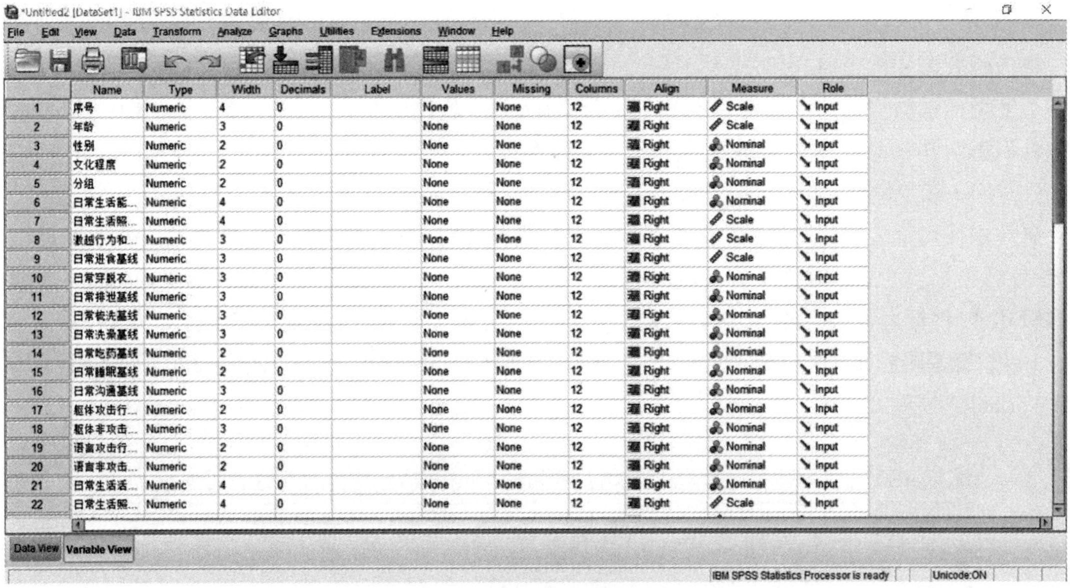

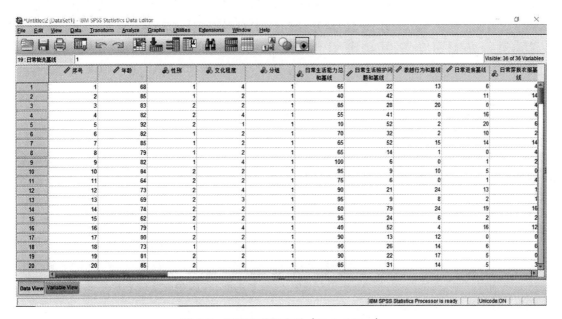

图8-5　定义好变量名称及属性的变量界面（Variable View）

（三）录入和保存数据

1. **录入数据**　在"变量界面（Variable View）"写好所有变量的名称及其属性后，可点击"数据界面（Data View）"回到主界面。上方一横行显示的是写好的变量名称，点击每个病例对应的单元格即可录入数据。数据文件中每一横行显示每份病例在所有变量上的数据，每一列显示所有病例在该变量上的数据（图8-6）。

2. **保存数据**　可在"文件（File）"下拉菜单中选择"保存（Save）"，也可直接点击图标🖫，弹出"保

图8-6　SPSS数据文件（Data View）

Note：

存数据为(Save Data As)"对话框。选择文件的保存路径,在"文件名称(File Name)"栏中输入文件名称,点击"保存(Save)"按钮,保存为"*.sav"格式的数据文件。在录入或分析数据过程中,注意及时保存文件,避免计算机突发故障造成数据丢失。也可在"文件(File)"下拉菜单中选择"另存为(Save As)",将数据文件另存为一个新文件。

三、数据的编辑

在进行数据分析之前,有时需要根据分析的需要,将若干条目的得分进行计算,产生新的变量,或将某个变量的选项进行重新编码。本节主要介绍在 SPSS 软件中完成"计算变量(Compute Variable)"和"重新编码(Recode)"这两种数据编辑功能的操作方法。

（一）计算变量

研究中使用量表进行测评,在录入数据时通常录入量表各条目的评分,需将量表的若干条目得分相加,计算出量表的总分或因子分。此时,可利用 SPSS 软件中"计算变量(Compute Variable)"这个数据编辑功能,将量表各条目的评分相加,计算出量表总分这个新变量,具体操作步骤如下:

1. 选择编辑选项 在 SPSS 数据库中,点击"转换(Transform)"下拉菜单中的"计算变量(Compute Variable)"(图 8-7)。

图 8-7 "计算变量（Compute Variable）"分析路径

2. 输入计算公式 弹出"计算变量(Compute Variable)"对话框(图 8-8),在左上角"目标变量(Target Variable)"栏中,输入要计算出的新变量名称"总分";在"公式表达(Numeric Expression)"栏中,利用该栏下方提供的"+"符号键,输入计算公式"a1+a2+…a20"。

3. 点击"OK"产生新变量 本例中,输入将 20 个条目相加的公式后,点击"OK"按钮,即产生一个新变量"总分"。

（二）重新编码

在研究中,有时需要对某个变量的数据进行重新编码(Recode),再进行统计分析。有些变量只对重新编码后的数据进行分析,可选择"Recode into Same Variables",直接用重新编码后的数据覆盖原数据;而有些变量不但要对重新编码后的数据进行分析,而且要保留原数据,此时应选择"Recode into Different Variables",不但转换出重新编码的数据,而且保留原数据。

1. 重新编码为相同变量 有些量表设有反向计分条目,如焦虑自评量表,条目 5、9、13、17、19 为反向计分。在计算焦虑总分之前,必须先将反向计分条目的分值转换过来,即 1→4、2→3、3→2、4→1,再以转换后的分值计算总分。建议将原始数据库保存好,另存为一个新数据库,利用 SPSS 软件中的"重新编码为相同变量(Recode into Same Variables)"这个功能,直接在原变量上将反向计分条目进行重新编码,具体操作步骤如下:

（1）选择编辑选项:点击"转换(Transform)"下拉菜单中的"Recode into Same Variables"(图

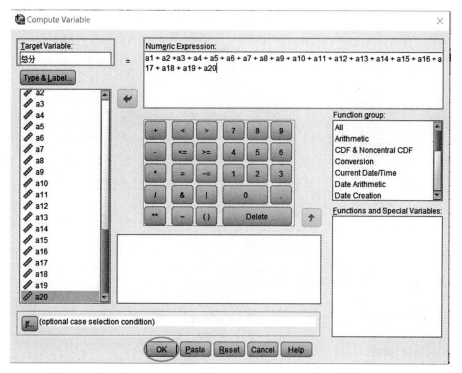

图 8-8 "计算变量（Compute Variable）"

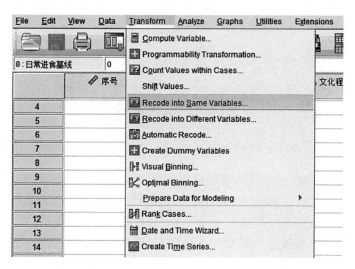

图 8-9 "Recode into Same Variables" 分析路径

8-9)，即直接在原数据上进行重新编码。

（2）选择变量：在弹出的"Recode into Same Variables"对话框中（图 8-10），从左侧变量列表中，将需要重新编码的变量（a5、a9、a13、a17、a19）选入"数值型变量（Numeric Variables）"框内。然后，点击下方的"原值和新值（Old and New Values）"按钮。

（3）定义编码规则：在弹出的"原值和新值（Old and New Values）"对话框中（图 8-11），在左侧"原值（Old Value）"栏的"值（Value）"空格中输入"1"，在右侧"新值（New Value）栏的"值（Value）"空格中输入"4"，点击"Add"按钮，则右下方框内出现"1→4"字样；同样过程，2→3,3→2,4→1（图中显示的是最后一步，即 4→1 的过程）。

（4）完成重新编码：点击"继续（Continue）"按钮，回到图 8-10 所示对话框，点击"OK"按钮，即完成对该变量的重新编码。

Note:

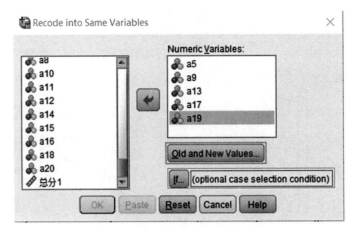

图 8-10 "Recode into Same Variables" 对话框

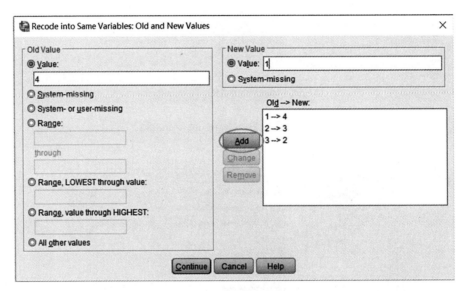

图 8-11 "Recode into Same Variables:Old and New Values" 对话框

2. 重新编码为不同变量 在研究中有时需将某变量的数值编码进行转换后进行统计分析。例如前面提及的焦虑自评量表,计算出总分后,根据界值分(20~40 分为无焦虑,41~80 分为有焦虑,焦虑自评量表 40 分界定为有焦虑),可基于"总分"这一列变量的数据转换出"有无焦虑"这个新变量,用 0 表示无焦虑,用 1 表示有焦虑。该例中,在转换出"有无焦虑"这个新变量的同时,还需保留"总分"这列数据,此时可利用 SPSS 软件中的"重新编码为不同变量(Recode into Different Variables)"这个功能,具体操作步骤如下:

(1) 选择编辑选项:点击"转换(Transform)"下拉菜单中的"Recode into Different Variables"。

(2) 选择变量:在弹出的"Recode into Different Variables"对话框中(图 8-12),按下列步骤操作:①从左侧变量列表中,将"总分"这个变量选入"数值型变量→输出变量(Numeric Variable→Output Variable)"框内,出现"总分→?"字样。②在右侧"输出变量(Output Variable)"栏中,输入要转换出的新变量名称,即"有无焦虑"。③点击"变换(Change)"按钮,则在中间栏内出现"总分→有无焦虑"。④点击"原值和新值(Old and New values)"按钮。

(3) 定义编码规则:在弹出的"原值和新值(Old and New Values)"对话框中(图 8-13),按下列步骤操作:①在左侧"原值(Old Value)"栏中,点击第一个"范围(Range)",输入 20 through 40;②在右侧"新值(New Value)"栏中的"值(Value)"处输入"0",点击"Add"按钮,即在右下方"原值→新值(Old→New)"栏内出现"20thru 40→0"字样;③再在"范围(Range)"处输入 41 through 80,在右侧"新值

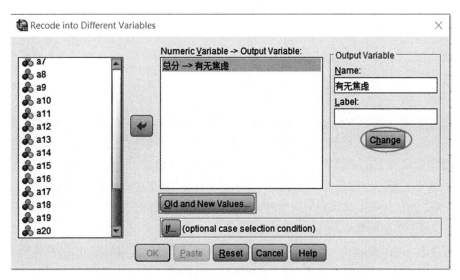

图 8-12　"Recode into Different Variables"对话框

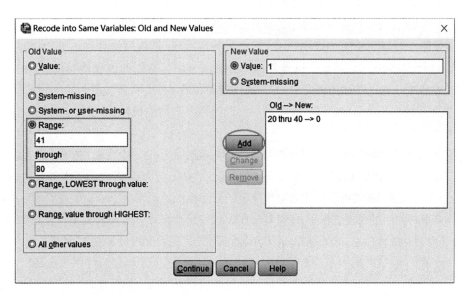

图 8-13　"Recode into Different Variables:Old and New Values"对话框

（New Value）"栏中的"值（Value）"处输入"1"，点击"Add"按钮。

（4）生成重新编码的新变量：点击"继续（Continue）"按钮，回到图 8-12 所示对话框，点击"OK"按钮，即在原变量"总分"的基础上，生成一个新变量"有无焦虑"。

第二节　资料的统计学分析

统计分析方法的选择取决于研究目的、研究设计类型及资料类型。首先应明确该研究中要回答哪几个研究问题；围绕这几个研究问题，测评了哪些变量，属于计量资料、计数资料、等级资料中的哪一种；然后考虑在该研究中，除了采用均数、标准差、中位数、频数、构成比/率描述变量的分布特征之外，还需比较组间变量的差异，还是分析变量之间的关联？最后，根据每个变量的资料类型，选择对应的统计分析方法。本节结合案例，介绍各类常用统计分析方法的适用情况及其在 SPSS 软件中的操作过程。

Note：

一、概述

为了理解统计学分析的基本原理与方法,恰当选择统计分析方法,并正确描述和解释统计分析的结果,首先应理解统计分析的几个基本概念以及科研资料的类型。

（一）几个基本概念

1. **同质与变异**　同质(homogeneity)是指研究对象具有的相同状况或属性等共性。变异(variation)是指每个研究对象的变量值之间的差异。例如,被确诊为糖尿病的病人,他们都被确诊为同样的疾病,且血糖值都超出了正常水平,这就是同质性;但他们的年龄、文化程度、病程、血糖控制水平等又不尽相同,这就是变异。变异是生物医学数据最显著的特征,但在这些变异的现象中却蕴藏着必然的规律性。统计学的任务就是从事物的同质性与变异性的数量表现出发,通过一定数量的对比和分析,揭示出事物的本质特征和规律。

2. **抽样误差**　在抽样研究中,由于总体中的每个个体之间存在差异,因此,从样本所获得的指标与总体的实际指标不一定相等。因此,由于抽样研究所致的样本指标与总体指标之间的差异,称为抽样误差(sampling error)。由于个体差异的存在,只要是抽样研究,就必然存在抽样误差,这是无法避免的。但是,可通过下列方法尽可能减少抽样误差:①采用随机抽样的方法提高样本的代表性;②增加样本量到适当水平;③选择变异程度小的研究指标等。

3. **假设检验**　假设检验(hypothesis test)又称显著性检验,是应用统计学原理,由样本之间的差异去推断样本所代表的总体之间是否有差异的一种推断方法。常用的假设检验包括 t 检验、方差分析、χ^2 检验、秩和检验等。在抽样研究中,由于抽样误差的存在,当两个或多个样本均数(或率)有差异时,不能由其直接推断出总体之间也存在差异。此时需要进行假设检验,推断这种差异是由抽样误差所致,还是总体之间存在本质差异。

4. **概率**　概率(probability)是描述随机事件发生可能性大小的一个度量,在统计学上用符号 P 表示。P 值范围在 0~1,越接近 1,表示某事件发生的可能性越大;越接近 0,表示某事件发生的可能性越小。统计分析中的很多结论都基于一定可信程度下的概率推断。通常将 $P \leq 0.05$ 或 $P \leq 0.01$ 称为小概率事件,表示该事件发生的可能性很小,并将其看作事物差异有统计学意义的界限。若 $P \leq 0.05$ 或 $P \leq 0.01$,可得出"差异有统计学意义"的推论;若 $P > 0.05$,则得出"差异无统计学意义"的推论。

在护理研究中,根据 P 值大小作出结论时需注意下列两点:①小概率事件不代表某事件绝对不可能发生,$P \leq 0.05$ 或 $P \leq 0.01$ 虽然是事物差异有统计学意义的界限,但仍有 5% 或 1% 犯错误的机会,因此下结论时不要绝对化。由于目前的统计软件可提供精确的 P 值,提倡在研究中报告出 P 的精确值,而不只是报告 $P > 0.05$ 或 $P < 0.05$ 或 $P < 0.01$。②P 值大小只说明统计学意义上差异的"显著",不能完全说明临床意义上实际差异的"显著"。例如,某研究评价音乐疗法降低血压的效果,干预后试验组病人的平均收缩压比对照组低 2.32mmHg,t 检验显示 $P < 0.01$。虽然从统计分析结果上可得出两组有"显著"差异,但是从临床实践中看,血压值相差 2.32mmHg 不能说明降压效果有多显著。因此,必须将统计学的结论与专业知识结合,才能得出恰当的结论。

（二）科研资料的类型

在量性研究中,会收集到不同类型的原始资料,而不同类型的资料所用的统计分析方法有所不同。因此,应准确判断要分析的资料属于哪种类型,再根据资料类型选择相应的统计分析方法。科研资料的分类有很多种,以下按照计量资料、计数资料和等级资料这 3 种类型介绍。

1. **计量资料**　又称为连续型资料,指用定量方法测定某项指标量的大小而获得的资料。这类资料是定量的,表现为数值大小,一般有度量衡单位,如年龄（岁）、病程（年）、血糖值（mmol/L）。除了上述资料外,在护理研究中,研究者经常使用量表对一些变量进行测评。例如,使用焦虑自评量表测评焦虑,量表测评所得的焦虑总分也属于计量资料。

在导入情境这一案例中：

患儿的年龄、手术时长(h)、术前禁食水时长(h)、术后首次饮水时间(h)、首次进食时间(h)、进普食的时间(h)这几个变量均属于计量资料。

2. **计数资料**　又称为无序分类资料，是指将观察单位按某种属性或类别分组，计数各组例数而得到的资料。计数资料是定性的，表现为互不相容的类别，包括：①二分类资料，如性别(男/女)、正确/错误、满意/不满意、并发症(有/无)，只涉及两个类别；②多分类资料，如职业(工人、农民、干部、教师、其他)，科室(内科、外科、妇产科、儿科、重症监护室、急诊科)，涉及多个类别。无论涉及两个类别还是多个类别，计数资料的特点是各类别之间只是性质不同，没有数量上的级别关系，也没有先后顺序之分。

在本章导入情境与思考中：

患儿的性别(男、女)、手术部位(骨盆髋臼、上肢长骨、下肢长骨)这2个变量均属于计数资料。前者是二分类变量，后者是多分类变量。

3. **等级资料**　又称为有序分类资料，是指将观察单位按某种属性的不同程度分成等级，计数各组例数而得到的资料。这类资料具有半定量性质，各类别之间有程度的差别。如文化程度(小学及以下、中学或中专、大专及以上)、病情严重度(轻度、中度、重度)、满意度(非常满意、一般、不满意)、治疗效果(治愈、显效、好转、无效)。

在本章导入情境与思考中：

患儿术后24h内呕吐的严重程度(无、轻度、中度、重度)属于等级资料。

4. **资料类型的转换**　在资料分析过程中，根据分析的需要，有时可将计量资料转化为计数资料或等级资料。例如年龄这个变量，若以年龄的实际数值进行统计，则属于计量资料；若以60岁为界，划分为非老年人和老年人两组，分别计数两组人数，就将计量资料转换为了计数资料；若划分为青少年、成年人和老年人3组，分别计数各组人数，又转换成了等级资料。再如，采用抑郁自评量表测评抑郁，如果以量表总分作为反映抑郁的指标，则属于计量资料；如果按抑郁的界值分，划分为有抑郁、无抑郁，就转换为了计数资料；如果按抑郁程度分，划分为无抑郁、轻度抑郁、中度抑郁、重度抑郁，就转换成了等级资料。

在本章导入情境与思考中：

对于"术后6h内口渴、饥饿"这2个变量，收集原始数据时是采用等级评分法(无、轻度、中度、重度)，属于等级资料。但在进行数据分析时，从临床意义上考虑，中度及以上程度口渴、饥饿时，会增加脱水、电解质紊乱的风险，最终以中度及以上程度口渴发生率和饥饿发生率作为统计分析的指标，将等级资料转换成了计数资料。

需注意：计数资料或等级资料无法转换成计量资料。例如，某研究者在收集原始数据时，将年龄划分为几个年龄段(等级资料)，让研究对象从中进行选择，在数据分析时无法转换成年龄的具体数值(即计量资料)。此外，将计量资料转换为等级资料时，划分组段要有一定的依据，并遵循互斥性和穷尽性原则。①互斥性：指每一个组别只能包含特定属性或特征的观察单位，不能相互兼容。例如对

Note:

年龄的分组,参考 WHO 的年龄划分法:<45 岁为青年,45~59 岁为中年,60~74 为年轻老人或老年前期,75~89 岁为老年,≥90 岁为长寿老人。这 5 组就是互斥的,每组只包含一定范围的年龄段,各组所包含的年龄段之间互相排斥,不能相互兼容。②穷尽性:就是使总体中的每一个观察单位都应有其所能归属的对应的组。

（三）SPSS 软件的基本统计功能

利用 SPSS 主界面"分析(Analyze)"下拉菜单中的功能,可对数据进行各种统计分析,常用的基本统计功能见表 8-3。基本操作过程如下:①在"分析(Analyze)"下拉菜单中选择分析方法;②在弹出的对话框中选择变量及分析选项;③在"输出(Output)"文件中查看分析结果。

表 8-3　SPSS 软件可完成的基本统计功能

过程名称	分过程名称	可完成的统计分析
Descriptive Statistics	Frequencies	频数、百分比、中位数、四分位数等
	Descriptives	均数、标准差、最小值、最大值
	Explore	正态性检验
	Crosstabs	χ^2 检验
Compare Means	One-Sample T Test	单样本 t 检验
	Independent-Samples T Test	两独立样本 t 检验
	Paired-Samples T Test	配对样本 t 检验
	One-Way ANOVA	单因素方差分析
General Linear Model	Univariate	单变量方差分析(协方差分析、多因素方差分析)
	Multivariate	多变量方差分析
	Repeated Measures	重复测量方差分析
Correlate	Bivariate	两变量相关分析
	Partial	偏相关分析
Regression	Linear	线性回归
	Binary Logistic	二分类变量 Logistic 回归
	Multinomial Logistic	多分类变量 Logistic 回归
Classify	Two Step Cluster	聚类分析
	K-Means Cluster	K 聚类
	Hierarchical Cluster	分层聚类
	Discriminant	判别分析
Dimension Reduction	Factor	因子分析
Scale	Reliability Analysis	量表的信度分析(内在一致性信度)
Nonparametric Tests	Legacy Dialogs	非参数检验(秩和检验)

二、描述性统计

在量性研究中,对于收集到的原始资料,通常先用各种描述性统计指标,描述各个变量的分布特征及规律。各类型资料常用的描述性统计指标见表 8-4。

Note:

表8-4　各类型资料常用的描述性统计指标

资料类型	常用的描述性统计指标
计量资料：正态分布	均数±标准差、最小值、最大值
计量资料：偏态分布	中位数、四分位数间距、最小值、最大值
计数资料	频数、率、构成比、相对比
等级资料	频数、构成比

（一）计量资料的描述性统计

根据计量资料的数据分布型态，可分为正态分布（图8-14）和偏态分布（图8-15）两种。对于呈正态分布的计量资料，通常采用最小值、最大值、均数±标准差进行描述性统计；对于呈偏态分布的计量资料，则采用最小值、最大值、中位数、四分位数间距进行描述性统计。

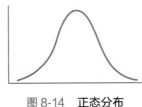

图 8-14　正态分布

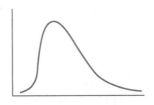

图 8-15　偏态分布

1. 均数和标准差　用于描述呈正态分布的计量资料。

（1）均数：均数（mean）反映一组呈正态分布的资料在数量上的平均水平，是算数均数的简称，用符号 $\overline{X}$ 表示。计算公式如下：

$$\overline{X} = \frac{X_1 + X_2 + \cdots + X_n}{n} = \frac{\sum X}{n}$$

式中，X_1、X_2、$\cdots$、X_n 为各观察值，$\sum X$ 为各值的总和，n 为样本数。

（2）标准差：标准差（standard deviation，SD）反映一组数据的平均离散水平，用符号 s 表示。标准差越大，表示个体间变异越大。一般采用均数±标准差共同描述呈正态分布的计量资料的分布特征。标准差的计算公式如下：

$$s = \sqrt{\frac{\sum X^2 - \dfrac{(\sum X)^2}{n}}{n-1}}$$

式中，$\sum X^2$ 为各值平方的总和，$\sum X$ 为各值的总和，n 为样本数。

在 SPSS 软件中计算均数和标准差时，点击"分析（Analyze）"下拉菜单中的"描述性统计（Descriptive Statistics）"，选择其中的"描述（Descriptives）"选项。以"年龄"和"总分"这2个变量为例，统计分析结果如图8-16所示。表格中第1列显示分析的2个变量名称；第2列是总例数（N）；第3、4列是每个变量对应的最小值（Minimum）和最大值（Maximum）；第5列是均数（Mean）；第6列是标准差（Std. Deviation）。可将结果描述为：病人的年龄为 59～94（79.72±7.12）岁；总分为 0～114（33.83±23.17）分。

2. 中位数和四分位数间距　常用于描述呈偏态分布的计量资料。

（1）中位数：当数据呈偏态分布时，均数无法反映该数据真正的平均趋势，此时应将所有数据从小到大进行排列，用位置居于中间的那个数值来反映这组数据的平均水平，该数值即为中位数（median），用符号 M 表示。其计算公式为：

Note:

Descriptive Statistics

	N	Minimum	Maximum	Mean	Std. Deviation
年龄	174	59	94	79.72	7.120
总分	174	0	114	33.83	23.166
Valid N (listwise)	174				

图 8-16　均数和标准差的分析结果

样本数(n)为奇数时, $M = X_{\frac{n+1}{2}}$(即位次居中的数值)

样本数(n)为偶数时, $M = \dfrac{X_{\frac{n}{2}} + X_{\left(\frac{n}{2}+1\right)}}{2}$(即位次居中的两个数值的平均值)

（2）四分位数间距：四分位数是指把全部数据分为四部分的百分位数,一个数列有 3 个四分位数,即第 1 四分位数(P_{25})、第 2 四分位数$(P_{50}$,即中位数 M)、第 3 四分位数(P_{75})。四分位数间距（quartile range）是由第 3 四分位数和第 1 四分位数相减而得,用 Q 表示, $Q = P_{75} - P_{25}$。当一组计量资料的数据呈偏态分布时,通常用中位数和四分位数间距来描述其分布特征。

在 SPSS 软件中计算中位数和四分位数间距时,可点击"分析（Analyze）"下拉菜单中的"描述性统计（Descriptive Statistics）",选择其中的"频数（Frequencies）"选项;然后点击"Statistics",在弹出的对话框中勾选四分位数（Quartiles）、均数（Mean）、中位数（Median）、Std. Deviation（标准差）、最小值（Minimum）、最大值（Maximum）等指标。

以"日常生活能力总分"这个变量为例,统计分析结果如图 8-17 所示。表格中提供了均数（Mean）、中位数（Median）、标准差（Std. Deviation）、最小值（Minimum）、最大值（Maximum）、百分位数（Percentiles）数据。

本例中,均数（51.78）与中位数（60.00）有一定差距,提示日常生活能力总分这个变量呈偏态分布,如果用均数描述集中趋势会有一定偏差。此时在报告结果时,宜采用中位数来反映其平均趋势。可将结果描述为：日常生活能力总分为 0 ~ 100 分,中位数为 60,四分位数间距为 60。

Statistics

日常生活能力总分

N	Valid		174
	Missing		12
Mean			51.782
Median			60.000
Std. Deviation			33.1094
Minimum			.0
Maximum			100.0
Percentiles	25		20.000
	50		60.000
	75		80.000

图 8-17　中位数和四分位数间距的分析结果

（二）计数资料和等级资料的描述性统计

计数资料通常用相对数指标进行描述性统计,最常用的统计指标是率、构成比、相对比。等级资料通常用构成比进行描述性统计。

1. **率**　率（rate）反映某现象发生的频率,常以百分率（%）、千分率（‰）、万分率（1/万）、十万分率（1/10 万）等表示。计算公式为：

$$率 = \frac{某时期内发生某现象的例数}{同期可能发生某现象的总例数} \times 100\%$$

在本章导入情境与思考中：

试验组共 315 例病人,其中 129 例在术后 6h 内出现呕吐,则呕吐的发生率为：$\dfrac{129}{315} \times 100\% = 40.95\%$。

2. 构成比　构成比(proportion)反映某一事物内部各构成部分所占的比重或分布,通常以百分数(%)表示。计算公式为

$$构成比 = \frac{某一组成部分的例数}{同一事物各组成部分的总例数} \times 100\%$$

在本章导入情境与思考中：

对于"手术部位"这个变量,试验组 315 例病人中:骨盆髋臼部位 27 例,上肢长骨部位 147 例,下肢长骨部位 141 例。则可计算出上肢长骨部位手术患儿所占的构成比为: $\frac{147}{315} \times 100\% = 46.67\%$。

---

3. 相对比　相对比(ratio)指两个相关指标之比,说明两个指标之间的比例关系。两个指标可以性质相同,如不同时期发病数之比;也可以性质不同,如护士人数与床位数之比。通常以倍数或百分数(%)表示。计算公式为:

$$相对比 = \frac{甲指标}{乙指标} \times 100\%$$

式中的甲、乙两指标可以是绝对数(如护士人数和床位数)、相对数(如床位数与护士人数之比)或平均数(如两组病人生存年限的平均值)。

在 SPSS 软件中计算频数和百分比时,可点击"分析(Analyze)"下拉菜单中的"描述性统计(Descriptive Statistics)",选择其中的"频数(Frequencies)"选项。

以"性别"(计数资料,男=1,女=2)和"文化程度"(等级资料,初中及以下=1,高中及中专=2,大专及本科=3,研究生及以上=4)这 2 个变量为例,统计分析结果见图 8-18。在每个变量的结果表格中,第 1 列是类别名称;第 2、3 列是各类别的例数(Frequency)和百分比(Percent);第 4 列是校正百分比(Valid Percent),当数据有缺失时,系统会对百分比进行校正,得出校正百分比;第 5 列是累积百分比(Cumulative Percent),即将该行前面的百分比相加而得。在书写结果时,可用文字或表格列出每个类别对应的例数和百分比这两个数据。

性别

		Frequency	Percent	Valid Percent	Cumulative Percent
Valid	男	69	39.7	39.7	39.7
	女	105	60.3	60.3	100.0
	Total	174	100.0	100.0	

文化程度

		Frequency	Percent	Valid Percent	Cumulative Percent
Valid	初中及以下	14	8.0	8.0	8.0
	高中及中专	62	35.6	35.6	43.7
	大专及本科	24	13.8	13.8	57.5
	研究生及以上	74	42.5	42.5	100.0
	Total	174	100.0	100.0	

图 8-18　频数和百分比的分析结果

三、比较组间差异的统计分析方法

比较两个或多个组之间的均数、率或构成比有无差异时,常用单样本 t 检验、两独立样本 t 检验、配对样本 t 检验、单因素方差分析、χ^2 检验、秩和检验等统计分析方法,详见表8-5。

表8-5　各类型资料比较组间差异时常用的统计分析方法

资料类型	设计类型	常用的统计分析方法
计量资料:正态分布	样本均数与总体均数比较	单样本 t 检验
	两个独立样本均数比较	两独立样本 t 检验
	配对样本均数比较	配对样本 t 检验
	多个独立样本均数比较	单因素方差分析
	存在协变量的样本均数比较	协方差分析
	重复测量样本均数比较	重复测量方差分析
计量资料:偏态分布	两个独立样本比较	Mann-Whitney u 检验
	配对样本比较	Wilcoxon 符号秩和检验
	多个独立样本比较	Kruskal-Wallis 秩和检验
计数资料	两个样本率或构成比比较	四格表 χ^2 检验
	配对样本率或构成比比较	配对设计 χ^2 检验
	多个样本率或构成比比较	行×列表 χ^2 检验
等级资料	配对样本的比较	Wilcoxon 符号秩和检验
	两个独立样本比较	Wilcoxon 或 Mann-Whitney u 检验
	多个独立样本比较	Kruskal-Wallis H 秩和检验

（一）单样本 t 检验

单样本 t 检验(one-sample t test)适用于研究中只有一个样本,将样本均数与已知总体均数进行比较,且符合正态分布的计量资料。

【例8-1】　研究者采用焦虑自评量表,对174例居家阿尔茨海默病病人的照护者进行测评。已知焦虑自评量表的常模分(即正常人群的焦虑总分)为(29.78±10.07)分。

　　　　请思考:要比较阿尔茨海默病病人照护者的焦虑总分与常模有无差异,应采用什么统计分析方法?

　　　　分析思路:本例要分析的变量"焦虑总分"是计量资料,本研究只测评了阿尔茨海默病病人的照护者这一个样本,要比较照护者的焦虑总分(样本均数)与常模分(即已知总体均数)有无差异,故选用单样本 t 检验。

在 SPSS 软件中进行单样本 t 检验时,点击"分析(Analyze)"下拉菜单中的"比较均数(Compare Means)",选择其中的"单样本 t 检验(One-Sample T Test)"。

以【例8-1】中比较阿尔茨海默病病人照护者的焦虑总分与常模有无差异为例,统计分析结果如图8-19所示。第1个表格列出了照护者的例数(N)及焦虑总分的均数(Mean)、标准差(Std. Deviation)、标准误(Std. Error);第2个表格是单样本 t 检验的结果,依次列出了 t 值、自由度(df)、P 值(Sig.)、均值差(Mean Difference)以及95%置信区间的数据。结果显示,$t=3.647$,$P=0.000$。因此,可将结果描述如下:阿尔茨海默病病人的照护者焦虑总分为(36.26±5.54)分,其得分高于常模($t=3.647$,$P<0.001$)。

One-Sample Statistics

	N	Mean	Std. Deviation	Std. Error Mean
焦虑总分	174	36.260	5.539	.135

One-Sample Test

Test Value = 29.78

	t	df	Sig. (2-tailed)	Mean Difference	95% Confidence Interval of the Difference Lower	95% Confidence Interval of the Difference Upper
焦虑总分	3.647	173	.000	6.507	2.990	10.030

图 8-19　单样本 t 检验的分析结果

（二）两独立样本 t 检验

两独立样本 t 检验（independent-samples t test）适用于两个独立样本的均数比较，且均为呈正态分布的计量资料。

【例 8-2】　研究者将长期照护机构 174 例阿尔茨海默病病人按 1∶1 的比例，分为试验组和对照组，分别采用园艺疗法和常规护理措施。分别在入组时和干预 12 周后，采用激越行为量表，测评两组病人的激越行为得分。

　　请思考：要比较干预 12 周后，两组病人激越行为总分有无差异，应采用哪种统计分析方法？

　　分析思路：本例中要分析的变量"激越行为总分"是计量资料，是两个独立样本（试验组和对照组）的比较，故选用两独立样本 t 检验。

在 SPSS 软件中进行两独立样本 t 检验时，点击"分析（Analyze）"下拉菜单中的"比较均数（Compare Means）"，选择其中的"两独立样本 t 检验（Independent-Samples T Test）"选项。

以【例 8-2】中干预 12 周后两组病人激越行为总分有无差异为例，统计分析结果如图 8-20 所示。第一个表格显示的是两组病人的例数（N），激越行为总分的均数（Mean）、标准差（Std. Deviation）、标准误（Std. Error）。第二个表格是两独立样本 t 检验的结果，分为两部分：①左侧（F 和 Sig.）是方差齐性检验，用于判断两总体方差是否齐，P 值（Sig.）>0.05 显示方差齐，<0.05 则显示方差不齐。该例中，$F=0.393$，$P=0.531$，P 值>0.05，显示方差齐。②右侧是 t 检验的结果，方差齐时，选择第 1 行结果；若方差不齐，则选择第 2 行结果。该例中，方差齐，因此选择第 1 行结果，即 $t=-2.213$，$P=0.028$。可将结果描述为："干预 12 周后，两组病人的激越行为总分分别为（6.73±1.43）分和（10.24±1.45）分，试验组总分低于对照组（$t=-2.213$，$P=0.028$）"。

Group Statistics

	分组	N	Mean	Std. Deviation	Std. Error Mean
十二周激越行为总分	1.0	93	6.731	1.426	.148
	2.0	81	10.235	1.450	.161

Independent Samples Test

		Levene's Test for Equality of Variances F	Levene's Test for Equality of Variances Sig.	t-test for Equality of Means t	df	Sig. (2-tailed)	Mean Difference	Std. Error Difference	95% Confidence Interval of the Difference Lower	95% Confidence Interval of the Difference Upper
十二周激越行为总分	Equal variances assumed	.393	.531	-2.213	172	.028	-3.50339	1.58312	-6.62824	-.37853
	Equal variances not assumed			-2.184	155.272	.030	-3.50339	1.60437	-6.67258	-.33419

图 8-20　两独立样本 t 检验的分析结果

（三）配对样本 t 检验

配对样本 t 检验（paired-samples t test）适用于配对设计的两个样本均数比较，且两组资料均为呈正态分布的计量资料。配对设计包括以下情形：①同一研究对象分别接受两种不同处理；②同一研究对象接受一种处理前后的比较。

> 在【例 8-2】中：研究者分别在入组时和干预 12 周后，采用激越行为量表，测评了病人的激越行为得分。
>
> 请思考：要比较试验组病人干预前后激越行为总分有无变化，应采用哪种统计分析方法？
>
> 分析思路：本例中要分析的变量"激越行为总分"是计量资料，入组时和干预 12 周后激越行为的数据来自同一个样本，为配对设计，故选用配对样本 t 检验。

在 SPSS 软件中进行配对样本 t 检验时，点击"分析（Analyze）"下拉菜单中的"比较均数（Compare Means）"，选择其中的"配对样本 t 检验（Paired-Samples T Test）"选项。

以【例 8-2】中试验组病人干预前后激越行为总分有无变化为例，统计分析结果如图 8-21 所示。第 1 个表格显示的是 12 周和基线时激越行为总分的均数（Mean）、例数（N）、标准差（Std. Deviation）、均数标准误（Std. Error Mean）；第 2 个表格显示的是 12 周和基线时激越行为总分之间的相关性（论文中通常不报告这个结果）；第 3 个表格是配对样本 t 检验的结果，$t = -2.477$，$P = 0.013$。可将结果描述为"试验组入组时和干预后 12 周的激越行为总分分别为（11.58 ± 1.34）分和（6.73 ± 1.43）分。干预 12 周后，试验组病人的激越行为总分较入组时降低，差异具有统计学意义（$t = -2.477$，$P = 0.013$）"。

Paired Samples Statistics

		Mean	N	Std. Deviation	Std. Error Mean
Pair 1	十二周激越行为总分	6.731	93	1.426	.148
	基线时激越行为总分	11.581	93	1.342	.139

Paired Samples Correlations

		N	Correlation	Sig.
Pair 1	十二周激越行为总分 & 基线时激越行为总分	93	.036	.733

Paired Samples Test

		Paired Differences							
					95% Confidence Interval of the Difference				
		Mean	Std. Deviation	Std. Error Mean	Lower	Upper	t	df	Sig. (2-tailed)
Pair 1	十二周激越行为总分- 基线时激越行为总分	-4.850	1.958	.203	-8.688	-1.012	-2.477	92	.013

图 8-21 配对 t 检验的分析结果

（四）单因素方差分析

单因素方差分析（one-way ANOVA）适用于 3 组及以上独立样本的均数比较，且各组资料均为呈正态分布的计量资料。单因素方差分析的统计量为 F 值，若 $P > 0.05$，说明各组之间差异无统计学意义；若 $P \leq 0.05$ 或 $P \leq 0.01$，说明各组间均数不全相等，但不能说明哪两组之间存在差异，应进一步作两两比较。

【例 8-3】 研究者将 174 例阿尔茨海默病病人分为 3 组，分别给予常规护理、园艺疗法、音乐疗法。干预 8 周后，采用激越行为量表测评 3 组病人的激越行为得分。

请思考：要比较 3 组病人干预 8 周后激越行为总分有无差异，应采用哪种统计分析方法？

Note:

　　分析思路:本例中要分析的变量"激越行为总分"是计量资料,是 3 个独立样本之间的均数比较,故选用单因素方差分析。

　　在 SPSS 软件中进行单因素方差分析时,点击"分析(Analyze)"下拉菜单中的"比较均数(Compare Means)",选择其中的"单因素方差分析(One-Way ANOVA)"选项。

　　以【例 8-3】中 3 组病人干预 8 周后激越行为总分有无差异为例,统计分析结果如图 8-22 所示。第 1 个表格列出了描述性统计的结果,即各组病人的例数(N)及激越行为总分的均数(Mean)、标准差(Std. Deviation)、标准误(Std. Error);第 2 个表格是方差分析的结果,可将结果描述为"对照组、园艺疗法组、音乐疗法组病人的激越行为总分分别为(12.13±7.56)分、(5.73±3.45)分和(6.63±4.23)分;单因素方差分析显示,3 组病人的激越行为总分有统计学差异($F = 23.868, P < 0.001$)"。

Descriptives

激越行为总分

	N	Mean	Std. Deviation	Std. Error	95% Confidence Interval for Mean		Minimum	Maximum
					Lower Bound	Upper Bound		
对照组	60	12.1333	7.55873	.97583	10.1807	14.0860	.00	32.00
园艺疗法	55	5.7273	3.45047	.46526	4.7945	6.6601	2.00	18.00
音乐疗法	59	6.6271	4.23002	.55070	5.5248	7.7295	2.00	24.00
Total	174	8.2414	6.11161	.46332	7.3269	9.1559	.00	32.00

ANOVA

激越行为总分

	Sum of Squares	df	Mean Square	F	Sig.
Between Groups	1410.223	2	705.112	23.868	.000
Within Groups	5051.639	171	29.542		
Total	6461.862	173			

图 8-22　单因素方差分析的结果

　　不同组别之间存在统计学差异时,应进一步进行两两比较,结果如图 8-23 所示。在结果中,应描述"进一步进行两两比较,音乐疗法组与园艺疗法组的激越行为总分均高于对照组(P 均< 0.001)。音乐疗法组与园艺疗法组激越行为总分差异无统计学意义($P = 0.378$)"。

Multiple Comparisons

Dependent Variable:　激越行为总分

LSD

(I) 组别	(J) 组别	Mean Difference (I-J)	Std. Error	Sig.	95% Confidence Interval	
					Lower Bound	Upper Bound
对照组	园艺疗法	6.40606*	1.01464	.000	4.4032	8.4089
	音乐疗法	5.50621*	.99653	.000	3.5391	7.4733
园艺疗法	对照组	-6.40606*	1.01464	.000	-8.4089	-4.4032
	音乐疗法	-.89985	1.01874	.378	-2.9108	1.1111
音乐疗法	对照组	-5.50621*	.99653	.000	-7.4733	-3.5391
	园艺疗法	.89985	1.01874	.378	-1.1111	2.9108

*. The mean difference is significant at the 0.05 level.

图 8-23　单因素方差分析中两两比较的结果

Note:

协方差分析

协方差分析（analysis of covariance，ANCOVA）适用于存在协变量（covariate）的两个或多个样本均数的比较，用来控制混杂因素对处理效应的影响，以准确揭示处理效应的作用。在干预性研究中，为了突出自变量对因变量的作用，通常在研究设计阶段尽力控制混杂因素对结果带来的干扰。但是在实际研究中，有些混杂因素对结果变量会有一定影响，由于各种原因，未能在研究设计阶段得到控制，出现两组不均衡现象，这个变量也可称作协变量。此时可在统计分析阶段，使用协方差分析控制干扰变量对结果的影响。

【例8-4】 研究者评价不同手术方式（乳腺癌根治术与保乳手术）对乳腺癌病人术后生活质量的影响。由于受伦理原则的限制，未做到随机分组，导致两组病人的年龄不匹配，一组年龄偏大，另一组年龄偏小。在本例中，年龄会对结局变量（生活质量）有一定影响，应在设计阶段控制好，使两组的年龄匹配，但因未做到随机分组，出现了两组年龄存在差异的问题。此时若进行两独立样本 t 检验，即使得出两组病人生活质量总分差异有统计学意义，也无法揭示其差异是手术方式不同还是年龄不同所致。因此，年龄是本研究中的协变量，宜采用协方差分析。

协方差分析的优点是可以通过统计分析的手段，将在研究设计阶段未能控制的因素作为协变量，并在排除协变量对因变量影响的条件下，分析自变量对因变量的作用，从而得出确切的结论。

重复测量方差分析

重复测量方差分析（repeated measures ANOVA）适用于对同一观察单位进行多次重复测量且结果变量为计量资料的研究设计。重复测量设计包括以下两种情况：

1. 只对一组研究对象进行多次测量 研究中只有一组研究对象，对同一组研究对象的某个指标进行 3 次及以上的测量。此时进行重复测量方差分析时，只有时间点的变化，无组别差异的比较。

【例8-5】 研究者对 98 例肝移植病人的生活质量进行为期 1 年的纵向研究。分别在肝移植术后 3 个月、6 个月、12 个月，测评病人的生活质量。在本例中，结局变量"生活质量总分"是计量资料，对同一组研究对象进行 3 个时间点的测评，属于重复测量设计，宜采用重复测量方差分析，揭示不同时间点生活质量的变化。

2. 对两组或多组研究对象进行多次测量 研究中有 2 组及以上研究对象，对每组研究对象的某个指标均进行 3 次及以上的测量。此时进行重复测量方差分析时，同时有时间点的变化和组别差异。

在【例8-2】中，研究者除了在入组时和干预 12 周时，测评了试验组和对照组病人的激越行为之外，在 24 周时再次测评激越行为，以追踪干预的后续效果。在本例中，结局变量"激越行为总分"是计量资料，分别对两组病人进行了 3 个时间点的测评，属于重复测量设计。由于组别与时间这两者可能会有交互作用，如果简单地用两独立样本 t 检验逐一分析各个时间点两组的差异，会忽略这种交互作用。因此，宜用重复测量方差分析。

重复测量方差分析可在 SPSS 软件中进行运算，结果中提供分组主效应的 F 值和 P 值、时间主效应的 F 值和 P 值、分组与时间交互作用的 F 值和 P 值。如果分组与时间存在交互作用，应进一步进行简单效应分析。①分组因素简单效应分析：即固定时间因素，在每个时间点分别做两独立样本 t 检验，比较每个时间点的组间差异。②时间因素简单效应分析：即固定分组因素，分别对干预组和对照组在不同时间点的变化进行统计分析。

（五）χ^2 检验

χ^2 检验（chi-square test）适用于两个或多个样本率或构成比的比较，包括配对设计样本、两个独立样本、多个样本率或构成比之间的比较。

1. **四格表χ^2检验**　用于两个样本率的比较。四格表是指由 4 个数据组成的表，这 4 个数据分别用 a、b、c、d 来表示（表 8-6）。

> 在【例 8-2】中，研究者记录了 12 周内试验组和对照组病人不良事件的发生率（表 8-6）。
>
> 请思考：要比较两组病人不良事件的发生率有无差异，应采用哪种统计分析方法？
>
> 表 8-6　两组病人不良事件发生率比较的四格表
>
> | 组别 | 发生 | 未发生 | 合计 | 发生率/（%） |
> |---|---|---|---|---|
> | 试验组 | 7（a） | 86（b） | 93（$a+b$） | 7.53 |
> | 对照组 | 16（c） | 65（d） | 81（$c+d$） | 19.73 |
> | 合计 | 23（$a+c$） | 151（$b+d$） | 174（N） | |
>
> 分析思路：在本例中，要分析的变量"不良事件（发生/未发生）"是计数资料，是两个组之间的比较，共 2×2 个格子，采用四格表χ^2 检验。

四格表χ^2 检验有专用公式、校正公式、确切概率法 3 种计算方法。

（1）专用公式：当总例数 $N \geqslant 40$，且所有格子的理论值 $T \geqslant 5$ 时，用四格表χ^2 检验的专用公式：

$$\chi^2 = \frac{(ad-bc)^2 N}{(a+b)(c+d)(a+c)(b+d)}$$

每个格子的理论值 T 的计算公式为：

$$T = \frac{n_R n_C}{N}$$

式中，n_R 表示格子所在行的合计，n_C 表示格子所在列的合计，N 为两组总例数。

（2）校正公式：当总例数 $N \geqslant 40$，但至少有一个格子的理论值出现 $1 \leqslant T < 5$ 时，用四格表χ^2 检验的校正公式：

$$\chi_c^2 = \frac{\left[\,|ad-bc|-N/2\,\right]^2 N}{(a+b)(c+d)(a+c)(b+d)}$$

（3）确切概率法：当总例数 $N < 40$，或至少有一个格子出现 $T < 1$ 时，用 Fisher 确切概率法。

在 SPSS 软件中进行χ^2 检验时，点击"分析（Analyze）"下拉菜单中的"描述性统计（Descriptive Statistics）"，选择其中的"交叉表（Crosstabs）"选项。

Note：

以【例8-2】中试验组和对照组不良事件的发生率比较为例,统计分析结果如图8-24所示。在 χ^2 检验结果中,"Value"是 χ^2 值。SPSS 软件给出了专用公式、校正公式、确切概率法所有公式的计算结果。研究者需通过查看备注 a 中最小理论值的大小(The minimum expected count),确定选择哪一行的结果。若最小的理论值 $T \geqslant 5$,则采用专用公式,选择第 1 行结果(Pearson Chi-Square);若有格子的理论值出现 $1 \leqslant T < 5$,则采用校正公式,选择第 2 行结果(Continuity Correction);若有格子的理论值出现 $T < 1$ 或 $N < 40$,则选择第 4 行结果(Fisher's Exact Test)。在本例中,由备注 a 可知,"0 个格子的理论值<5,最小理论值是 10.71",因此选择专用公式,即第 1 行"Pearson Chi-Square"对应的结果: $\chi^2 = 5.642, P = 0.018$。可将结果描述为"试验组不良事件发生率低于对照组($\chi^2 = 5.642, P = 0.018$)"。

Chi-Square Tests

	Value	df	Asymptotic Significance (2-sided)	Exact Sig. (2-sided)	Exact Sig. (1-sided)
Pearson Chi-Square	5.642[a]	1	.018		
Continuity Correction[b]	4.626	1	.031		
Likelihood Ratio	5.719	1	.017		
Fisher's Exact Test				.024	.015
Linear-by-Linear Association	5.609	1	.018		
N of Valid Cases	174				

a. 0 cells (0.0%) have expected count less than 5. The minimum expected count is 10.71.

b. Computed only for a 2x2 table

图 8-24　χ^2 检验的分析结果

2. 行×列表 χ^2 检验　行×列表 χ^2 检验适用于多个样本率的比较、两个或多个样本构成比的比较。

【例8-6】　研究者将新生儿随机分为 4 组,分别使用乙醇、碘液、呋喃西林、生理盐水 4 种护理液进行脐部护理。记录新生儿脐炎发生情况。

请思考:要比较 4 组新生儿脐炎发生率有无差异,应采用哪种统计分析方法?

分析思路:本例中要分析的变量"脐炎(发生/不发生)"是计数资料。比较 4 组新生儿脐炎发生率有无差异,共 2×4 个格子,采用行×列表 χ^2 检验。

行×列表 χ^2 检验的计算公式为:

(1) 专用公式:当各格子的理论值 $T \geqslant 1$,且 $1 \leqslant T < 5$ 的格子数不超过格子总数的 20% 时,可用专用公式计算。

$$\chi^2 = N\left(\sum \frac{A^2}{n_R n_C} - 1 \right)$$

式中,A 表示每个格子的实际数值,n_R 表示每个格子所在行的合计,n_C 表示每个格子所在列的合计。

(2) 若不符合上述条件,可通过以下方法解决:①增加样本量,使理论值 T 增大;②根据专业知识,考虑能否删去 T 太小的行或列,或将 T 太小的行或列与性质相近的邻行或邻列合并;③用 Fisher 确切概率法。

在 SPSS 软件中进行行×列表 χ^2 检验时,仍点击"分析(Analyze)"下拉菜单中的"描述性统计(Descriptive Statistics)",选择其中的"交叉表(Crosstabs)"选项。

以【例8-6】中比较 4 组新生儿脐炎发生率有无差异为例,统计分析结果如图8-25所示。本例中,由备注 a 可知,有 1 个格子(12.5%)的理论值<5,最小的理论值为 4.48,符合"各格子的理论值 $T \geqslant 1$,

且 $1 \leqslant T < 5$ 的格子数不超过格子总数的 20%"这一条件,因此选择专用公式,即第一行结果(Pearson Chi-Square): $\chi^2 = 2.166$, $P = 0.539$。可将结果描述为"4 组新生儿脐炎发生率差异无统计学意义($\chi^2 = 2.166$, $P = 0.539$)"。

Chi-Square Tests

	Value	df	Asymptotic Significance (2-sided)
Pearson Chi-Square	2.166[a]	3	.539
Likelihood Ratio	2.167	3	.539
Linear-by-Linear Association	1.623	1	.203
N of Valid Cases	174		

a. 1 cells (12.5%) have expected count less than 5. The minimum expected count is 4.48.

图 8-25　行×列表 χ^2 检验的分析结果

（六）秩和检验

秩和检验属于非参数假设检验统计方法,适用范围广,在护理研究中常用于以下情况。①等级资料的比较:例如,比较两组病人文化程度的构成有无差异。②呈偏态分布的计量资料的比较:例如,两组病人的病程分别为(3.3±4.5)年和(2.9±3.8)年,数据分析提示为偏态分布,不适于采用 t 检验(因 t 检验要求数据呈正态分布),此时宜采用秩和检验。

根据设计类型的不同,可选用不同的秩和检验方法。①配对设计:采用 Wilcoxon 符号秩和检验;②两个独立样本比较:采用 Wilcoxon 秩和检验或 Mann-Whitney u 检验;③多个独立样本比较:采用 Kruskal-Wallis H 秩和检验。

> **在本章导入情境与思考中:**
>
> 研究者采用 WHO 呕吐评级,评估两组病人术后 6h 内呕吐的严重程度,分为无、轻度、中度、重度 4 个等级。
>
> 请思考:要比较试验组和对照组病人呕吐的严重程度有无差异,应采用哪种统计分析方法?
>
> 分析思路:本例中要分析的变量"呕吐的严重程度(无、轻度、中度、重度)"是等级资料,为两个独立样本的比较,故选用两独立样本的秩和检验。

在 SPSS 软件中进行秩和检验时,点击"分析(Analyze)"下拉菜单中的"非参数检验(Nonparametric Tests)",在 17.0 及以上的版本中,需进一步选择"Legacy Dialogs",然后选择"两独立样本(2 Independent Samples)"选项。

以本章导入情境与思考中,比较试验组和对照组病人呕吐的严重程度有无差异为例,统计分析结果如图 8-26 所示。本例中, $Z = -0.712$, $P = 0.477$ 。可将结果描述为"两组病人呕吐严重程度差异无统计学意义($Z = -0.712$, $P = 0.477$)"。

Test Statistics[a]

	呕吐严重程度
Mann-Whitney U	3547.000
Wilcoxon W	7918.000
Z	-.712
Asymp. Sig. (2-tailed)	.477

a. Grouping Variable: 分组

图 8-26　秩和检验的分析结果

四、分析变量间关系的统计分析方法

在观察性研究中,常会涉及分析变量之间的关联,常用方法包括两变量间的相关分析以及多元回归分析等。另外,如果要分析变量之间更为复杂的关系,如中介效应、调节效应,

Note:

还可用路径分析、结构方程等。本书主要介绍相关分析和回归分析。

（一）相关分析

相关分析（correlation analysis）是用于探讨两个变量之间关联性的一种统计分析方法。例如，分析糖尿病病人自我管理效能与自我管理行为的相关性。根据变量的类型不同，相关分析可分为 Pearson 相关分析、Spearman 相关分析等不同方法。

1. Pearson 相关分析　适用于两个变量均为计量资料且符合正态分布，如分析乳腺癌病人的年龄与生活质量总分之间的相关性。Pearson 相关系数用符号 r 表示，取值在 $-1 \sim 1$。r 的"+""−"号表示两变量相关的方向。"+"表示两变量呈正相关，即一个变量增加或减少，另一个变量也随之增加或减少，两者的变化方向一致；"−"表示两变量呈负相关，即一个变量增加或减少，另一个变量反而减少或增加，两者的变化方向相反。r 绝对值的大小表示两变量之间相关的密切程度。r 越接近于 1，表示相关程度越大；r 越接近于 0，表示相关程度越小。

2. Spearman 相关分析　适用于下列情况：①两个变量均为等级资料；②两个变量其一为计量资料，另一个变量为等级资料；③两个变量虽为计量资料，但不服从正态分布。例如，分析糖尿病病人的文化程度（初中及以上、高中或中专、大专及以上）与自我管理行为总分之间有无相关性时，因文化程度是等级资料，自我管理行为总分是计量资料，此时宜采用 Spearman 相关分析。Spearman 相关系数用 r_s 表示，其含义与 r 相同。

3. 相关分析的结果表述　在进行相关分析时，计算出 r 值后须对其进行假设检验，以判断这种相关是本质存在还是抽样误差所致。因此，在表述相关分析的结果时，须列出两个变量之间的相关系数（r），以及对相关系数进行假设检验的 P 值。P 值代表两变量之间在统计学意义上有无相关性，r 值则代表相关的方向和程度。若 $P>0.05$，表示无相关性；若 $P \leq 0.05$ 或 $P \leq 0.01$，表示有相关性。相关的程度和方向要看 r 值的大小及其"+""−"号。例如，"$r=0.127, P=0.347$"表示"两者无相关性"；"$r=-0.456, P<0.001$"表示"两者呈负相关"。需注意：相关不等于因果，相关分析得出的结果只能说明两个变量之间有相关性，但得不出因果关系。

【例 8-7】　研究者选取 174 例居家阿尔茨海默病病人为研究对象，通过询问照顾者，采用一般资料问卷和愉悦性活动问卷进行测评。

请思考：要分析阿尔茨海默病病人的年龄与愉悦性活动总分有无相关性，应采用哪种统计分析方法？

分析思路：本例中要分析的变量"年龄"和"愉悦性活动总分"均为计量资料，如果都是正态分布，可采用 Pearson 相关分析来探究二者的相关性。

在 SPSS 软件中进行相关分析时，点击"分析（Analyze）"下拉菜单中的"相关（Correlate）"，选择其中的"两变量（Bivariate）"选项。

以【例 8-7】中分析年龄与愉悦性活动总分之间的相关性为例，统计分析结果如图 8-27 所示。其

Correlations

		年龄	愉悦性活动总分
年龄	Pearson Correlation	1	.066
	Sig. (2-tailed)		.385
	N	174	174
愉悦性活动总分	Pearson Correlation	.066	1
	Sig. (2-tailed)	.385	
	N	174	174

图 8-27　相关分析的结果

中"Pearson Correlation"表示相关系数(r值),"Sig."表示P值,N表示例数。本例中,$r=0.066$,$P=0.385$,可将结果描述为"病人的年龄与愉悦性活动总分无相关性($r=0.066$,$P=0.385$)"。

（二）回归分析

回归分析(regression analysis)适用于分析一个因变量与多个自变量的关系,可初步探讨变量之间的因果关系。根据因变量的资料类型不同,又分为多元线性回归、Logistic 回归等不同方法。

1. 多元线性回归（multiple linear regression）　用于分析一个连续型因变量(计量资料)与多个自变量之间的线性关系,适用于因变量为计量资料的情况。

【例8-8】　研究者选取 142 例肩袖损伤病人为研究对象,采用问卷调查法调查病人康复锻炼的依从性。并用一般资料问卷调查病人的一般资料(年龄、性别、文化程度、婚姻状况、宗教信仰、居住状态、家庭人均月收入、工作状态、有无慢性病),以及康复锻炼相关情况,包括康复锻炼动作难度、康复锻炼时疼痛感、家人督促度、康复人员帮助度。

请思考:要分析病人的一般资料及康复锻炼相关情况是否影响肩袖损伤病人术后康复锻炼依从性总分,应采用哪种统计分析方法?

分析思路:本例中因变量"康复锻炼依从性总分"是计量资料,要分析多个自变量对康复锻炼依从性总分的影响,可采用多元线性回归分析。

进行多元线性回归分析时,应注意以下基本原则:

（1）对样本量的要求:当样本量过少时,建立的回归方程不稳定。一般来说,样本量至少应是自变量个数的 10 倍。在例 8-8 中,自变量包括病人的年龄、性别、文化程度、婚姻状况、宗教信仰、居住状态、家庭人均月收入、工作状态、有无慢性病、康复锻炼动作难度、康复锻炼时疼痛感、家人督促度、康复人员帮助度,共 13 个,样本量至少应为 130 例。该案例中样本量为 142 例,达到了多元线性回归分析对样本量的基本要求。如果由于样本难以获取,但自变量个数多而样本量不足,可先做单因素分析(如 t 检验、单因素方差分析、相关分析),从中筛选出有统计学意义的变量,再将其作为自变量进行多元线性回归分析。

（2）变量的赋值方法:进行多元线性回归分析时,因变量为计量资料,以原始数值录入。自变量根据资料类型的不同进行赋值。①自变量为计量资料时:可录入原始数值。例如"年龄",以原始数值录入。②自变量为等级资料(有序分类变量)时:可赋值为 1、2、3…,也可设哑变量。例如"康复锻炼动作难度"可赋值为 1(无难度)、2(有一定难度)、3(有很大难度);也可以无难度为对照,设 2 个哑变量:有一定难度(0、1)、有很大难度(1、0)。③自变量为二分类变量时:以 0、1 赋值。例如"性别",可将男性赋值为 0,女性赋值为 1。④自变量为无序多分类变量时:设哑变量,n 个类别可设 $(n-1)$ 个哑变量。例如"痴呆类型",包括 AD(老年性痴呆)、VD(血管性痴呆)、其他 3 个类别,以其中一个类别为对照(例如以其他为对照),设 2 个哑变量:AD(0、1)、VD(1、0)。

（3）回归分析的结果表述:报告结果时至少应写明下列内容:①因变量的名称。②自变量的名称及赋值方法。③进入回归方程的自变量名称、偏回归系数(B值)、标准化回归系数(β值)、t值和P值。由于每个自变量的计量单位不同,单以偏回归系数的数值大小无法比较各自变量对因变量的影响大小。因此,对偏回归系数进行标准化处理后得到标准化回归系数(β值),其数值大小反映自变量对因变量的影响大小,"+"表示正向影响,"−"表示负向影响,这是多元线性回归分析中的一个重要结果。t 值及对应的 P 值是对各自变量进行假设检验的结果。④决定系数(R^2)以及对回归方程进行假设检验的 F 值和 P 值。其中 R^2 表示进入回归方程的所有自变量共同解释因变量总变异的比例。F 值及 P 值是对回归方程进行假设检验的结果,$P<0.05$ 表示回归方程成立。

【例 8-8】中回归分析结果的表述:以康复锻炼依从性总分为因变量,以肩袖损伤病人一般资料和锻炼难度为自变量,进行多元线性回归分析,自变量赋值见表 8-7。

表8-7 自变量的赋值方法

自变量	赋值
年龄/岁	原值纳入
性别	女性=1,男性=0
文化程度	小学及以下=1,初中=2,高中或中专=3,大专及以上=4
婚姻状况	有配偶=1,无配偶=0
宗教信仰	有宗教信仰=1,无宗教信仰=0
居住状态	非独居=1,独居=0
家庭人均月收入/元	<2 000=1,2 000~5 000=2,5 001~10 000=3,>10 000=4
工作状态	有工作=1,无工作=0
慢性病	有=1,无=0
康复锻炼动作难度	无难度=1,有一定难度=2,有很大难度=3
康复锻炼时疼痛感	不痛=0,一点痛=1,中等痛=2,很痛=3,非常痛=4,不能忍受=5
家人督促度	无督促者=1,偶尔有人督促=2,大部分时间有人督促=3,每天都有人督促=4
康复人员帮助度	无帮助=1,有一定帮助=2,有很大帮助=3

多元回归分析结果显示,女性、无慢性病、康复锻炼动作难度越小、家人督促度越高,康复人员帮助越大的病人康复锻炼依从性总分越高,可解释总变异的43.7%,见表8-8。

表8-8 肩袖损伤病人康复锻炼依从性影响因素的多元线性回归分析(n=142)

自变量	回归系数	标准误	标准回归系数	t值	P值
常数项	18.014	3.114	—	5.786	<0.001
性别	1.799	0.707	0.166	2.546	0.012
慢性病	−2.139	0.766	−0.192	−2.793	0.006
康复锻炼动作难度	−1.880	0.943	−0.137	−1.994	0.048
家人督促度	1.140	0.454	0.197	2.511	0.013
康复人员帮助度	3.889	0.874	0.354	4.447	<0.001

注:R^2=0.457,调整后R^2=0.437,F=22.923,P<0.001。

在SPSS软件中进行多元线性回归分析时,点击"分析(Analyze)"下拉菜单中的"回归(Regression)",选择其中的"线性(Linear)"选项。

2. Logistic回归(logistic regression) 用于分析一个二分类因变量与多个自变量之间的关系,适用于因变量为二分类计数资料的情况。

【例8-9】 研究者以868例经皮冠状动脉介入治疗(PCI)术后病人作为研究对象,记录术后1年内心脏不良事件发生情况,并记录了病人的一般资料(年龄、性别、文化程度、职业、人均月收入、吸烟史、饮酒史、高血压家族史、心肌梗死家族史)和临床资料(总胆固醇、三酰甘油、高密度脂蛋白胆固醇、低密度脂蛋白胆固醇、空腹血糖、高血压、糖尿病、病变支数、支架个数、残留血管支数),共760例完成随访。

请思考:要分析病人各项一般资料和临床资料对PCI术后心脏不良事件的影响,应采用哪种统计分析方法?

分析思路:在本例中,因变量"心脏不良事件(有/无)"是二分类变量,要分析多个自变量对心脏不良事件的影响,可采用 Logistic 回归分析。

进行 Logistic 回归分析时,应注意以下基本原则:

(1) 对样本量的要求:与多元线性回归分析的样本量估算方法有所不同,进行 Logistic 回归时,阳性样本数至少是自变量个数的 5~10 倍。在例 8-9 中,阳性样本数指发生心脏不良事件的病人例数。如果自变量个数多而样本量不足时,可先做单因素分析(χ^2 检验),从中筛选出有统计学意义的变量,再将其作为自变量进行 Logistic 回归分析。在例 8-9 中,经单因素分析后有统计学意义的变量包括人均月收入(元)、吸烟、饮酒、高血压家族史、心肌梗死家族史、糖尿病、病变支数、支架个数、残留血管支数、空腹血糖(mmol/L)、高密度脂蛋白胆固醇(mmol/L)、低密度脂蛋白胆固醇(mmol/L)、三酰甘油(mmol/L)、总胆固醇(mmol/L),共 14 个自变量。由此推断,发生心脏不良事件的病人应至少是 70 例。该案例中发生心脏不良事件的病人例数为 85 例,样本量达到了进行 Logistic 回归的基本要求。

(2) 变量的赋值方法:因变量为二分类变量,以 0、1 赋值。自变量的赋值方法与多元线性回归类似。

(3) 回归分析的结果表述:Logistic 回归分析可在 SPSS 统计软件中,点击"分析(Analyze)"下拉菜单中的"回归(Regression)",选择其中的"二分类变量逻辑回归(Binary Logistic)"进行运算。报告结果时,至少应写明下列内容:①因变量的名称及赋值方法。②自变量的名称及赋值方法。③进入回归方程的自变量名称、Wald 值及 P 值、OR 值等。其中,若 OR 值>1,表明这个自变量对于因变量来说是危险因素;若 OR 值<1,表明这个自变量对于因变量来说是保护因素。

【例 8-9】中回归分析的结果表述:以心脏不良事件为因变量(发生=1,未发生=0),以单因素分析有统计学意义的变量为自变量(赋值见表 8-9),进行 Logistic 回归。结果显示,有吸烟史、高血压家族史、心肌梗死家族史、糖尿病病史、低密度脂蛋白胆固醇高、病变支数多、支架个数多、残留血管支数多、三酰甘油水平高是 PCI 术后心脏不良事件的危险因素,而高密度脂蛋白胆固醇高、人均月收入高是 PCI 术后心脏不良事件的保护因素,见表 8-10。

表 8-9　各自变量及赋值方法

自变量	赋值方法
人均月收入/元	<1 000=1,1 000~3 000=2,>3 000=3
吸烟史	无=0,有=1
饮酒史	无=0,有=1
高血压家族史	无=0,有=1
心肌梗死家族史	无=0,有=1
糖尿病	无=0,有=1
病变支数	1 支=1,2 支=2,3 支及以上=3
支架个数	1 支=1,2 支=2,3 支及以上=3
残留血管支数	1 支=1,2 支=2,3 支及以上=3
空腹血糖/(mmol·L^{-1})	数值变量
高密度脂蛋白胆固醇/(mmol·L^{-1})	数值变量
低密度脂蛋白胆固醇/(mmol·L^{-1})	数值变量
三酰甘油/(mmol·L^{-1})	数值变量
总胆固醇/(mmol·L^{-1})	数值变量

Note:

表 8-10　PCI 术后心脏不良事件影响因素的 Logistic 回归分析结果（n =760）

自变量	B 值	SE 值	Wald 值	P 值	OR 值
吸烟史	1.063	0.221	23.216	<0.001	2.896
高血压家族史	0.692	0.249	7.714	0.005	1.997
心肌梗死家族史	0.609	0.287	4.506	0.034	1.838
糖尿病病史	0.600	0.259	5.357	0.021	1.823
低密度脂蛋白胆固醇	0.535	0.136	15.473	<0.001	1.707
病变支数	0.399	0.171	5.459	0.019	1.491
支架个数	0.367	0.171	4.583	0.032	1.443
残留血管支数	0.240	0.111	4.688	0.030	1.272
三酰甘油	0.185	0.089	4.331	0.037	1.203
高密度脂蛋白胆固醇	−0.504	0.249	4.089	0.043	0.604
人均月收入	−0.366	0.147	6.175	0.013	0.694

五、统计表和统计图

在论文写作中，经常用到统计表和统计图对结果进行描述，图表可以代替冗长的文字叙述，从而更加直观、形象、清晰地描述统计数据。

（一）统计表

统计表是以表格形式列出数据的分布及统计结果，方便阅读、比较和计算。

1. 统计表的种类　统计表可分为简单表和组合表。

（1）简单表：纵标目（数字上方的文字）只有一个层次，如表 8-11。

表 8-11　产后抑郁影响因素的 Logistic 回归分析结果（n =560）　　←表号、表题

自变量	B 值	SE 值	OR 值	P 值
产妇为高龄	1.051	0.023	2.051	0.005
新生儿性别与期望不一致	1.489	0.601	4.442	<0.001
家庭支持总分	−0.232	0.079	0.665	0.012

←顶线
←分界线
←底线

（2）组合表：纵标目有两个或多个层次，如表 8-12。

表 8-12　两组护士技能操作考试合格情况　　←表号、表题

组别	总例数	合格		不合格	
		例数/n	合格率/（%）	例数/n	不合格率/（%）
试验组	48	42	87.5	6	12.5
对照组	46	38	82.6	8	17.4

←顶线
←分层线
←分界线
←底线

2. 统计表的结构与绘制要求　统计表由表号和表题、标目、线条、数字、备注等部分组成，各部分的绘制要求如下：

（1）表号和表题：表号和表题用于概括表的主要内容，写在统计表的上方中央位置。每个表均

应有表题,并按其出现的先后顺序进行编号。

(2)标目:标目包括横标目(数字左边的文字)和纵标目(数字上边的文字),分别说明表格中每行和每列数字的含义。如果表格中的数字有单位,注意在纵标目中标明相应的单位,如"%""岁""mmHg"等,这些单位不要重复出现在表内的数字中。

(3)线条:简单表一般有三条线(表8-11),即顶线、底线、分界线(将纵标目和数字分隔开);组合表还有分层线(表8-12),将两层纵标目分隔开。统计表中不应有竖线、斜线和多余的横线。

(4)数字:统计表中的数字一律用阿拉伯数字表示。同一列数字应注意位次对齐、小数点后位数保持一致。表中数值为0者记为"0",缺失数字用"…"表示,无数字用"—"表示,不要留空项。

(5)备注:如果有必要对表中的某些文字或数字进行解释或说明,可在表中相应位置用"*""1)"等符号标出,将解释写在表的下面。

【例8-10】 请分析表8-13的绘制格式是否规范,并按正确格式进行修改。

表8-13 某基层医院2020年医生和护士论文发表情况

期刊类别	护士		医生	
	篇数	百分比	篇数	百分比
核心期刊	7	5.8%	21	17.5%
非核心期刊	12	10%	27	22.5%

分析:表8-13的绘制格式存在下列问题:①表号和表题位置不对,应放在表的上方中央位置,而非靠左对齐。②表中出现了竖线和多余的横线。③同一列数字位次未对齐、小数点后位数不一致。④数字中重复出现%,应将其标注在纵标目上。表8-13的正确绘制格式见表8-14。

表8-14 某基层医院2020年医生和护士论文发表情况

期刊类别	护士		医生	
	篇数/n	百分比/%	篇数/n	百分比/%
核心期刊	7	5.8	21	17.5
非核心期刊	12	10.0	27	22.5

3. 绘制统计表的注意事项

(1)重点突出:一个统计表以表达一个中心内容为宜,避免将过多内容放在一个庞杂的大表中。

(2)层次清楚:通常统计表就如完整的一句话,主语和宾语分别作为横标目和纵标目。如以表8-12中的内容为例,横标目和纵标目构成完整的一句话,即"试验组合格例数为42,合格率为87.5%"。

(3)简洁、明了:统计表中的文字、数字和线条尽量从简,不要出现过多重复的字符。

(4)统计表与文字不要完全重复:用了统计表后,可用文字对表格中的内容进行总结或补充。但是,不要再用文字完全重复统计表中的数据,这样既浪费版面,又浪费读者的时间。

(二)统计图

统计图是用图形将统计结果形象化,从而易于进行结果的分析和比较,并给读者留下深刻的直观印象。但统计图一般不能提供确切数值,因此不能完全代替统计表,必要时可与统计表一同列出。

1. 统计图的种类 统计图种类很多,一般根据资料类型和分析目的,选择不同种类的图形,常用的有以下几种:

（1）圆图：圆图适用于构成比资料，描述各类别所占的构成比。圆图将一个总面积为100%的圆形分割成若干个扇面，表示事物内部各部分所占的比例（图8-28）。各构成部分的扇面或矩形可用不同颜色或花纹区别，并用图例说明（图8-28右侧方框内的描述）；也可将各类别的名称和数值标在相应的扇面或矩形旁。

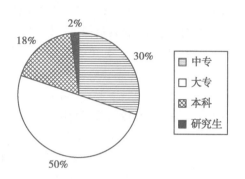

图 8-28　某医院护士学历构成情况

（2）直条图：直条图用相同宽度的直条长短，表示几个相互独立组别的某指标数值的大小。通常，直条图的横轴是几个独立的组别或事物，纵轴是某统计指标。直条图又可分为单式直条图（图8-29）和复式直条图（图8-30）两种。在绘制直条图时，须注意：①纵轴刻度一般从0开始。②各直条宽度应相等。③在复式直条图中，同一组的直条间不留空隙。

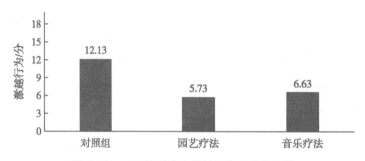

图 8-29　不同组别病人激越行为总分的比较

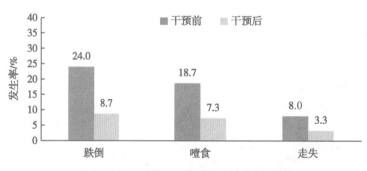

图 8-30　干预前后不良事件发生率的比较

（3）线图：线图以线段的升降表示一个事物随另一个事物数值变化的趋势（图8-31）。通常，线图的横轴是时间或其他连续性变量，纵轴是某统计指标，可以是算术尺度，也可以是对数尺度。在绘制线图时须注意：①相邻的点要用直线连接，不可用光滑的曲线连接。②不同指标或组别可以用不同的线型表示，如实线、虚线等，并用图例说明。③如果纵轴是算术尺度，一般以0为起始点。

2. 统计图的结构及绘制要求　统计图由图号和图题、纵轴、横轴、图例等部分组成。各部分的绘制要求如下：

（1）图号和图题：用图题扼要说明统计图的内容。与统计表不同，统计图的图号和图题写在图的下方中央位置。

（2）纵轴和横轴：在横轴下方和纵轴外侧，须用文字标明各轴代表的含义，并注明单位。纵轴和横轴的刻度应均匀等距，并标明数值。纵轴刻度一般以0点为起始点；横轴尺度自左至右，纵轴尺度自下而上，数值一般由小到大。

（3）图例：统计图中用不同线条或色调代表不同事物时，须用图例说明。例如，在图8-28中，用

Note:

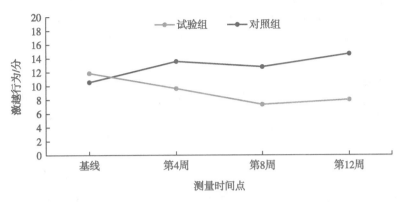

图 8-31 两组病人不同时间点激越行为总分的变化

不同花纹代表各学历类别,则用图例说明了每种花纹代表的学历是什么(图 8-28 右侧方框内的描述);在图 8-30 中,用不同颜色的直条代表不同组别,则用图例说明了每种颜色的直条所代表的组别是什么。

六、资料分析实例

掌握了各种常用统计分析方法的适用情况及其在 SPSS 软件中的操作过程后,最重要的是要结合自己的科研实例,根据研究目的,确定研究除了进行描述性统计之外,是还需比较组间差异,还是分析变量之间的关系;然后,根据资料类型选择恰当的统计分析方法。本节结合两个实例,展示其选用的统计分析方法和结果表述方式。

(一)干预性研究资料分析实例

> **本章导入情境与思考中的案例:**
>
> 本章导入情境与思考列出的是一个干预性研究,研究目的是评价骨科学龄期儿童全麻术后早期进食进水的安全性及效果。将 638 例骨科全麻手术患儿分为两组,对照组常规术后 6h 进食水,试验组术后返回病房时评估意识状态及吞咽功能恢复情况,评估合格即指导其进食进水。基线资料及结局指标如下:
>
> (1)基线资料:包括性别、年龄(岁)、手术部位(骨盆髋臼、上肢长骨、下肢长骨)、手术时长(h)、术前禁食水时长(h)。
>
> (2)术后首次饮水时间(h)、首次进食时间(h)、进普食的时间(h)。
>
> (3)术后 24h 内呕吐发生率及严重程度:采用 WHO 恶心呕吐评级评估严重程度(无、轻度、中度、重度)。
>
> (4)术后 6h 内中度及以上口渴、饥饿发生率。
>
> (5)术后 6h 和 24h 时 3 分及以上疼痛发生率。

根据研究目的、设计类型及资料类型,该研究采用了以下统计分析方法:采用均数±标准差,描述两组病人的年龄、手术时长、术前禁食水时长、术后首次饮水时间、首次进食时间、进普食时间,采用两独立样本 t 检验比较两组间的差异;采用频数和构成比,描述两组病人性别、手术部位、呕吐严重程度的分布情况,采用 χ^2 检验比较两组性别和手术部位的差异,采用秩和检验比较两组呕吐严重程度的差异;采用频数和率,描述两组病人呕吐、中度及以上口渴、中度及以上饥饿、3 分及以上疼痛的发生率,采用 χ^2 检验比较两组以上各结局指标发生率的差异。具体的结果呈现如下。

Note:

2.1 两组病人一般资料的比较

两组患儿一般资料差异均无统计学意义（$P>0.05$），详见表8-15。

表8-15 两组一般资料的比较[例（百分比/%）]

项目	试验组（$n=315$）	对照组（$n=323$）	统计量值	P 值
性别			0.967[1]	0.325
男	187(59.37)	204(63.16)		
女	128(40.63)	119(36.84)		
年龄（岁，$\bar{x}\pm s$）	8.92±2.60	8.88±2.29	0.875[2]	0.353
手术部位			1.967[1]	0.374
骨盆髋臼	27(8.57)	34(10.53)		
上肢长骨	147(46.67)	134(41.49)		
下肢长骨	141(44.76)	155(47.99)		
术前禁食水时长（h，$\bar{x}\pm s$）	10.49±1.69	10.82±1.76	0.081[2]	0.777
手术时长（h，$\bar{x}\pm s$）	2.68±0.82	2.57±0.75	0.434[2]	0.513

注：[1]χ^2 值；[2]t 值。

2.2 两组术后首次进水进食时间比较

两组术后首次饮水、进食和进普食的时间比较，差异有统计学意义（$P<0.001$），见表8-16。

表8-16 两组术后首次进水进食时间比较（h，$\bar{x}\pm s$）

	首次进水时间	首次进食时间	首次进普食时间
试验组（$n=315$）	0.63±0.22	1.03±0.26	3.07±0.37
对照组（$n=323$）	6.42±0.21	6.88±0.43	8.79±0.42
t 值	2.649	2.773	2.456
P 值	<0.001	<0.001	<0.001

2.3 两组术后呕吐发生率及严重程度的比较

两组返回病房后6h内和24h内呕吐的发生率及严重程度比较，差异均无统计学意义（$P>0.05$），见表8-17。

表8-17 两组返回病房后呕吐发生率及严重程度的比较[例（百分比/%）]

时间	组别	呕吐发生率	呕吐严重程度			
			无	轻度	中度	重度
回病房6h内	试验组	129(40.95)	186(59.05)	67(21.27)	58(18.41)	4(1.27)
	对照组	125(38.70)	198(61.30)	65(20.12)	55(17.03)	5(1.55)
	统计量值	0.338[1]	-0.547[2]			
	P 值	0.561	0.584			

续表

时间	组别	呕吐发生率	呕吐严重程度			
			无	轻度	中度	重度
回病房 12h 内	试验组	142(45.08)	173(54.92)	73(23.17)	64(20.32)	5(1.59)
	对照组	151(46.75)	172(53.25)	74(22.91)	70(21.67)	7(2.17)
	统计量值	0.179[1]	−0.548[2]			
	P 值	0.672	0.583			

注:[1]χ^2 值;[2]Z 值。

2.4　两组术后口渴、饥饿发生情况的比较

试验组返回病房后 6h 时,中度及以上程度口渴的发生率为 19.05%,低于对照组发生率 95.67%($\chi^2=383.899,P<0.001$);试验组中度及以上程度饥饿的发生率为 13.02%,低于对照组发生率 85.14%($\chi^2=331.851,P<0.001$)。

2.5　两组术后疼痛发生情况的比较

在返回病房后 6h 时试验组 3 分及以上疼痛发生率为 56.51%,低于对照组发生率 68.11%($\chi^2=9.150,P=0.002$);24h 时 3 分及以上疼痛发生率分别为试验组 56.83% 和对照组 57.59%,差异无统计学意义($\chi^2=0.038,P=0.846$)。

（二）描述性研究资料分析实例

【例 8-11】 研究者以 200 例头颈部肿瘤放射治疗的病人为研究对象,采用下列问卷对病人进行调查:一般资料问卷(性别、年龄、文化程度、婚姻状况、有无宗教信仰、家庭人均月收入、医疗费用支付方式、有无家属陪伴、肿瘤临床分期、是否伴化疗、有无合并糖尿病、放疗次数);头颈部肿瘤放疗病人舒适状况量表(包含生理舒适、精神心理舒适、社会文化舒适、环境舒适 4 个维度,均转化成百分制计分);社会支持评定量表(包含主观支持、客观支持、支持利用度 3 个维度);医学应对问卷(包含面对、回避、屈服 3 个维度)。研究目的是调查头颈部肿瘤放疗病人的舒适状况,并分析一般资料、社会支持、应对方式对病人的舒适状况有无影响。

根据研究目的,该研究采用的统计分析方法包括:采用均数±标准差,描述病人的年龄、舒适总分及各维度得分、社会支持总分及各维度得分、医学应对各维度得分;采用构成比,描述病人的性别、文化程度、婚姻状况、有无宗教信仰、家庭人均月收入、医疗费用支付方式、有无家属陪伴、肿瘤临床分期、是否伴化疗、有无合并糖尿病、放疗次数的分布情况;采用单因素分析(t 检验、单因素方差分析),比较不同特征病人舒适总分的差异,采用相关分析探讨社会支持和应对方式各维度得分与舒适总分的相关性;然后,以单因素分析有统计学意义的变量作为自变量,以舒适总分为因变量进行多元线性回归分析,探讨一般资料、社会支持和应对方式对舒适状况的影响。

2.1　一般情况

调查对象中,男性 166 例(83.0%),女性 34 例(17.0%);年龄为 22~88(60.13±9.39)岁;有配偶者 172 例(86.0%);有宗教信仰者 27 例(13.5%);有医疗保险者 180 例(90.0%);肿瘤临床分期:Ⅰ期 25 例(12.5%),Ⅱ期 59 例(29.5%),Ⅲ期 116 例(58.0%)。其他一般资料见表 8-18。

2.2　舒适状况得分

舒适总分为(60.54±8.32)分,各维度得分由高到低依次为:社会文化舒适(80.80±9.50)分、环境舒适(70.07±11.76)分、精神心理舒适(56.44±12.74)分、生理舒适(47.38±14.66)分。t 检验及单因素方差分析结果显示,不同年龄段、文化程度、家庭人均月收入、放疗次数、是否伴化疗、有无糖尿病、有无家属陪伴的病人舒适总分差异有统计学意义,详见表 8-18。

表 8-18　不同特征病人舒适总分的比较(n =200)

项目		人数	舒适总分($\bar{x}\pm s$)	t /F 值	P 值
年龄/岁	18~34	35	67.31±10.32	7.869	<0.001
	35~59	104	59.83±8.87		
	≥60	61	60.26±7.43		
文化程度	小学	59	58.22±7.75	5.015	0.002
	初中	57	59.27±8.55		
	高中或中专	41	63.85±9.71		
	大专及以上	43	62.23±5.83		
家庭人均月收入(元/月)	<1 000	14	53.20±7.50	4.087	0.008
	1 000~	98	61.09±8.55		
	3 000~	61	61.06±8.60		
	5 000~	27	61.15±5.22		
放疗次数	≤10	80	63.92±6.54	16.444	<0.001
	11~20	70	59.90±8.78		
	>20	50	56.01±7.94		
是否伴化疗	是	168	59.87±8.49	−3.218	0.002
	否	32	64.05±6.35		
有无糖尿病	有	31	55.68±6.31	3.644	<0.001
	无	169	61.43±8.35		
有无家属陪伴	有	186	60.94±8.41	4.351	<0.001
	无	14	55.22±4.34		

2.3　社会支持和应对方式得分及其与舒适的相关性

社会支持总分为(41.07±7.43)分,其中主观支持(24.63±4.69)分,客观支持(9.98±2.60)分,支持利用度(6.46±1.85)分;医学应对方式中,面对得分为(18.03±3.86)分,回避得分为(16.61±2.44)分,屈服得分为(8.38±2.69)分。

对各变量进行正态性检验,舒适总分为正态分布(Z =1.171, P =0.129),社会支持总分及各维度分、应对方式各维度分为非正态分布(P <0.05),因此采用 Spearman 相关分析来分析舒适总分与社会支持、应对方式的相关性。结果显示,社会支持总分(r =0.285, P =0.004)及主观支持(r =0.296, P =0.003)、客观支持(r =0.170, P =0.019)和支持利用度(r =0.320, P <0.001)均与舒适总分呈正相关;应对方式中,面对与舒适总分呈正相关(r =0.140, P =0.026),回避(r =−0.232, P =0.008)和屈服(r =0.335, P <0.001)与舒适总分呈负相关。

2.4 舒适状况的影响因素分析

以舒适总分为因变量,以单因素分析有统计学意义的变量作为自变量,用 Enter 法进行多元线性回归。自变量赋值情况:年龄(18~34 岁=1,35~59 岁=2,≥60 岁=3);文化程度(小学=1,初中=2,高中或中专=3,大专及以上=4);家庭人均月收入(<1 000 元=1,1 000~2 999 元=2,3 000~4 999 元=3,≥5 000 元=4);放疗次数(≤10 次=1,11~20 次=2,>20 次=3);有无糖尿病(有=1,无=0);有无家属陪伴(有=1,无=0);主观支持分、客观支持分、支持利用度分、面对得分、回避得分、屈服得分以原数值录入。结果显示,放疗次数多、采用屈服应对方式、合并糖尿病、伴有化疗的病人舒适总分较低;而有家属陪伴、文化程度高、支持利用度得分高的病人舒适总分得分较高,能共同解释舒适总变异的 37.8%,详见表 8-19。

表 8-19 头颈部肿瘤放疗病人舒适状况影响因素的多元线性回归分析($n=200$)

自变量	B 值	β 值	t 值	P 值
放疗次数	−3.413	−0.326	−5.673	<0.001
家属陪伴	7.656	0.236	3.910	<0.001
文化程度	1.366	0.184	2.976	0.003
屈服应对方式	−0.558	−0.180	−2.895	0.004
合并糖尿病	−3.876	−0.169	−2.871	0.005
伴有化疗	−3.789	−0.167	−2.806	0.006
支持利用度	0.649	0.144	2.293	0.023

注:$R^2=0.378$,$F=16.669$,$P<0.001$。

(王志稳)

本 章 小 结

1. 不同类型的资料所用的统计分析方法有所不同。应准确判断要分析的资料属于哪种类型,包括计量资料、计数资料、等级资料。

2. 计量资料常用均数±标准差(正态分布)、中位数和四分位数间距(偏态分布)进行统计描述;计数资料常用频率、率或构成比进行统计描述;等级资料常用频数、构成比进行统计描述。

3. 对于呈正态分布的计量资料来说,比较组间差异的统计分析方法包括单样本 t 检验、两独立样本 t 检验、配对样本 t 检验、单因素方差分析等;对于计数资料来说,采用 χ^2 检验比较组间的差异;对于等级资料和呈偏态分布的计量资料来说,采用秩和检验比较组间的差异。

4. 相关分析用于探讨两个变量之间的相关性;回归分析用于探讨多个自变量对一个因变量的影响。当因变量为计量资料时,用多元线性回归;当因变量为二分类资料时,用 Logistic 回归。

5. 统计表和统计图可直观、形象、清晰地描述统计数据,注意用规范的格式绘制统计表和统计图。

思 考 题

研究者采用随机数字表,将 200 名足月妊娠、无妊娠合并症和并发症的产妇分为试验组和对照组。试验组从产妇临产规律宫缩宫口未开始,根据产妇胎先露下降的高低和胎背位置,给予早期体

Note:

位干预并配合应用分娩辅助设施。对照组产妇根据自己意愿采取自由体位配合常规产程护理,记录两组产妇的下列指标。①一般资料:包括年龄(岁),文化程度(初中及以下、高中及中专、大专、本科),体重(kg),身高(cm),孕周(周),是否初产(初产妇、经产妇);②分娩方式(自然分娩、剖宫产);③第一产程时间(min),第二产程时间(min);④疼痛程度:采用 WHO 疼痛分级,分为 0 级、Ⅰ级、Ⅱ级、Ⅲ级。

　　1. 请判断该研究中各项测评指标分别属于哪种类型的资料?

　　2. 比较两组产妇一般资料及各项结局指标有无差异时,各采用哪种统计分析方法?

第九章

研究计划书的撰写

09 章　数字内容

学 习 目 标

- 知识目标

1. 陈述书写研究计划书的目的和作用。

2. 陈述研究计划书(开题报告)中包含的主要项目、内容和撰写要求。

- 能力目标

能针对一个临床研究问题,撰写一篇研究计划书。

- 素质目标

在撰写研究计划书过程中具备严谨缜密的科研思维和服务护理实践的态度。

———————————— 导入情境与思考 ————————————

　　作为造口专科护士,小李发现肠造口病人居家自我管理能力不足,常常导致造口相关并发症。小李希望在所属的卫生管理机构申请一项科研项目,基于达标理论开展互动式健康教育,以提高肠造口病人居家自我管理能力。

　　请思考:小王应如何准备研究计划书?

　　撰写研究计划书是启动科研项目的第一步。研究计划书是研究者将选题和研究设计方案以恰当的语言和方式传达给评审专家的一个文本。高质量的研究计划书是成功科研项目的基础。本章主要介绍研究计划书的撰写要求。

第一节　研究计划书概述

　　研究计划书又称项目申请书、开题报告。立题依据充分、目标明确、设计严谨、组织周密的研究计划是开展研究的前提。

一、研究计划书的概念和内容

　　研究计划书(research proposal)是一个用于确定研究方案中的主要要素的书面计划,主要内容包括研究的题目、摘要、研究成员、研究目的、研究背景和意义、研究对象、研究方法和步骤、技术路线图,以及研究的进度、经费预算和预期成果。

　　对于以获取研究经费支持为目的的研究计划书,通常称为"基金申请书""课题申请书"或"项目申请书"。针对学位论文而言,研究计划书通常称为"开题报告"。本科生和研究生在开始学位研究课题之前需要提交开题报告,只有通过了开题答辩才允许进入下一阶段的研究工作。对于已经获得批准立项的课题,在开展正式的课题研究之前,以召开课题论证会的形式,邀请相关领域的专家对整个研究计划进行论证和把关,然后根据专家的意见和建议补充和修改研究计划书中的某些环节,以增加课题的严谨性,提高课题的水平和质量。

二、研究计划书的目的和作用

　　研究计划书的目的是体现研究的严谨性和计划性。其作用包括以下3方面:作为一种沟通研究信息的方法,作为一份研究计划,作为一项合约。

　　1. **沟通研究信息**　是指研究者把研究计划传达给那些能够提供咨询、授予许可或提供资金的机构或人员,以获得指导或评审,并以此作为判断是否同意研究者实施该研究计划的依据。在研究计划书中,研究者要沟通的信息包括:

　　(1) 研究做什么? 为什么要做? 如何做?

　　(2) 如何控制干扰因素以提高研究质量?

　　(3) 能够获得什么预期结果?

　　2. **研究计划**　研究计划书是一个行动计划。一份好的研究计划书会把研究计划一步步详细地列出来,使得研究设计和研究步骤细致而周全,具有可操作性和可行性。

　　3. **合约**　一份通过评审委员会审议并签字确认的完整的研究计划书,就是学生和导师之间的一份协定。一份同意资助的研究计划书就标志着研究者和资助方之间签订了一份合约。研究者应该按照已获批的研究计划书开展研究工作,在定期的研究报告中描述研究工作进展,并提供预期的研究成果。无论是研究生的开题报告还是基金资助课题,从研究计划书、进展报告和结题报告都有严格的存档和备案,也是衡量研究课题到期能否结题的重要依据。所以,研究计划书一经获批,研究者就要按照研究计划去执行,可以做一些研究细节上的修改或补充,如果不违反研究伦理可以增加研究内容;但不能随意改变计划书中的基本内容,尤其是不能删减研究项目内容或降低对预期研究结果的要求,否则就有可能达不到研究计划书获批标准的要求,而且未经审批或论证的研究内容有可能存在违反研究伦理的风险。因此,只有在全体委员会明确同意的情况下才可以做出重大修改。如果研究生的研究课题与开题报告时的内容发生了实质性改变,通常需要重新进行开题论证。如果基金资助课题与获批的研究计划书发生了必要的调整和变动,研究者需要在年度报告中如实反映,说明变动的原因,以获得批准和备案。

三、研究计划书的撰写思路

在撰写研究计划书之前,需要对即将撰写的研究计划书有一个大概的写作思路,包括以下方面:

1. 形成符合逻辑的研究设想　是指提出一个有学术研究价值的科学问题,并提出解决这个科学问题的方法和思路。

(1) 选题是什么? 立题依据是什么? 为什么要研究这个问题?

(2) 研究方案是什么? 并提出恰当的研究设计方法、研究对象和研究方法、研究步骤、预期结果和进度。

2. 确定研究计划书的内容　不同级别的研究计划书,所需提供的信息量及其深度不同。研究计划书的撰写应严格遵循研究项目主管部门发布的申报指南,确定研究目的和研究重点,做好前期的文献复习,事先规划每个研究步骤所需的信息量。研究计划书的内容要详细,但又要重点突出,并具有可读性。

3. 确定关键点　研究计划书的核心内容包括以下部分:①研究问题的背景和重要性;②研究目的;③研究设计,包括研究对象、研究方法、技术路线图等;④实施步骤:包括资料收集和分析计划、人员、时间安排、预算等。

四、研究计划书的撰写要求

研究计划书的撰写格式既具有普适性,又具有特定性,但一定要严格遵循特定指南中的要求。

1. 撰写风格　在撰写研究计划书时,研究者要以严格、审慎和挑剔的态度对待自己的写作,以确保研究计划书能够以最简明、清晰的方式呈现给读者。

(1) 要紧扣论题:不要呈现那些与主题无关的信息,以免造成篇幅冗长和分散读者的注意力。

(2) 学术引用要服务于具体的研究任务:引用量要适可而止,要有效甄别核心文献和无关文献、权威文献和一般文献、重要观点和次要观点,并将引用的内容直接向读者表述出来,然后清楚地注明文献出处。

(3) 语言要规范:研究计划书如同进入科学殿堂的入门计划,要使用学术语言,用词要严谨、规范;尤其是研究术语,概念要清楚,要禁得起推敲,避免使用"大白话"。

(4) 文本格式和外观要规范:要遵循科研课题申报指南要求的文本格式和项目内容进行撰写。

(5) 要精益求精地反复修改:对研究计划书中的每一部分内容都要认真审视其准确性,做到语句通顺、含义明确、语言简练、表达清楚。在逻辑关系上,要做到主线清楚、明确,重点内容突出,论证逻辑环环相扣。

2. 撰写要求　高质量的研究计划书应符合创新性突出、立题依据充分、设计严谨、具有可行性的要求。越是竞争激烈的基金项目,对研究设计书质量的要求越高。

(1) 精益求精、认真校对:高质量的研究计划书应经过多次认真修改且行文流畅,杜绝拼写、标点符号和语法错误。

(2) 严格遵循基金申报指南的格式、项目、内容、字数和篇幅进行撰写。

Note:

（3）根据研究计划书送审目的和送审机构组织计划书内容：研究计划书的送审目的主要包括申请学位研究课题、申请基金资助或接受伦理审查，相应的送审机构分别是学校研究生院或学院的学术委员会、科研管理机构或基金资助委员会、学校或医院的伦理审查委员会等。根据不同的送审机构和目的，撰写内容的详细程度、篇幅和侧重点不同。

第二节 本科生开题报告的撰写

本科生撰写开题报告的目的是向大学的指导教师、学院的学术委员会和机构研究伦理审查委员会委员呈交研究计划，以申请获得开展学位论文课题的批准。开题报告的水平要满足本科生学位申请的要求。开题报告的格式要遵循学校或学院统一要求的规范格式。

开题报告的内容主要包括题目、研究背景意义和研究目的、国内外研究现况和趋势、研究方法和步骤、研究预期成果和进度安排等内容。

一、题目

开题报告的题目要与研究内容相符合，要确切反映研究课题的主要内容。例如：乳腺癌患者术后化疗期间疲乏现况及影响因素的调查。标题要简明、清楚、具体、符合逻辑，能够为研究计划书提供充足的信息。标题过长会削弱其中关键信息的作用，所以要避免使用过多的形容词或过长的句子。

二、研究背景意义和研究目的

该部分主要论述立题依据，包括选题的来源、国内外研究现况及发展动态分析、研究的空白点、研究目的、研究意义。立题依据可以理解为选题的背景和动机，即研究问题的来源及其重要性。在国内外文献综述的基础上，指出什么是已知的知识和需要进一步研究的问题。然后，明确地提出研究问题，并清楚而简明扼要地陈述本研究的目的是什么。

1. **选题的背景和重要性**（background and significance of the problem）

（1）研究问题的背景：①描述研究问题是如何发现的，以及该研究问题与护理工作的相关性。②描述以前试图解决此研究问题的1~2个比较经典或有代表性的研究项目，分析其解决问题的思路、方法和效果。③描述与此问题有关的一些关键的理论构思，可能的解决问题的途径。对研究中出现的新概念给出明确的定义和必要的操作性定义。

（2）研究问题的重要性：描述此研究问题在护理实践中的重要性，预期结果的可推广性，以及研究结果的学术价值和社会价值。

2. **研究问题的陈述**（statement of the problem） 研究问题是研究者需要具体回答或研究解决的科学问题。可以采用 PICO 方法，提供构建临床研究问题的逻辑思路和框架，有助于形成一个具有完整结构和具体内容的研究问题。

3. **研究目的的陈述**（statement of the purpose） 研究目的是写出为何要进行此研究的理由与目标。研究目的是从选题的立题依据中引申出来的。所以，立题依据的结尾部分要清楚地陈述出"本研究的目的是……"

三、国内外研究现况和趋势

该部分主要提供最密切相关的国内外该领域研究进展以指导研究设计过程。研究者要在广泛阅读该领域国内外高质量权威文献的基础上，分析哪些文献对撰写研究计划书具有最直接、最权威和最可靠的支持作用，逐渐缩小文献综述的范围，有选择性地提炼出与研究选题最直接和最相关的文献，用尽可能少的篇幅，简明扼要、重点突出地论述研究选题的逻辑思维过程，比较详细地描述1~2个具有代表性的高质量的国内外文献,对前人研究的成果给予肯定,对研究过程中的不足给予评判,找出知识的空白点,吸引读者接受作者的研究逻辑。该部分的目的是作者把自己的选题放在前人研究的背景中来解释并论证其选题的合理性,通过文献分析说明:①在立题依据中阐明为什么要选择这个研究问题? ②在研究设计中为什么要选择这样的研究方法来解决此研究问题?

1. **相关研究文献的回顾** 是指对前人研究工作的总结和评价。首先,可以对该领域经典的具有里程碑式的阶段性的重要研究文献进行综述,使读者了解该领域学术研究的脉络。然后,重点对该领域最新的研究工作进展进行描述和评价,深入讨论相关领域专家的工作,陈述与所提出研究问题有关的理论和实践知识。

2. **相关理论文献的回顾** 提供定义研究概念(研究变量)和概念间关系的背景信息,以指导研究设计的开发。

3. **总结** 通过对上述相关理论文献和研究文献的回顾,总结在当前研究问题相关的知识体系中,哪些是已有的知识? 哪些是未知的知识? 从而确定知识的空白点是什么? 然后,指出期望本研究将会对护理学科知识产生哪些影响或贡献?

通过文献分析,对于研究中的重要概念或变量需要给出明确的定义,例如研究假设中涉及的变量,关键的新概念、新名词,并清楚地陈述研究目标、研究问题或研究假设。

四、研究方法和步骤

在研究方法和步骤(methods and procedures)的内容中,要详细描述研究设计的各个要素,包括研究设计、研究场所、研究对象和纳入排除标准、有无干预、测量的数量和次数、资料收集的时间框架、对照组的设立方式、资料分析的方法、研究质量控制的方法、研究相关伦理问题的处理方法等。

1. **描述研究设计** 描述所采纳的研究设计方法。如果有干预措施,需要详细描述干预措施。

2. **选择研究场所** 包括机构名称及其结构,是否有潜在的合适样本和样本量,在有限的期限内能否有足够的样本量。

3. **确定研究总体和样本**

(1)确定总体、目标总体。

(2)样本的选择:纳入标准和排出标准。

(3)抽样方法、样本量的估计方法及其样本量。

4. **干预性研究要描述** 干预措施如果研究中有干预措施,需要对干预措施进行详细描述,以保证干预措施的科学性、可操作性、可重复性以及透明性。对于实验性和类实验性研究,需要描述以下内容:

(1)干预措施的来源、理论或循证基础、开发过程。

(2)干预措施如何组织和实施?

(3)干预效果如何测量? 主要的测量指标和次要测量指标是什么?

(4)外变量(干扰因素)如何控制?

(5)确定哪些外变量没有被控制,并预测它们对研究结果的影响。

(6)描述分组的方法。

(7)描述采用这种研究设计的优势和劣势。

5. **陈述伦理学的考虑** 如何保护受试者权利及其潜在的利益和危险? 包括如何降低潜在危险的措施和步骤? 是否需要书面的知情同意书? 并将接受学位论文委员会、大学和医疗机构的伦理审查。

6. **选择测量方法** 描述测量研究变量的方法。研究工具是指研究人员针对某个概念或变量收

Note:

集资料所采用的工具。研究工具包括:①仪器、设备、试剂等生物物理测量工具;②调查表、问卷、量表等调查问卷;③计算机、软件、数据库、互联网、问卷星等收集资料的工具;④研究者本人也是质性研究中最重要的研究工具。

(1) 描述收集资料调查表的组成结构及其内容,例如:一般人口社会学资料、疾病相关资料、研究变量的相关资料等。

(2) 描述每一个测量工具的信度、效度、赋值方法和评分标准,研究工具在本研究中信度和效度的评价计划。

(3) 如果没有可以采用的现成的研究工具而需要自行设计时,需要详细描述研究工具的设计过程及其质量保证措施。

(4) 描述生物物理测量法及其所使用的测量仪器的精确度和准确度。

7. 资料收集的计划　描述收集哪些资料及收集资料的过程。

(1) 描述资料收集活动的步骤和时间点。

(2) 调查问卷:样本资料记录单。

(3) 时间进度表。

8. 资料分析的计划　统计学分析方法,包括统计描述和统计推断方法。

9. 研究质量控制的方法　包括保证资料的真实性、资料收集方法的标准化、资料输入准确性的保证措施等。

五、研究的预期成果和进度安排

1. 预期的研究成果　研究报告或者毕业论文。

2. 研究进度表　根据开展学位论文科研工作的时间制订。

总之,开题报告是一个书面的研究计划书,用于陈述研究方案中的主要要素,以沟通研究信息。撰写一份高质量的研究计划书是开展严谨科研的重要前提。

【例9-1】　**首都医科大学护理学院本科生科研课题开题报告表**

课题名称:用心陪伴干预对治疗期乳腺癌病人配偶自我效能的影响		
学生姓名:略	所在班级:略	学号:略
学院指导老师:略	临床指导老师:略	
课题计划经费:500元	研究起止年月:2018年3月—2018年6月	
课题类别:实验性研究　　　　√类实验性研究　　　　非实验性研究		
课题来源:√自选　　　　学院指导老师　　　　临床指导老师		
是否为立项课题:√否　　　是:国家级　　　省/部级　　　市/局级　　　校级　　　院级		

1. 研究的背景、意义和研究目的

乳腺癌是女性最常见的恶性肿瘤之一,严重影响其身心健康[1]。配偶支持是乳腺癌病人诊疗和康复过程中最有效、最持久的支持力量,充分调动和发挥病人配偶的家庭支持作用,是帮助病人身心全面康复的重要途径[2-3]。配偶支持指在婚姻关系中,配偶提供行动或精神上的帮助,使对方感到被关爱、被肯定、被重视的行为[4-5]。目前,国际上较知名的配偶支持干预项目包括"助她痊愈(Helping Her Heal)"、FOCUS家庭干预项目、夫妻关系强化项目和其他综合性干预方法等[6-9]。其中,美国华盛顿大学护理学院Lewis教授等的"助她痊愈"项目最为严谨和成熟[6-7],项目包括5个主题和6个核心技能:①为她而坚强:学会自我放松技巧;②倾听而不是解决:不做超人,学会倾听技巧;③更深入地理解她:

学会开放式提问;④创造和她在一起的休闲时光:学会感激她、身体微语言、带她去度假;⑤总结回顾。该项目旨在提高配偶的沟通和支持能力,使病人更好地感知配偶支持,但尚未提及病人满意的配偶支持的本质,未根据疾病不同阶段的病人需求进行有针对性的干预。本研究团队前期关于乳腺癌病人配偶支持的质性研究结果发现,病人对配偶的需求包括行为、情感、精神3个层面,病人满意的配偶支持的本质是"心在",包括用心陪伴和有心陪伴,即通过配偶支持能够满足病人情感、精神层面的内在需求。而乳腺癌病人的配偶支持在病人疾病不同阶段呈现出动态变化的趋势,其中,治疗期的配偶支持是满怀爱意地陪伴她,表现为满足她的需要、鼓舞她的斗志和适应她的改变。因此,本研究从满足病人内在需求的角度出发,充分考虑治疗期病人的配偶支持需求和配偶支持的特点,为病人配偶制订了具有针对性的用心陪伴干预方案,指导配偶更好地帮助病人度过最艰难的疾病治疗期。

参考文献(略)

2. 研究的主要内容和方法

2.1　研究设计

采用干预性研究中的类实验性研究设计,自身前后对照研究。

2.2　研究场所

首都医科大学附属北京同仁医院、北京朝阳医院、北京世纪坛医院、北京友谊医院的普外科或乳腺外科。

2.3　研究对象

(1) 研究对象的选择:选取2018年4月~5月于北京市首都医科大学4所附属医院普外科或乳腺外科治疗的女性乳腺癌病人的配偶为研究对象。纳入标准:①初次经临床病理确诊为乳腺癌病人的配偶;②年龄22~65岁;③小学及以上文化水平,沟通交流良好。④自愿参与本研究。排除患有精神或认知障碍等疾病的配偶。

(2) 样本量:根据配对设计样本量估计公式为 $n=[(Z_{1-\alpha/2}+Z_{1-\beta})\sigma/\delta]^2$,式中双侧 $\alpha=0.05,\beta=0.10,\sigma$ 代表干预前后差值的标准差,δ 代表干预前后差值。根据前期结果,计算出最小样本量为27名,考虑到15%样本失访率,最终确定样本量为32名。

2.4　干预措施

(1) 研究小组的成立:研究小组由1位学院导师(教授)、1位临床导师(主管护师)、2位本科生组成。学院导师为癌症康复护理专家,主要研究方向为乳腺癌心理社会康复,指导整体研究设计。临床导师为肿瘤科护士,具有丰富的临床经验,协助研究对象的招募和资料收集。本科生为干预者,负责干预方案的构建、实施和修订。

(2) 干预方案的制订:采用国际上标准的复杂干预方案的制订方法,严格按照干预措施制订与评价的4个研究阶段:形成性研究、可行性研究、预实验研究和随机对照试验研究的步骤制订干预方案。干预方案的依据包括:①Lewis教授以社会认知理论及关系调整模型为基础,设计的助她痊愈干预方案包括5个主题单元和6个核心技能,以提高配偶的夫妻沟通和应对疾病的能力,该项目已完成本土化修订。本研究借鉴其中的倾听、开放式提问和身体微语言干预技术。②乳腺癌病人配偶支持的质性研究结果发现,病人满意的配偶支持的本质是"心在",治疗期病人满意的配偶支持为满怀爱意地陪伴她。

因此,干预方案强调了用心陪伴,不仅教会配偶沟通技能,还强调沟通时要用心,从而让病人获得情感支持。在此基础上开发了用心陪伴干预方案,干预要素包括外在行为上的勇于担当(多干活)、相伴左右(多陪伴)、心灵沟通(多谈心),以及内在心理上被感知到的情感支持。干预内容包括心理健康教育和夫妻沟通技能,如在共情基础上的陪伴、倾听、开放式提问和抚触。具体内容见表1。

Note:

表1 乳腺癌病人配偶用心陪伴干预方案

干预要素	干预目的	干预内容	干预时间
勇于担当(多干活)	①了解乳腺癌病人的配偶支持需求特点 ②了解配偶支持的重要性	①健康教育:乳腺癌相关知识,配偶支持的重要性,病人的配偶支持需求特点 ②询问配偶已提供的支持,补充未提及的支持方式。常见的支持方式有:多承担家务,替妻子分担工作,主动学习疾病相关知识等	10min
相伴左右(多陪伴)	①熟悉陪伴的方式方法 ②掌握身体微语言的方法和注意事项	①强调用心陪伴的重要性,指导配偶要多陪伴妻子,创造与妻子在一起的时光。如送饭、陪床、化疗不适时的照顾、陪同复查等 ②身体微语言(抚触):详细介绍手部抚触、手臂抚触和背部抚触的方法与注意事项	15min
心灵沟通(多心)	①学会沟通技巧,应对病人不良情绪 ②促进心灵沟通,增强夫妻一起面对疾病的信心	①讲述夫妻沟通在用心陪伴中的作用以及常用的沟通技巧,强调"心在" ②倾听技巧:安静地、全神贯注地听妻子说,并中立地应答,不着急解决问题;接纳和肯定妻子的感受;让妻子说出她的感受 ③开放式提问:学习开放性提问的方法和注意事项 ④情境模拟:化疗后脱发情境,练习倾听和开放式提问技巧,指导配偶需注意说话的语气、语调。并鼓励配偶将所学沟通技巧运用到日常生活中 ⑤总结回顾所学内容	20min

(3) 干预方案的实施:采用个体化面对面的干预方法。干预时机为病人住院期间,配偶完成探视后的闲暇时间段。干预地点选择安静、不易被打扰的示教室。干预过程包括:①介绍干预项目的目的、内容和时间要求;②逐项依次完成3部分的干预内容。健康教育内容由研究者向配偶一对一讲解;技能技巧通过图片展示和操作示范的方式给予指导;情境模拟由研究者和病人配偶共同完成。每名病人配偶干预1次,时长45min。

2.5 伦理与知情同意 研究通过学校伦理审查委员会的审查;征得4家三甲医院科室主任和护士长的许可与支持;研究前向配偶说明本研究的目的、方法、意义等,取得配偶的知情同意。

2.6 评价工具

(1) 病人及配偶一般资料调查表:病人资料包括人口统计学资料和疾病相关资料,涉及患病部位、疾病分期、治疗方式、病程、生活自理能力等。配偶资料包括年龄、民族、子女数、宗教信仰、文化程度、婚龄、职业、工作状态、家庭人均月收入等。

(2) 癌症自我效能量表-配偶版(Cancer Self-Efficacy Scale-Spouse,CSES-S):1996年由美国华盛顿大学护理学院Lewis教授开发,用于评价乳腺癌病人配偶应对妻子疾病及为妻子提供支持的自信心,包含关注自我和关注妻子两个维度,共19个条目。关注自我维度包括5个条目,得分范围为5~50分;关注妻子维度包含14个条目,得分范围为14~140

分。得分越高表示配偶的自我效能水平越高。该量表汉化后的 Cronbach's α 系数为 0.97。

（3）焦虑自评量表（Self-Rating Anxiety Scale, SAS）：1971 年由 Zung 编制，适用于各类人群的焦虑症状筛查。该量表共由 20 个条目组成，其中第 5、9、13、17、19 为正性反向计分条目，其他 15 个为负性正向计分条目；以利克特四点量表方式分为 4 级：没有或者很少时间、少部分时间、相当多时间、绝大部分或者全部时间，该量表总分介于 0~80，分数越高，表明个体的焦虑水平越高。该量表的 Cronbach's α 系数为 0.91。

（4）可行性分析评价指标：①招募情况，即配偶通过哪些途径参与干预；②留存率，即完成干预及随访的配偶占全部基线测量配偶数量的百分比；③干预负担，评价干预时间、内容、次数是否在合理范围内；④配偶对干预方案的反馈。

2.7　资料收集方法与质量控制

干预前，研究者指导配偶填写病人和配偶一般资料调查表、癌症自我效能量表-配偶版以及焦虑自评量表。干预后 2 周，配偶通过问卷星填写随访问卷。同时收集配偶对干预方案的反馈。为确保数据的有效性，按照纳入和排除标准筛选研究对象。研究者进行资料收集时采用统一的指导语，熟练实施干预过程。问卷回收后逐一检查，及时查漏补缺。

2.8　统计学分析

采用 SPSS 17.0 软件进行统计学分析，计量资料采用 $\overline{X}\pm s$ 表示，计数资料采用频数、百分比表示。干预前后配偶的癌症自我效能、焦虑得分等计量资料差值若符合正态分布，采用配对 t 检验；若不符合正态分布，采用秩和检验。以 $P<0.05$ 为差异具有统计学意义。

3. 研究的阶段计划

（1）2018.3.1—2018.3.20：检索文献，确定研究选题。

（2）2018.3.21—2018.4.10：查阅相关文献，设计研究方案，撰写开题报告。

（3）2018.4.11—2018.5.20：招募研究对象，实施干预措施，收集资料，进一步修订干预方案。

（4）2018.5.21—2018.6.10：分析资料，撰写毕业论文，完成毕业答辩。

4. 研究的预期成果

（1）开发一份针对治疗期乳腺癌病人配偶需求的用心陪伴干预方案，以提高配偶照顾乳腺癌妻子的自我效能。

（2）撰写 1 篇中文论文。

第三节　基金申请书的撰写

撰写基金申请书与撰写研究计划书的要求是一样的。需要特别强调的是申请人必须严格遵循基金申请指南的要求，否则在基金申请的形式审查中就会被淘汰。研究者在初次作为项目申请人申请基金时，应该从自己所在的单位或当地机构寻找小额资助基金，以便开始建立自己主持基金项目的档案，并逐渐积累撰写科研基金申请书的经验、主持科研项目的经验和科研工作的业绩，为以后逐级申报更高级别的基金积累研究工作基础。

一、基金申请前的准备

1. **认真阅读申请指南**　申请人需要认真阅读《项目指南》《申请通告》《申请须知及限项规定》，避免出现形式审查不合格而被淘汰的现象。

2. **确定选题**　基金申请成败的关键在于选题。选题是指提出一个有学术价值、自己又有能力解决的科学问题。

（1）选题要做到与基金的资助范围和学科性质相符合。申请人需要认真阅读《项目指南》，了解重点与优先资助的领域，以利于确定选题范围。研究类型应属于基础研究或应用基础研究。

（2）选题要发挥自己的研究基础与学术优势：在申请者熟悉的领域里做自己擅长的事情，选择自己有研究基础、能发挥本人学术优势的项目。申请者最好有明确而稳定的研究领域或研究方向，并有相应的标志性研究成果，以体现研究过程的持续性和深入性，从而不断拓展研究领域的深度和广度。

（3）申请人要充分了解国内外相关研究领域发展现状与动态：首先，申请人要有自己明确的研究方向和研究兴趣，平时在国内外相关学术领域广泛进行学术交流，及时了解学术发展动态，更新学术观念，立足学术前沿。其次，即使选题是申请人自己熟知的研究领域，在每次撰写基金申请书时，也需要进行系统的最新国内外文献综述，充分了解最新的发展动态和研究进展。

（4）申请的项目有重要的科学意义和研究价值：一个选题恰当的科学基金项目一般具有以下两方面的意义与价值。①对学科发展有重要意义：这类项目往往是指学科的前沿或热点研究课题，多是理论导向型的研究课题或者是问题导向型的课题；要求从学科理论衍生发展出新的理论，而且新理论能指导解决实际的问题。②所研究的科学问题对我国科技、社会、经济发展有重要意义：多为问题导向型课题，从实践中提炼出问题，升华到理论高度进行研究；反过来，新的理论也能指导解决实际中的问题。

3. 认真领会基金申请的三要素

（1）创新思想：基金申请强调保护创新思想，包括选题新颖和研究内容新颖。

（2）研究实力：基金申请重视申请人以往的研究积累和研究水平。

（3）写作技巧：基金申请需要呈现出一份高质量的清晰、准确、具体、可行的研究计划。

二、撰写基金申请书

申请人做好了上述基金申请的准备工作，然后需要严格按照项目申请书的撰写提纲进行书写。申请书一般由信息表格、正文、个人简历和附件构成。

（一）信息表格

信息表格的内容包括基本信息、项目组主要参与者、资金预算表，填写时在指定的位置选择或按要求输入正确信息。基本信息包括项目名称、资助类别、申请代码、中英文关键词、中英文摘要等。

1. 项目名称　即申请课题的名称、标题或题目。标题是信息的集中点，要求能准确反映申请书的内容，提供有价值的信息，做到内容具体、简洁、鲜明、确切，符合逻辑，有新意的关键词要出现在标题中。例如："以家庭功能为焦点的乳腺癌病人社会支持干预模式的开发与评价"。题目过长会削弱其中关键信息的作用，所以要避免使用过多的形容词或过长的句子。

2. 摘要　是标书的内容提要，要求采用结构式摘要，用最简明扼要的文字说明研究方法、内容、目标、科学意义等关键信息，以显示出申请者的科研功底和素养。摘要的撰写要以科学问题为核心，写出发现问题、解决问题的过程；注意重点突出，讲明现状、意义、研究目标、研究内容、实验构想和预期结果；做到内容具体，结构清楚，逻辑严密，目标明确，突出新颖性，字斟句酌；语气坚定，旗帜鲜明；工作量饱满，有实用价值；言之有物，每个词每句话都必须向读者传达确切的含义；要勾起评委的浓厚兴趣，切忌平淡无奇。

3. 关键词　要求尽可能准确、全面，能够突出该项目的重点内容。

4. 资金预算表　是预算核定、执行、监督检查和财务验收的重要依据。根据"目标相关性、政策相符性、经济合理性"的基本原则，结合项目研究工作的实际需要，合理申请资金，保证信息真实、准确，认真填写资金预算表，并给出资金预算说明。

（1）设备费：是指在项目研究过程中购置或试制专用仪器设备，对现有仪器设备进行升级改造，

Note:

以及租赁外单位仪器设备而发生的费用。

（2）材料费：是指在项目研究过程中消耗的各种原材料、辅助材料、低值易耗品等的采购及运输、装卸、整理等费用。

（3）测试化验加工费：是指在项目研究过程中支付给外单位（包括依托单位内部独立经济核算单位）的检验、测试、化验及加工等费用。

（4）燃料动力费：是指在项目研究过程中相关大型仪器设备、专用科学装置等运行发生的可以单独计量的水、电、气、燃料消耗费用等。

（5）差旅费：是指在项目研究过程中开展科学实验（试验）、科学考察、业务调研、学术交流等所发生的外埠差旅费、市内交通费用等。差旅费的开支标准要按照国家有关规定执行。

（6）会议费：是指主办会议的费用，而非参加会议的费用。会议费支出要按照国家有关规定执行，并严格控制会议规模、会议数量和会期。

（7）国际合作与交流费：是指在项目研究过程中项目研究人员出国及赴港澳台、外国专家来华及港澳台专家来内地工作的费用。国际合作与交流费要严格执行国家外事资金管理的有关规定。差旅费、会议费、国际合作与交流费在不突破 3 项支出预算总额的前提下可调剂使用。

（8）出版/文献/信息传播/知识产权事务费：是指在项目研究过程中，需要支付的出版费、资料费、专用软件购买费、文献检索费、专业通信费、专利申请及其他知识产权事务等费用。

（9）专家咨询费：是指在项目研究过程中支付给临时聘请的咨询专家的费用。专家咨询费标准按国家有关规定执行。专家咨询费预算一般不予调增。

（10）其他支出：是指在项目研究过程中发生的除上述费用之外的其他支出。

（二）正文

1. 项目的立项依据　立项依据要充分，研究目的要明确。立项依据的撰写既要概念清楚，用词严谨、规范，体现专业性和学术性，又要深入浅出，把关键问题交代清楚。

（1）研究意义：是否具有创新意义是关键，应进行充分阐述。强调预期成果的科学意义、科学价值和应用前景。基础研究，可以从学术价值层面论述项目的科学意义。应用基础研究，可以论述其对科技、经济、社会发展的重要意义或应用前景。

（2）国内外研究现况及发展动态分析：阐释与项目申请有关的研究动态和最新研究成果，以及在此基础上有理有据地凝练出科学问题或科学假说。申请人要对国内外研究进展有充分了解，能够清楚地阐述国内外研究现况、学术前沿、进展程度、发展趋势、同行研究的新动向。做到文献综述思路清晰、逻辑连贯，阐明："谁在做？在做什么？做得怎样？谁做得好或不足？为什么？你打算怎么做才能更好？"

（3）主要参考文献目录：参考文献是立项依据的有力辅证，应尽可能选用最新的、同行业内的权威文献，其中国内外的关键性研究工作要有所体现。

2. 项目的研究内容、研究目标以及拟解决的关键科学问题

（1）研究内容：是标书的重中之重。它是研究目标的具体体现与分解，是研究题目的细化与解释。需要阐明本项目到底要研究什么具体科学问题。研究内容的撰写要求做到：内容具体、层次清晰、详略得当；研究内容不宜过多，各研究内容之间尽量相对独立，并在逻辑上呈递进关系。

（2）研究目标：是为了实现研究目的而确定的具体研究内容。它是一些清楚而简明的陈述。

（3）拟解决的关键科学问题：首先，需要仔细分析和提炼对达预期目标有重要影响的某些研究内容、因素，必须掌握的关键技术或研究手段。①关键点：研究内容中所涉及科学问题的关键点。②问题的核心：能够使其他问题迎刃而解的内容。③创新点：往往蕴藏在关键问题之中，抓住了关键，也就抓住了创新。然后，把上述各关键点的核心进行分析、比较和归纳，提炼出关键的科学问题。

3. 拟采取的研究方案及可行性分析

（1）研究方案：应该包括研究内容、研究设计、研究场所、研究对象、样本量计算、干预措施、测量工具和观察指标、资料分析方法、预期结果等重要内容。重视研究内容、研究方案及所采用的技术路线是否能验证所提出的科学问题或假说,注重科学性、可行性和逻辑性。要求研究内容适当,研究方案翔实,技术路线清晰,预期结果明确。

(2) 技术路线:要求能够清楚地概括研究方案中的关键步骤和重要指标。

(3) 可行性分析:论述项目实施过程中,在科研团队的知识结构、人员配备、技术条件、研究人群等方面的优势。

(4) 项目的特色与创新之处:列出项目中最突出的亮点有哪些,包括与众不同的特色和具有创新思维的想法与做法等。

(5) 年度研究计划及预期研究结果:年度研究计划通常以每年 1 至 12 月的自然年度为单元,列出每年度的研究计划,包括拟组织的重要学术交流活动、国际合作与交流计划等。预期结果可以包括年度报告、新开发的干预方案、青年人才培养、研究生培养、发表论文、出版专著等。

4. 研究基础与工作条件等

(1) 研究基础:详细论述与本项目申请直接相关的前期工作基础和已取得的工作成绩。

(2) 工作条件:包括已具备的实验条件、尚缺少的实验条件和拟解决的途径。

(3) 正在承担的与本项目相关的科研项目情况:申请人和项目组主要参与者正在承担的与本项目相关的科研项目情况。

(4) 完成基金项目情况:对申请人负责的前一个已结题科学基金项目(项目名称及批准号)的完成情况,主要用于间接评价申请人是否具备独立承担科学基金的能力。

5. 个人简历

按照有关要求认真撰写,如实填报申请人和主要参与者的个人简历、各类项目资助情况以及发表学术论文情况。发表学术论文情况要求以参考文献目录的规范撰写格式,列出全部作者姓名、论文题目、期刊名称、发表年代、卷期以及起止页码。

【例9-2】 **双歧保健型酸奶对慢性肝病病人肠道菌群的影响(摘录)**

1. 立论依据

1.1 重型肝炎病情危重,死亡率高:病毒性肝炎是我国的常见病和多发病,人群中乙型肝炎病毒、丙型肝炎病毒携带者接近人口的 10%[1]。其中,重型肝炎是病毒性肝炎中最凶险、预后最差的类型,其发病率约占病毒性肝炎病人的 1%[2],死亡率高达 65%~90%[3],是病毒性肝炎病人死亡的主要原因。

1.2 慢性重型肝炎在我国发病率高:慢性重型肝炎是指在慢性肝病(多为慢性肝炎和/或肝硬化)基础上发生的肝细胞大块性(全小叶性)或亚大块性坏死[4,5]。起病时的临床表现同亚急性重型肝炎,即以急性黄疸型肝炎起病,15 天至 24 周出现极度乏力,消化道症状明显,随着病情发展而加重,达到重型肝炎诊断标准(凝血酶原活动度低于 40%,血清总胆红素大于正常 10 倍)[4]。

我国的重型肝炎以慢性重型肝炎为主体,约占 85%,且以乙型病毒性肝炎感染者居多[4,6]。由于我国人群中积累了大量慢性肝炎、活动性肝硬化、无症状乙型病毒性肝炎感染或静息的慢性肝病病人,这些病人病变反复活动或持续进展,或者因某些诱发因素,肝细胞大量破坏导致重症化,形成了慢性重型肝炎[7]。而且,由于慢性重型肝炎病人的肝脏存在慢性基础病变,当再次发生肝细胞大量坏死出现肝功能障碍或肝衰竭时,治疗难度大,临床预后差[4]。其预后与肝细胞的坏死程度、肝细胞再生情况及有无并发症等有关[8],死亡率一般高达 50%~70%[2,9,10]。

1.3 并发症的出现往往成为病人死亡的直接原因:慢性重型肝炎病人病程中常常出现各种并发症,如感染(自发性腹膜炎、败血症、胆道感染等)、上消化道出血、肝性脑病、肝肾综合征、脑水肿以及严重的水和电解质平衡紊乱[6]。而且,一种并发症的出现常触发其他并发症的发生。并发症越多,程度越重,预后越差,病死率越高[6,8]。因此,积极预防和及时治疗各种并发症是提高慢性重型肝炎病人存活率的关键[6,11]。

1.4　慢性重型肝炎病人多存在肠道菌群失调:据报道,人类肠道大约带有1kg细菌,其细菌细胞总数达10^{14}个,有400~500种。胃中由于胃液pH的影响,细菌含量不高。健康人体小肠中微生物的数量与小肠位置有关,小肠前半部分细菌数极少,因为小肠是个过渡区,肠液流量大,足以将细菌在繁殖前冲洗到远端回肠和结肠;小肠下半段,特别是在回肠末端有较高数量的大肠埃希菌、拟杆菌、双歧杆菌。大肠中菌类平均含量明显增高,在大肠内容物中约有10^8个/g。这主要是由于结肠内容物的移动缓慢,且大肠内环境呈中性或弱碱性,有利于细菌的大量繁殖。粪便中的细菌含量最高,厌氧菌的平均含量约为10^{10}个/g,其中拟杆菌、梭杆菌、双歧杆菌为粪便中的优势菌[12,13]。

一般情况下,能在健康宿主体内长期定居的优势菌与非优势菌统称为正常菌群。肠道内数量巨大的正常菌群主要寄生在消化道黏膜表层,形成了微生态保护层[14]。在肠道黏膜表层的深层主要寄生着双歧杆菌或厌氧乳酸杆菌,中层为拟杆菌、韦荣球菌等,表层是需氧的大肠埃希菌和肠球菌[15]。肠道正常菌群的构成比例大致如下:双歧杆菌约占95%,乳酸杆菌占1%,其他厌氧菌(包括拟杆菌、难辨梭菌等)占3%,需氧菌(大肠埃希菌、肠球菌等)约占1%[14]。肠道表面有3个保护层,由表及里依次为黏液保护层、免疫保护层、微生态保护层(正常菌群)。肠道正常菌群作为宿主的生物屏障,可防御病原体的侵犯,还参与人体蛋白质、糖类、脂肪的分解、消化、吸收,合成多种维生素以及参与钙、镁、铁等离子的吸收等,对宿主有营养作用[13,15,16],对维持身体的新陈代谢、成长发育、免疫应答和对疾病的抵抗能力息息相关[12]。

研究表明,慢性重型肝炎(尤其是存在肝硬化的)病人存在不同程度的肠道菌群失调,而且菌群失调程度与肝功能的损害程度成正比。其菌群失调的特点是:专性厌氧菌双歧杆菌、拟杆菌等有益菌数量明显减少,而以肠杆菌为代表的革兰氏阴性杆菌显著增多,存在肠道偏离革兰氏阴性杆菌过度生长的情况。其可能的发病机制是:肝病病人的免疫功能低下,继发感染时长期使用抗生素,可引起肠道菌群紊乱;肝功能严重受损,各种代谢、解毒和胆红素排泄障碍,胆汁分泌异常,对细菌的抑制作用减弱;还有门脉高压、肠道淤血水肿、胆盐缺乏、pH改变等因素引起肠道功能紊乱和微生态环境改变,具有保护机制的各种肠道屏障功能削弱,可出现细菌易位;肠道功能紊乱,大便次数增加,使细菌在肠道内定植受阻、生长繁殖受阻,由于定植菌减少,导致外袭致病菌和革兰氏阴性杆菌过度生长等因素,均可产生菌群失调[12,14,17]。

1.5　肠道菌群失调是导致肠源性内毒素血症和继发性肝损伤的重要原因:内毒素存在于革兰氏阴性细菌细胞壁的外层,在细胞死亡、细胞壁崩解时释放或活菌以发泡形式将其释出[18]。因此,在细菌大量繁殖和死亡时会产生大量的肠道内毒素[18]。肠道中99%以上的内毒素来源于需氧革兰氏阴性杆菌。尽管需氧革兰氏阴性杆菌的量在肠道细菌总数中不足1%,而其内毒素的释放量却极大,其他细菌释放的内毒素不足1%[19]。正常情况下,肠内细菌产生的内毒素少量通过肠壁组织进入门静脉、肝脏时,被库普弗细胞和肝细胞的联合作用灭活,因此体循环中检测不出或仅有极低水平的内毒素[19]。当肠黏膜吸收的内毒素因某些病理原因进入血液循环而被检出时,称为肠源性内毒素血症[18]。

慢性重型肝炎病人的血浆内毒素水平与肠道菌群失调和肝功能受损程度呈正相关。首先,内毒素增高主要是因为肠道双歧杆菌等有益菌数量明显减少,免疫、营养、生物拮抗作用减弱,肠杆菌科等致病菌过度生长,内毒素产生增多;其次,肝功能受损,内毒素清除能力下降;此外,重型肝炎病人肠道各屏障功能不同程度受损,导致内毒素的通透性增加。内毒素又可以通过直接和间接的毒性作用导致肝细胞进一步损害,加重肝病的发展和恶化[17]。因此,肝病—肠道菌群失调—肠源性内毒素血症形成了一个恶性循环,严重影响病

Note:

人的预后[17,20]。此恶性循环中的一个关键环节是肠道菌群失调所致的肠源性内毒素血症。可见,肠道菌群失调不仅是慢性肝病的结果,而且还是肝病发生、发展、维持和恶化的原因[20]。因此,近年来临床上已经开始关注从肠道微生态学的角度采用微生态学的方法调整肠道菌群,最主要的疗法是应用微生态活菌制剂补充有益菌,力求恢复肠道菌群平衡[20]。

1.6 肝病的微生态疗法:微生态活菌制剂是指利用人或动物正常优势细菌群制成的生物制剂[如丽珠肠乐(双歧杆菌活菌胶囊)、培菲康(双歧杆菌三联活菌散)、金双歧(双歧杆菌乳杆菌三联活菌片)、整肠生(地衣芽孢杆菌活菌胶囊)、乳酸菌素片等]。在临床上,通过给人体补充有益的活菌,抑制过度繁殖并引起疾病的有害细菌种群,同时促进正常优势菌群的迅速建立和恢复,以达到防治疾病和提高健康水平的目的[21]。目前,国内外使用的微生态活菌制剂有双歧杆菌、嗜酸乳杆菌、保加利亚乳杆菌、乳酸乳杆菌、大肠埃希菌、芽孢杆菌等[22]。近年来,许多研究者将微生态活菌制剂用于肝病菌群失调的治疗,能够使肠道内双歧杆菌数量增加,致病菌数量减少[12],不仅能改善肠道菌群失调,还能降低血浆内毒素水平[20,23]和血氨浓度,改善肝功能[12]。然而,由于活菌制剂在人体肠道内尚不能长期定植,因此作为肝病临床治疗的辅助用药需要长期使用[23]。而且,由于双歧杆菌属革兰氏阳性菌,为厌氧菌,且活菌对酸、碱、热均敏感,口服容易失活;微生态制剂中的一些菌株如果携带有耐药因子,在菌群中扩散对人体将十分不利[73]。

1.7 多种菌群共同发酵形成的营养保健发酵乳有望成为微生态活菌制剂的有效替代品:2001年3月21日,我国卫生部文件规定可用于保健食品的益生菌包括两歧双歧杆菌、婴儿双歧杆菌、长双歧杆菌、短双歧杆菌、青春双歧杆菌、保加利亚乳杆菌、嗜酸乳杆菌、干酪乳杆菌干酪亚种和嗜热链球菌[16]。随着微生态学的发展,双歧发酵及多种菌群营养学的应用越来越广泛[25]。酸乳发酵时多种菌群联合应用,按照一定的比例进行调配,可以弥补单一菌群的局限性,使菌群之间的优势互补,从而提高产品的营养保健效果[25]。例如,市场上销售的普通发酵酸乳一般是由保加利亚乳杆菌和嗜热链球菌双菌组成的普通天然型酸奶。目前已经上市的发酵乳进一步推出了由双歧杆菌、嗜酸乳杆菌、嗜热链球菌、保加利亚乳杆菌4种益生菌组成的"双歧保健型"营养保健酸奶。而且,由这4种益生菌组成的酸奶临床上用于治疗各种病人的菌群失调,取得了非常满意的效果。正是在上述文献检索和成功临床经验的启发下,本课题组计划将此方法试用于住院的慢性重型肝炎病人菌群失调的预防和治疗,并应用多种观察指标确定其临床疗效。此方法一旦成功,将会为临床开辟一种既简便又经济有效的预防和治疗慢性重型肝炎病人菌群失调的新途径,从而打断肝病—肠道菌群失调—肠源性内毒素血症的恶性循环,提高病人的生存率。

参考文献(略)

2. 研究内容、研究目标、研究设计及采用的方法和步骤

2.1 研究内容:观察益生菌酸奶对慢性肝病病人肠道菌群失调的预防和治疗的效果。

2.2 研究问题:首先,在病人用酸奶治疗前测定肠道菌群,以了解患有慢性肝病病人肠道菌群的情况,并同时检测内毒素,用于了解慢性肝病病人肠道菌群失调的程度与肝功能、内毒素的关系。在此基础上,给予双歧保健型酸奶,通过观测各种主客观指标如临床症状、体征、肝功能、内毒素、肠道菌群、血氨来判定双歧保健型酸奶对慢性肝病病人菌群失调的防治作用。所以,应有以下几方面的研究问题:

(1) 慢性肝病病人肠道菌群失调的发病率是多少?

(2) 慢性肝病病人肝功能损害的程度如何? 肝功能损害程度与肠道菌群失调的关系如何?

（3）慢性肝病病人内毒素血症的发生率是多少？其与肠道菌群失调有何关系？

（4）应用双歧保健型酸奶是否能够降低慢性肝病病人肠道菌群失调的发生率？

2.3 研究目标：探讨双歧保健型酸奶对慢性肝病病人肠道菌群的影响。

（1）描述慢性肝病病人肠道菌群的情况（与正常的健康人进行比较）。

（2）描述慢性肝病病人肠道菌群失调的程度及其与肝功能损害的关系。

（3）描述慢性肝病病人肠道菌群失调与内毒素的关系（大肠埃希菌与内毒素间的关系）。

（4）探讨双歧保健型酸奶对慢性肝病病人肠道菌群失调的防治效果。

2.4 研究假设：应用双歧保健型酸奶能够降低慢性肝病病人菌群失调的发生率。

2.5 研究方法

2.5.1 研究设计：试验性研究中的临床随机对照。

2.5.2 研究场所：首都医科大学附属北京佑安医院。

2.5.3 研究对象：选取在首都医科大学附属北京佑安医院住院治疗的肝硬化和慢性重型肝炎病人。

（1）纳入标准：①符合肝硬化或者慢性重型肝炎诊断标准；②年龄在 18~65 岁（包括 18 岁和 65 岁）；③同意参与研究者。

（2）排除标准：①肝性脑病病人；②既往查体有其他胃肠道疾病和肝胆疾病者；③病人粪便镜检出现异常，且 2 周内及治疗期间使用过抗生素、微生态调节剂等影响肠道菌群的药物；④近期有感染，如发热、肺炎、尿路感染及自发性细菌性腹膜炎等；⑤合并糖尿病病人。

（3）剔除标准：①在干预过程中应用抗生素和微生态制剂的病人；②干预疗效不足 2 周的病人；③不能保证按时服用酸奶的病人。

2.5.4 抽样方法和样本量估计：按照目的抽样方法选取样本，采用个体化的随机分配方法将病人分为试验组和对照组。样本量达到 40 人/组。

2.5.5 干预措施：两组病人采用相同的内科治疗方案。试验组：试验组在常规的保肝、退黄等治疗基础上服用酸奶（酸奶去超市购买，所购酸奶一般距生产日期 5~7d），饭后 2h 内口服，1 杯/次，3 次/d，共服用 2 周。酸奶选用上海光明乳业生产的光明健能 AB100 益生菌酸奶，100g/杯，10 亿益生菌/100g，包含保加利亚乳杆菌、嗜热链球菌、双歧杆菌、嗜酸乳杆菌。对照组：给予常规的保肝、退黄等治疗。

2.5.6 临床疗效的观测指标

（1）一般资料：性别、年龄、职业、婚姻状况、住院诊断、肝功能分级、患肝病病程等。

（2）症状、体征及其判断标准：乏力、食欲、进食量、腹胀、恶心呕吐、腹水、移动性浊音、近 3d 内排便次数、排便性状以及腹膜刺激征。

（3）肝功能指标：凝血因子、肝酶代谢、蛋白质代谢、脂代谢、胆红素代谢。

（4）血常规指标：血红蛋白、红细胞。

（5）血浆内毒素的测定：采用改良鲎试验法，试剂盒由上海医学化验所出品。

（6）肠道菌群的测定：选择肠道菌群中具有代表性的需氧菌 2 种（肠杆菌、肠球菌），厌氧菌 3 种（双歧杆菌、乳酸杆菌、拟杆菌）。

3. 可行性分析

（1）有丰富的病人资源：北京佑安医院参加本次科研的科室共有两个，人工肝科和消化二科，他们能够为本课题提供研究场所和丰富的病人资源。并且试验所需要的观察指标都是来源于病人的常规检查。

（2）有充足的试验条件和技术：对于本次试验的技术难点肠道菌群的检测，北京佑安医院的检验科能够提供充足的试验条件和优秀的技术人员协同完成肠道菌群的检测。

4. 本研究的特色和创新之处：肝病—肠道菌群失调—肠源性内毒素血症的恶性循环是促使慢性肝病病人肝性脑病等一系列并发症的发生，从而增加死亡率的重要原因之一。本方法采用由双歧杆菌、嗜酸乳杆菌、嗜热链球菌、保加利亚乳杆菌4种益生菌组成的双歧保健型酸奶来防治慢性肝病病人的肠道菌群失调，希望能够为临床开辟一种既简便又经济、有效的预防和治疗慢性肝病病人菌群失调的新途径。

5. 研究进度

（1）2006.5—2006.7：文献检索、详细的研究方案的设计与修订阶段。

（2）2006.8—2006.10：预试验阶段。形成一套与试验研究方案相一致的干预措施和临床疗效的观察和评价指标，试运行，并做必要的修订。

（3）2006.11—2008.5：试验阶段。收集资料，分析资料，总结和发表研究结果。

6. 质量控制

（1）病房由1~2名主治医生专门负责筛选病例，严格把握入选标准。

（2）细菌室由专人负责检测病人的肠道菌群，粪便标本在20min之内接种完毕。

（3）试验资料由专人负责登记、统计、整理。

（4）为保证病人的依从性，由专人负责酸奶的供给和服用。购买的酸奶保证在与生产日期相隔2~3d。确保病人在饭后2h内服用酸奶。

（刘均娥）

本 章 小 结

本章介绍了研究计划书的基本内容和格式、本科生开题报告的撰写和基金申请书的撰写。

思 考 题

1. 正确陈述本科生开题报告的撰写思路和撰写内容。
2. 以4名学生为一组，选择和确定一个感兴趣的研究方向，并完成一份研究计划书的撰写。

URSING

第十章

护理论文的写作

10章 数字内容

———— 学 习 目 标 ————

- 知识目标
  1. 掌握护理论文的基本概念和写作原则;护理论文的分类。
  2. 熟悉护理论文的写作程序;护理论文写作的伦理规范。
- 能力目标
  1. 能分析护理研究论文、综述、案例报告中的写作问题。
  2. 能撰写案例报告、综述。
  3. 能撰写护理研究论文。
- 素质目标
  以科学严谨的态度阅读、分析和撰写护理论文。

小王是某肿瘤医院血管通路管理门诊的专科护士,有丰富的临床经验,每日对经外周静脉置入的中心静脉导管(PICC)、中心静脉导管(CVC)、静脉输液港(PORT)等各类静脉通路进行维护,并处理相关并发症。近年来,小李对自己参与维护的各类导管均记录了详细的病人信息和导管并发症相关信息,她很希望充分利用这些资料,撰写有关肿瘤病人静脉通路相关并发症及影响因素的论文,以供同行借鉴。

　　请思考:小王应该如何撰写该论文?

　　护理论文是聚焦护理学科相关主题的学术论文,是护理研究和实践工作的书面总结,护理论文写作是以护理学相关主题为主要内容,直接为护理科学研究、护理实践、护理管理和护理教育服务的科技写作。科研论文写作是发布科研成果的重要手段。科研论文的数量和质量是评价专业人员学术水平的重要标志,因此,阅读、分析和撰写科研论文是每位护理领域专业人员应具备的能力。本章主要介绍护理论文的写作规范和要求。

第一节　护理论文概述

　　护理论文是护理人员将护理实践和理论分析中获得的相关信息进行收集、整理、分析、加工、处理,形成新的知识、新的经验,并以书面形式交流的一种成果形式。护理论文是交流、传递最新护理知识、经验,进而推进护理学科发展的主要途径。

知 识 链 接

　　Science 期刊主编、斯坦福大学前任校长 D. Kennedy 博士说:"我们所有的思考、分析、实验和数据收集工作,在撰写论文之前,就什么也不算。在学术领域,我们的成果是以写出来的东西来体现的。出版物就像硬通货币,是学术领域的基本表现形式……如果没有公开发表,就等于没有做试验,这是不言而喻的事情。"

一、护理论文的分类

　　护理论文按论文体裁可分为研究论文(论著)、文献综述、案例报告、短篇报道(技术革新、新方法或经验介绍)等类型;按论文写作目的可分为学术论文和学位论文。

　　(一) 按论文体裁分类

　　1. 研究论文　又称科研论文,多为论著,是研究者在科学研究的基础上,运用归纳、综合、判断和推理的思维方法,对前人积累的和自己在研究中观察到的研究资料进行整理、分析而撰写的文章。研究论文报道的研究可包括基础研究和临床研究。基础研究通过科学实验的直接观察,发现和收集新的材料及结果,如"不完全皮肤受压对大鼠组织损伤影响的实验研究""减轻气道吸痰对动物呼吸道黏膜损伤的实验研究""不同过滤器对胃肠外营养液微粒滤过效果的实验研究"等。临床研究则通过临床观察或干预,描述、比较或验证护理实践中的知识,如"乳腺癌生存者创伤后成长现况及影响因素的调查""结直肠癌病人口服化疗药依从性与疾病不确定感知相关性的纵向研究""气管切开后不同湿化液对气道影响的实验研究""综合运动训练对老年糖尿病病人衰弱和躯体功能的影响"等。

　　2. 文献综述　综述是作者从一个学术侧面围绕某个问题收集一定的文献资料,对各种资料进行

Note:

整理对照、综合归纳、分析提炼而形成的概述性、评述性的专题学术论文,如"压力性损伤风险预测模型的研究进展""互联网用于老年病人延续护理的研究进展""冥想对防治老年人认知功能障碍的研究进展""ICU 后综合征的干预研究现状""突发公共卫生事件期间护士心理调适的研究进展""新毕业护士工作准备度的研究进展"等。

3. 案例报告 内容可包括临床病例分析、案例报告(个案报告)以及案例系列报告等。案例报告可为深入研究某些问题提供资料。如疾病的首次发现、症状和病人反应的首次报道,虽例数不多,但只要资料翔实即可进行交流。案例报告通过对案例的回顾总结,经过分析找出其规律性,并从理论上加以阐述,从而进一步指导临床实践,无论经验或教训均可交流。如"3 例完全性大动脉转位患儿左心室训练术后的护理""7 例口腔-黏膜-皮肤-眼综合征病人的护理""3 例肺移植病人分侧肺通气的护理"等。

4. 新技术新方法论文 指对技术方法上的创造性或重大改进的报道,或关于新技术的应用及操作步骤的论文,如"昏迷病人体位支架的研制与应用""一次性密闭式中段尿留取装置的研制与应用""膝关节康复训练器的研制及应用""新型电磁输液报警器的设计制作"等。

(二)按论文写作目的分类

1. 学术论文 学术论文是某一学术课题在实验性、理论性或预测性上具有的新的科学研究成果或创新见解和知识的科学记录,或是某种已知原理应用于实际中并取得新进展的科学总结,用以提供学术会议上宣读、交流、讨论或学术刊物上发表,或用作其他用途的书面文件。学术论文按研究内容可分为理论研究论文和应用研究论文。

2. 学位论文 学位论文是用来申请授予相应的学位资格而撰写的论文,作为考核及评审的文件,用以表明作者从事科研取得的成果和独立从事科研工作的能力。根据《中华人民共和国学位条例》的规定,学位论文一般包括学士论文、硕士论文和博士论文。

二、护理论文写作的基本原则

在撰写论文时必须坚持严肃的态度、严谨的学风及严密的方法,遵循下列原则:

(一)创新性原则

创新是科研的灵魂,是决定论文质量高低和能否被期刊录用的主要标准。研究论文的创新是指前人未做过或未发表过的新内容,以及论文的理论水平、实践水平和学术见解等达到或超过了国内、国际先进水平,但绝不能为了论文的创造性而违背科学,因为离开真实的实验结果必然经不起实践的检验。

(二)科学性原则

科学性是护理科研论文的根本和生命,是指科研成果客观、真实与严密的程度,是成果得以成立的先决条件和前提要素,是最重要的基本属性。论文的科学性需要体现在 4 个方面。①真实性:科学研究必须尊重客观事实,取材可靠,实验设计合理,方法先进正确,研究结果忠于原始资料,论点论据真实有据;②准确性:指选题准确、内容准确、数据准确、引文准确、用词准确、论点客观准确,对实验观察、资料统计一定要认真仔细;③逻辑性:用科学的逻辑思维方式,将研究中或临床上收集到的材料经过分析、综合、概括和推理,论证所产生现象的本质;④重复性:他人采用同样的实验方法和实验材料,能够重复出所报道的研究结果,论文才具有实践性和指导性。

(三)实用性原则

护理科研的目的就是要解决护理问题,提高护理质量,促进学科发展。因此,护理论文的实用性主要体现在实际指导意义和参考价值上。护理研究论文应源于实践并能指导实践,以增进健康和满足病人的合理需求,如护理器具的革新、临床护理方法的改革等。

(四)规范性原则

护理研究论文具有固定的格式和统一的规范,论文撰写应符合规范以及各期刊编辑部的具体要求,使用医学名词、计量单位等均应规范。

Note:

（五）可读性原则

论文发表是为了传播交流或储存新的护理学科技信息，被后人所利用，因此论文要有良好的可读性。论文要有完整的构思，体现严谨的科学思维，不仅要有新颖而充实的科学内涵，而且要合乎逻辑，达到结构严谨、内容充实、论述完整。论述方式深入浅出，表达清楚简练，专业术语准确，前后一致，语言生动规范，文字与图表配合合理。

（六）伦理性原则

撰写科研论文应遵守伦理规范，主要包括：①不可盗窃他人谈话时透露的设想或初步的成果加以研究，更不能不经许可就予以报道。②不得篡改数据或谎报成果。③一个研究工作的指导者仅仅指导了某项研究，在署名发表时不能将其名字排第一，不能把主要功劳揽为己有。④在论文中引用他人的观点、成果时要在文中加角码，并在文末参考文献中注明出处，否则读者会误认为该观点、成果是剽窃了他人的观点和成果。⑤对所参考利用的前人成果以及任何曾经实质上为本研究提供过帮助的人，应在致谢部分表达感谢。

三、护理论文的写作步骤

护理论文的撰写，是撰写者护理学及相关学科知识深度、广度和综合能力的体现，也是护理学自身发展的结晶。一篇护理论文，从构思、修改到最终定稿，撰写过程大致可分为资料准备、构思、拟定提纲、完成初稿、投稿与回修等步骤。

（一）资料准备

据统计，国内外多数科学工作者查阅文献的时间约占整个科研工作的1/3，假如没有这些最新的参考文献，要想使论文达到新奇和独创性是不可能的，由此可见查阅搜集文献在整个科研和写作过程中的重要性及必要性。资料准备除包括研究观察（调查）数据的收集外，还要进行大量的研究相关领域的文献资料检索，其目的是为撰写论文开拓思路，提供理论依据。收集研究数据和相关资料，包括对资料的取舍和整理、对研究观察数据资料的审核与统计处理、合理选用恰当的图表、从研究结果出发提炼观点等。最后要根据文献资料和观察资料，针对研究所得结果，提炼观点，明确结果，提出结论，使调查或实验数据与理论认识充分结合。

（二）构思

构思是对整篇文章的布局、顺序、层次、段落、内容、观点、材料、怎样开头和结尾的思维，构思是写文章不可或缺的预备过程，构思时文章的主题要明确，用以表现的材料要充分、典型、新颖，结构上要严谨、环环相扣，只有潜心构思，才能思路流畅，写好提纲和整篇文章。

（三）拟定提纲

将研究获得的资料转化为文章，至关重要的环节就是拟定论文写作提纲。写作提纲可以保证写作时思路连贯、条理清晰、层次分明，并有利于材料的组织安排，且使写作紧扣中心、重点突出，防止内容分散或离题。因此，编写提纲的过程实际上就是写作思路形成、篇章结构构架及思想观点提炼的过程，从而形成论文的框架结构图。

提纲的具体写法有两种：一是以各层各级标题的形式把文章各部分内容概括出来，即标题提纲，这样显得简明扼要，文章各部分关系一目了然。二是以能表达完整意思的句子形式把各部分内容概括出来，即句子提纲，其能明确、具体地表达作者的思想，别人看得懂，自己在写作时也用得上，而且提纲中的句子很可能就是成文后各部分及段落的主题句。

（四）完成初稿

拟写草稿就是根据提纲，将要写的内容依次连接起来，对研究资料进行归类分析。它是对论文内容和形式的再创造过程。草稿的拟写方法有多种，研究论文的撰写多采用顺序写作法，即按照护理论文的规范体例或提纲顺序阐述自己的观点，分析研究资料。也可采用分段写作法，此种写作法多是作者对论文的中心论点已经明确,或提纲已形成,但对某一层次的内容无把握或未考虑成熟而暂时放下。可先写好已经成熟的段落内容,待内容成熟或进一步试验后再写,这样不受顺序的先后限制,采取分段写作,最后依次组合而形成初稿。完成后需进行前后对照检查,使全文风格一致,层次清楚,衔接紧凑,这种写法最好每次完成一个完整的部分。

（五）投稿与回修

经反复修改、定稿确认无误后,即可选择地投给目标期刊。期刊编辑部如初审通过后,便会邀请有关专家对该文进行审阅,由专家提出能否采用与修改意见。对于编辑部与专家的修改意见与要求,作者应逐条予以认真修改或说明。如果作者通过慎重考虑与查阅资料后,对修改意见有不同见解时,可按本人意见修改,但在寄回修改稿时应附函说明理由与根据。修改过程中还应注意:文题是否相符;论点是否鲜明;论据是否充分;论证是否严密;布局是否合理;结论是否科学客观;用词是否符合医学术语要求;文稿是否符合护理论文写作规范或约稿要求;标点符号应用是否正确;有无错别字等。

拓 展 阅 读

关于 SCI 期刊

科学引文索引（Science Citation Index,SCI）是国际著名的检索工具,由美国科学情报研究所（Institute for Scientific Information,简称 ISI）于 1961 年创设,其出版形式包括印刷版期刊和光盘版及联机数据库。SCI 收录的是全世界出版的自然科学各学科的核心期刊,该类期刊集中了各学科高质量的优秀论文精粹。一般把 SCI 所收录的期刊称为 SCI 期刊,进入该类期刊的论文称为 SCI 论文。SCI 分为 SCI 和 SCI-E,SCI 指 SCI 印刷版和 SCI 光盘版（SCI Compact Disc Edition,简称 SCI CDE）,收录了 3 700 多种来源期刊;SCI-E（SCI Expanded）是 SCI 的扩展库,收录了 5 600 多种来源期刊。目前,SCI-E 护理学来源期刊已超过 100 种,但尚无中国期刊入选。截至 2015 年,SCI 护理期刊共收录中国内地及港澳地区护理论文已超过 1 500 篇。

目前,中国护理学 SCI 论文数量呈指数级递增,总被引次数也呈快速增长态势。这必将为护理研究指引新方向,为护理实践开展提供更好的循证依据,从而推动护理学科的良性发展。

一篇好的论文应该思路清晰、主题明确、内容完整、数据真实、论述深刻。SCI 期刊中收录的优秀论文往往均有以下特征（4C）。①Clear（清晰）:思路清晰、概念清楚、层次清楚、表达清楚;②Complete（完整）:内容完整、结构完整匀称,切忌虎头蛇尾,有始无终;③Correct（正确）:科学内容正确（不出错）、资料数据正确可靠（数据可靠、可信）、无表达或语法错误;④Concise（精确）:论述深刻,充分揭示科学内涵,多使用定量方法。

第二节　研究论文的写作

研究论文要求内容新颖、目的明确、资料真实、数据准确、统计分析正确;论文中涉及的专业术语要规范化,在全文中前后一致。研究论文一般由信息点（文题、作者情况、摘要、关键词、参考文献）,主体（前言、材料和方法、结果、讨论、小结）和补充（致谢、图表、照片、作者附言）三部分组成。

一、研究论文的写作格式与要求

（一）题目

题目,也称为文题,是能反映论文中特定内容的、恰当而简明的语词的逻辑组合,文题对论文起到画龙点睛的作用。读者常以题目为主要依据来判断选择论文的阅读价值,故题目要准确、简短、醒目和新颖,且富有吸引力,能引起读者注意和兴趣。题目的基本要求包括:

1. 概括 用简短的文字囊括全文内容。研究论文不宜使用笼统和华而不实的词语,也不必用主、谓、宾齐全的句子;可含有3个基本方面的概念,即研究对象、处理方法和拟达成目标,使读者和编辑对论文研究的内容一目了然。文题的3个要素并无先后之分,可根据文章偏重介绍的内容进行调整和取舍。

例1:动机性访谈干预(处理方法)对老年高血压病人(研究对象)运动改变阶段的影响(达成目标)

例2:老年期阿尔茨海默病病人(研究对象)居家护理指导(处理方法)的效果(达成目标)

2. 准确 用词应符合医学词语规范,准确表达论文的特定内容,实事求是地反映研究的范围和深度,防止题大文小。如"糖尿病病人健康教育的研究",糖尿病病人健康教育的内容涉及面广,用此命题就显得题目过大,不够具体和准确。同时,护理论文的文题应容易认读,尽量避免使用化学结构式、数学公式或不太为同行所熟悉的符号、简称、缩写以及商品名称等。非用不可时也只能选用公知公认和常用名称,如冠心病、CT 等。

3. 新颖 题目一定要有特色和新意,不落俗套(亦能引起编辑和读者的注意)。题目宜小不宜大,只要在学术的某一领域或某一点上有自己新的见解,或成功的经验,或失败的教训,或新的观点与认识,就可以作为选题。如一位作者拟撰写"存在抑郁、焦虑等的老年病人进行血液透析时的护理体会"方面论文,如题目为"血液透析病人的护理"则显得既不够准确,又缺乏新颖性;改为"结构性心理干预对老年血液透析病人情绪的影响"则较为明确、新颖。

4. 精练 标题用词应力求简短精练,一般20~25字,切忌冗长繁杂。文题中尽量不用虚词,如关于、对于等;文题开头避免使用阿拉伯数字,以利于编制索引;少用或不用副标题,如必须用副标题来做补充说明时,副标题应在正题下加括号或破折号另行书写。为了便于对外交流,应附有英文题名;中英文题名含义要一致。放至中文摘要与关键词的下面,外文题名一般不宜超过 10 个实词。

【例10-1】 如"临床护士对手卫生不同时点指征的认识及行为的调查分析"和"高渗盐水、沐舒坦雾化吸入辅助背部叩击对老年脑卒中肺部感染病人痰标本留取困难的改善作用"两篇论文,其题目文字均过长,可改为"临床护士手卫生时间点调查分析"和"雾化吸入辅助背部叩击行痰标本留取效果观察",这样显得简短且主题突出。

(二)署名

1. 单位署名 单位一般指作者从事撰写论文时的工作单位,单位署名是一种拥有著作权的声明(著作权属于作者)、文责自负的承诺、学术水平的标志,也是与读者联系的信息点和编制检索的需要。单位署名应标明所在省、市,便于编辑、读者与作者进行联系。单位署名的数量一般不超过3 个,署名位置应居文题之下、作者署名之后,单位名称后还应标明邮政编码。注意所署单位要写全称,不能简写;若在论文发表前作者调往其他单位,可在同页脚注中注明新单位的通信地址以便联系。

2. 作者署名

(1)作者署名的基本要求:署名不仅是一种荣誉,更重要的是表示对文章内容负责。因此,作者署名必须遵守科学道德,实事求是。如需调整作者,则需主要作者同意并经单位证明。

(2)作者署名的条件:①参与选定研究课题和制订研究方案的人员。②课题研究的主要执行者。③参与论文撰写,能对内容负责,并能给予全面解释和答辩的人员等。

(3)作者署名的格式:作者署名置于题名下方,团体作者的执笔人也可标注于篇首页地脚位置。有时作者姓名亦可标注于正文末尾。

如:张春燕[1],李小红[2],王春[1](1. ××大学护理学院,北京 100835;2. ××大学附属医院护理部,北京

100012)

（4）作者署名的注意事项：①每篇文章作者署名数量一般不超过 6 人，并以参加主要工作者为限；作者署名于文题下方，如有多名作者，两位作者之间空一字符的空或加注逗号分开。②作者署名顺序视其贡献的大小而定。通常，第一作者应是研究工作的主要设计、执行及论文的主要撰写人；通讯作者是研究课题和论文的责任人。③署名必须用真名，不得用化名、笔名和假名，以示文责自负。④署名作者在 2 人（含 2 人）以上及以集体作者署名时，可标注通讯作者，一般应将通讯作者的工作单位、详细通信地址、邮政编码及电话、传真以及电子邮箱等，著录于文章首页地脚。单位署名一般指作者从事撰写本文时的工作单位。

国际科技期刊实行通讯作者制（corresponding author），通讯作者是研究课题总体设计者和研究论文的核心构思者。该制度既可明确论文的主要责任，又能严肃投稿行为，使论文发表正规化和责任化，此外还为读者提供了沟通学术交流的渠道。对通讯作者的要求，可以是第一作者，也可以是其他作者，但必须是论文的主要负责人，对论文的科学性和结果、结论的可信性负主要责任。

大多数期刊要求在题页下方位置或摘要下面（根据期刊投稿要求）写明作者的工作单位、通信地址、电话和电子邮箱等联系方式，以便于读者同作者联系、咨询。

（三）摘要和关键词

1. 摘要　摘要（abstract）是论文的缩影，是全文的概括和浓缩，是不加评论和解释，简明、确切地记述文献重要内容的短文。摘要是将原文的中心内容浓缩、加工、整理后写成意义连贯、表达准确、中心突出、字句简明的介绍性短文。摘要的主要作用是提供科技信息，便于读者在最短的时间内对论文内容有一个大致的了解，以决定有无必要阅读全文，同时也便于进行文献检索。摘要内容应扼要概括本研究的目的、基本步骤和方法、主要发现和结论以及经验教训和应用价值。

研究论文摘要的内容多采用结构式摘要格式，即由目的（objective）、方法（methods）、结果（results）和结论（conclusions）4 部分组成。①目的：便于读者概略了解全文内容，以决定是否再精读全文；说明研究宗旨和论文要解决的问题。②方法：包括研究设计、研究对象、干预方法、资料收集方法、观察指标和研究工具以及统计学分析方法等。③结果：指研究所获取的重要数据及其统计学意义。④结论：指对结果的分析、评价、建议等。

摘要应客观地反映文章的内容，着重反映研究中的创新内容和作者的独到观点；要用第三人称写法，而不用第一人称，避免用"本文""笔者""我们"。尽量避免使用缩略词，不用图表，不引用参考文献，不用非公知公用的符号和术语；一般置正文之前，有相对独立性，可单独引用，但往往是论文写成后再写。摘要应简短、精炼、明确、具体，一般 500 字以内；外文摘要一般为 250~300 个实词，单词短、精、完整。结构要严谨，格式要规范，语义要确切。摘要一般不分段落。

［例 10-2］　**患者参与患者安全质量评价指标体系的构建**

目的：构建患者参与患者安全（patients for patient safety，PFPS）质量评价指标体系，以期为患者参与自身安全工作的实施与管理提供借鉴。方法：采用文献研究法、专家小组讨论法、德尔菲法及百分权重法筛选指标并确定指标权重，确立 PFPS 质量评价指标体系。结果：两轮问卷的回收率分别为 88.46%、84.62%，专家权威系数分别为 0.870、0.858。两轮咨询后，各级指标的变异系数为 0~0.213，协调系数 W 为 0.429，最终形成的 PFPS 质量评价指标体系包含一级指标 6 个，二级指标 9 个，三级指标 26 个。结论：PFPS 质量评价指标体系制订方法可靠，可操作性强，为评价医院患者参与自身安全工作提供了科学的测评工具。

（来源：朱琴，颜巧元.患者参与患者安全质量评价指标体系的构建［J］.中华护理杂志，2018，53（5）：587-591.）

Note：

【例10-3】　肠造口病人出院准备度现状及其影响因素研究

摘要　目的:为了保障肠造口病人的出院安全,降低出院后再入院率和并发症发生率。方法:采用出院准备度量表对202例肠造口病人于出院前4h内进行调查。结果:肠造口病人出院准备度总分为(147.94±37.45)分,条目得分为(6.72±1.70)分,处于较低水平。肠造口病人出院准备度各维度评分从高到低依次为出院后可获得社会支持、出院后应对能力、自身状况、疾病相关知识。多元逐步回归分析显示,职业、医疗保障、有无造口并发症、婚姻状况、家庭人均月收入、对出院护理服务的满意度是肠造口病人出院准备度的主要影响因素。结论:肠造口病人的出院准备度处于较低水平,护理管理者应更加重视肠造口病人的出院准备情况,并提供个性化的优质出院护理服务,提高肠造口病人的出院准备度。

(来源:周玥,颜巧元.肠造口病人出院准备度现状及其影响因素研究[J].护理研究,2019,33(11):1827-1832.)

2. 关键词　关键词(keyword)是从文稿内容中提炼出来的最能表达文稿主要内容的单词、词组或短语。其作用主要是便于读者了解全文涉及的主要内容,便于读者检索已发表的有关文章,便于读者编制个人检索卡片,利于计算机收录、检索和储存。选取的关键词应简练、易懂且无歧义。关键词要写原形词,而不用缩写词,要求尽量选用美国国家医学图书馆出版发行的 Index Medicus 和中国医学期刊索引中所列的主题词(MeSH),以便论文能被国内外文献检索系统收录,提高论文的引用率。选出的关键词各词间不用标点符号而采用空一格书写,也可用分号隔开,但最后一个词末不加标点。为了国际交流,有英文摘要的文章应标注与中文关键词对应的英文关键词。其英文关键词的数量与词汇应与中文关键词保持一致。中英文关键词应分别排在中英文摘要下方;多个关键词之间以分号隔开。

(四)正文

研究论文正文内容的撰写已形成相对固定的格式,一般包括前言、研究对象与方法、结果、讨论及结论4部分。国内称之为四段式,国外简称为 IMRaD[Introduction(引言),Materials and Methods(材料与方法),Results(结果),Discussion and Conclusions(讨论和结论)]。此格式并非一成不变,而是根据文章的实际内容具体应用,对大多数研究论文或初学者而言,采用四段式写作是必要的。正文是论文的主体,研究论文尽管内容千差万别,但归纳起来正文都要回答4个问题:要研究什么问题? 怎样研究? 研究出什么结果? 怎样解释和评价这些结果? 分别在引言、对象与方法、结果、结论中表达。

1. 前言　前言(introduction),也称引言、序言、导言或研究背景,前言是正文的开场白,是读者注意的焦点。前言内容应包括论文的研究背景,国内外关于这一问题的研究现状和进展,研究思路的来源与依据,本项研究要解决的问题及研究的目的和意义。因此,前言在论文中回答"研究什么"与"为何研究"的问题。前言文字不宜过长,一般以300~500字为宜。不宜作自我评价和用国内首创、填补空白等文字描述,点明主题即可。前言要简明扼要地交代研究的背景、目的、范围、理论依据、以往的研究现况和存在问题、目前研究的意义等。要写得自然、概括、简洁、确切。国外研究论文前言部分还包括文献回顾、理论框架等内容。文献回顾主要是为了解本次研究问题以往所做过工作的深度和广度,使读者了解前人对本类问题的研究水平和成果,并有助于理解本研究,其前言部分内容所占篇幅较大。

前言一般可采用"背景阐述、提出问题、概述全文、引出下文"的"十六字"法撰写。①背景阐述:通过对研究背景的回顾,扼要阐述开展本课题研究的动机、必要性、目的及意义,同时对文中将引出的新概念或术语加以定义或阐明;②提出问题:扼要介绍国内外对该主题相关的研究现状,提出目前尚未解决的问题;③概述全文:概括介绍全文的研究目的、方法和结果;④引出下文:用一句过渡性的语句点出下文的主要内容。

2. 对象与方法　　对象与方法(sample and method)是研究论文方法论部分的主要内容,是判断论文严谨性、科学性、先进性的主要依据。凡属保证科学性和提供重复验证的必要信息均应尽量列出。"对象与方法"一般要介绍研究对象、样本量、抽样方法、研究时间与地点、研究材料或研究工具、收集资料的场所和步骤、病人是否知情同意、观察指标、资料整理与统计学处理方法等。撰写的内容包括:

(1) 研究对象

1) 如为临床研究,观察对象为病人,应重点说明病例和对照者来源详细情况,包括例数、年龄、性别、文化经济背景、职业、病情(诊断或分期、分型的标准)、来自某年某月、伴发病症以及具体的治疗方法、护理方法、判断标准、抽样和分组方法等。此外,还应交代研究对象的来源,如住院、门诊还是社区等。如果是来自随机抽样的样本,则应详细交代随机抽样的具体方法,而不应只用"采用随机抽样的方法选取研究对象"敷衍而过。如为动物实验研究,需注明动物的名称、种系、等级、数量来源(包括动物合格证号)、性别、年龄、体重、饲养条件和健康状况等。如研究对象为药品、化学试剂等,应交代其名称、商标、生产厂家及所在地等;必须使用通用名称,并注明剂量和单位;微生物则要说明其菌株、血清型及其他区别特性;仪器、设备应注明名称、型号规格、生产单位等。

2) 应介绍研究对象的纳入标准和排除标准。纳入研究的临床病例一定要有明确的诊断标准和确诊方法,应当是该病诊断的"金标准"或当前学术界比较公认的标准。有时除疾病的诊断标准外,还应有其他的纳入标准和排除标准。若有对照组应明确对照的选择标准。这些标准一定要具体、严格,便于研究结果推广应用或重复性验证。

3) 介绍样本量及计算的过程,注明计算公式中各参数的确定理由,以表明本项研究结果统计学意义的把握度。

4) 如设置了对照组,则要交代分组方法;如果是随机分配,则要介绍实施随机分组方法;如果采用分配隐藏或者盲法进行分组,则也要作相应介绍。在研究前应比较各组间的基线资料,常包括人口学资料和主要的临床特点,并进行统计学分析,以检验所纳入研究的各组之间是否有可比性,即资料的基线均衡性或齐性检验。

(2) 研究方法

1) 研究设计:论文中应简要介绍研究设计方案,如随机对照的干预性研究可采用"平行随机对照试验""交叉设计"等设计方案;非随机对照的临床研究可采用"不对等对照组设计""自身前后对照试验"等设计方案;观察性研究可采用"病例对照研究""队列研究"等设计方案。

2) 干预措施:干预性研究应在论文中详细介绍干预人员组织、干预内容、干预方法、干预持续时间等,同时对对照组如何实施护理也应加以描述,而不能简单地以"对照组采取常规护理"一带而过。

3) 测量指标及研究工具:给予研究对象实施干预措施后,会产生不同的结果,有关结果的测量指标和判断标准在论文中应有介绍。如果采用评定量表法作为研究工具,应介绍量表的内容、信度与效度、评分标准、结果判断标准等;如果采用自行设计的问卷,则应介绍问卷的内容和结果判断方法、问卷的内容效度如何验证、是否有预调查等。

4) 资料收集方法:介绍资料收集的具体步骤,包括研究是否通过了伦理审查委员会的审定、如何招募研究对象、如何获得其知情同意、如何实施测量或如何发放和回收问卷等,多次测量的研究尤其要对每次测量的时间点、测量内容应加以说明。

5) 质量控制:严谨的研究论文常常较详细地阐述采用哪些具体措施以控制或减少在实施过程中可能出现的偏倚或干扰。如如何提高和准确记录研究对象的依从性,如何提高随访率,如何进行调查员的培训等。这样做会更加提高论文的科学性和可信度。

（3）统计分析方法：应对论文中涉及的资料分析内容、使用的统计方法进行简要介绍。根据研究类型和所设计的数据性质进行数据处理。阐明所选择的统计分析模型。用计算机分析资料者，应说明使用的统计学软件及版本。

3. 结果　结果（result）是论文的核心部分，是论文引出结论和讨论依据的关键部分，它可以确定讨论的观点和质量，决定论文的学术水平和研究价值。要求将研究过程观察所得的原始资料或数据，经过审查、核对、分析、归纳和进行正确统计学处理后方能得出结果。结果的记录与表达要真实，因为结果是护理研究中的关键性数据和资料，是与论文讨论密切相关的材料，是最完整、最能说明问题的素材。结果的表述应实事求是、数据准确、简单明了、层次清楚、逻辑严密。结果包括观察到的现象和收集的数据，经过整理和必要的统计学处理后，用文字叙述的形式报告出来。当文字描述冗长时，可采用统计图或表格来归纳研究结果。一篇论文的图和表不宜太多，凡能用文字说明的就不必列表，更不要将文字叙述与列图表重复使用，以减少版面，并力求简练。按逻辑顺序描述结果，不加任何评价。必须注意研究结果的真实性和科学性，不论结果是阳性还是阴性，肯定还是否定，只要是真实的，都是有价值的，应实事求是地、具体和准确地报告结果。

（1）结果表达时的要求：①围绕研究目的，将资料整理和分类，切忌面面俱到；②认真复核数据，客观报道，准确无误，逻辑严谨，为结论和讨论埋下伏笔；③层次清楚，将研究结果系统化，使之具条理性、层次性和逻辑性（先描述性后推论性）；④义、图、表三者结合；⑤注意研究结果的真实性和科学性；⑥一般应对所得数据进行统计学处理并给出具体的统计值，如百分比、均数、标准差、t 值、F 值、χ^2 值、P 值等，体现统计学分析结果、差异的显著水平；⑦正确使用法定计量单位。

（2）表格的设计与要求：表格有助于将多组数字分类分层表达，一目了然。表格的设计要合理规范（表 10-1）：表题列于表格顶线的上方。表格的项目不宜过多；多采用三线表，表的顶线与底线用粗线，两端及表内项目间不用纵线分隔。

表 10-1　三线表模式　　　　　　　　　　　　　　（表号，表题）

主栏纵标目	总的宾栏纵标目		（表头）
	宾栏纵标目	宾栏纵标目	
主栏横标目			（表身）
主栏横标目			

注：　　　　　　　　　　　　　　　　　　　　　　　　　　（表注）

（3）图的展示与要求：结果用图形会更形象、更直观。图题一般在图形下方。线形图常用于表达通过干预后结果随时间推移所发生的动态变化。直条图常用于比较各独立事件的发生频率。如果采用原始图片或照片则要求尽量清晰。对于可以用较短的文字清楚表述的数据，就不要以图形的方式来表达。插图制作时注意：①所选用的字母和符号应清楚、易读；尽量使图的大小接近作者所希望印刷出版后的尺寸。②坐标图中标值应尽量取 0.1～1 000 的数值。③避免提供需缩小50% 以上的原照片。地图或显微照片中要以图示法表示比例尺，以免印刷时缩放而造成比例尺失真。

4. 讨论　讨论（discussion）是针对研究结果的各种现象、数据及资料进行理性的分析、解释、推理和评价。如指出结果的含义，解释研究结果的机制，研究结果是否证实或否定了有关假设，将结果与以往研究或观点进行对照，并提出自己的见解。还可探索今后的研究方向和思路等，讨论部分是论文的精华内容，注意撰写时必须与本文结果紧密联系，同时分析过程要多结合理论和以往的研究，并准确标引文献。讨论是论文的重要组成部分，是最难写也是最精彩的部分。讨论是结果的逻辑延伸，是把研究结果提高到理论认识的重要部分，并通过对研究结果的归纳、分析、推理、阐述、论证，阐明事物

Note:

的内在联系,评价其意义,引出恰当的结论。

(1)讨论的内容:应着重讨论研究结果的创新之处及从中导出的结论,包括理论意义、实际应用价值、局限性,以及对进一步研究的启示等。如不能导出结论,也可通过讨论,提出建议、设想、改进意见或待解决的问题等,具体如下:

1)本研究结果说明了什么问题,得出了什么规律性的东西,解决了什么理论与实际问题。

2)指出结果和结论的理论意义,对实践的指导作用与应用价值。

3)类似问题的国内外研究进展及本研究资料的独特之处。

4)研究过程中遇到的问题,与其他学者观点的异同及其原因,有关本课题当前存在的问题及努力的方向等。具体包括:①对本文研究结果进行评价、阐明和推论;②阐述本文研究工作的原理/机制;③说明本文材料和方法的特点及其得失;④分析本文结果与他人结果的异同;⑤本研究与他人研究各自优越性与不足;⑥对本文研究结果进行理解概括,提出新观点、新假设;⑦对各种不同的观点和学说进行比较与评价,提出今后探索的方面和展望。

(2)讨论写作的方法:讨论要在阅读大量相关文献,充分了解本研究的历史发展及现状的基础上进行,注意以下几点:

1)应从理论上对实验和观察的结果进行分析、比较、解释、推论和预测。观点要鲜明,论据要充分,论证要符合逻辑,层次要分明。用词要严谨,语言宜缓和,要留有余地。实事求是地对自己的研究成果进行公正的评价。对于与他人不同的研究结果要分析原因。对某些现象不宜下结论时,措辞要客观,留有余地,不要轻易得出填补国内外空白之类的结论。

2)讨论要紧扣论文的研究结果,突出新发现、新观点,要回答前言部分提出的问题,与前言和结果相呼应,并对结果进行说明和分析,推导出结论。不作空泛的讨论和超越限度的引申,运用文献中的理论、观点、研究结论增强自己的说服力。

3)讨论篇幅约占全文的1/3,每篇论文讨论的问题一般为3个。一个段落应着重说明一个问题,不要包罗万象,面面俱到。如讨论的问题较多,可按内容进行分段,列出小标题,每段围绕一个论点加以论证。

4)讨论部分一般不用表和图,对观点、数据、研究等需要准确标引文献。

5)讨论的最后一般要有结论(conclusion)。结论也叫总结、小结、结束语、结语,是理论分析和实验结果的逻辑发展,是整篇论文的结局(是解决问题的部分,与前言提出的问题相呼应),是在判断和概括之后,以观察和实验结果为依据,提出新发现、新见解、新理论以及需进一步探讨的问题。结论不是论文的必要结构,结论应指出:①揭示的原理及普遍性;②发现的新问题;③与其他研究工作的异同;④理论和实用意义及价值;⑤进一步研究的价值。

(3)讨论写作中的常见问题:①堆砌文献,缺乏自己的观点;②引用的理论或模型欠妥;③论据不足,讨论不深不透;④观点表述不清楚、不明确或论点陈旧,重复已知的原理、常识;⑤讨论重点不突出,重复叙述前言、结果的内容,繁琐冗长;⑥推论不合逻辑,或结果与讨论无逻辑关系;⑦实验数据不足以支持作者的观点或夸大其词,结果难以置信;⑧偏离主题思想;⑨不成熟的论断。

(五)致谢

致谢(acknowledgement)不是硬性规定,而是酌情而定,受到他人资助即要致谢。因为现代科学技术研究往往不是一个人能单独完成的,而需要他人的合作与帮助。当研究成果以论文形式发表时,作者应对他人的劳动给予充分肯定,并表示感谢。致谢的对象为对本研究提供过指导、资金、设备、人力,以及文献资料、统计学处理等支持和帮助的团体与个人。

致谢时应征得被致谢人的同意,致谢写在文章"讨论"之后,参考文献之前。对被感谢者不要直书其姓名,而冠以尊称,如"某教授""某主任护师"等。常用的句式为"本文承蒙×××的大力帮助(审阅、指导或资助等),特此致谢"。

Note:

（六）参考文献

参考文献（reference）是论文中的重要组成部分之一，是在论文中引用过的文献清单，主要作用是指导论文的立题，旁证论文的观点，提示信息的来源。通过引用参考文献，作者将自己的研究同他人的研究联系在一起，为作者的论点提供可靠依据，反映论文作者的科学态度和科学依据，也是尊重他人工作和严谨工作作风的体现。同时，著录参考文献便于读者查寻原文，了解该领域的情况，以示作者对本课题研究的深度和广度，便于读者衡量论文的水平和可信程度。在参考文献部分列出的应是作者直接阅读过的正式出版物，而文摘、内部刊物、内部资料等均不宜列入参考文献中。

1. **参考文献的著录要求**　①必须是作者亲自阅读过的最新（近3~5年为主）、与本文关系最密切的公开发表的文献（最好是权威文献），这些对本文的科研工作有启示和较大帮助，与论文中的方法、结果和讨论关系密切；②引用参考文献应以公开发表的原著为主，未发表的论文及资料均不宜作为参考文献被引用；③引用参考文献数量常常为10~20条（论著要求更多）；④引文的论点必须准确无误，不能断章取义；⑤所列参考文献必须采用统一的书写格式和标注方法；⑥引用的参考文献均应在论文正文中，按其出现的先后次序，将序号注在引用处右上角，外加方括号。

2. **参考文献的著录格式**　各学术期刊对参考文献的著录格式有明确的规定，目前国内医学期刊通常采用国际上生物医学期刊广泛接受的温哥华格式；也可以国家标准GB/T 7714—2015（代替GB/T 7714—1987）《信息与文献　参考文献著录规则》为准，采用"顺序编码制"。

作者列出前3位姓名，无论中、外文姓名，均为姓在前、名在后，外文姓用全称、首字母大写，名用大写首字母简称，每一姓名之间用逗号隔开，3人以上用"等"或"et al"表示。其后顺序是：文题，刊名（外文缩写应参照Index Medicus的编写法），年份，卷［如为增刊，则在"卷"后加圆括号标注"（增刊）"或"（Supply）"字样，并在括号内标出增刊号码］，起止页码。文献类型标志中期刊用［J］，图书用［M］。参考文献的类型有多种，下面仅介绍最主要类型参考文献的著录格式。

（1）期刊文献的著录格式

［序号］主要作者. 文献题名［文献类型标志］. 刊名，出版年份，卷次（期号）：起止页码.

示例：

［1］唐婷婷，周珈瑀，孙琪媛，等. 2型糖尿病患者基于感恩拓延-建构理论的延续护理［J］. 护理学杂志，2021，36（5）：96-99.

［2］Murphy S，Ibrahim NE，Januzzi JL. Heart failure with reduced ejection fraction：a review［J］. JAMA，2020，324（5）：488-504.

（2）图书文献的著录格式：［序号］主要作者. 书名［文献类型标志］. 版次（第1版不标注）. 出版地：出版者，出版年：起止页码.

示例：

［1］陈孝平，汪建平，赵继宗. 外科学［M］. 9版. 北京：人民卫生出版社，2018：20-30.

（3）专著中的析出文献：析出文献主要责任者. 析出文献题名［文献类型标识］//专著主要责任者. 专著题名：其他题名信息. 版本. 出版地：出版者，出版年：引用页码.

示例：

［1］孙荣. 儿童营养［M］//崔焱. 儿科护理学. 北京：人民卫生出版社，2020：94-105.

（4）电子文献的著录格式：电子文献一般采用双字母表示电子文献载体类型：联机网络（online）—OL，光盘（CD-ROM）—CD，并以下列格式表示包括文献载体类型的参考文献类型标识：

［EB/OL］——网上电子公告（electronic bulletin board online）

［J/OL］——网上期刊（serial online）

［DB/OL］——联机网上数据库（database online）

［M/CD］——光盘图书（monograph on CD-ROM）

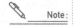
Note：

［CP/DK］——磁盘软件(computer program on disk)

电子文献析出格式：

［序号］主要责任者.电子文献题名[电子文献及载体类型标识].电子文献的出处或可获得地址,发表或更新日期/引用日期(任选).

示例：

［1］中华人民共和国国家卫生健康委员会.国家卫生健康委办公厅关于印发血液净化标准操作规程(2021 版)的通知[S/OL].(2021-11-09)[2021-12-02].http://www.nhc.gov.cn/yzygj/s7659/202111/6e25b8260b214c55886d6f0512c1e53f.shtml.

3. 参考文献的著录注意事项

(1) 引用参考文献的序号应按正文中出现的先后次序标记,且序号与文中角标的标注码应一致。

(2) 文中参考文献的序号均置于方括号"[ ]"中,"[ ]"标于有关文字的右上角;引用文献序号连续者,如[1,2,3]可写成[1-3]。

(3) 在一篇论文中有数处引用同一篇文献时,则均按首次出现时的序号标明。

(4) 引用外文文献时要注意,外国人姓名写法是名在前,姓在后;按照姓在前、名在后的著录形式,一般姓不能缩写,名应缩写,如 Andrewes JC。

(5) 文献必须是作者亲自阅读的,应直接引用,若实在找不到第一出处,不得已只能间接引用(即转引某篇论文的引文)时,则需要明确指出转引文章的详细出处。

(6) 所选用文献的主题必须与论文密切相关,可适量引用高水平的综述性论文(以概括一系列的相关文献);尽量避免用摘要作参考文献。

(7) 尽可能引用已公开出版的文献;内部刊物、未公开发表的资料、学术交流资料、个人通信一般不能作为参考文献。

(8) 已被接受但尚未刊出的原稿可列入参考文献,应在刊名后注明"在排版中"。

(9) 引用论点必须准确无误,不应断章取义。

(10) 参考文献必须核对原文,著录项目必须齐全。

知 识 链 接

写作小贴士

论文写作的 4 个过程、8 个步骤：

4 个过程：分析-决策-表达-定稿。

8 个步骤：①理清思路：从低级到高级,由肤浅到深刻,由片面到全面,提出问题-分析问题-解决问题;②选择材料：直接材料、间接材料、发展材料;要求精、新、真;③布局谋篇：提出问题-绪论-前言,分析问题-本论(对象/材料、方法、结果、讨论);④拟写提纲：构拟题名,确定写作目的,写出论文的外部主体结构,安排段落,全面检查写作提纲;⑤粗写初稿：最好一气呵成,暂时不必推敲文字,可按自然段落写,也可先中间再前后;⑥求精修改：看、读、放、听;⑦核实图表：自明性,不应重复,数字计量准确,应随文排图或表格;⑧求优定稿：选择期刊,附单位推荐函,退修及校对问题。

二、各类研究论文的报告规范

报告规范是指科研论文的推荐报告内容,通常以查检表的形式呈现,以最少的条目说明研究过程和研究发现,特别是可能给研究带来偏倚的问题,以增强科研论文报告的清晰性、完整性、透明性和一致性。如果不能完整报道研究过程和研究结果，读者将难以判断研究结果是否可靠。因此，投稿时必须遵从报告规范，已成为越来越多高水平期刊的要求，也将成为我国科研论文投稿的趋势。现以原始研究论文为例，介绍几种常见的研究论文的报告规范。

（一）随机对照研究的报告规范

随机对照研究（randomized controlledtrial，RCT）是采用随机分配的方法，将符合入选标准的研究对象分配到试验组和对照组，各组在一致的条件与环境中接受不同的干预措施，然后根据各组结局的不同，推断干预效果与干预措施的因果关系。随机对照试验是评估医疗保健干预效果的最佳研究，可为循证实践提供高水平的证据。准备、完整地描述试验过程和试验结果，能够使读者判断随机对照试验的内部、外部真实性。临床试验报告的统一标准（consolidated standards of reporting trials，CONSORT）清单和流程图是最权威的、被广泛应用的随机对照试验报告规范，已得到 585 种国际期刊的支持。该清单由 CONSORT 制定组织于 1996 年制定，并于 2001 年、2010 年修订与更新。CONSORT 2010 声明包含 25 项条目的对照检查清单和一张流程图，从文题和摘要、引言、方法、结果、讨论和其他信息 6 部分对随机对照试验的报告给出了建议，尤其是对随机对照试验质量控制的关键环节给出了详细描述方案。如在"试验设计"条目中，应描述试验设计及试验开始后对试验方法所做的重要改变；在"干预措施"条目中，应详细描述各组干预措施的细节以使他人能够重复；在"结局指标"条目中，应完整而确切地说明预先设计的主要和次要结局指标及试验开始后对结局指标是否有任何更改；在"样本量"条目中，应描述确定样本量的方法；在"随机方法"条目中，应描述产生随机分配序列的方法、分配隐藏原则和实施过程；在"盲法"条目中，应描述盲法是否实施、如何实施及两组干预措施的相似之处；在"结果"部分，应使用受试者流动图描述研究对象的招募、流动、脱落及纳入分析的情况。完整的 CONSORT 清单、流程图及使用说明等可在 CONSORT 网站上获得。

（二）非随机对照研究的报告规范

非随机对照试验（non-randomized controlled trial，non-RCT）是指符合入选标准的研究对象不是通过随机的方法分配进入试验组和对照组，而是由研究者根据试验条件或人为设定的标准进行分配。在临床研究中，受实际条件和伦理因素的限制，随机分组有时难以实现，尤其是行为研究和公共卫生干预措施研究中。因此，非随机对照试验研究也能为评价干预措施的效果提供重要依据。由于缺少了随机化分组这个保证研究内部真实性的基本特征，非随机对照试验的研究结果可能存在偏倚。为了更透明地报告非随机对照试验的设计过程与研究结果，美国疾病预防控制中心于 2004 年发布了非随机对照设计报告声明（the transparent reporting of evaluations with nonrandomized designsstatement，the TREND statement）。TREND 声明包含 22 个条目，从文题和摘要、前言、方法、结果、讨论 5 部分对非随机对照试验的报告给出了建议。TREND 声明的报告框架与 CONSORT 清单基本一致，个别条目针对行为研究、公共卫生干预性研究的非随机对照设计进行了补充和调整，旨在促进分配方案和基线可比性的报告。如条目 8"分配方法"中，应说明分配单位是个人、群体还是社区，应描述分组的具体方法（如区组、分层等），应说明降低由于非随机分组所致潜在偏倚的方法（如匹配等）；条目 10"分析单元"中，应描述最小分析单元是个人、群体还是社区；条目 15"基线一致性"中，应阐述研究对象在基线时的一致性，以及用来控制组间基线差异的统计分析方法；条目 20"结果阐释"中，应结合可能的理论基础与因果机制对干预的有效性进行解释，应讨论实施干预措施的促进因素、阻碍因素以及干预的保真度，应阐述研究结果对实践及政策的启示。可在美国疾病预防控制中心网站获取完整的 TREND 清单表及使用说明。

（三）观察性研究的报告规范

观察性研究（observational study）是指对研究对象不施加任何护理干预的研究方法，也称非干预性研究，有分析性研究和描述性研究两大类别，包括队列研究、病例对照研究、横断面调查、纵向研究等多种科研设计。观察性研究是干预性研究的基础，设计、实施良好的观察性研究对了解疾病现状、分析病因、揭示潜在因素与疾病的关联、寻找干预线索和假设有着重要作用。为了促进观察性研究的完整、准确报告，有助于读者客观评价观察性研究的内部和外部真实性，由流行病学家、方法学家、统计学家、研究者和编辑组成的一个国际性合作组，于 2007 年共同发布了《加强流行病学中观察性研究报告的质量声明》（Strengthening the reporting of observational studies in epidemiology，STROBE）及其使用说明。STROBE 声明已被国际期刊医学编辑委员会列入生物医学期刊投稿统一要求中，并得到 120 余种期刊的支持。

STROBE 声明包含 22 个条目，分别针对论文的题目和摘要、引言、方法、结果、讨论以及其他信息等给出了报告建议。其中 18 个条目为队列研究、病例对照研究和横断面调查 3 种研究设计通用，其余 4 个条目（条目 6、12、14、15）则根据设计类型不同列举了相应的描述建议。对于观察性研究而言，研究设计的选择直接影响着研究结果能否有效回答研究问题。因此，在条目 4"研究设计"中，STROBE 建议应阐明选择研究设计的理由，以便读者能够判断这种选择是否合理。研究对象的选择直接影响观察性研究结果的代表性，在条目 6 和条目 13 的"参与者"中，STROBE 建议应描述纳入和排除标准、样本的来源和选择方法。此外，队列研究还应描述随访的时间范围和方法，病例对照研究应给出精确的病例诊断标准和对照选择原理，并应考虑使用流程图报告各阶段参与者的人数和退出情况。暴露和结局的选择与测量可能会造成信息偏倚，因此，在条目 7"变量"和条目 8"测量"中，建议明确定义结局、暴露、预测因子，可能的混杂因素及效应修饰因素，并对每个有意义的变量给出数据来源和详细的测量方法。完整的 STROBE 清单表及使用说明可在 STROBE 声明官方网站上获取。

（四）诊断试验准确性研究的报告规范

诊断试验指为给病人作出诊断而采用的各种实验室检查、仪器设备检查及其他方法，广义上还包括判断护理问题是否存在以及严重的评估工具。诊断试验为临床治疗和护理决策提供了重要依据，对诊断试验的准确性评价十分必要。诊断试验准确性研究是指在与参考试验或"金标准"相比，某种新诊断试验区分病人患病（或症状、风险）与未患病（症状、风险）的能力大小。为了促进诊断试验准确性研究报告的完整性和透明性，2000 年，相关领域专家制定发布了诊断准确性研究报告规范（Standards for reporting diagnostic accuracy studies，STARD），并于 2015 年更新，STARD 是目前权威的诊断试验准确性研究报告规范。

2015 年版本的 STARD 由 1 份清单和 1 个流程图组成。其中清单包含 30 个条目，具体包括题目、摘要、引言、方法、结果、讨论及其他信息 7 部分。在研究方法部分，STARD 2015 建议清晰报告研究设计，包括数据如何收集、前瞻性还是回顾性；报告受试者的纳入、排除标准及其判断依据，以及招募地点和纳入方法；详细报告"金标准"、选择理由及阳性结果的界定方法，报告待评价试验阳性结果的界定方法、执行待评价试验的人员资质、是否使用盲法。在结果部分，STARD 2015 强调使用流程图报告病人募集方法、试验执行次序、接受被评价的检查和参考检查（"金标准"）的人数等信息，使用四格表提供待测试验与"金标准"结果的对比。

（五）案例报告研究的报告规范

护理案例报告通常为罕见、疑难、特殊问题的临床表现、处理原则及护理方案的首次报道，可为单个病例，也可以是病例系列。案例报告虽然在循证证据分级体系中级别不高，但其具有很强的临床实用性，是认识新症状、提出方法、启发新研究的重要途径之一。相较于科研论文而言，案例报告的写作较为简单，但也存在较多的变异性。为了促进案例报告的规范写作和发表，2013 年，密歇根大学 Gagnier 等制定并发布了案例报告的报告规范（case report guidelines checklist，CARE），并于 2016 年进行了更新。

2016 年版本的 CARE 包括文题、关键词、摘要、引言、时间表、病人信息、体格检查、诊断评估、干预、随访和结局、讨论、病人观点、知情同意、其他信息共 14 方面。CARE 强调在写作案例报告时，应遵循时间轴描述病人评估、诊断与治疗经过，可采用图、表形式对此过程清晰展示；在报告干预措施时,应详细描述干预类型、干预内容、干预剂量和干预变化,并给出相应的解释说明;在报告结局时,应从专业人员评估结局和病人评估结局,报告重要的随访检查结果,以及干预依从性、接受度和不良反应;在讨论中,应讨论处理措施的优势和局限性,提供相关文献,给出相应的结论及依据,并指出本次案例报告能够为临床实践带来哪些启发。最后在案例报告中,要充分保护病人及其信息的隐私,尊重病人的知情权和治疗参与。完整的 CARE 及使用说明可在 CARE 官网上获取。

（六）质性研究的报告规范

质性研究是以研究者本人为研究工具,在自然情境下采用多种资料收集方法来探讨人们对复杂现象的认识和态度。护理学的研究多以人为研究对象,关注人的感受、体验与行为过程,对护理实践的深入理解有着独特的价值。质性研究的方法学包括描述性质性研究、现象学研究、扎根理论研究、民族志研究、案例研究、行动研究等。虽然方法学不同,但个体访谈和焦点组座谈是质性研究最常用的资料收集方法。

为了提高质性研究的论文报告质量,避免高质量的研究由于报告不全面而影响可信性评价,2007年,澳大利亚悉尼大学公共卫生学院 Allison Tong 等制定并发布了"质性研究报告统一标准:个体访谈和焦点组座谈的 32 项清单(consolidated criteria for reporting qualitative research,COREQ)",该清单条目具体且易于掌握。

COREQ 清单包括 32 个条目,包含研究者、研究设计、分析和结果三大部分。第一部分"研究者"包含研究者个人特征、研究者与参与者的关系两方面 8 个条目,重在呈现研究者自身背景可能对研究过程的影响,以及研究者与参与者之间的关系对研究结果造成的偏倚。第二部分"研究设计"包含理论框架、参与者选择、研究场所和资料收集四方面 15 个条目,强调研究人员应清楚报告研究所用的理论框架、选择参与者的方法(包括选样方法、沟通方法、样本量大小、拒绝参与及中途退出等)、资料收集场所的特征以及资料采集过程中的细节信息(如提纲、访谈次数、录音录像、实地笔记、时长、资料饱和、转录文字返还给参与者评价等)。第三部分"分析和结果"包含资料分析和报告两方面 9 个条目,建议研究者详细描述编码和主题的来源及确定过程,以及应用参与者的引文增强各级主题的透明性和可信性。

以上介绍了 6 种常见原始研究设计的论文报告规范。依据这些规范报告科研论文,将有助于提升论文撰写的清晰性、完整性和透明性。虽然报告规范不是质量评价工具,不包含任何对研究设计、研究实施和结果分析的评价与建议,仅仅是说明如何报告已完成的工作和获得的结果,但透明的报告将会暴露设计缺陷,这将促进科研人员改进将来的试验设计,从而间接促进科研论文的质量提升。

三、研究论文实例分析

以"用心陪伴干预对治疗期乳腺癌患者配偶自我效能的影响"一文为例,分析护理研究论文的写作要求。[来源:梁嘉贵,王朕玉,刘均娥,等.用心陪伴干预对治疗期乳腺癌患者配偶自我效能的影响[J].中华护理杂志,2020,55(8):1185-1188.]

（一）题目、摘要、关键词

题目:用心陪伴干预对治疗期乳腺癌患者配偶自我效能的影响

摘要: 目的 探讨用心陪伴干预对治疗期乳腺癌患者配偶自我效能的影响。**方法** 采用自身前后对照研究设计,选取 2018 年 4~5 月北京市某医科大学 4 所附属医院乳腺外科的 32 名女性乳腺癌患者配偶为研究对象,实施用心陪伴干预,包括勇于担当(多干活)、相伴左右(多陪伴)和心灵沟通(多谈心)。采取个体化面对面干预,时长 45min,并分别在干预前、干预后 2 周采用癌症自我效能量表-配偶版、焦虑自评量表进行测量。**结果** 干预前,乳腺癌患者配偶的癌症自我效能得分为(144.25±30.76)分、焦虑得分为(34.14±6.94)分;干预后 2 周,乳腺癌患者配偶的癌症自我效能得分为(163.91±

26.74)分、焦虑得分为(29.26±4.56)分,干预前后比较,差异均具有统计学意义($t=-3.940$,$P<0.001$;$t=4.248$,$P<0.001$)。**结论** 用心陪伴干预能提高配偶照顾乳腺癌患者的自我效能,并降低其焦虑水平。

关键词:乳腺肿瘤;社会支持;自我效能;焦虑;干预性研究

【分析】 该文题目简洁、新颖。介绍用心陪伴干预提高治疗期女性乳腺癌患者配偶照顾患者自我效能的效果,为实验性研究,具有较强的创新性,并在题目中得以体现。此外,题目提供的信息还包括研究对象是乳腺癌患者配偶。该文的摘要包括研究目的、方法、结果与结论,高度概括了论文内容,陈述简短,使读者能够迅速和准确地了解论文的主要内容。关键词列举了5个,均取自医学主题词表,表达规范。但摘要中如果能够给出进一步的信息,如目的与结论写得更为详细且不是简单呼应则更佳。

从最终研究结果来看,用心陪伴干预不仅提高了治疗期女性乳腺癌患者配偶照顾患者自我效能的效果,同时尚降低了其配偶的焦虑,题目要是更宽泛一点则更加清晰明了。因此,文题亦可进一步修改为:"用心陪伴干预对治疗期乳腺癌患者配偶的影响"。

(二)前言

乳腺癌是女性最常见的恶性肿瘤之一,严重影响其身心健康[1]。配偶支持是乳腺癌患者诊疗和康复过程中最有效、最持久的支持力量,充分调动和发挥患者配偶的家庭支持作用,是帮助患者身心全面康复的重要途径[2-3]。配偶支持是指在婚姻关系中,配偶提供行动或精神上的帮助,使对方感到被关爱、被肯定、被重视的行为[4-5]。目前,国际上较知名的配偶支持干预项目包括"助她痊愈(Helping Her Heal)"、FOCUS家庭干预项目、夫妻关系强化项目和其他综合性干预方法等[6-9]。其中,美国华盛顿大学护理学院Lewis教授等的"助她痊愈"项目最为严谨和成熟[6-7],项目包括5个主题和6个核心技能。该项目旨在提高配偶的沟通和支持能力,使患者更好地感知配偶支持,但尚未提及患者满意的配偶支持的本质,未根据疾病不同阶段的患者需求进行有针对性的干预。本研究团队前期关于乳腺癌患者配偶支持的质性研究结果发现,患者对配偶的需求包括行为、情感、精神3个层面,患者满意的配偶支持的本质是"心在",包括用心陪伴和有心陪伴,即通过配偶支持能够满足患者情感、精神层面的内在需求。而乳腺癌患者的配偶支持在患者疾病的不同阶段呈现出动态变化的趋势,其中,治疗期的配偶支持是满怀爱意陪伴她,表现为满足她的需要、鼓舞她的斗志和适应她的改变[10]。因此,本研究从满足患者内在需求的角度出发,充分考虑治疗期患者的配偶支持需求和配偶支持的特点,为患者配偶制订了具有针对性的用心陪伴干预方案,指导配偶更好地帮助患者度过最艰难的疾病治疗期。

【分析】 该论文的前言部分明确介绍了研究问题的背景和提出问题的依据,首先引用2018年185个国家36种癌症全球发病率和死亡率的全球数据(第1篇参考文献),对"乳腺癌是女性最常见的恶性肿瘤之一,严重影响其身心健康"的现况进行陈述,再进一步提出"配偶支持是乳腺癌患者诊疗和康复过程中最有效、最持久的支持力量,充分调动和发挥患者配偶的家庭支持作用,是帮助患者身心全面康复的重要途径"的观点,该论点通过第2~5篇参考文献进行佐证。同时通过第6~9篇参考文献的引用,分析了国际上较为知名的配偶支持干预项目,并提出美国华盛顿大学护理学院Lewis教授等的"助她痊愈"项目最为严谨和成熟,但存在"未提及患者满意的配偶支持的本质,未根据疾病不同阶段的患者需求进行有针对性的干预"的问题。据此引出本研究的研究目的是"从满足患者内在需求的角度出发,充分考虑治疗期患者的配偶支持需求和配偶支持的特点,为患者配偶制订具有针对性的用心陪伴干预方案",研究意义在于"指导配偶更好地帮助患者度过最艰难的疾病治疗期"。通过上述分析可见,前言部分不必太多文字,但内容务必精练,逻辑清晰,推理缜密,才可清晰阐述选题的理由和研究的目的与意义。

（三）对象与方法

1. 研究对象

选取 2018 年 4~5 月于北京市某医科大学 4 所附属医院乳腺外科治疗的女性乳腺癌患者的配偶为研究对象。纳入标准：①初次经临床病理确诊为乳腺癌患者的配偶；②年龄 22~65 岁；③小学及以上文化水平，沟通交流良好。排除标准：患有精神或认知障碍等疾病的配偶。根据配对设计样本量估计公式[11]：$n = [(Z_{1-\alpha/2} + Z_{1-\beta})\sigma/\delta]^2$，式中双侧 $\alpha = 0.05$，$\beta = 0.10$，σ 代表干预前后差值的标准差，δ 代表干预前后差值。根据前期结果，计算出最小样本量为 27 名，考虑到 15% 样本失访率，最终纳入研究对象 32 名。本研究通过了学校伦理审查委员会的审查。

2. 研究方法

2.1 干预方案的制订

本研究采用国际上标准的复杂干预方案的制订方法[12]，严格按照干预措施制订与评价的 4 个研究阶段：形成性研究、可行性研究、预实验研究和随机对照试验研究的步骤制订干预方案。干预方案的依据包括：①Lewis 教授以社会认知理论及关系调整模型为基础，设计的"助她痊愈"干预方案，包括 5 个主题单元和 6 个核心技能，以提高配偶的夫妻沟通和应对疾病的能力[6]，该项目已完成本土化修订[7]。本研究借鉴了其中的倾听、开放式提问和身体微语言干预技术。②乳腺癌患者配偶支持的质性研究结果发现，患者满意的配偶支持的本质是"心在"，治疗期患者满意的配偶支持为满怀爱意陪伴她[10]。因此，干预方案强调了用心陪伴，不仅教会配偶沟通技能，还强调沟通时要用心，从而让患者获得情感支持。在此基础上开发了用心陪伴干预方案，干预要素包括外在行为上的勇于担当（多干活）、相伴左右（多陪伴）、心灵沟通（多谈心），以及内在心理上被感知到的情感支持。干预内容包括心理健康教育和夫妻沟通技能，如在共情基础上的陪伴、倾听、开放式提问和抚触。在可行性研究阶段，选取了 5 名配偶进行干预，干预过程顺利，患者配偶反馈内容清楚，但有些内容较书面化。因此，对干预内容进行了语言润色，使之更通俗易懂，见表 1。

表 1　乳腺癌患者配偶用心陪伴干预方案

干预要素	干预目的	干预内容	干预时间
勇于担当（多干活）	①了解乳腺癌患者的配偶支持需求特点 ②了解配偶支持重要性	①健康教育：乳腺癌相关知识，配偶支持的重要性，患者的配偶支持需求特点 ②询问配偶已提供的支持，补充未提及的支持方式。常见的支持方式有：多承担家务，替妻子分担工作，主动学习疾病相关知识等	10min
相伴左右（多陪伴）	①熟悉陪伴的方式方法 ②掌握身体微语言的方法和注意事项	①强调用心陪伴的重要性，指导配偶要多陪伴妻子，创造与妻子在一起的时光。如送饭、陪床、化疗不适时的照顾、陪同复查等 ②身体微语言（抚触）：详细介绍手部抚触、手臂抚触和背部抚触的方法和注意事项	15min
心灵沟通（多谈心）	①学会沟通技巧，应对患者不良情绪 ②促进心灵沟通，增加夫妻一起面对疾病的信心	①讲述夫妻沟通在用心陪伴中的作用以及常用的沟通技巧，强调"心在" ②倾听技巧：安静地、全神贯注地听妻子说，并中立地应答，不着急解决问题；接纳和肯定妻子的感受；让妻子说出她的感受 ③开放式提问：学习开放性提问的方法和注意事项 ④情景模拟：化疗后脱发情境，练习倾听和开放式提问技巧，指导配偶需注意说话的语气语调。并鼓励配偶将所学沟通技巧运用到日常生活中 ⑤总结回顾所学内容	20min

Note:

2.2　干预方案的实施

采用个体化面对面的干预方法。干预时机为患者住院期间,配偶完成探视后的闲暇时间段。干预地点选择安静不易被打扰的示教室。干预过程包括:①介绍干预项目的目的、内容和时间要求;②逐项依次完成3部分的干预内容。健康教育内容由研究者向配偶一对一讲解。技能技巧通过图片展示和操作示范的方式给予指导。情景模拟由研究者和患者配偶共同完成。每名患者配偶干预1次,时长45min。

2.3　评价工具

(1)患者及配偶一般资料调查表:由研究团队自行设计,患者资料包括人口统计学资料和疾病相关资料,涉及患病部位、疾病分期、治疗方式、病程、生活自理能力等。配偶资料包括年龄、民族、子女数、宗教信仰、文化程度、婚龄、职业、工作状态、家庭人均月收入等。

(2)癌症自我效能量表-配偶版(cancer self-efficacy scale-spouse,CSES-S):1996年由美国华盛顿大学护理学院Lewis教授开发,用于评价乳腺癌患者配偶应对妻子疾病及为妻子提供支持的自信心,包含关注自我和关注妻子两个维度,共19个条目。关注自我维度包括5个条目,得分范围为5~50分,关注妻子维度包含14个条目,得分范围为14~140分。得分越高表示配偶的自我效能水平越高。该量表汉化后的Cronbach's α 系数为0.97[7]。

(3)焦虑自评量表(Self-Rating Anxiety Scale,SAS)[13]:1971年由Zung编制,适用于各类人群的焦虑症状筛查,共20个条目。该量表的Cronbach's α 系数为0.91。

2.4　资料收集方法与质量控制

干预前,研究者指导配偶填写患者和配偶一般资料调查表、癌症自我效能量表-配偶版以及焦虑自评量表。干预后2周,配偶通过问卷星填写随访问卷。为确保数据的有效性,按照纳入和排除标准筛选研究对象。研究者进行资料收集时采用统一的指导语,熟练实施干预过程。问卷回收后逐一检查,及时查漏补缺。

2.5　统计学方法

采用SPSS17.0软件进行统计学分析,计量资料采用均数±标准差表示,计数资料采用频数、百分比表示。干预前后配偶的癌症自我效能、焦虑得分等计量资料差值符合正态分布,采用配对 t 检验。以 $P<0.05$ 为差异具有统计学意义。

【分析】　从"对象和方法"部分可见,该研究是前后自身对照的设计,并未设立平行对照组。研究对象是"2018年4~5月于北京市某医科大学4所附属医院乳腺外科治疗的女性乳腺癌患者的配偶32名",并列出了纳入标准和排除标准。该研究以列表的形式对"用心陪伴干预方案"的干预要素、干预目的、干预内容和干预时间等进行了清晰、详尽的描述,使干预方法具有可操作性和可重复性,此为该文的亮点。研究的评价指标包括配偶的癌症自我效能和焦虑,作者对此进行了详细的描述,分别采用癌症自我效能量表-配偶版和焦虑自评量表进行测量,该两项指标的测量和评分分别引用了2篇参考文献作为依据和出处。"统计方法"处则阐述了"对各项定量指标采用配对 t 检验进行比较"。由此可见,该文在研究方法的描述上具体、详尽,便于重复验证。

(四)结果部分

1. 乳腺癌患者及其配偶的一般资料

共纳入研究对象32名。患者年龄31~62(46.9±8.5)岁,病程3d~9个月;配偶年龄32~64(48.6±9.3)岁,婚龄2~36年,其他一般资料见表2。

2. 干预前后患者配偶的癌症自我效能、焦虑得分的比较

干预前后,患者配偶的CSES-S总分及各维度得分比较,差异有统计学意义($P<0.05$),见表3。干预前后,配偶的SAS得分分别为(34.14±6.94)分和(29.26±4.56)分,差异具有统计学意义($t=4.248$, $P<0.001$)。

表2 患者及其配偶的一般资料[*n*=32，例（百分比，%）]

患者项目	例数	配偶项目	例数
年龄（岁）		年龄（岁）	
<35	4(12.5)	<35	4(12.5)
35~	23(71.9)	35~	19(59.4)
>55	5(15.6)	>55	9(28.1)
工作状态		宗教信仰	
在职	8(25.0)	有	1(3.1)
病假	5(15.6)	无	31(96.9)
退休	7(21.9)	工作状态	
其他	12(37.5)	在职	17(53.1)
医疗费用		退休	6(18.8)
医保	18(56.2)	其他	9(28.1)
公费	1(3.1)	职业	
新农合	7(21.9)	公务员	2(6.2)
自费	6(18.8)	工人	6(18.8)
患病部位		职员	8(25.0)
左侧	17(53.1)	农民	5(15.6)
右侧	14(43.8)	个体	2(6.2)
双侧	1(3.1)	其他	9(28.2)
疾病分期（期）		婚龄（年）	
Ⅰ	6(18.8)	0~	7(21.9)
Ⅱ	14(43.7)	11~	8(25.0)
Ⅲ	4(12.5)	21~	11(34.4)
未确定	8(25.0)	31~	6(18.7)
治疗方式		子女数（个）	
保乳术	13(40.6)	0	2(6.2)
改良根治术	19(59.4)	1	22(68.8)
确诊时间（个月）		2	7(21.9)
<1	9(28.1)	3	1(3.1)
1~	14(43.8)	家庭人均收入（元）	
4~	8(25.0)	<1 000	3(9.4)
>6	1(3.1)	1 000~	5(15.6)
自理能力		3 000~	8(25.0)
完全能够自理	25(78.1)	>5 000	16(50.0)
部分能够自理	7(21.9)		

Note:

表3 干预前后乳腺癌患者配偶的癌症自我效能量表得分比较（$n=32$，$\bar{x}\pm s$）

项目	干预前	干预后2周	t值	P值
关注妻子维度	107.81±22.58	120.69±20.24	−3.585	0.001
关注自我维度	36.41±9.33	43.19±7.14	−4.240	<0.001
总分	144.25±30.76	163.91±26.74	−3.940	<0.001

【分析】 本文的研究结果部分采用文字和表格结合的形式进行说明，可读性和直观性强。本文对数据均做了统计学处理和分析，用表格陈述数据，用$\bar{x}\pm s$进行描述，采用配对t检验比较干预前后配偶的癌症自我效能和焦虑评分的差异。但该研究仅对干预前、干预后2周两个时间点测量值进行评价和比较（干预后测量频次过少），且采用的是问卷星的形式，这些势必会对测评结果的科学性、准确性、稳定性产生影响。

（五）讨论部分

1. 用心陪伴干预可提高乳腺癌患者配偶的自我效能水平

本研究以乳腺癌患者治疗期的陪伴支持需求为切入点，强调配偶支持的重要性，通过干预强化了配偶的疾病相关知识和应对技能，充分调动了配偶的积极性和主观能动性，增强了其应对癌症的能力，提高了配偶内在的自我效能水平[14]。夫妻沟通技能的学习，使配偶能倾听妻子表达与疾病有关的想法和感受，且有效地帮助配偶转变以往试图阻断妻子表达不良情绪的沟通方式，增强了配偶应对患者不良情绪的自信心[15]，这与Lewis[6]和Jones[16]的研究结果一致，同时也满足了患者的配偶支持需求。乳腺癌是一个家庭事件，配偶作为患者的重要支持者，其自我效能的高低直接影响着夫妻双方面对癌症时所产生的应对态度和行为。

2. 用心陪伴干预可缓解乳腺癌患者配偶的焦虑

患者患病后，配偶也容易成为焦虑的高发人群。本研究为配偶提供了疾病相关知识和用心陪伴技巧，可以缓解配偶由于缺乏疾病知识而产生的焦虑[17]。配偶给患者提供的支持得到了医护人员的肯定和鼓励，使之倍感欣慰，从而缓解了不良情绪。同时，自我效能的提高，可增强配偶照顾角色的适应能力，提高其应对疾病的信心，从而缓解焦虑等不良情绪[18-19]。此外，良好的夫妻沟通能帮助配偶直接了解患者的内心感受与想法，有效地避免冲突，增加婚姻满意度，缓解双方的焦虑[15]。

【分析】 讨论部分是论文的精华，主要对研究结果作出理论性的分析，指出研究结果的意义及其内在规律。该文的讨论有以下特点：①讨论紧紧围绕"用心陪伴干预对治疗期乳腺癌患者配偶自我效能的影响"这一主题、以干预发挥的作用为标题展开，且采用多条文献来佐证，主题清晰、条理清楚，层次分明。②讨论注意结合国内外研究现况或相关理论陈述论点，同时还进行了同类研究的比较，如"与Lewis[6]和Jones[16]的研究结果一致，同时也满足了患者的配偶支持需求"，说服力强。③本研究提出"配偶自我效能的高低直接影响着夫妻双方面对癌症时所产生的应对态度和行为；良好的夫妻沟通能缓解夫妻双方的焦虑"的观点，并引用3篇文献来佐证该论点，突出了本研究的价值和意义。但讨论内容单薄，尚未密切结合本文的结果做出相应的分析和讨论。

（六）小结部分

用心陪伴干预以治疗期乳腺癌患者陪伴需求为切入点，强调患者满意的配偶支持的本质是"心在"，将配偶视为干预对象，指导其如何用心陪伴患者，发挥配偶支持的潜能，使其成为乳腺癌患者最坚实的支持力量。同时本研究也存在局限性，本研究是预试验阶段的研究结果，采用的是自身前后对照的试验方法，削弱了研究结果的说服力。后续将采用更严谨的随机对照试验研究设计，验证干预方案的可靠性。

【分析】 小结是全文的最后结束语，是作者对自己所写论文内容的总结，作者的结论是"用心陪伴干预方案能提高配偶照顾乳腺癌患者的自我效能，降低配偶的焦虑水平，对临床护理具有实用价值"，该结论直接、精练、高度概括。同时结束语也进一步指出本研究的局限性及后续的研究等方面，

Note:

提出"后续将采用更严谨的随机对照试验研究设计,验证干预方案的可靠性",显示研究严谨、务实,研究意义也得到进一步提升。

（七）参考文献（部分）

［1］Bray F,Ferlay J,Soer jomataram I,et al. Global cancer statistics 2018：GLOBOCAN estimates of incidence and mortality worldwide for 36 cancers in 185 countries［J］. CA Cancer J Clin,2018,68(6)：394-424.

［2］罗群,王维利,周利华,等. 癌症患者与配偶亲密关系的研究进展［J］. 中华护理杂志,2016,51(11)：1352-1356.

［3］Kaliampos A,Roussi P. Quality of partner support moderates positive affect in patients with cancer［J］. Psycho-Oncology,2018,27(4)：1298-1304.

【分析】　参考文献与主题高度相关,多数为写作时近3~5年的文献,数量合适,格式准确。

综上所述,一篇好的学术论文,除内容新颖、有创新、符合科学性和实用性外,还应注意文字通顺、避免错别字、参考文献正确引用等问题,因为这些方面也反映了作者严谨的科学态度。

科研工作结束后,要尽快完成论文,并投稿期刊争取发表,以便及时进行学术交流。投稿期刊前需先阅读该刊物的"投稿须知"或"稿约",根据要求准备好论文寄出,注意不要一稿多投。

第三节　综述的写作

综述(review)是指围绕某一专题收集、查阅大量近年的文献资料,并对其进行整理、归纳、分析、整合后所撰写而成的综合性学术论文。撰写综述具有以下特点:①间接性:综述是概括地回顾、整理已发表的原始文献,即以他人的研究结果为素材,不需要研究者本人进行实地研究;②评价性:综述不是简单地堆砌和罗列一次文献中的材料,而是基于自己的学识对相关内容进行分析和评价,作者的见解和观点透过相关内容的叙述而得以体现;③系统性:综述是围绕某一问题进行系统、全面的阐述,篇幅较原始研究论文要长。

一、综述的写作步骤

综述的篇幅一般5 000字左右,综述的写作分为5个步骤:选题,检索文献,阅读文献,整理资料与拟定提纲,以及成文与修改。

（一）选题

护理领域综述的选题范围包括护理基础理论、临床护理、护理技术操作、护理管理、护理教育、社区护理等方面的问题。选题原则包括明确综述目的、力求立题创新、善用自己所长。

【例10-4】　**"老年痴呆患者激越行为的护理进展"的选题思路**

以"老年痴呆患者的护理进展"为题,写作内容可包括生活护理、饮食护理、居家安全护理、认知矫正、康复护理等多方面内容,显然题材过大。若作者只写"老年痴呆患者的居家安全护理",则更具体。但居家安全还包括误吸、误服、跌倒、走失、激越行为等内容,作者可以进一步缩小范围,写"老年痴呆患者激越行为的护理进展",既体现出选题的新颖性,同时也可以将主题写清楚。当然,如果关于老年痴呆患者激越行为的研究文献过少或缺乏高质量的文献,则应扩大至上一级选题,以获得足够量的文献。

（二）检索文献

综述题目选定后,就要通过文献检索,大量收集与选题有关的中文和外文文献。这一过程称为资料收集过程。按"先综后单、先近后远、先中后外、先专后泛"的"四先四后"的"十六字"方法收集,即按"先看综述文献后看单篇文献,先看近期文献后看远期文献,先看中文文献后看外文文献,先看专业文献后看相关文献"的方法来收集与阅读文献。

　　文献数量的多少是决定综述内容是否新颖的基础,也是衡量综述质量的重要指标之一。在收集资料时,要特别注意文献的发表时间。为了使综述能够反映某一护理理论或护理技术操作的新观点、新方法和新技术,应保证所选文献是近期的。要收集近几年发表的原始文献,尤其是强调"新进展"时则应选取近 2~3 年内的新文献。当然,也应根据综述的时限要求进行文献收集。

　　为保证文献查全和查准,应搜索中文和英文文献,务必阅读原始文献。此外,在广泛阅读资料基础上,选择有代表性、权威性的文献进行精读。在阅读过程中做好摘录,摘录内容包括作者、题目、刊名、年、卷、期、起止页、研究目的、研究方法、研究结果和主要结论,见表 10-2。

表 10-2　**参考文献摘录表**

编号	著录项	研究目的	研究方法				研究结果	主要结论
			研究对象	样本量	科研设计	研究工具		
1								
2								

(三)阅读文献

　　文献阅读是综述的基础工作,只有在大量阅读的基础上,才能较全面地了解某一护理问题。文献阅读包括精读和泛读。要求在广泛阅读的基础上,还应对有创新性、权威性或高质量的文献进行精读、细读和反复阅读。在精读和泛读过程中,要特别注意写好读书笔记,以便为综述的写作做好资料准备。

(四)整理资料与拟定提纲

　　在确定选题、收集和阅读文献之后,就应对文献进行综合分析、归纳整理并拟定写作提纲。提纲的重点是确定前言的内容和正文的各级标题,它要求紧扣主题、层次分明、提纲挈领,并把摘录文献的编号分别置于相应标题之下。在拟定提纲时,应对综述每一部分的标题和内容加以确定与明确。如引言部分的概要,中心部分的主要内容及小标题,小结的内容和结尾。大体设计出综述的框架,以保证在写作之前做到心中有数。

　　如"患者参与用药安全的研究进展"的写作提纲如下。

[例 10-5]　**"患者参与用药安全的研究进展"的写作提纲**

　　　　题目:患者参与用药安全的研究进展

　　　　前言部分:本文回顾了患者参与用药安全的概念、测评工具、影响因素等国内外研究进展,旨在为临床护理提供参考,全面落实"患者参与患者安全"理念,提升患者用药安全。

　　　　中心部分:

　　　　1　概念

　　　　2　测评工具

　　　　3　影响因素

　　　　3.1　患者个人因素

　　　　3.1.1　患者一般人口学因素

　　　　3.1.2　患者角色认同

　　　　3.1.3　患者对参与用药安全的态度

　　　　3.1.4　患者身体状况

　　　　3.2　与医护人员相关因素

　　　　4　患者参与用药安全的策略与内容

　　　　4.1　参与策略

　　　　4.2　参与内容和方式

　　　　4.3　参与工具

　　　　小结部分:国内外研究者对患者参与用药安全已做初步探索,尚未形成统一的模式,患者参与用药安全内容、形式差异较大。患者参与用药安全受到多种因素的影响,但对其效果评价研究尚无普适量表。因此,未来可积极开展患者参与用药安全干预举措的临床实证研究,尤其是移动医疗技术的使用,构建具有良好信度、效度的患者参与用药安全行为量表,从而使患者参与用药安全这一抽象概念变为可测量的具体指标,为形成科学、标准、系统的管理模式奠定基础。此外,医护人员需制订有科学性、针对性、个性化的干预计划,以提高患者参与用药安全行为,保证患者用药安全,降低不良事件发生率。

参考文献部分:略

来源:王冰寒,颜巧元,刘义兰,等.患者参与用药安全的研究进展[J].中国护理管理,2018,18(6):817-821.

(五) 成文与修改

按提纲、按格式完成论文,并润色修改。

二、综述的写作格式与内容

护理综述论文的写作格式与其他医学文献综述论文的格式一样,分为题目、作者署名和单位、摘要、关键词和正文等五大部分,通常摘要部分可省去。正文包括前言部分、中心部分,小结(总结)部分和参考文献部分。综述写作格式、内容与常见问题见表10-3。有关题目、作者署名和单位、摘要、关键词等内容可参考前述护理论文的写作要求。

表10-3　综述写作格式、内容与常见问题

正文部分格式	内容与要求	常见问题
引言(前言)	前言是综述写作的开始,具有概括和点题的作用,主要内容包括: 1. 阐述综述有关护理问题的概念 2. 阐述目前有关护理问题的现状、存在的问题和未来趋势 3. 提出本文立题的依据和综述目的	1. 描述与本文综述无关的内容 2. 引言篇幅过长,将中心部分的内容写入引言
中心部分(核心部分)	1. 中心部分的常用写作方法是通过提出问题、分析问题和解决问题的过程,叙述各家的观点,尤其是不同的观点(也可以适当结合作者自己的观点),从不同的角度叙述本专题的历史背景、现状、存在的问题、解决问题的方法及发展方向 2. 中心部分的框架一般是按照所拟定的写作提纲进行,中心部分可以由几部分组成,每部分又可以冠以小标题	1. 对所提出的问题概念不清楚 2. 对论述问题不明确 3. 对不同的观点,只介绍与自己观点相同的,而不描述否定意见 4. 没有客观地反映原作者的论点和循证结果
小结部分(总结)	1. 小结部分应是概括性地总结综述中心部分提出的各种观点,研究结果、结论并加以比较,从而指出未来的发展趋势 2. 小结部分应与前言部分相呼应,即对前言部分提出的问题应给予一个较明确的答案或回答 3. 小结用词要恰如其分,留有余地	1. 小结的内容与中心部分无关 2. 未归纳总结文献的观点、结果和结论,而是仅仅叙述自己的观点和看法 3. 缺少小结部分
参考文献	参考文献的质量和数量可反映综述的质量 1. 参考文献的质量要求:与其他护理论文的要求同 2. 参考文献的数量要求:与其他护理论文相比,护理综述参考文献相对较多,国内期刊一般要求列出主要参考文献 20~30 篇;SCI 期刊论文要求较多	1. 引用的参考文献较陈旧或缺乏权威性 2. 引用与本文研究问题不密切的文献 3. 不是作者亲自阅读过的原文文献 4. 不是公开发表的文献

（一）题目

综述的题目主要由综述涉及的对象及说明构成，如"癌因性疲乏的护理研究进展"中的"癌因性疲乏的护理"是综述的对象，"研究进展"是说明语。目前国内约有一半的综述以"……进展""……的研究进展""……最新进展""……新进展"为题，导致综述题目缺乏新意。很多论文虽以"进展"为题，但其实文中并未体现出最新的研究成果。因此在为综述定名时，需选择更为贴切的说明语，如"……近况""……因素分析""……应用"等。

（二）摘要

综述的摘要属于指示性摘要，一般仅概括论文报道的主题，而不涉及具体的数据和结论，一般在200字以内。写作时注意避免摘要与前言相混，摘要中不应详细介绍选题背景和意义，且由于摘要是对下文的概括，故无须再使用"本文""作者"等第一人称的词。同时，摘要应能反映论文主题思想，不能过于简单，使读者难以获得全文纲要性的信息。

【例10-6】　**"乳腺癌围术期病人护理模式应用的研究进展"一文的摘要**

对国内外乳腺癌围术期病人的护理模式，包括以自理理论为指导的护理模式、PDCA循环结合四位一体模式、病友互助护理模式、以跨文化理论为指导的护理模式、多学科协作护理模式、知信行护理模式、安全护理管理模式和个案护理模式等进行分析，旨在为我国临床乳腺癌手术的规范化护理提供参考，并推进我国乳腺癌围术期护理的发展。

来源：聂立婷，颜巧元.乳腺癌围术期病人护理模式应用的研究进展[J].护理研究，2018,32(23):3653-3657.

【分析】　此段摘要尽管语句简练，但囊括了全文的各段主题，使读者对全文结构一目了然。

（三）前言

前言一般300~500字，内容包括介绍有关概念或定义和讨论范围、相关护理问题的现状、存在问题、争论的焦点和发展趋势等，说明综述目的和意义以引出正文。前言应简明扼要，不应大量描述与本文综述无关的内容，如原文主题是综述食管癌患者的生活质量，但在前言中花了较大篇幅介绍食管癌的检查和治疗方式，就属于与综述关系不大的内容。

（四）主体

主体是综述的主要部分，以论据和论证的形式，提出问题、分析问题和解决问题。通过比较各专家学者的论据，结合作者自己的经验和观点，从不同角度来阐明有关护理问题的历史背景、现状、争论焦点或存在问题、发展方向和解决办法等。内容包括历史发展、现状分析、趋向猜测。主体部分无固定的写作格式，可按问题的发展依年代顺序写，即纵式写法，勾画出该护理问题的来龙去脉和发展趋势；也可围绕某一护理问题的国内外研究现况，通过横向对比分析各种观点、见解、方法、成果的优劣利弊，即横式写法；也可采用综合纵式和横式的写法，如历史背景采用纵式写法，目前状况采用横式写法。总之，主体的格式取决于作者对文献资料的整理和归类的思路，初学者可通过阅读他人综述寻找归类的方法。

主体部分的写作需注意以下几点：

1. 注意综述的逻辑性、综合性　即将分散在各篇文献中的论点、论据提炼出来，并按一定的逻辑思路列出综述的大纲。切忌将原始文献中的观点罗列堆砌，没有分析、归纳和提炼。

2. 注意综述的评述性　应在已有材料的基础上客观地发表议论。对专题的研究现状、水平、条件等进行具体分析，比较其优劣，评述其利弊，并对其专题研究的发展方向作出预测。

【例10-7】　**"乳腺癌围术期病人护理模式应用的研究进展"一文中对以往研究的评述**

世界上有许多关于乳腺癌围术期的护理模式，包括由专业乳房护理护士、全科医生、同伴支持小组、癌症支助机构和理事会提供的护理模式，以及最近通过虚拟平台提供的护理支持模式，旨在更好地为乳腺癌围术期病人提供帮助。如Orem自我护理模式在提高乳腺癌病人自理能力方面具有显著优势，病友互助模式（peer support model）能够更好地缓解病人的负性情绪,PDCA循环结合四位一体模式可以持续地提高病人的自我护理行为及生活质量,跨文化护理模式有效降低了外籍乳腺癌病人的文化不适应,多学科协助护理模式最大限度地促进了病人快速康复,知、信、行护理模式有效提高了乳腺癌病人的依从性,安全管理模式使乳腺癌的护理更精确、细化,个案管理模式重建了病人疾病不确定感。由此可见,各种护理模式都有侧重点,人类对乳腺癌围术期病人护理模式的研究一直都没有停下脚步。但诸多护理模式虽然名称不一样,其内容多有交叉重复之处。

来源:聂立婷,颜巧元.乳腺癌围术期病人护理模式应用的研究进展[J].护理研究,2018,32(23):3653-3657.

3. 正确引用文献 综述中对引用文献中的概念定义、观点、疾病发生率等数据、以往的研究等,均需要进行准确的文献标引。引用的文献必须亲自阅读过原文,避免将其他论文中的语句直接复制,在理解的基础上,用自己的语言加以总结和表述。注意语言的规范性和适合性,阐述的观点或结论应注明其来源。研究者应意识到,没有一个假设或理论可以通过实证检验被绝对性地证实或证伪,没有一个研究问题可以在单一的一项研究中得到绝对的答案。因此,表述文献观点时应注意使用恰当的语句。

4. 客观、全面地阐述不同观点 对各学派或研究中一致或不一致的观点均应回顾,对不同的意见,肯定的在前,否定的在后,并尽量解释不一致的原因。

5. 表述详略得当 对于密切相关的研究应做细节描述,包括作者、研究设计、样本特征和样本量、研究工具、主要研究结果等信息,见例10-8,而不能以"研究结果表明……"简单化阐述。但已成为常规或常识的内容则可简单阐述。

【例10-8】 **"患者参与用药安全护理的研究进展"一文对密切相关研究的细节描述**

高科技智能工具促进患者参与用药安全。Green等[37]采用患者共享电子健康记录系统使患者参与自身护理,如查看用药记录、异步邮件交流以及其他网络服务,并且进行血压监测和回馈,医护人员可远程调控患者用药以控制血压处于正常水平。Hayakawa等[38]借助智能手机,开发了用药自我管理系统,借助智能手机存储患者服药历史记录,提醒患者按时服药,结果显示,36.2%患者采用该系统参与用药管理,其服药依从性有所提高。Dayer等[39]利用手机应用程序(APP)使患者参与自身用药安全,患者可及时获取用药安全知识以及使用相应的提醒功能,并将用药信息回馈给医护人员。

(来源:王冰寒,颜巧元,刘义兰,等.患者参与用药安全护理的研究进展[J].中国护理管理,2018,18(6):817-821.)

(五)小结

小结部分应与前言部分相呼应,即小结对前言部分提出的问题应给予一个较明确的答案或回答。可概括性地总结综述主体部分提出的各种观点、研究结果、结论,并加以比较,从而指出未来的发展趋势。如果综述缺少小结部分,或小结的内容与中心部分无关,没有归纳总结文献的观点、结果和结论,而是仅仅叙述作者观点和看法,则不是一篇合格的综述。

(六)参考文献

参考文献是综述的重要组成部分,综述列出的参考文献数量要比一般研究论文多,因为综述的写作内容主要依据参考文献而来,故应将文中引证的论点、数据、研究或实验结果的文献来源列于文末,以便读者查阅。应避免引用所阅读文献中所引用的文献,有时几经复制,已改变了语句的原意或在原始文献中根本无法找到相应的观点。另外应仔细检查文献编码顺序,避免排序错误。建议在写作时用Endnote或NoteExpress等参考文献管理软件,可帮助正确地进行文献的组织和标引。

综述初稿完成之后,作者应反复修改和补充,或请同行予以审定,避免在成文中可能出现的错误和不妥之处。审定文稿应着重注意下列各点:①资料来源是否翔实;②引用文献是否正确;③文稿的节段划分是否合理;④符号、计量单位、数值是否正确一致;⑤名词、用语是否规范;⑥文稿中是否有产生歧义或可能引起误解的文字。

三、综述范文分析

以前述论文"乳腺癌围术期病人护理模式应用的研究进展"为例,分析综述的写作要求。论文来源:聂立婷,颜巧元.乳腺癌围术期病人护理模式应用的研究进展[J].护理研究,2018,32(23):3653-3657.

(一)题目

该文题目指出了文章的主要内容为乳腺癌围术期病人护理模式的应用现状及效果,是对该领域研究进展的综述,选题属于临床护理范畴,突出了新颖性和学术性。

(二)引言部分

乳腺癌是全世界女性发病率最高的癌症之一,每年乳腺癌新发病例约167万人,约52万人死于乳腺癌,且发达国家发病率最高[1-3]。我国每年约有25万女性患上乳腺癌,居城乡女性癌症病人首位,每年约6万女性死于乳腺癌,居女性致死率第6位。由此可见,中国女性乳腺癌发病率虽高,但死亡率相对较低,目前乳腺癌主要以手术为主,其5年观察生存率约为72.7%[4]。乳腺癌的高发病率、低死亡率,对护理人员来说是一个挑战。支持性护理是癌症治疗的核心,其试图去解决一系列问题,包括病人及其家人和照护者的生理、心理、社会、精神领域,而不仅仅是立即治疗[5]。国内外针对乳腺癌围术期的护理,提出了很多护理模式,且均在临床应用上发挥了重要作用,但将各种护理模式的研究现状汇总的文献较少。现就国内乳腺癌围术期病人护理模式研究进展进行综述,作为国内临床护理人员选取护理模式的参考依据,推进我国乳腺癌围术期护理事业的发展。

【分析】 引言部分指出乳腺癌现状与支持性护理在乳腺癌围术期能发挥重要作用,然后提出"护理模式"这一概念。通过阐述目前支持性护理的局限性,引出护理模式的意义。引言部分主题突出、简洁明了。

(三)综述主体部分

1 乳腺癌围术期护理模式应用现况

由于乳腺癌治疗以手术为主,围术期需要注意的护理问题包括恢复术后肢体功能、预防术后并发症、重建自我形象、改善癌因性疲乏、调节焦虑抑郁等情绪、消除"疾病不确定感"、降低文化休克对疾病康复的副作用等。针对以上护理问题,在世界上有许多关于乳腺癌围术期的护理模式,包括由专业乳房护理护士、全科医生、同伴支持小组、癌症支助机构和理事会提供的护理模式,以及最近通过虚拟平台提供的护理支持模式,旨在更好地为乳腺癌围术期病人提供帮助。如Orem自我护理模式在提高乳腺癌病人自理能力方面具有显著优势,病友互助模式(Peer support model)能够更好地缓解病人的负性情绪,PDCA循环结合四位一体模式可以持续地提高病人的自我护理行为及生活质量,跨文化护理模式有效降低了外籍乳腺癌病人的文化不适应,多学科协助护理模式最大限度地促进了病人快速康复,知、信、行护理模式有效提高了乳腺癌病人的依从性,安全管理模式使乳腺癌的护理更精确、细化,个案管理模式重建了病人疾病不确定感。由此可见,各种护理模式都有侧重点,人类对乳腺癌围术期病人护理模式的研究一直都未停歇。但诸多护理模式虽然名称不一样,其内容多有交叉重复之处,经认真阅读筛选比较,列举较为科学的8种护理模式进行评价。

2 乳腺癌围术期病人的护理模式

2.1 以自理理论为指导的护理模式

美国护理学家Orem在1971年提出了自理理论,由吕式瑗于1983年引入我国,并成为我国临床护理的重要模式[6]。Orem认为护理系统是一个发展开放的行为系统,选择护理系统的依据是病人的自理需要和自理能力。自理缺陷形成于病人不能或不完全能进行连续有效的自我护理时,处于该状态的病人需要护理人员提供照顾和帮助,并要求护理人员根据具体情况为病人提供完全补偿护理、部分补偿护理、辅助教育来满足其自理需要。研究表明,在Orem自理理论护理模式下,乳腺癌病人术后

Note:

并发症的发生率显著下降,病人肢体功能康复速度提高,对健康教育知识知晓率均显著高于常规护理组[7]。许萌[8]以河南省乳腺癌术后病人为样本,将样本划分为研究组与常规组,常规组应用外科常规护理模式,研究组采用 Orem 自理理论护理模式,即根据病人术后是否处于清醒期及其自我活动能力,将术后未清醒的病人列为全补偿系统,术后清醒的并具有自我活动能力的列为部分补偿系统,并强调辅助教育贯穿于围手术期的全过程。陆萍[9]在应用该模式时特别强调注重发挥病人的最大自我护理潜能,要求护士应用自己的智慧结合病人的生理和心理条件去发挥,对临床护士提出了较高的要求。张小青[10]按病人术后的时间顺序,为病人分配三大系统,认为全补偿系统、部分补偿系统、辅助教育系统处于一个动态变化的状态,彼此是不孤立的,在辅助教育系统中应用"自理是自尊的需要"的观点,在传统的护理模式中,病人是被动接受护理人员的帮助,但在自我护理理论中,病人是主动参与健康决策,目的是促进自我护理。

总之,Orem 自理理论从乳腺癌术后病人自理缺陷入手,以术后病情变化为基准,护士可以利用自理能力评估表进行评估,减轻护士的工作负荷,同时也让术后护理问题更有针对性。辅助教育系统作为一个全程的系统,在护理乳腺癌病人的过程中显得尤为重要,因为病人大多数为女性,手术会很大程度改变女性本来的形体之美,加之女性对自己的形象极为重视,对病人进行全程的心理和生理健康教育可以促进术后康复,也符合现代优质护理的需求。但 Orem 自理理论局限于已存在的护理诊断,对于刺激因素的研究相对欠缺。

2.2 PDCA 循环结合四位一体模式

美国质量管理学家戴明提出的 PDCA 循环,是一种用于质量管理的基本方法,该循环按策划(plan)、实施(do)、检查(check)、处理(action)的顺序进行质量管理,且每次循环都将起点上升到一个新水平,然后循环不断地进行下去[10]。四位一体模式是由医生、护士、病人和家属共同参与,制定功能锻炼路径表,并依照该路径表循序渐进地施行,同时遵循科学性和系统性原理,增强了康复训练的针对性和目的性,充分调动了病人的主动性和积极性,特别是家属的同步训练,听取其他病人的现身说法,让家属掌握了相关的康复训练,利于督促与增加病人对功能锻炼的兴趣和效果[11]。丁娟等[12]以乳腺癌手术病人为研究对象,对照组采用传统方法,即在围手术期由责任护士进行康复知识教育,其余时间进行随机康复教育,多为说教式,对单个病人进行指导,指导后由病人自行练习。观察组实施 PDCA 循环结合四位一体模式,通过创建 PDCA 功能锻炼小组,并按拟定的四位一体式功能锻炼临床路径表对病人进行教育,每执行一次均回顾分析存在的问题,将问题和实际结合再修改路径表,再实行,循环反复,直到病人康复。结果表明 PDCA 循环结合四位一体模式,有效解决了传统康复指导中护士的"一人台"局面,促进了医护的交流合作,提高了病人和家属的积极性,并可以持续提高护理质量,从而有效地保证病人康复。当然,该模式也对护士的专科知识提出了很高的要求,并需要护士有很好的分析、判断、总结、应用知识的能力,可以在医生、护士、病人、家属这一个团体中起到主导作用。

2.3 病友互助模式

病友互助模式是对处于康复期且身心健康并正在治疗的病人提供帮助的一种护理模式[13]。国外有面对面和虚拟平台两种方式。研究表明,该模式可以有效地促进病人的心理健康和降低围手术期的不良反应,分享生活经验和专业的生活方式,已被证实可以减轻病人的焦虑和孤独感,并且有助于提高其生活质量[5]。曹雪英等[14]将住院的 60 例不同时期病人分为对照组和研究组,对照组实行常规护理,研究组在常规护理的基础上采用病友互助模式,组织并指导志愿者为术前和处于康复期的病人提供帮助,时间为每周 1 次,内容为康复经验和情感支持,通过 2 个月的干预,在有效提高乳腺癌病人身心健康、降低术后并发症的同时,也大大节约了卫生人力资源。Borkman[15]提出"相似的这个人的概念",该概念认为曾经患过癌症并康复的病人,用其第一手体验知识,向同病种的病人提供支持和帮助,共情性能使其他病人从一个独特的视角去看待疾病和获得社会支持。Jeffrey 等[16]也做过同样的研究,证实病友互助模式可以显著减少病人的孤独感,并提供病人足够的信心去战胜疾病。但病

Note:

友互助模式只能作为乳腺癌围手术期病人的辅助护理模式,因为促进病人康复起主导作用的仍是护理人员。且病友互助模式需要医院或组织建立规范化的乳腺癌志愿者机构,并定期由医务人员对其培训,培训达标后方可进入医院帮助同病种病人,因此,对于所在城市志愿者素质较高、医疗水平发达的地区更为适用。在完成治疗、病人康复出院后,将限制其参加面对面的同伴支持。新兴的虚拟平台服务是面对面支持的补充,降低了医疗保健系统的负担,也避免了病人和志愿者的来回奔波[17]。

2.4　以跨文化理论为指导的护理模式

跨文化护理理论最先被美国护理学家 Madeleine Leininger 提出,1995 年引入我国。日出护理模式(Sunrise Nursing Mode,SNM)是跨文化护理理论的核心。日出护理模式认为护理是在一个相对的框架内,有针对性地为不同民族与文化背景的病人提供差异化的护理,而不是一个固定的模式[17]。王凌等[18]对住院的 10 例外籍乳腺癌围手术期病人实行以跨文化理论为指导的护理模式,病人入院后按日出护理模式的三层次评估法对病人进行评估,第一层次评估病人的信仰、教育背景、语言、个人经济状况,第二层次评估病人的健康及其照顾者、医疗费用,第三层次评估病人的健康需求、治疗需求、护理需求。依据评估结果,制定语言沟通障碍的护理、心理护理、生活护理、围手术期访视指导内容,再进行具体护理干预。研究表明,以跨文化理论为指导的护理模式,避免了因文化不同而发生文化强迫、文化休克,提高了外籍病人的护理质量,弘扬了以人为本的精神,顺应了全球一体化的世界潮流[19-20]。

2.5　多学科协作护理模式

近年来,国际上出现了一个重要的医学诊断模式——多学科协作团体(multidisplinary team,MDT),主要通过优化诊疗方法,合理分配医疗资源,提高诊疗效果,来促进多个学科的共同发展[21]。多学科协作往往是一个多学科和跨学科的方法,不仅包括外科和医疗团队,还包括乳房护理护士、理疗护士、专家同行支持、顾问或心理学家[22]。以乳腺癌病人为中心,运用多学科的方法照顾病人及其家庭,一直被医生、护士、专职医疗团队和女性自己认可[23]。张密[24]将本院 120 例乳腺癌围手术期病人划分为观察组和对照组,对照组采用医院常规护理模式,观察组建立多学科协作团体,一级成员包括甲乳外科医生、专科护士、管床护士,二级成员包括营养科、心理科、康复科、整形外科、影像科、病理科及中医科等科室的医生,其中专科护士承担小组联络员的职务,运行时每周会诊 2 次,一级成员必须到场,二级成员依实际情况而定,遵循协调互助、各施所长原则,并当场对病人的病情及病理检查结果进行评估分析,协作护士列出系统的护理方案。在整个护理过程中,病人得到了更便捷、有效的医疗服务,避免了病人在各科室的重复预约就诊,从而缩短了病人的住院时间。结果显示,多学科协作护理模式的应用,能够减轻乳腺癌病人围手术期的应激反应,减少术后并发症,加快术后康复。乳腺癌围手术期病人存在的护理问题涉及多学科,因而应用多学科协作护理模式,能够为病人提供更专业的医疗资源。而护理人员作为联络员,不仅要参与护理方案的制定,还是该方案的主要实施者,对护理人员的各方面能力要求很高。而每周会诊 2 次,对医生而言,也是一个挑战,目前三级甲等医院对于疑难病症会定期会诊,但尚未做到对每例乳腺癌病人定期会诊,且会诊时护士较少参与[24]。主要与国内医疗资源严重不足、护士人手不足且高学历护士较少有关[25]。

2.6　知、信、行护理模式

知、信、行护理模式中知、信、行是知识(knowledge,K)、信念(attitude,A)、行为(practice,P)的简称,又称为 KAP 护理模式。KAP 理论最早是由美国哈佛大学教授 Mayo 等提出,并在后来学者的进一步发展中,成功地应用于促进人们健康行为的改变过程中[26]。KAP 护理模式是指通过对病人进行健康教育,加强病人对疾病知识的掌握,逐渐形成健康的信念,目的是使病人在日常生活中形成积极有益的健康行为。吕润丽[27]将某医院 58 例乳腺癌病人分为对照组和观察组,对照组实行常规护理,观察组在常规护理的基础上采用 KAP 护理模式,选择和培训此模式的教育者对乳腺癌病人围手术期进行多种形式的健康宣教,内容主要包括:解释手术根治的必要性和术后的康复过程,通过乳房再造术来弥补自我形象紊乱,告知乳腺癌的诱发因素等,使病人将乳腺癌相关知识深深映入脑海,逐渐形成

Note:

信念,潜移默化地表现出对疾病康复有利的行为。结果表明该模式作为延续性健康教育方式,有效地提高了围手术期乳腺癌病人的依从性,从而使其积极配合治疗,总体健康评估效果明显高于对照组。与传统的健康教育相比,KAP 模式注重接受信息者的反馈,病人是否理解并能应用护士传递给的知识,强调健康教育对病人行为的正性作用,值得临床推广运用。但该模式的实施效果与护士的教育经历、职业态度有关。

2.7　安全护理管理模式

安全管理模式是指严格掌握各种规章制度及操作流程,使病人在围手术期获得身心安全。随着病人自我保健和维权意识的提高,将安全护理管理模式的理念贯穿于病人围手术期,已成为临床护理的要求。Sevinc 等[28]对乳腺癌术后病人严格遵循临床路径进行护理,发现实施该模式后病人的焦虑感下降,满意度提高,生活质量更佳。吴燕[29]将某院 120 例乳腺癌围手术期病人分为治疗组和对照组,对照组采用常规护理,治疗组采用安全护理管理模式,该模式由安全康复操锻炼和安全护理质量管理两部分组成,护理人员应用标准化、程序化的护理对安全康复操做了详细描述,安全有效地指导病人进行术后康复训练,结果显示该模式的应用在促进病人整体康复的同时,也培养了护理人员自身的安全意识和服务意识。

2.8　个案护理模式

在美国的社会工作管理中最早出现个案管理模式,随后该模式被英国医疗护理领域引入,并获得了迅速发展,在欧美地区,乳腺癌个案管理模式已相当成熟[30]。目前我国护理人员开始关注个案管理在乳腺癌病人中的应用,但相关研究仍然不多。彭霞林[31]对某院收治的 40 例乳腺癌病人实行个案管理模式,并与实行责任制护理模式的 40 例相对比。首先,成立个案管理小组,选择年资 8 年以上且具有本科学历能力达标者作为个案管理师,个案管理内容包括:录入病人信息、制订护理计划、监管并分阶段对病人进行指导、延续性护理措施(电话随访、建立 QQ 群、公布个案管理师电话)等,在乳腺癌围手术期实行一对一的全程护理,并与责任制整体护理相结合,保证了整个护理过程无缝隙,特别是个案师与病人的密切联系,直至病人出院后 6 个月内,在此后的时间内接受病人的电话咨询。研究结果表明个案护理模式在发挥了有能力的护理人员的特长,优化护理资源配置的同时,也很大程度上消除了乳腺癌围手术期病人的疾病不确定感,提高了病人的满意度。但也有研究表明,复查和随访会加重病人的焦虑感,因为担心乳腺癌的复发[32]。大多数乳腺癌复发是由女性自己发现的,他们认为参加随访并不能提供给他们更好的方法去适应癌症后的生活,尽管医院提供给他们处方药,但是并没有处方可以让他们更健康[33]。

【分析】　综述的主体部分层次清晰,结构合理,具有逻辑性。作者介绍了乳腺癌围术期"以自理理论为指导的护理模式、PDCA 循环结合四位一体模式、病友互助护理模式、以跨文化理论为指导的护理模式、多学科协作护理模式、知信行护理模式、安全护理管理模式和个案护理模式"8 种护理模式的应用状况,并对围术期护理模式的应用效果进行分析,旨在为我国临床乳腺癌手术的规范化护理提供参考,并推进我国乳腺癌围术期护理的发展。该文主要采用横式写法阐述了相关研究进展,在对与主题密切相关的研究进行介绍时,如在介绍"以跨文化理论为指导的护理模式"时,引出日出护理模式(sunrise nursing mode,SNM),阐明 SNM 是跨文化护理理论的核心。日出护理模式认为护理是在一个相对的框架内,有针对性地为不同民族与文化背景的病人提供差异化护理,而不是一个固定的模式。例如王凌等对住院的 10 例外籍乳腺癌围术期病人实行以跨文化理论为指导的护理模式,病人入院后按日出护理模式的三层次评估法对其进行评估,第一层次评估病人的信仰、教育背景、语言、个人经济状况;第二层次评估病人的健康及其照顾者、医疗费用;第三层次评估病人的健康需求、治疗需求、护理需求。3 个层次内容介绍清晰明了,对开展进一步的研究非常有借鉴价值。但对相关护理模式概念介绍得不够完整,如果能更多地介绍国外相关研究,可使文章内容更为丰富。

(四)　小结部分

乳腺癌在国内外具有高发病率、高生存率的特点,促使国内外学者研究乳腺癌围手术期护理模式,近 5 年提出的护理模式就有 20 余种,每种护理模式都是在常规护理的基础上增加了新的特色,并取得差异性的效果。对于本文未列举的护理模式,如舒适护理模式、责任制护理模式、整体护理模式、聚焦解决模式、癌性疲乏护理干预模式、快速康复模式、全程人性化护理模式、临床护理路径模式、系统护理模式等。目前,国内针对乳腺癌围手术期运用护理模式的情况较好,但将多种护理模式相结合并运用于乳腺癌围手术期的方法较少。将个性化护理模式同普适化护理相结合,实现双轨延续性健康教育,既运用了个性化护理模式又应用了延续性护理模式,且取得了良好的临床效果,这为未来研究更好的乳腺癌围手术期护理模式提供了参考。在欧洲和澳大利亚有专业乳房照护模式,是一种具有自主性和互补性的支持性护理服务模式,乳房保健护士是被广泛认可的,但在国内此角色并不常见。在英国,有一个称为"前进"的支持性护理模式,由经过专业培训的乳房照料护士组成,用来对具有低中度风险的护士进行日常随访,而不是通过 GPS 的共享功能为病人提供支持性护理。GPS 效应模型取代了常规的随访和教育计划,提供了一个更加具有成本效益的共享资源,同时也解决了病人的焦虑和患癌后的担忧,这些包括更年期问题、性问题、复发恐惧和淋巴水肿等。该模型还与同伴护理模式相结合,邀请同伴女性参加。在维多利亚,一种新兴的护理模式是在先进的操作层次上去培训专业乳房护理护士,用来满足被诊断为乳腺癌女性的多样性需求,与普通护士不同的是,他们不仅仅进行疾病管理,更注重促进病人健康。目前,通过互联网、电子邮件、Skype、智能手机 APP 运行的护理模式,为病人提供支持信息,能促进病人的心理和生理健康。电子解决方案通过一个集中的云(cloud)数据库组成,以共享公共信息和备份数据,内容围绕运动、健康饮食、疲劳管理、睡眠问题、更年期问题、癌症预防和筛查设定,对自我效能的强调,能够帮助女性去控制她们的健康,用户可以使用在线视频向经验丰富的癌症护理护士进行个人咨询,而正在进行的试验已经显示出可喜的效果。可以预测的是,随着护理人员整体水平的提高,乳腺癌围手术期的护理工作也会更好,各种护理模式都能运用在相符的情境中,为乳腺癌病人带来福祉的同时也能够优化医院资源配置。

【分析】 文章的最后是展望部分,对未来护理模式进行展望与预测。而一般来讲,综述的最后应对全文进行总结,建议修改为小结部分,且要与前言相呼应,对全文介绍的 8 种护理模式进行概括总结,同时更多地预测智能信息化在未来乳腺癌护理中应用的发展趋势。

(五)参考文献(部分)

[1] DeSantis C,Ma J,Bryan L,et al. Breast cancer statistics 2013[J]. CA Cancer J Clin,2014,64(1):52-62.

[2] DeSantis C,Ma J,Bryan L,et al. Breast cancer Statistics 2011[J]. CA Cancer J Clin,2011,61(6):409-418.

……

[18] 王凌,谈宏琼,杨妮,等.跨文化护理理论在外籍乳腺癌患者围术期护理中的应用[J].护理学杂志,2014,29(8):41-43.

……

[41] Porter-teele J,Tiondronegoro D,Seib C,et al.'Not one sizefits all':a brief review of models of care for women with breast cancer in Australia[J]. Cancer Forum,2017,41(1):13-19.

该文参考文献共 41 条,标引明确、规范、准确,数量充足,并有国外文献,质量较高,但近 5 年文献的比例尚不足。

第四节 案例报告的写作

案例报告(case report),是通过对临床实践中单个或多个具有特殊性或典型代表性病例的护理研究,从而探索疾病在医护过程中的个性特征和共性规律而撰写的报告。案例报告是护理论文中较常见的一种论文形式,有利于交流经验、积累资料,获得新观点、新知识,并可为进一步研究提供依据。

Note:

选择的病例要为罕见病及疑难重症,突出"新""特""奇"。案例报告的特点之一是文章中的案例数量不受限定,可以是一例具有典型性的患者,当然也可以是具有共性特征的多个患者甚至是家庭、团体或社区。特点之二是所选案例具有特别的意义,能给读者新的启发和认识,包括:①病例本身特殊:如罕见病例或并发其他少见疾病的病例报告等,如"1 例恶性萎缩性丘疹病累及多系统病变患者的护理""12 例经导管主动脉瓣置入术后并发症的监护";②病例本身没有特殊性,而是在护理措施上特殊,如"多发伤患者术后合并骶尾部巨大压疮及多处创面的护理""造口皮肤黏膜分离伴造口肠瘘患者的护理"。

一、案例报告的写作格式与要求

案例报告包括题目、作者署名、摘要、关键词、前言、案例介绍/临床资料、主体、小结和参考文献,作者署名和关键词基本要求与其他论文写作格式相同。

(一)题目

案例报告的题目需涉及研究例数、研究对象和干预措施,题目应突出选题的创新性。如"6 例 Cantrell 五联征患儿的围术期护理""1 例系统性红斑狼疮合并弥漫性肺泡出血患者的气道管理"。

(二)摘要

案例报告的摘要属于指示性摘要,主要涉及以下内容:本文报告了(总结了)一例……的护理,病例概要,护理措施概要和护理效果。一般 100~200 字。

【例 10-9】　**"2 例胚胎移植患者发生镜像综合征行剖宫产术的护理"的摘要**

　　　　目的　总结胚胎移植患者发生镜像综合征行剖宫产术的护理经验。**方法**　对 2 例胚胎移植术后发生镜像综合征患者行剖宫产术,同时术前加强心理护理、胎儿监测护理及血压监护、水肿护理,发现异常及时处理;术后密切监测病情变化、加强产后出血护理及出院护理。**结果**　术后 2 例患者及 2 例胎儿存活(例 1 双胎的乙胎死亡),术后未发生严重并发症,术后住院 4d、6d,病情稳定出院。**结论**　对镜像综合征患者加强围手术期护理,及时发现并处理患者及胎儿病情变化,可提高患者及胎儿预后。

　　　　(来源:邓晰瑜,黄萍. 2 例胚胎移植患者发生镜像综合征行剖宫产术的护理[J]. 护理学杂志,2020,35(2):51-53.)

(三)前言

前言主要提出关注的临床护理问题和论文写作的目的。内容包括某疾病的概念(罕见病),某疾病或治疗方式的发生率或病死率,治疗护理现状或特点,引出个案。字数在 200~300 字较为合适。

(四)案例介绍/临床资料

根据案例的多少,该部分称为案例介绍或临床资料。案例或临床资料应详略得当,要与文章后面介绍的护理措施所要解决的问题相呼应,即多选与护理有关的内容介绍,而不是抄写医生写的病史或叙述过多医生的治疗。案例介绍/临床资料包括以下内容:患者的一般资料;疾病的发生、变化和结局;与护理措施相关的病例资料。

(五)案例报告主体

主体部分的写作常见两种格式:

1. 护理程序格式　护理案例报告的格式可按照护理程序的思路进行资料组织和论文写作,包括健康评估、护理诊断、护理计划、护理实施、护理效果和效果评价 6 部分。

2. 医学案例报告格式　目前国内期刊上多采用与医学案例报告相似的写作格式,护理案例报告正文主要由护理措施、讨论组成。

(1)护理措施:护理措施是案例护理的核心部分,该部分应注意:①措施应详略得当,对于特殊案例的选题,必须介绍采取的特殊护理措施;对于常规化的护理措施一带而过或不写。②对于具体的护理方法,需详细、具体,使读者阅读后能够参照实践。③案例报告属于经验型论文,目的是介绍作者的具体做法,供他人借鉴。因此护理措施部分必须强调"做了什么"而不是"应该做什么"。④每项护理措施介绍后需评价护理的效果,如有无并发症发生,患者的接受程度、对护理是否满意等。⑤对所采用的措施如果综合了以往报道的方法,或以往的研究结果,或对措施机制的阐述,均应准确标注文献出处,以展现护理措施的可靠性和可追溯性。

【例 10-10】 "1 例高位肠瘘伴腹壁缺损患者的围手术期护理"一文中介绍患者的围手术期护理为:

营养管理,体液管理,瘘口周围、植皮区及供皮区皮肤管理……

(来源:罗雪梅,杨婕,蒋理立. 1 例高位肠瘘伴腹壁缺损患者的围手术期护理[J].

护理学杂志,2019,34(11):29-30.)

(2)讨论部分:讨论的内容可以是分析所采取措施的原因,介绍护理措施的理论依据。讨论也是案例报告的重要组成部分,有些论文将讨论的内容合并在相应的护理措施中介绍。

（六）小结

小结可与前言前后呼应,总结本案例护理特点,谈及在护理工作中的体会和感受,提出今后的研究方向。

（七）参考文献

案例报告的参考文献相对其他类型的论文数量较少,但文中提及的概念、治疗护理现状及理论依据等内容必须标明出处,供读者查阅。如"1 例小儿伪膜性肠炎行粪菌移植的护理"一文参考文献共11 条,其中英文文献 6 条,中文文献 5 条。

二、案例报告实例分析

以"1 例小儿伪膜性肠炎行粪菌移植的护理"一文为例,分析案例报告的写作格式与要求。(来源:徐建仙,徐红贞. 1 例小儿伪膜性肠炎行粪菌移植的护理[J]. 中华护理杂志,2015,50(5):638-640.)

（一）题目、摘要、关键词

题目:1 例小儿伪膜性肠炎行粪菌移植的护理

摘要:总结 1 例儿童伪膜性肠炎行粪菌移植的护理。做好移植前的充分准备,包括供体、受体的准备,完善肠道清洁;移植后保持合适的体位,注意饮食,观察消化道、生命体征变化及其并发症的发生,做好标本的采集和出院指导。经过精心的准备和护理,该患儿好转出院,随访未见腹痛、便血情况。

关键词:肠炎(Enteritis);微生物群落(Microbial Consortia);护理(Nursing Care)

【分析】 该文题目新颖、简洁。伪膜性肠炎(PMC)是一种发生于小肠和结肠的急性黏膜坏死、纤维素渗出性炎症,临床上常见于抗生素治疗后,较难治疗。粪菌移植治疗 PMC 越来越受到关注,介绍其相关的护理措施使此个案报告具有一定的创新性,且在题目中得以体现;摘要对主要护理措施作了概括,并报告了护理的效果;关键词列举了 3 个,均取自医学主题词表,表达规范。

（二）前言部分

伪膜性肠炎(pseudomembranous colitis,PMC)是一种发生于小肠和结肠的急性黏膜坏死、纤维素渗出性炎症,能检出难辨梭状芽孢杆菌(又称艰难梭菌),临床上常见于抗生素治疗后,故有"抗生素相关性肠炎(antibiotic associated diarrhea,AAD)"之称[1]。PMC 是 AAD 最严重的表现,在 AAD 中发生并不十分常见[2]。临床常用的标准疗法为抗生素治疗,但其总体复发率在 15%~26%[3]。近年来,粪菌移植(fecal microbiota transplantation,FMT)治疗 PMC 得到越来越多的关注,其定义为:将健康人粪便中的功能菌群,移植到患者胃肠道内,重建具有正常功能的肠道菌群,实现肠道及肠道外疾病的诊疗[4]。2011 年,有研究[5]称世界范围内有 325 例患者接受 FMT 治疗,短期缓解率可达 90%以上。目前采用 FMT 治疗儿童患者有 2 例报道,临床结局良好[6]。我科于 2014 年 7 月对 1 例 PMC 患儿采用FMT 治疗,经过精心准备及护理,取得了满意的效果,现总结如下。

Note:

【分析】 前言部分首先对伪膜性肠炎、抗生素相关性肠炎、粪菌移植等概念引用《内科学》经典教科书和权威期刊中高质量论文的定义进行介绍,文献标引规范、准确、直接。同时对粪菌移植治疗伪膜性肠炎的历史与现状进行了回顾与简述,其中的观点、发病率、治疗原则标引第 2~6 篇参考文献作为出处,来源清晰明确。最后一句指出护理在此新法中的意义和作用,并自然引出案例,简洁明了。

（三）临床资料部分

1 临床资料

1.1 一般资料 患儿男,11 岁。曾因反复便血 2 年余入住我科,经甲硝唑、盐酸万古霉素抗感染后患儿症状好转出院。出院后 2d 患儿再次排黏液血便伴腹痛,第 2 次入住我科。入科后患儿解暗红色血便 6~11 次/d,伴有阵发性腹痛、能忍。肠镜病理报告:直肠、结肠、回盲部及回肠末端黏膜慢性活动性炎症;胶囊内镜显示回肠末端、结肠多发小溃疡。大便细菌培养鉴定:屎肠球菌优势生长。一般细菌+真菌涂片检查:找到革兰阳性球菌、革兰阳性杆菌、革兰阴性杆菌、真菌孢子。粪常规:红细胞(+++),潜血(+)。诊断为伪膜性肠炎。

1.2 治疗方法与效果 入院后给予甲硝唑磷酸二钠加万古霉素联合抗感染治疗,酚磺乙胺、氨甲苯酸止血治疗,并予奥美拉唑钠 25mg/d,静脉推注,氟康唑 100mg/d 抗真菌治疗。入科后该患儿禁食 3d,腹痛、便血症状缓解,医嘱予米汤口服 11d,但停药 2d 后血便再次出现。于入科后第 39 天行FMT 治疗,移植后第 3 天患儿排便 1 次,为黄色糊状。未见明显腹痛、呕吐等不适,症状好转出院。每周随访,患儿无腹痛、便血情况,复查血、大便检查结果正常,随访 4 周后复查结肠镜,结果提示肠黏膜恢复正常。

【分析】 该文的临床资料部分包括一般资料、治疗方法与效果,条理清晰。但该案例内容更多偏医疗信息特别是检验指标信息,缺少与文后介绍的护理措施相对应的护理问题的介绍,如受体及供体、病人的饮食状况等信息。

（四）主体部分

2 护理

2.1 FMT 前准备

2.1.1 受体及供体准备 粪便供者的恰当选择是成功进行 FMT 的重要因素。为防止潜在病原菌感染的传播,必须对粪便供者进行全方位的健康评估,以排除细菌、病毒和寄生虫感染等疾病状态。因此,需严格把握儿童应用 FMT 的指征。目前最清晰的指征是用于反复性和(或)难治性艰难梭菌感染,但也曾经用于伪膜性肠炎[7]等胃肠道疾病。选取供体,要求选择亲属、家庭成员或健康个体。因 FMT 一部分风险来自供体,为了将风险降到最低,制订粪便供体病史问卷(参照美国西雅图儿童医院 FMT 粪便供体病史问卷),主要包括供体的用药史、患病史、接触史等。最终选取了该患儿的母亲作为供体,其母亲在 3 个月内未患各种疾病,也未使用全身抗生素治疗,病史、体格检查未发现胃肠道疾病症状,血清学和粪便可传染病原体检查阴性。5d 内未食用可致过敏的食物,无感染病灶,体温正常,无恶心、呕吐等消化道反应,符合供体选择要求,签署知情同意书。

2.1.2 确定移植途径 FMT 可以采用多种方法进行,包括口服、鼻胃管或鼻肠管、胃十二指肠镜或结肠镜输注以及通过保留灌肠等方法。通过结肠镜的移植除了能直接评估肠道黏膜病变情况,同时能选择合适的位点注入大量的"供体粪便",通过活检孔道直接植入回肠末段或结肠。经结肠镜或保留灌肠的形式进行移植成为目前 FMT 时广泛采用的方式[8]。通过结肠镜移植的方式能在较少次数的移植后获得更好的临床缓解率[9]。该患儿认知能力好,对周围事物敏感,不适宜采用鼻肠管、胃十二指肠镜等输注,且该患儿便血持续存在,达 6~11 次/d,病变部位为直肠、结肠、回盲部及回肠末端,为了能更直接评估肠道黏膜病变情况,通过结肠镜的方式注入粪菌。

2.1.3 供者粪便准备 进行移植前 6h 内收集供体准备的粪便(最好软便)。该病例供体于移植前 3h 自解粪便,取中段装入普通粪便收集器。工作人员做好手卫生,戴手套、口罩和眼罩,穿隔离衣,在专门房间内进行。最终选取50g大便加入生理盐水300ml(体积比1:6),置入家用搅拌器搅拌成匀浆样,再用过滤器过滤颗粒样物质置于密闭容器中,20~24℃室温保存不超过6h。

2.1.4　患儿肠道准备　术前患儿肠道准备非常重要。因术前通过肠道准备的方式,能尽量减少患儿原有肠道异常菌群的数量和定植。有利于供者的肠道菌群在受体肠道中定植。该患儿行FMT前1d给予流质饮食,晚10点后禁食,给予开塞露经肛门注入,于20:00、22:00、24:00和当日7:00注入后解稀糊便,移植前1h开始用生理盐水清洁灌肠。因本患儿患肠道黏膜活动性炎症,故操作人员灌肠时注意动作轻柔,未造成黏膜损伤出血。灌肠液温度为39~40℃,灌肠液面距肛门40~60cm,肛管插入直肠7~10cm,每次灌入500ml生理盐水,总液量100ml/kg。每次灌肠后嘱患儿平卧,保留5~10min。注意保持每次液体进出的平衡,灌出量大于等于注入量。直至清洗干净为止。移植前30min予口服水合氯醛10ml。

2.2　FMT后护理

2.2.1　合适体位　患儿实施FMT时,供体粪菌经结肠镜喷洒在升结肠、横结肠、降结肠、乙状结肠共4处,每处20ml。因此,为了粪菌在受体体内维持较长的时间,并能取得相关的作用,FMT后患儿取右侧卧位,臀部抬高30°,以防止粪菌流出,保证一定的粪菌量定植。该患儿年龄偏小,自控意识差,粪菌注入后不能忍受,因此向家长及患儿做好宣教,嘱尽量卧床休息24h,减少下床活动。患儿清醒以后,通过讲故事、听音乐等方式分散其注意力。

2.2.2　饮食护理　患儿术后4h内禁食,建立静脉通路。根据年龄、体质量确定补液量。4h后患儿未见明显不适,给予稀粥等清淡的半流质饮食,次日给予面条、软食,少量多餐,3d后正常普食,但避免食用坚硬、辛辣、刺激性食物以及致敏性食物。向家长及患儿做好宣教,避免让患儿饮用可乐、雪碧等碳酸饮料,不可食用薯条、爆米花等膨化食品。该患儿及家长饮食依从性较好。

2.2.3　注意消化道症状　患儿移植30min左右出现腹痛,以脐周为主,能忍受,解鲜红色血便2次,量中,无腹胀、恶心、呕吐情况,移植后2h症状消失,考虑与结肠镜有关。因该患儿肠黏膜充血炎症,可见糜烂和溃疡,行结肠镜检查会造成黏膜少量出血,继续观察便血情况,给予酚磺乙胺、氨甲苯酸静脉滴注以止血。根据该患儿的特点制订移植后观察表,内容包括需要观察的各项指标及症状出现的时间,术后严密观察腹痛腹胀情况,注意大便的颜色、量、性状及气味,包括有无恶心、呕吐、轻度腹泻、便秘、肠鸣音减弱、上消化道出血等。该患儿移植后未出现腹泻、腹胀情况,第3天排黄色糊状便1次,复查大便常规正常。

2.2.4　严密观察生命体征变化　在行FMT过程中需要保持患儿安静,术中使用2次咪达唑仑镇静,但咪达唑仑能导致呼吸抑制、烦躁不安、血压下降,因此在术中和术后4h使用心肺监护仪密切监测生命体征。该患儿FMT后解2次新鲜血便,考虑为内镜操作损伤肠道黏膜所致,注意监测血压,并予每小时监测心率、呼吸,尤其注意血压的变化,直至患儿清醒,改每4小时监测1次血压,并观察四肢末梢循环、全身皮肤有无花斑,同时注意意识、面色变化,警惕失血性休克的发生。曾有报道FMT在克罗恩病治疗中出现发热等症状,因此患儿返回病房后每4小时测体温,监测体温正常。

2.2.5　并发症的观察　据报道,FMT最多的不良反应为个别患者在首次接受移植后出现寒战、发热、肠胀气等症状,大多能自行缓解[10],无脓毒症的报道。还有可能出现与移植过程中的内镜操作相关[11]的并发症,如内镜操作引起的肠道损伤和肠道穿孔等,故术中要注意动作轻柔。该患儿移植过程顺利,术后患儿清醒后诉有肠胀气,无剧烈腹痛,查体无腹胀,嘱继续卧床休息,轻轻按摩腹部,注意排气情况。1h后患儿有排气,诉肠胀气有好转,予进食,无恶心呕吐,未出现腹胀情况,至术后第2天患儿诉肠胀气消失。

2.3　标本的采集

患儿于移植前3d、使用抗生素前、移植治疗当天、移植后1、3、7、14、21d分别留取患儿粪便标本,采用粪便收集器,戴上无菌手套采取,采集时注意避免带入新的致病菌,大便钙卫蛋白标本保存在

4℃冰箱内,血标本及时采取及时送检。粪菌移植最直接的就是大便的监测,包括大便的颜色、量、性状以及大便的相关实验检查,包括大便常规、大便培养、大便涂片、大便钙卫蛋白,做前后对比,同时注意血常规、C反应蛋白、血气和电解质情况。患儿血常规、C反应蛋白检查正常,大便各项指标的检查均正常。

2.4　出院指导

患儿活泼好动,嘱其注意劳逸结合,避免活动过度,少去公共场所。饮食避免辛辣、刺激性食物和碳酸饮料,注意大便情况。在随访过程中,该患儿饮食依从性好,2d解大便1次,大便干结,嘱其食用适量水果,多饮水,养成定时排便的习惯。告知每周随访,随访时需留取大便标本,告知标本留取的注意事项。

【分析】　该文的护理措施部分内容详尽,非常具有实用性和可操作性。护理措施从FMT前准备和FMT后护理两部分进行撰写。FMT前准备包括受体及供体准备、供者粪便准备、患儿肠道准备;FMT后护理首先主要介绍了体位、饮食护理、病情观察等;标题分为3个层次,条理清晰。该部分介绍了标本采集方法、出院指导方法,内容体现专业性,结构清晰,逻辑合理,详略得当。该部分很注重细节的描述,体现了专科性和可操作性,实用性强,例如"工作人员做好手卫生,戴手套、口罩和眼罩,穿隔离衣,在专门房间内进行。最终选取50g大便加入300ml生理盐水(体积比1:6),置入家用搅拌器搅拌成均匀浆样,再用过滤器过滤颗粒样物质置于密闭容器中,20~24℃室温保存不超过6h"。另外,该部分也适时地介绍了护理效果,例如"该患儿移植后未出现腹泻、腹胀情况,第3天排黄色糊状便1次,复查大便常规正常",增强了说服力。另外,对一些特殊的做法引用文献加以佐证,论证有力,例如"经结肠镜或保留灌肠的形式进行移植成为目前FMT时广泛采用的方式[8]。通过结肠镜移植的方式能在较少次数的移植后获得更好的临床缓解率[9]"。该部分的不足之处是对患者心理状况未进行分析与关注,且有些具体做法未引注文献,例如"在行FMT过程中需要保持患儿安静,术中使用2次咪达唑仑镇静,但咪达唑仑能导致呼吸抑制、烦躁不安、血压下降,因此在术中和术后4h使用心肺监护仪密切监测生命体征"。

(五)讨论与小结部分

FMT用于儿童的风险包括传播未识别病原体的风险,鼻胃管或鼻空肠管插入损伤可能,供者各项筛查的费用以及可能的麻醉风险。因此,需严格把握指征,尤其充分做好移植前准备,包括供体、受体的准备,注意观察腹胀、腹痛、大便等消化道症状,加强生命体征的监测和及早发现并发症,做好标本的采集和出院指导。本病例经过严格的筛查,准备,以及精心的护理,顺利完成移植,好转出院,随访各项检查指标正常,无腹痛、便血情况。

【分析】　该文无讨论,仅有小结部分,主要对该例PMC采用FMT治疗的护理方法进行总结,较为精练,让读者很快能捕捉到主要信息。不足之处是该文未设置专门的讨论部分,在结构上尚不够完整。

(六)参考文献(部分)

[1]　陈灏珠.实用内科学[M].北京:人民卫生出版社,2005:1918-1920.

......

[6]　肖咏梅,王佳怡,车艳然,等.粪便微生物移植治疗幼儿重症伪膜性肠炎1例并文献复习[J].中国循证儿科杂志,2014,9(1):37-40.

[7]　Trubiano JA,Gardiner B,Kwong JC,et al. Faecal microbiota transplantation for severe Clostridium difficile infection in the intensive care unit[J]. Eur J Gastroenterol Hepatol,2013,25(2):255-257.

......

[10]　Kunde S,Pham A,Bonczyk S,et al. Safety,tolerability,And clinical response after fecal transplantation in children and young adults with ulcerative colitis[J]. J Pediatr Gastroenterol Nutr,2013,56(6):597-601.

［11］杨云生，王子恺. 粪菌移植的研究进展［J］. 胃肠病学，2014，19（1）：1-5.

【分析】　参考文献与主题相关性较好，但对于新型手术护理来讲仍显数量偏少。

（颜巧元）

本 章 小 结

1. 护理论文是护理科研成果的一种表征，是科研活动或成果应用的书面总结，反映护理学科的发展状况与研究水平。

2. 护理论文对发展护理学科具有重要意义：①传播护理学信息，促进护理学术交流；②为护理学理论的科学发展积累宝贵资料；③促进护理事业的创新与发展；④提高专业人员的知识与技能。

3. 护理论文按论文体裁分为研究论文（论著）、文献综述、案例报告、短篇报道（技术革新、新方法或经验介绍）等类型；按论文写作目的分为学术论文和学位论文。

4. 撰写护理论文要遵循创新性、科学性、实用性、规范性、可读性及伦理性的原则。

5. 护理论文的撰写程序包括资料准备、构思、拟定提纲、完成初稿、投稿与回修。

6. 常用护理论文一般包括：①题目；②署名：包括单位署名和作者署名；③摘要和关键词；④正文，包括前言、对象与方法、结果、讨论；⑤致谢；⑥参考文献。

7. 报告规范是指科研论文的推荐报告内容，通常以查检表的形式呈现，以最少的条目说明研究过程和研究发现，特别是可能给研究带来偏倚的问题，以增强科研论文报告的清晰性、完整性、透明性和一致性。

8. 常见原始研究设计的论文报告规范包括随机对照研究的报告规范、非随机对照研究的报告规范、观察性研究的报告规范、诊断试验准确性研究的报告规范、病例报告研究的报告规范和质性研究的报告规范6种。

9. 综述是对大量文献进行归纳、总结、对比、分析和评价的一种学术论文，具有间接性、评价性、系统性的特点。

10. 综述的写作步骤包括：选题、收集资料、阅读文献、整理资料与拟定提纲、成文与修改。

11. 综述写作的基本格式包括：题目、作者署名和单位、摘要、关键词和正文等五大部分。

12. 案例报告是通过对临床实践中单个或多个具有特殊性或典型代表性病例的总结，探索疾病在医护过程中的个性特征和共性规律而撰写的报告。

13. 案例报告包括题目、作者署名、摘要、关键词、前言、案例介绍/临床资料、主体、小结和参考文献等部分。

思 考 题

1. 简述护理论文的写作步骤。

2. 简述护理研究论文的题目的基本要求

3. 简述摘要的书写内容及注意事项。

4. 试述综述写作格式与内容。

5. 两人一组，选择一篇护理论文或综述，对其质量进行分析和评价。

Note：

URSING

第十一章

质 性 研 究

11章 数字内容

─── 学 习 目 标 ───

● 知识目标

1. 掌握质性研究的研究步骤。

2. 熟悉质性研究的基本特征;质性研究对象的确定方法;质性研究常用的资料收集和分析方法。

3. 了解质性研究的哲学基础;质性研究的质量控制措施。

● 能力目标

1. 能提出适合用质性研究解决的护理问题。

2. 能完成一份质性研究设计方案。

● 素质目标

具备人文关怀素养,理解护理学中质性研究以人为中心和整体观理念,探索护理专业相关问题的意义。

中国女性乳腺癌新发病例中,15~44岁的育龄妇女占22%,随着育龄妇女新发病例数的增加,更多乳腺癌患者将面临抚养未成年子女这一问题。现有的研究表明,对于已婚已育的乳腺癌患者来说,许多压力来自患病后对家庭和子女的担忧,疾病对家庭生活造成了一定的干扰,可能严重影响患者自身的身心健康。

乳腺外科护士小王欲了解在中国的医疗和社会环境中,乳腺癌患者面对抚养未成年子女这一问题的心理体验。

请思考:

1. 传统的量性研究方法是否适合探究面对这一特定现象患者的心理体验?

2. 如何深入了解患者的心理体验?

护理工作的对象是人,研究有关人的现象和经历是护理研究的重要内容。有时单纯的数字并不能有效回答研究问题,需采用质性研究的方法探索深层次的现象和内涵。因此在护理领域中,质性研究具有重要的研究意义,本章主要阐述质性研究的特征、研究方法和基本步骤,以及质性研究的写作格式。

第一节 质性研究的概述

质性研究关注人们在特定情境下的体验、经历、意义和观点,由于护理学科是研究人们对健康问题的反应,因此质性研究在护理领域具有重要的价值。

一、质性研究的概念

质性研究(qualitative research)又称质的研究、定性研究,是以研究者本人为研究工具,在自然情境下采用多种资料收集方法对某一现象进行整体性探究,使用归纳法分析资料,通过与研究对象互动,对其行为和意义建构获得解释性理解。质性研究是对某种现象或事物在特定情形下的特征、方式、含义进行观察、访谈、记录、分析、解释的过程,旨在揭示研究对象赋予的这些事物的内涵和本质。该研究方法被广泛应用于社会学、人类学、管理学、心理学等领域。由于护理学的研究多以人为研究对象,关注人的感受或行为过程,质性研究在护理学领域的运用价值越来越多地得以体现。

二、质性研究的哲学基础

质性研究是一个从实际观察的资料中发现共性问题的过程,属于探索性和叙述性的研究。质性研究与量性研究的本质区别在于不同的哲学观和专业范式。量性研究建立在实证主义范式(positivist paradigm)基础上,遵循客观、有效、实用的原则,认为现实是唯一的;质性研究建立在建构主义范式(constructivist paradigm)、诠释主义范式(interpretive paradigm)的基础上,认为知识是由社会建构的,无论是研究者还是被研究者,他们都有各自的价值观和现实观,因此现实是多元的。质性研究者关注研究对象在某一社会现象中的经历以及这一现象对研究对象的意义,为了描述某社会现象的各方面,往往呈现具体的社会情境、社会过程或社会关系。质性研究者认为理解一个过程的最佳途径是去经历和体验这一过程,换一个角度看待同一个问题时,会产生新的发现。

质性研究的方法论以整体观为指导,其基本思想是:①任何现实都不是唯一的,每个人的现实观都是不同的,可随时间推移而改变。②对事物的认识只有在特定的情形中才有意义,因此质性研究的推理方法是将片段整合,以整体观分析事物。③由于每个人对事物的感受和认识不同,因此同一事物对不同的人可以有不同的意义。例如,不同的人对患癌可能有不同的理解,有人将癌症视为对生命的威胁、人生走到了尽头;有人认为患癌是对自己敲响的警钟,让自己重新审视自己的生活方式;也有人认为患癌是对自己意志的考验和挑战。

【例11-1】 不同哲学观下的研究理念

乳腺癌作为一种影响女性特征的疾病,其治疗和康复过程对患者的生活和人生体验都可能造成一定影响。对于这一现象,持有不同哲学观的研究者会发展出明显不同的研究理念,这些不同的研究理念将影响研究者关注不同类型的资料。

诠释主义者	实证主义者
认为现实是多元化的。	认为现实是唯一的。
欲探讨乳腺癌患者在治疗和康复过程中的体验:	欲描述乳腺癌患者在治疗和康复阶段的应对方式并分析应对方式与生活质量的关系:
1. 乳腺癌患者在治疗和康复过程中的具体经历是什么?	1. 乳腺癌患者在治疗和康复阶段采用何种应对方式?
2. 她们如何看待自己的患病经历?	2. 采取积极应对方式的患者是否有较高的生活质量?
3. 她们如何处理治疗和康复过程中的各种困难?	拟采用的资料收集方法:
拟采用的资料收集方法:	1. 收集一系列数据,通过统计分析描述采用各种类型应对方式患者的比例。
1. 与患者进行一对一的访谈,旨在提供机会让患者表述个人的经历和理解。	2. 比较应对方式和生活质量的数据,检验采用积极应对方式的患者是否有较高的生活质量。
2. 观察患者在治疗和康复活动中的行为举止,与他人的关系等。	

诠释主义者关注乳腺癌患者对治疗和康复经历的主观体验以及她们对自己患病的理解;而实证主义者根据测量数据和统计分析,推导出变量之间的关系,因此更关注采用各种应对方式的患者比例及其生活质量评分。虽然两种研究理念均可增进乳腺癌患者应对疾病的知识,但不同的哲学观产生的研究理念决定了研究者认识现象的不同视角。

三、质性研究的特征

质性研究的设计没有严格的限定,可在整个研究过程中获得发展和变化。由于很多现实或观点往往在研究开始时并不为人所知,研究者在研究过程中需对研究现象作出积极反应,根据现实或研究对象的观点调整探索的内容和方法。质性研究有多种研究方式,如现象学研究、扎根理论研究、民族志、描述性质性研究、个案研究、历史研究等。虽然各种方法的哲学理念不尽相同,但它们都具备以下基本特征:

1. 质性研究的设计具有灵活性,可在研究者进入研究情境后根据所获得的信息进行调整。

2. 质性研究具有整体性,深入探索事物的内涵和实质,而不只是截取某一个片段。

3. 质性研究为非干预性研究,研究者关注特定的现象和社会情境,其目的是了解事物或现象的本质,但不对此作预测和改变。

4. 质性研究要求研究人员非常熟悉所研究的情境,甚至需要在此情境中生活或工作一定的时间。

5. 质性研究往往采用目的选样的方法选取研究对象,即根据研究人员对研究对象特征的判断有目的地选取研究对象。

6. 质性研究一般综合多种资料收集的方法,例如访谈法、观察法、档案资料收集法等。

7. 质性研究一般不设计资料收集的结构,无特定的资料收集工具,一般认为研究者即是研究工具。

8. 质性研究的资料收集与资料分析往往同步进行,是一个循环的过程,初步的分析有助于确定下一步的研究策略、何时完成资料收集工作等。

Note:

9. 质性研究最终形成的是适合于所研究现象和情境的结论或理论。

10. 研究人员往往以主观的态度描述研究过程、自己的角色以及可能产生的偏差。

从以上特征中可以看出,质性研究是通过研究者和被研究者之间的互动对现象进行深入、细致、长期的体验,然后对现象的"本质"得到一个比较全面的解释性理解。

四、质性研究在护理领域中的运用

质性研究是在一个自然情境中以探索性的方式开展。相比传统的量性研究,质性研究在以下情况下具有优势:

1. 对未知现象或创新体系的研究。

2. 对复杂现象和过程进行深入的探究。

3. 对文化或民族特征的描述。

4. 引出现实的多维性,整体性地开展研究。

5. 引出默会知识(即与个人体验或经验紧密相关的知识,其扩散必须通过面对面的交流和互动)、主观的理解或解释。

6. 探索当地的知识和实践与新执行的政策发生抵触的原因。

7. 研究组织内非正式、非结构性的联系和进程。

8. 研究现实的目标,而非既定的组织目标。

9. 由于实践或伦理原因,无法通过实验方式开展的研究。

10. 以特殊的、弱势的或者被边缘化的人群为研究对象。

护理学的发展长期受医学模式的影响,直到 20 世纪 50 年代,护理学者开始对这种医学模式是否适合护理实践开始质疑,他们在思考"什么是护理?""什么是照护?""护患之间互动关系的实质是什么?"的过程中,期望护理从以往的旧模式中蜕变出来,成为一门真正的专业。护理学者意识到需建立护理自己的知识体系、专业标准,并热衷于发展属于护理自己专业领域的理论,运用护理理论观察护理现象。护理的语言开始发生变化,表现为从原先医疗的、局部的、因果模式转变为护理的、整体的、互动模式,这代表着护理范式的创新。

质性研究强调以人为中心和整体观,该方法有助于促进对人的经历的理解,运用质性研究的方法,护士们能够得到关于患者、他们的同事以及其他专业人员的丰富的知识和深刻的见解。在护理领域,许多护理现象可以用质性研究方法探讨,例如:①人们对应激状态和适应过程的体验,如化疗的癌症患者在住院期间的情感体验;②护理决策过程,如患者出院过程中护士的行为;③护士与患者之间的互动关系,如护士与患者之间沟通方式的研究;④影响护理实践的环境因素,如中国文化背景下的患者照护需求和家属的照护行为。

在护士与患者的相互作用过程中,许多行为可以同时用质性和量性研究方式得出结论,例如对于患者的焦虑和恐惧,质性研究通过访谈、观察、深入患者的生活情境等方式了解患者对焦虑和恐惧的体验;而量性研究则用评定量表测试患者是否存在焦虑和恐惧,以及焦虑和恐惧的程度。相比质性研究方法对资料分析的主观性,量性研究方法获得的资料更加客观。然而这种"客观"要求护士从患者的立场中分离出来,避免主观的介入,有意与患者保持一段距离,这样可能丢失护患关系中具有较强影响力的人性化的一面,对深刻探索患者的真实感受带来一定的局限性。因此质性研究与量性研究有各自的特点,不可片面看待两者。

第二节 质性研究问题和目的

与量性研究一样,确定研究问题也是质性研究的第一步,是整个研究过程中的关键步骤。

一、提出研究问题

作为研究设计的第一步,研究者首先需要确立研究问题。质性研究的研究问题通常起源于一个初步的想法,例如,研究者对老年认知障碍症患者的照护者照护经历感兴趣,希望探索该类人群的照护体验,从而提取有意义的经验。研究者往往有个人的理论或直觉,然后通过回顾现有的理论和研究,研究问题得以明确和细化,从而形成研究目的。此外,质性研究问题的构建也需要研究者直接与研究情境中的人们对话,了解他们的日常生活和现实问题。质性研究设计的灵活性允许研究者在研究过程中不断思考研究问题,研究问题可以在研究过程中形成或修改。

二、表述研究目标

研究问题确立后,将以研究目的形式进行表述。质性研究目的表述具有量性研究目的表述的部分特征,如:清晰、明了,有明确的研究对象,还应有具体的研究情境。表述质性研究目的时常用的行为动词是"探索""理解""描述""构建"等。由于质性研究多用于研究者对某一现象了解甚少而需要进行初步探索的情形,质性研究的目的中一般没有明确的自变量和因变量,如"探索阿尔茨海默病病人的家属在居家照护过程中的体验",其中"照护体验"只是说明了研究的内容,而非明确的变量。

为了进一步明确研究所要探寻或解释的内容,有时研究者还需确定更为具体的研究分目的或研究问题。研究分目的和研究问题往往是对研究总目的更细化的思考,也有利于在随后的资料收集过程中访谈或观察的问题框架的形成。

【例 11-2】 **质性研究的研究问题和研究目的举例**

　　某研究者对中青年乳腺癌患者这一特定人群感兴趣,通过文献回顾以及自己的临床工作经验,她想了解中青年女性在确诊乳腺癌后面临的压力和感受。通过与 2 位患者谈心,她发现这 2 位患者非常关注自己的疾病对孩子的影响。面对患者的实际忧虑,这位研究者调整了研究问题,改为乳腺癌患者面对其未成年子女存在哪些思考和举措?并形成研究目的为"探讨乳腺癌患者抚养未成年子女的心理体验",旨在为制订针对性的护理支持干预提供参考。

第三节　质性研究的设计

质性研究设计虽然具有灵活性,但研究者在研究开始前仍然会有一个总体计划,在灵活可变的同时,确保具有逻辑性、合理性、正确性和可行性。研究设计包括选择质性研究类型、选择研究场所、确定可安排研究者进入研究场所的重要"看门人",根据研究花费和其他限制确定研究所需的最长时间。

根据确定的研究问题,研究者选择适合的质性研究类型,如描述性质性研究、现象学研究、扎根理论研究、民族志研究、历史研究、个案研究、行动研究、叙事研究、社会批判理论研究等。这些质性研究类型的共同目的都是探索事物的实质和意义,然而其聚焦的问题和解决问题的方法不尽相同。现介绍目前护理领域中运用较多的质性研究类型。

一、描述性质性研究

描述性质性研究(descriptive qualitative study)基于自然主义探究哲学基础,即在自然无干预的情境下,灵活运用抽样、资料收集与资料分析等策略,应用日常语言,通过低推断性诠释来呈现现实的质性研究方法。这种方法是用容易理解的语言丰富且直接地描述体验、事件或过程,旨在挖掘事件的对象、内容、发生地点及原因,或探索体验及研究事件的属性。例如人们对某事件的看法、反应;人们使用某服务的理由;哪些人使用了这些服务、什么时候或场合使用的;哪些因素促进或阻碍了这些服务的使用。

描述性质性研究没有事先选定的理论视角或特定的哲学基础,一般采用目的选样的方法确定研究对象,尤其是通过最大差异选样纳入不同特征或观点的研究对象,旨在获得最丰富的资料。资料收集方法一般采用最低程度结构式或半结构式的一对一访谈或小组访谈,也可采用观察法或实物收集的方法。分析资料的方法通常为质性内容分析法,即通过系统客观地描述现象来分析信息,可系统地将大量资料缩减为少量的内容类别。研究结果采用适合资料的方法组织、直观描述资料(如按事件的时间顺序、按相关性等)。

相比其他的质性研究方法,描述性质性研究是一种理论色彩最少的质性研究,其对现象的解释力度也最小,对资料的概念化或抽象化提取的程度最低。作为最基础的质性研究,可以为临床干预、评分、需求评估、问卷开发和调查等提供可供参考的信息,尤其在混合性研究中的优势明显。

二、现象学研究

现象学研究(phenomenological research)源于 20 世纪初的社会学领域,是一种基于现象学的哲学思想,运用归纳及描述的方式,在没有预设的情况下,直接通过观察者或参与者描述其自身的生活经历,以分析现象的本质或基本结构,并解释其意义的一种质性研究方法。现象学学派将现象学研究分为两大类,即埃德曼·胡塞尔(Edmund Husserl)的描述性现象学和马丁·海德格尔(Martin Heidegger)的诠释性现象学。描述性现象学的聚焦点是试图描述呈现的经历,目的是描绘真实世界;而诠释性现象学的着重点是通过解释来理解现象及其本质。

胡塞尔认为现象是个人所经历的情境,只有当某个体经历了这个情境,现象才有存在的意义。因此这种经历必须用描述的方法,而非使用统计的方法表达。为了描述现象,研究者必须以自然的方式体验这个现象。因此,现象学研究的问题是"研究对象所经历的这些现象的本质是什么?"研究者相信事实基于人们的生活经历,生活经历赋予了每个人对特定现象的感知。现象学研究者对生活经历的 4 方面产生兴趣:生活的空间、生活的人、生活的时间、生活中人与人之间的关系。现象学研究关注的问题往往是对人们的生活经历具有重要意义的问题,如压力的意义、丧亲经历、某种慢性病患者的生活体验和生活质量等。当某一现象很少被界定或定义时,非常适合用现象学研究进行探究,见例 11-3。

现象学研究最常采用目的性取样的方法,选择经历过某一特定现象的人,但并不是每个人都能主动自我反思,需要有目的地选择拥有丰富体验并提供丰富、生动、引起读者兴趣的体验资料的研究对象。深入访谈法是现象学研究收集资料常用的手段,即研究者与被研究者面对面有目的地交谈。通过深入访谈,研究者请研究对象描述某方面的生活经历,但不主导谈话的内容和方向。研究者为了深入体察研究对象的世界,往往参与到所研究的现象中,通过观察、反思来理解研究对象的经历。资料分析与资料收集同时开始,以明确主题与主体间的关系为目标,通过编码、分类、解释现象的实质与意义,提炼主题、要素或本质来完成。现象学研究常用的 3 种资料分析方法为:Colaizzi 资料分析方法、Giorgi 资料分析方法、Van Manen 资料分析方法。结果报告强调对研究的现象进行整体的、情境化的、动态的"深描",适当地引用当事人的语言。研究者在丰富、生动的报告中与读者分享他们的领悟,一篇描述研究结果的现象学报告应有助于读者从另一种不同的角度"看"事物,丰富他们对经历的理解。

【例 11-3】 黄晓燕等以深入探讨抚养未成年子女的乳腺癌患者的养育体验为目的,采用现象学研究方法,通过目的抽样中的最大差异选样,选取 16 名抚养未成年子女的乳腺癌患者,进行半结构式访谈,并采用 Colaizzi 资料分析方法分析访谈资料,结果提炼出担忧子女、沟通难题、保护子女、来自子女的力量 4 个主题,得出乳腺癌患者在抚养未成年子女这个现象中,面临着癌症患者与母亲角色的巨大冲突,此为经历该现象的本质。因此建议社会应关注这一特殊群体,为患者及其家庭提供针对性的干预措施,促进患者及家庭成员的身心康复。

（来源:黄晓燕,裘佳佳,张明迪.抚养未成年子女的乳腺癌患者养育体验的质性研究.护理学杂志,2020,35(15):27-30.）

Note:

三、扎根理论研究

扎根理论研究(grounded theory research)是在 20 世纪 60 年代由社会学家 Barney Glaser 和 Anselm Strauss 提出的。所谓扎根是指研究得出的理论是以资料为基础,从资料中提炼而来。该方法学以社会学中的符号互动论(symbolic interaction theory)为基础,探索人们如何定义现实,他们的信念如何与他们的行为相联系,聚焦于人们之间的互动过程,探索人类的行为和社会作用,解释了为什么个体努力使自己的行为适合他人的行为。扎根理论关注社会过程和社会结构,以及社会发展和演化过程,其主要目的是对现实中的现象进行深入解释,并概括为理论。

扎根理论研究是一种自下而上建立理论的方法,一定要有情境资料的支持,但是它的主要特点不在于其经验性,而在于它从实践中抽象出新的理论和思想。扎根理论研究者认为,只有从资料中产生的理论才具有生命力,如果理论与资料相吻合,理论便具有了实际用途,可以被用于指导人们具体的生活实践。

扎根理论研究重视事物的动态发展过程,而不只单看事物的静态情况。为了更好地理解研究对象,研究者必须进入研究对象互相作用的世界,只有这样研究者才能从研究对象的角度观察事物而不是从其自身的角度,发现研究对象的现存问题而非研究者强加给研究对象的问题,因此传统的扎根理论倡导者认为研究问题不应在研究开始前确立,而是在研究过程中逐渐发现和确立的。研究除采用目的抽样确定研究对象外,在概念或理论形成的过程中,往往采用理论抽样以进一步完善概念或理论。在与研究对象互动的过程中,研究者系统地收集资料、分析资料,找出核心类别,并重复上述过程直至发展出理论,因此扎根理论研究是一个循环的过程。持续比较法(constant comparative method)多贯穿于研究的全过程,即将实际观察到的行为单元反复进行相互比较,发掘和归纳出共同的性质从而得到"类别",再将提炼出来的类别不断与以往资料中的事件、现象进行比较、对照,以找出同一性和变异性,并据此不断收集新资料,不断对照,渐渐澄清类别的范畴、定义,明确类别之间的关系,直至呈现出概念和理论。

因此,扎根理论研究的 5 个基本特征为:①扎根理论的概念框架来自资料,而不是先前的研究。②研究者努力去发现社会情境中的主要进展,而不是描述调查单位。③研究者将所有资料与其他所有资料相比较。④研究者可以根据先前的理论对资料收集进行调整。⑤资料一旦获得,研究者就立刻进行整理、编码、分类、概念化并写出有关研究报告的最初感想,这个分析过程与资料的收集循环进行。

【例 11-4】 成磊等采用扎根理论的方法构建我国循证护理实践中证据应用概念模式。研究前期,通过目的抽样和理论抽样的方法选择参与我国大陆 24 项以证据应用为目的的循证护理实践项目人员和参与该项目经历证据应用过程的其他人员为研究对象,采用非结构式个人深入访谈,围绕"您在该项证据应用项目中的经历和思考是什么?"这一问题展开,在询问和聆听过程中仔细观察、记录受访者的情绪和行为反应,并撰写备忘录。研究者深入项目开展的场所,对部分仍在继续应用项目的实践内容进行观察,收集与证据应用项目相关的制度、护理实践手册、会议记录等文件,以及项目的研究报告、发表的文章、大会交流的材料等,对访谈的内容进行印证。资料的收集和分析同时进行,通过初始编码、聚焦编码和理论编码,对资料进行了反复比较和分析,最终形成概念框架。

该研究最终构建了以生根为核心的我国循证护理实践中证据应用过程的概念模式,包括证据应用的过程、影响因素和一线护理管理者推动证据应用的领导力三部分。核心概念是:循证护理实践中证据应用是一个连续的循环过程,包括四个阶段:驱动、实施、结局、维持/倒退。

(来源:成磊,冯升,胡雁,等.我国循证护理实践中证据应用概念模式的构建.护理学杂志,2019,34(03):71-76.)

Note:

四、民族志研究

民族志研究(ethnographic research),又称人种学研究,是对人们在某种文化形态下的行为的描述和解释。护理民族志研究(ethnonursing)最早是由 Leiniger 在 1985 年提出。在健康保健领域,民族志研究适合于探讨不同文化环境中人们的健康信念、健康行为、照护方式等,用于研究文化对护理行为及其中的观点、信念、方法的影响,探索护理本身的文化特性、临床过程以及护患关系。

根据研究规模,民族志研究可分为微观民族志研究和宏观民族志研究,前者重点在特定的小范围收集资料,例如:山区 10 位妇女产后的健康照顾行为;后者整体性地研究某文化的一般性和特殊性现象,例如:研究某种文化下患者的出院计划设计和执行过程以及相关的社会结构因素,如政治、经济、卫生政策、信仰、医院环境等。

民族志研究为了探索被研究者作为当事人的主位观点和确定研究者作为外来人的客位观点,研究者需要深入研究场所数个月甚至数年,深入了解所要研究的文化群体。在大多情况下,研究者力争主动地参与到文化事件或活动中。研究文化,需要与文化群体中的人员一定程度地密切接触,这种密切接触只有随着时间的延长或作为一个主动的参与者直接与他们一起工作才能实现。"研究者即是研究工具"在民族志研究中被高频率地使用,体现了民族志研究者本人在分析和解释文化中起到的重要作用。

民族志研究具有以下特征:①适于研究全然无知的现象;②适于研究整体的生活方式;③适于探讨蕴藏于周围情形中的含义,因为它不仅仅收集独立片段的资料,更是收集整体性资料;④适于探索护理现象及相关的人类文化;⑤可以收集到其他方法无法得到的详细、深入的文化相关情景资料。

【例 11-5】 Taylor 等采用民族志研究方法探索养老院照护人员提供的老人活动照护(mobility care)的情况,旨在探究养老院照护人员的决策制定情况和情景意识(situation awareness)的关系。该研究在澳大利亚墨尔本的 4 家养老机构进行,研究者采用非参与式观察法观察了所在养老机构的照护人员和居住的老人,并对 3 所机构中 18 位护士和护理员进行了小组焦点访谈。通过对观察资料和访谈资料的分析,该研究形成了首要主题为"活动照护过程中的决策制定"。以连续认知理论(cognitive continuum theory)为指导,养老院照护人员的决策制定根据情景意识水平可以分为体制辅助的决策制定、居住老人和同事辅助的决策制定和自我反思与直觉性的决策制定。照护人员意识到居住老人辅助的决策制定需求与以患者为中心的照护理念相一致。研究者也发现不同的照护人员具有不同水平的情景意识。该研究的结论是通过合作性和反思性的实践支持可促进护理人员发展自己的决策制定能力、情景意识和以人为中心的活动照护质量。

来源:TAYLOR J,SIMS J,HAINES TP. The emergent relevance of care staff decision-making and situation awareness to mobility care in nursing homes:an ethnographic study. Journal of Advanced Nursing,2014,70(12):2767-2778.

第四节　质性研究对象的选择

质性研究的目的多为探索意义和揭示多元现实,而非推广到目标人群,故质性研究者关注的不是样本量的多少,而是所选择的研究对象是否能提供丰富的信息。选择对象的主要标准是他是否经历过所研究的现象或处于所研究的文化中,其他因素如费用、可及性、研究者和研究对象语言的相容性也可影响研究对象的选择。

Note:

一、选择研究对象的原则

1. 质性研究对象的选择并非随机,随机抽样并不一定选中能够提供最多信息的对象,质性研究需要的研究对象是对研究现象了如指掌,能够清晰明白地说,善于思考以及愿意对研究者详细述说的人。

2. 参与研究的对象数量一般较少,10~20人多见,以便研究较深入地开展。

3. 研究对象的选择可以根据概念化的需要,在资料收集过程中进行调整。

二、选择研究对象的方法

1. **目的抽样（purposive sampling）** 又称立意抽样,即选择最有利于研究开展的案例,在质性研究中得到较普遍的运用。目的选样具体的策略有十几种,最常用的有下面几种:

（1）最大差异抽样（maximum variation sampling）:目的性地选择在不同维度上有差异的个体或场所。通过选择具有不同背景的研究对象,可以确保样本代表了不同背景的人群,如男性和女性、贫穷和富裕等。选择具有不同观点的研究对象,可以丰富正在形成的概念。最大差异选样适合于对研究对象比较熟悉的情况,基于对研究对象特征的了解选择不同特征的研究对象,其最主要优点是在研究对象个体存在差异的情况下发现任何共享的要素,这对获得核心概念或经历具有特别意义。例如研究对象的某个人口学特征对研究问题有重要影响,如学历,选择学历方面有最大差异的研究对象;或是选择对于研究现象的认识和态度有最大差异的研究对象。

（2）典型个案抽样（typical case sampling）:选择研究现象中典型的、代表性的个案,目的是帮助研究者理解所研究的现象在常态下展现出的主要特征。在质性研究中,对典型个案进行研究不是为了将其结果推论到从中抽样的人群,而是为了说明在此类现象中一个典型的个案是什么样子。这种方法特别适用于对所研究的社会情景或文化不熟悉的情况。例如欲探索乳腺癌患者的生活体验,则选取一个典型的患者,请她讲述自己患病和康复的过程以及感受。

（3）同质性抽样（homogeneous sampling）:与最大差异选样相反,同质性选样是选择一组内部成分比较相似（即同质性比较高）的个案进行研究。旨在对研究现象中某一类比较相同的个案进行深入的探讨和分析。常用于小组焦点访谈,通常选择数位背景比较相似的被访者在一起就共同关心的问题进行探讨。

（4）极端个案抽样（extreme/deviant case sampling）:选择研究现象中非常极端的、不寻常的个案进行研究,例如某项工作的成功者以及失败者。此种选样方法的信念是极端案例因其在某些方面的特殊性而能够提供丰富的信息,然而极端的个案也有可能对研究现象产生扭曲的理解。该方法更多的是用于对其他选样策略的补充,从而对所研究的现象有更丰富的、细微深刻的理解。

（5）分层目的抽样（stratified purposive sampling）:研究者首先将研究现象按照一定的标准进行分层,然后在不同的层面上进行目的选样。旨在了解每一个同质性较强的层次内部的具体情况,以便在不同层次中进行比较,进而达到对总体异质性的了解。例如,欲了解护士离职的原因,为了对不同特征的护士有个总体了解,可按职务、学历、科室等标准进行分层,从不同层次选择相应的护士,探究他们离职的原因。

（6）效标抽样（criterion sampling）:是指事先为选样设定一个标准或一些基本条件,然后选择所有符合这个标准或这些条件的个案进行研究。例如,欲研究不具备剖宫产指征的孕妇为何选择剖宫产,研究者事先明确剖宫产的指征,此时选样的标准即是在不符合这些标准的孕妇中选择研究对象进行访谈。

（7）证实和证伪个案抽样（sampling confirming and disconfirming cases）:在这种选样方式中,研究者已经在研究结果的基础上建立了一个初步的结论,希望通过选样来证实或证伪自己的初步理论假设。这种选样方法在研究后期使用目的是验证或发展初步的结论。例如,研究者在资料收集和分析过程中,了解到"为了家人活下去"是中国癌症患者常用于激励自己的理由,在下一步的资料收集时,

Note:

则选取更多的不同年龄、性别、病种的癌症患者就这个结论进行访谈。结果发现,大多数患者都有这种想法,但也有一部分人群如年纪比较轻的或者发生多次复发的患者,他们的生存理由则是"为了自己",从而对研究结果进行了补充。

2. 滚雪球抽样(snowball sampling) 即由被研究者介绍其他的研究对象。滚雪球选样具有较好的成本效益和实用性,即研究者能够在更短的时间内筛选人群确定他们是否适合本研究的需要;通过介绍人的引荐,研究者更易获得下一位研究对象的信任;研究者更易指定他们希望的下一位研究对象应具备的特征。滚雪球选样在调查某些排外的团体如吸毒者、性工作者、艾滋病患者,更能体现出其优势。其缺点则是通过滚雪球选样最终获得的研究对象往往都来自一个相当小的群体中的熟人;介绍人是否信任研究者、是否真正地想与研究者合作将影响到被推荐人的质量。

3. 志愿者抽样(volunteer sampling) 是方便选样中的一种特殊方法,往往用于质性研究初期,尤其是当研究者希望在较大的人群范围内选样或社区里可能的研究对象能够自告奋勇地出现时。例如,需了解月经周期紊乱者的经历,但难以寻找这些人。研究者可以通过在公告栏、报纸或网络上发表通知来招纳月经周期紊乱者与之联系。志愿者选样省时、省钱、省力,但并非首选,因为其并不一定能达到质性研究的选样初衷,即选择提供最多信息的对象。

4. 理论抽样(theoretical sampling) 常用于扎根理论研究,后者是在资料收集的过程中产生理论,研究者结合了收集、编码、分析各步骤,初步形成的结果决定了下一步收集什么资料,哪里去寻找这些资料,因此理论选样是为了促进理论的形成。理论选样并非单一、线性的,要求研究者在资料和正在形成理论的类属之间多次往返。Glaser 强调理论选样不同于目的选样,理论选样旨在发现类属及其属性,并建立类属之间的关系。

[例 11-6] 例 11-4 中,成磊等采用扎根理论的方法构建我国循证护理实践中证据应用概念模式。研究前期通过目的抽样方法选择参与我国 24 项以证据应用为目的的循证护理实践项目人员为研究对象。随后,根据访谈内容的自然呈现和负责人的推荐,确定是否需要访谈参与该项目经历证据应用过程的其他人员(如医院决策者、护理管理者、实践者等)。通过分析项目特征(证据主题、项目负责人身份、临床科室特点、患者特点、应用效果等),根据研究过程中形成的概念,进行下一个项目的理论选样和资料的采集,直至资料饱和,共对 56 名研究对象访谈 63 人次。

(来源:成磊,冯升,胡雁,等. 我国循证护理实践中证据应用概念模式的构建. 护理学杂志,2019,34(03):71-76.)

三、样本量

在质性研究中,对于样本量没有固定的标准,样本量的多少是基于信息获得的多少。因此基本的原则是——资料饱和(data saturation),即当没有新的信息获得,信息出现重复时可停止资料收集。因此关键是获得了足够的深入资料用于说明研究现象。很多时候确定资料是否真正饱和经常会困扰研究者,建议研究者发现资料似乎重复出现后,再增加 1~2 个案例,以确保没有新的信息出现。同时应注意,"饱和"是一个相对的状态,研究者还必须随着研究进程的发展,通过反复比较,提取类属和主题,构建主题和意义,不断反省是否还需要进一步纳入新的研究对象。

样本量的大小受很多因素的影响。首先,受研究问题的范围影响,研究问题的范围越广,不仅需要访谈更多的经历过这个现象的人,还需要寻找其他的补充资料者,因此在研究开始前,研究者需要考虑到研究问题的范围及潜在所需要的资料量。例如欲了解优秀护士的表现情况,除了访谈护士的看法,还可访谈医院管理者、病人及家属的理解和看法。其次,受资料质量的影响,如果研究对象是一个出色的信息提供者,能够反思自己的经历、有效的交流,那相对很小的样本量就可以达到饱和。再次,受研究现象敏感性的影响,如果研究主题属于非常私人或尴尬的问题,研究对象可能更勉强地与研究者完全分享他们的想法,因此要深入理解一个敏感的或有争议的现象,需要更多的资料。样本量

Note:

还受到研究者的能力和经历、研究对象提供的阴影资料（shadowed data）的影响，阴影资料是指研究对象不仅述说自己的经历，还提供了他人的经历。此外，研究对象的数量还受选样策略的影响，例如最大差异选样可能比典型个案选样需要更多的案例。

增加样本量可以产生更多的资料，但有时更长时间或更具深度的访谈（或观察），或多次访谈同一名对象可以获得深入、丰富的资料。重复访谈不仅可以产生更多资料，而且可以提高资料的质量，但重复访谈的前提是研究者与研究对象已建立了信任的关系。因此，收集纵向资料的质性研究一般需要较少的参与者，因为在追踪每名研究对象经历变化的过程中，都可获得更多的信息。

第五节　质性资料的收集

质性研究资料收集的方法并非在研究设计阶段完全确定，而是一个灵活的过程，资料收集的方法主要有访谈法，观察法，问卷中的开放性问题，收集日记、文件等实物，其中以访谈法和观察法最为常用。与量性研究不同的是，研究人员不同程度地参与到所研究的活动中，沉浸在对资料的感知、互动、反思、理解和记录中。

一、访谈法

访谈是研究者通过口头谈话的方式从被研究者那里收集第一手资料的一种研究方法。深入访谈法（intensive interview）是质性研究最常用的资料收集方法。与日常谈话不同，访谈是一种有特定目的和一定规则的研究性交谈，具有以下特征：①形式灵活且开放；②聚焦的不仅仅是普遍的想法或观点，更多的是被访者实际的经历；③访谈者与被访者之间的信任关系非常重要。

（一）访谈的分类

1. 根据访谈提纲分类　根据访谈提纲的有无或详细程度，可分为结构式、半结构式和非结构式访谈。结构式访谈要求研究者严格按照访谈提纲的内容和顺序进行提问，常见于量性研究中研究对象阅读或书写有困难时，由研究者依次读出问卷中的所有问题，根据研究对象的回答研究者代为在问卷上作答。在质性研究中，主要运用半结构式访谈和非结构式访谈。

（1）半结构式访谈（semi-structured interview）：用于研究者对自己所研究的现象有比较具体的主题，他们知道问什么，但无法预测被访者的回答。研究者事先准备好访谈提纲，包括提问的几方面或主要问题。初步的访谈提纲可根据研究获得的初步资料进行不断调整。半结构式访谈有助于研究者获得大量所需要的信息，适用于访谈技巧不太熟练的研究者。设计的访谈提纲应遵循一定的逻辑顺序，如时间顺序或从普遍到具体的顺序，敏感问题放在最后。设计的问题中应包含进一步探索细节信息的问题，如："请举例说明""你为什么这么想？"等，研究者所提的问题必须是和研究问题密切相关的，应该使被访者有机会围绕研究现象提供详细的信息。

（2）非结构式访谈（unstructured interview）：往往用于当研究者对所收集的信息没有预先的观点时。研究者没有事先准备的具体问题，因为研究刚开始时研究者还不知道具体可以问哪些问题，因此访谈以被访者讲述自己的故事为主，很少有打断，可减少研究者的预设对访谈的引导。该方法常用于现象学研究、扎根理论研究和民族志研究。研究者通常以一个与研究主题相关的宽泛的问题开始，例如，"当您第一次听到自己得了癌症，是怎样一个情形？"接下来根据对首个宽泛问题的回答，问题逐渐聚焦缩小。Kahn（2000年）建议现象学研究中的非结构式访谈类似于谈话，如果所研究的是一个正在持续发生的现象，应尽可能多地获得被访者日常生活中的细节，如可以提问，"选择你平常的一天，告诉我这一天发生了什么？"如果所研究的是过去的经历，则可用回顾性的方法，可以问"这个经历对你而言意味着什么？"然后，研究者探索（probing）进一步的细节，直到该现象被完整地描述出来。

2. 根据被访人数或空间距离分类

（1）个人深入访谈（in-depth individual interview）：是质性研究中最常用的资料收集方法，通过研

Note:

究者与研究对象之间的个别谈话来了解研究对象的经历、态度、行为等。被访者往往以浅显的回答开始,研究者通过各种访谈技巧实现深入的探索或解释。

主要优点包括:获取的信息更加深入、详细和全面;可以进入到受访者的内心,了解他们的心理活动和思想观念;深入地了解行为发生的背景和影响行为的广泛决定因素;研究者有更多机会分享和了解应答者的观点,以及他们在更广泛问题上的信念、经历和语汇等;可用于研究个人隐私或敏感性问题。缺点有:依赖于被访者对访谈者的信任;需要具有熟练技巧和受过专门培训的访谈人员;记录和分析的方法耗时,因此样本规模通常较小;解释资料也需要丰富的经验和高水平的技巧。

(2)小组焦点访谈(focus group interview):在小组焦点访谈中,多名被访者被聚焦在一起同时进行访谈。访谈者的主要身份不仅是提问者,而且还是中介人、主持人(moderator)。访谈者需聚焦讨论,让每人都有发言的机会,而不是有个别几个人主导讨论。在访谈中,访谈者除了需与被访对象互动外,还需积极鼓励并且注意小组成员之间的互动。小组焦点访谈具有节约时间、在较短时间内获得丰富信息、研究者控制较少,参与者有较大的自由,并且可促进参与者之间的相互支持,起到相互理解等优点。但易受个别人主导,易形成思维和谈话定势。

小组焦点访谈一般参与者为 5~12 人,对象过少则无法获得充分的互动。应挑选具有同质性的研究对象,如相似的年龄、同样的性别、患有同样的疾病,因为人们往往与有相似背景的人交流时,能更自由地表达他们的观点。最好选择研究者和参与者都是陌生人,可增强参与者的平等感。在小组中创造信任环境是小组焦点访谈成功的前提。

(3)远程访谈(remote interview):可通过电话、视频、电子邮件、即时消息等途径实现。远程访谈的主要优势是研究者可纳入远距离的研究对象,省去了差旅费用和更多的时间消耗,尤其是有利于跨国研究的开展;在某些研究中,研究对象无法或没时间参加面对面访谈,远程访谈则是一种可接受的替代方法。研究对象可在适合他们的时间安排电话或视频访谈,或在他们方便的时候回复电子邮件;此外,远程访谈还适用于一些敏感或隐私的研究话题,如了解护士离职原因、探索乳房切除手术对患者性生活的影响,因为非面对面的交流可使匿名效果更佳,使研究对象更愿意说出自己个人的或隐私的经历;使用远程访谈的形式有时能够更适应特殊人群的需求。如有研究者通过电子邮件形式访谈创伤性颅脑损伤的患者,这些参与者由于语言认知的损害,对于面对面的即刻回答问题有一定的困难,而电子邮件能够以书面的、非同步的方式与参与者进行交流互动,使参与者有足够的时间思考问题并作出有效应答。研究者在设计远程访谈时,应考虑到网络和技术设备对于参与者的可及性,在通信技术迅速发展的今天,远程访谈的使用将更为普遍。

(二)访谈前的准备

访谈前,需了解被访者的语言和文化,问题的用词应能够被被访者理解,能够反映他们的态度和观点,如果研究者研究的是另一种文化或研究人群使用的是另一种术语或俚语,在资料收集前,访谈者必须努力去理解这些术语以及它们之间的细微差别。

在正式开始访谈前,研究者通常准备好大致的访谈提纲(在非结构式访谈中,则至少需准备好第一个问题)。可先做个预访谈,了解设计的访谈提纲是否适合,及时做出修改。

访谈前应预约,访谈地点应该是舒适、容易找到、比较安静、方便录音的场所,注意保护被访者的隐私。访谈地点的选择应注意中立性,不能造成对被访者的干扰。例如欲了解护士离职行为的动因,选择某医院的护理部作为访谈地点则很可能不合适,因为如果被访者的离职原因是对护理管理层的不满,被访者在护理部很有可能有所顾忌而不愿透露真实的想法。

访谈前需准备好所需要的设备或物品,如知情同意书、基本信息表、笔记本和笔、录音设备(确保有足够的容量和电量)。必要时备致谢的小礼品、点心、纸巾等。

访谈开始前需与被访者说明有关事宜,包括介绍自己和访谈的目的、程序、所需时间、自愿原则和保密原则。事先想好如何介绍自己的身份非常重要,如研究者、护士,取得被访者的信任和配合,并对访谈需要录音进行说明,取得访谈对象的同意。

（三）访谈的步骤

访谈的步骤一般包括问候、解释、提问、专注、鼓励、重复/澄清/探究、结束。

质性研究的访谈时间为0.5~2小时，一般1小时左右。被访者在进入状态描述自己经历前，往往需要一定时间的熟悉。在正式提问前，访谈者应尽量让被访者在最短时间内进入放松的状态，可以使用一些寒暄的语言、向被访者解释研究相关的信息、强调隐私保护等破冰策略。

在访谈中，提问是访谈者的主要工作之一，访谈者必须小心用词以保证被访者舒适自在。访谈时尽量使用开放性问题，这类问题通常以"什么""如何""为什么"之类的词语为主线，如"您是如何度过那段日子的？"减少封闭性问题的使用，即回答只有"是"或"否"两种选择的问题，如"您认为这样正确吗？"在提问过程中避免出现引导性问题，如"这个结局会令你很痛苦吧？"避免复杂语句或同时提出多个问题。提问的顺序一般为由易到难、由具体到抽象、隐私问题放最后。

访谈的另一重要技巧是访谈者必须是一位出色的倾听者，不要随意打断被访者的话、发表自己的观点或给予建议。只有认真聆听被访者的回答，才可以提出适合的问题，研究者不需将访谈完全局限在事先设计好的提纲中。访谈者应允许适当的停顿和沉默，探索被访者沉默的原因，给予一定的思考时间。

在访谈过程中，注意给予及时的回应。可通过言语行为，如"嗯""是的""是吗"，或非言语行为，如点头、微笑、鼓励的目光表示访谈者的专注。根据被访者的回答，进行语音的重复、重组和总结，帮助对方理清思路，鼓励对方继续，同时也核对访谈者的理解是否与被访者想表达的内容一致。回应时，避免对被访者的回答给予评价，否则将起到引导作用或影响被访者对访谈者的信任。

访谈时需有效运用追问技巧，可以询问更多细节："什么时候发生的？""还有谁参与？""你是如何反应的？"；细化回答："你能否讲得具体些？""我开始理解了，但你能否再详细些？"；澄清自己的理解："你的意思是…？""你实际上是…做的？"

访谈需有一个自然的结束，可以说"你还有什么想说的吗？""你对今天的访谈有什么看法？"结束前，访谈者一般会问被访者是否介意再次联系，方便对某些问题进行追问或确认某些信息。必要时，可预约下一次访谈。如在访谈过程中，被访者谈及某些经历时情绪激动，切忌在被访者情绪尚未平复时结束访谈。

（四）访谈的记录

大多数质性研究强烈建议完整记录访谈内容，如运用录音或录像设备。但访谈过程中即使有录音设备，笔记仍是不可或缺的。可以防止因录音设备的故障或环境问题导致访谈资料的不完整；在录音设备关闭后，可通过笔记记录下新的回答；访谈者可将临时想到的追问问题用简短的文字写下，以便在后面方便的时候提问，防止打断被访者的思路；另外可记录被访者非语言性行为，如外貌、衣着、打扮、表情、眼神、说话和沉默的时间长短、说话音量、语速等。

二、观察法

观察法可用于理解人们发生在自然环境中的行为和经历。与访谈法的分类类似，观察法也可分为结构式、半结构式和非结构式观察。质性研究者经常采用非结构式和半结构式观察法作为对自述资料的补充；此外，观察法还可分为非参与式观察法（non-participant observation）和参与式观察法（participant observation）。非参与式观察中，研究者不与观察对象有任何互动，仅对所观察到的内容进行记录。而在参与式观察中，研究者既是参与者又是观察者，研究者参与到所研究的社会团体中，试图观看、倾听和体验与研究问题相关的信息，这种观察的情境比较自然，观察者不仅能够对当地的社会文化现象得到比较具体的感性认识，而且可以深入到观察者文化的内部，了解他们对自己行为意义的解释。观察者不仅要和被观察者保持良好的关系，而且在参与被观察者活动的同时必须保持研究所必需的心理和空间距离。参与式观察常用于民族志研究、扎根理论研究等方法学中。

（一）观察前的准备

观察者必须克服至少两大障碍：获得进入所研究的社会或文化团体的允许、与团体成员建立融洽和信任的关系。只有完成这两步，观察者才有可能进入研究对象的"后台"，观察到研究对象经历和行为的现实情况。在研究现场工作开展前或开展初期，有必要收集一些书面的或图片信息，以帮助研究者对研究场所的环境有个概括性的了解。例如在一个病区环境中,需要获得病区房间分布图、工作人员组织框架图、病区主要病种文件等资料。一般情况下,在进入现场后,研究者需对自己有个简要的介绍,以满足研究对象的好奇并排除他们对研究者动机的猜测。

参与式观察的研究者一般对所收集的资料很少施加限制,目的在于减少观察者的主观理解对观察现象的干扰。然而在实施观察前,研究者应制订一个较宽泛的观察计划,包括环境、人、行为和互动、频率、持续时间、相关影响因素、组织结构等。

（二）观察的方法和内容

参与式观察虽然比较灵活,但观察的内容并非随意或包罗万象,而是受到研究问题的指导。观察的内容一般包括场所、物体、人物、活动、时间、目标、情感。观察的步骤一般是从开放到集中,先进行全方位的观察,然后逐步聚焦。在开放式观察阶段,观察者用一种开放的心态,对研究的现场进行整体性、感受性的观察,如欲研究癌症患者的康复活动,研究者首先观察了整个现场的物理环境和人文环境,包括场地的空间大小、家具及装饰品的摆设、房间光线、现场人物的身份及所在位置等。对观察的整体现场获得了一定的感性认识后,观察者开始聚焦。聚焦的程度取决于具体的观察问题、观察对象和研究情境等因素。如在上述例子中观察问题是癌症患者在康复活动中的交流和互动,则观察的焦点是患者们交流的方式和内容、交流时的表情和动作、彼此间的影响等内容。

（三）观察的记录

观察过程中,研究者运用视觉、听觉、嗅觉、味觉和触觉进行全方位感知,借助笔、照相机、录音机或录像机进行记录。观察的记录主要包括事实笔记和个人的思考。事实笔记记录的是研究者在观察中看到的和听到的"事实",使用的语言应具体、易懂、朴实,且命名准确;个人的思考记录包括研究者本人对观察内容的感受和解释、使用的具体方法及其作用和初步的结论。记录时需注意事实笔记与个人的思考应分开,以便读者区分事实和推论。

【例 11-7】 林岑等运用扎根理论研究方法探讨具有坚强特质的乳腺癌患者的抗癌体验,以病房护士的身份参与并观察研究对象的治疗和康复过程,如观察她们化疗期间的行为,同时参与乳腺癌康复沙龙的组建工作和多项活动,观察沙龙成员的情绪和行为表现。以下为她的观察笔记:

10:30 "2006 粉红丝带乳腺癌防治运动"活动现场

活动现场设在淮海路某商场门口,此地人流量较大,红灯时该路口站着 20 多人。巴黎春天门口有一约 400 平米的空地,搭有一个临时舞台,舞台背景墙的中央有醒目的"2006 粉红丝带乳腺癌防治运动"标题。标题左侧是一粉红丝带图案,右侧是一张大幅防治乳腺癌的明星宣传海报。舞台前有一个长桌,铺着粉红色的桌布,上面放有乳腺癌宣传杂志和在包装上印有乳腺自检方法的纸巾,纸巾是免费派发给路人的。

淮海路是上海的商业地段,此路口是该路段人流量最大的路口之一。

我从负责人那了解到此次活动的宗旨是让百姓了解乳腺癌,提高防治意识。

此背景墙因其颜色和明星海报显得非常显眼。

从路人的表情上,我看出他们很乐意拿取纸巾。

30 名乳腺癌患者身穿粉红色 T 恤,头戴粉红色鸭舌帽,在舞台上站成三排。主持人介绍说她们都是处于康复期的乳腺癌患者。30 名患者个个高昂着头,两手握在腹前,齐唱了两首歌,分别是《感恩的心》和《牵手》。每个人都张大了嘴,歌声很动听,路人纷纷驻足观看。活动后,我问了其中一位患者她为什么参加这个活动,她兴奋地说:"生病后的我更希望让大家知道乳腺癌这个病,参加这种宣传活动我很高兴。"

我从负责人那了解到她们是妍康沙龙合唱队,每周排练一次。

我想吸引路人的不仅仅是她们的歌声,更是她们的精神面貌,至少我的感受如此,我应该再采访一下路人的感受。

这两首歌的选择也是别有用意,从歌词中可体现患者们的心路历程。我可以再重点研究一下歌词。

合唱队的这些患者不畏惧将自己展示给他人,在向社会的宣传过程中体现了她们自身的价值。

Note:

第六节 质性资料的整理和分析

质性研究的资料分析旨在对收集的资料进行组织并从中提炼意义。质性研究资料的收集和分析往往是同时进行的,在资料收集初期即开始寻找重要的主题和概念。研究者及时对资料进行整理和分析,不仅可以对已经收集到的资料获得一个比较系统的把握,而且可以为下一步的资料收集提供方向和聚焦的依据。质性研究资料的分析以语言文字而非数字为基础。研究人员对资料进行整理分析的过程是一个分类、推理、解释的过程,在这一过程中应充分意识到自我的存在。在资料分析过程中,推理过程始终指导资料的缩减、分类、理解和诠释。

一、资料的整理

（一）将录音资料转化为书面文字资料

如果是通过录音或录像收集的访谈资料,需将录制的对话内容转录成文字。方法为:①记录重要的访谈内容;②谈话中的停顿用破折号表示;③用省略号表示两段话之间略去的部分;④记录访谈中的感叹词和情感变化(如大笑、叹气、哭泣等),并放在括号内;⑤不同谈话对象应分行记录;⑥研究对象一般以编号或代码表示。

在转录的过程中,应尽量保留资料的原始风格和内容,切勿凭研究者的主观意愿更改资料。例如,研究者为了使全文更清晰,特意去除了外界的干扰,如电话铃声、他人的打扰,或者被访者发出的"嗯""么"的语气词,然而这些内容有时恰恰反映了被访者所处的情境或者被访者的心理活动。

录音誊写是一项耗时的工作,一般1小时的访谈录音要花3~5小时才能转化为文字,然而转录的过程也是回忆的过程,可将录音无法记录的或遗漏的信息加以补充。

（二）为收集到的资料建档

建立一个档案文件,其中包含资料的编号、研究对象的基本信息、收集资料的方法和地点,以及与研究课题有关的信息。经过初步整理和编号后,建议将原始资料单独保存,如打印或写入光盘,确保原始资料的妥善保存,以备今后查找。

二、资料的分析

质性研究的资料分析往往与资料收集同步进行,甚至有些学者认为质性研究的资料分析贯穿于研究全过程,始于研究设计阶段,止于研究报告撰写完成。对质性资料进行分析是一项非常具有挑战性的工作,目前虽然没有普适性的规律和标准步骤,但已形成多种方法,如主题分析(thematic analysis)、内容分析(content analysis)、民族志解释(ethnographic accounts)、生活史(life histories)、叙事分析(narrative analysis)、话语分析(discourse analysis)、分析归纳法(analytic induction)、扎根理论分析(grounded theory analysis)、诠释现象学分析(interpretive phenomenological analysis)。在各种分析方法中,目前最常用的是主题分析和内容分析。其中主题分析包括发现、解释和汇报资料中有意义的单元,研究者通过对文本的全面分析,提炼主题,回答研究问题。内容分析作为资料缩减技术,系统地将很多资料缩减为少量的内容类别,也可统计所归纳的类别在资料中出现的频率。本节将介绍质性资料分析的基本要素和质性资料分析的基本步骤。

（一）质性资料分析的基本要素

1. 悬置（bracketing） 悬置是指对所研究现象的前设和价值判断进行确认和掌控的过程,目的是使研究者以纯净的头脑面对资料。悬置通常被认为是现象学缩减法(phenomenological reduction)的核心部分,现象学缩减法的目的是将某一现象从已知现象中沉淀、分离出来。注意悬置的过程并非回避研究者自己的感悟和体验,而是通过整理后适时运用。例如,在研究乳腺癌患者患病体验的研究中,研究者在收集和分析资料前,先列出自己对该现象的理解,如认为女性得了乳腺癌后会沉浸在对自我形象、家庭生活、社会交往的恐惧和焦虑中,只有先意识到研究者自己的认识,才可以在随后的研究中谨慎自己的预设造成的干扰。

2. 直觉(intuition) 是对所研究现象的一种开放性、创造性的想象、理解和思考。直觉要求研究者完全沉浸入所研究的现象中,反复阅读资料直到对研究现象共识性的理解呈现。研究者要有敏锐的判断力和洞察力,不仅能够很快地抓住资料呈现的表面信息,还能挖掘隐藏在语言下面的深层意义。

3. 分析(analyzing) 包括提炼编码(coding)、归类(categorizing)和理清现象的本质含义。当研究者在仔细研究丰富的资料时,主题即现象的本质开始呈现。必须要有足够长的时间完全沉浸入资料,以保证全面彻底的描述。

4. 描述(describing) 当研究者能够理解并定义所研究的现象时,就进入了最后的描述阶段。描述的目的是通过书面或口头形式进行交流并提供确切、评价性的描述。描述的内容可分为基于个案的情境性描述和基于全体的一般性的结构性描述。

(二)质性资料分析的基本步骤

1. 仔细阅读原始资料 拿到资料后,研究者需反复阅读资料、回忆观察情形,反复听取录音或观看录像,直到真正深入到资料中(dwelling with data),获得对研究对象所述现象的一个整体理解。在阅读资料的过程中,研究者完成初步资料分析(preliminary data analysis),即检查并追踪资料,探索从资料中获得的信息,确定需要进一步追问的问题,自问哪些是主要的信息且具有引导作用,见例11-8。初步资料分析的目的在于深入理解潜藏在资料中的价值和意义,研究者须悬置自己的前设和价值判断,完全开放地与资料互动。

2. 设计分类纲要(categorizing scheme) 资料分析首先要设计对资料进行分类索引的方法,这是一个分解的过程,即将资料分解成更小的、更易掌控的单元,以便检索和回顾。因此需设计一套分类纲要,并以此为据对资料进行分类、编码。一个初步的分类纲要有时在资料收集前已有草稿,如来自文献检索或来自研究者自身经历的分类主题。初步的分类纲要可增加研究者对资料中有关这些主题的敏感性。但更多时候,分类纲要是对实际资料的详细阅读后形成的。分类纲要可以是在具体层面(描述性分类纲要),也可以是在抽象层面(概念性分类纲要)。描述性分类纲要见于旨在描述某种现象的研究,如现象学研究,其分类纲要可能主要是区分行为或事件的不同类型,或某慢性疾病经历的不同时期,如关于患者参与某康复项目的研究,可形成参与该项目的动力和阻力两个分类,其中动力和阻力两类中分别包括个人因素和外界因素;概念性分类纲要见于研究目的是形成理论的研究,如扎根理论研究,要求其分类纲要抽象化和概念化,但在形成初期,也是较为具体的。

3. 编码资料(coding data) 在分类纲要设计好后,可进行资料的编码。编码是指确定概念或主题并对其命名,通过初步编码获得资料分析中最基础的意义单位。编码可以用词语、句子或者与之对应的编号、缩写。在编码的过程中,研究者遇到的第一个问题往往是"哪些资料应该编码?"选择编码的资料是由该研究的研究问题决定的,同时也要注意资料本身呈现的特性。一般研究资料中可进行编码的事物包括:①反复出现的事物;②现象或事物的形式;③现象或事物的变异性。当研究者难以决定最适合的命名或者暂时不能完全理解资料深层次的意义时,可以再多读几遍原始资料,加深对资料的理解,或在不确定的编码上做个标记,以便完成多份资料分析后,重新回到此处再次掂酌适合的表述。往往最初的分类纲要是不完整的,有些概念在反复出现后才被意识到其重要性,从而加入分类纲要中。对于新增加的类别,有必要重新阅读原先已经分析过的资料,确保与该类别有关的资料全部得到相应的编码。

编码资料的原则是:编码越细致越好,直到达到饱和;如果发现了新的编码内容,可以在下一轮进一步收集原始资料;注意寻找当事人使用的词语,从当事人的角度理解意义;编码可以使用当事人的原话,也可以是研究者自己概括的词语。例11-8是"年轻乳腺癌患者患病体验的现象学研究"的部分资料编码。

Note:

【例 11-8】　"年轻乳腺癌患者患病体验的现象学研究"的资料编码举例

初步资料分析	访谈稿	编码
	······	
	Q 你刚才提到以前同事有得这个病,但她没对任何人说。那你生病后,你是怎么做的呢?	
	A 我会(说)呀(回答很干脆)!因为要他们也注意(健康)嘛!像我办公室的同事他们根本不那	公开病情
认知上提高了,是否具体落实到行动?	个(关心自身健康)。我说你们每年得检查一次,他们(看到我得病)也挺怕的,(现在)会去医院检查了。因为我觉得得这个病很痛苦的,	对他人的警示
	就应该让身边的人知道有这种病。而且我觉得生这个病也不是什么见不得人的事,人都会生	认为患病不是犯错
一开始就如此豁达吗?	病,又不是我的错。所以我们公司大多数人男男女女都知道我生这个病,我觉得没什么。我	公开病情
	觉得让别人知道更好,我做财务的,业务员都知道,看到我请假,都会说等你回来再做吧,不像以前好烦。(现在)他们都会照顾我。如果不告	得到谅解
其他的年轻患者对于告知他人的态度?	诉别人,别人也不知道你这个病不能太累、太烦心,工作上肯定不会这样(体谅我)。现在不一样了,我上班轻松多了。别人知道也没什么,他	得到劝解
	们都说心情愉快就好了,得癌症的人多了。我们公司的男同事和家里的岳母也会说起(我的病),他们会说得这个病没事的,这个病现在是癌症里面治愈率最高的一个。	得到安慰
	Q 你同事得了病不愿意和别人说,而你非常愿意说,为什么你们会有这么大的差别呢?	
	A 可能时间不一样。她那时比较早,不像现在。现在得这个病的人比较多,更能接受。	因常见病而易于接受
	Q 你为什么说现在得病的人多了?	
得到平常化对待后自己有什么样的感受?	A 我在医院看到统计数据,上海、北京(都很多),说实话,身边的人确实没有,但从统计数据	因常见病而易于接受
	上说还是比较多。我和别人说(自己的病),别人对我说,你就把自己当成没有生病的样子,该怎么样就怎么样,恢复到以前正常的生活。我	得到鼓励
	自己也这么认为。我和朋友出去逛街、吃饭,朋友每次会问我,让我决定吃什么,以我为主。我	
	很不喜欢别人这样迁就我,我说:"你们想吃啥就啥,你们人多,我才一个人,我能吃的就吃,不能吃的我就不吃。"后来她们也知道不要放在心上,大家当成与平常一样,自己注意就好了。	不希望被看成患者

4. 归类　对编码形成的编码号按照一定的原则进行归类,形成类属(category)。类属也是资料分析中的意义单位,代表资料所呈现的一个观点或一个主题。类属来源于资料,通常是对已获得编码的进一步提炼。主题分析基于相似原则和对比原则。相似原则即寻找资料的相似内容、符号或意义;对比原则则是发现内容或符号之间的不同点。基于这两个原则的归类后,形成的类属有内部一致性,但同级类属之间互为排斥。在例 11-8 中,初级的编码号:"对他人的警示""认为患病不是犯错""得

到谅解""因常见病而易于接受"均可归入类属"愿意公开病情的原因"。同一个编码号可以归入不同的类属下,例如编码号"得到谅解"除了属于"愿意公开病情的原因"这个类属下外,还可与编码号"得到鼓励"和"得到安慰"一同归入另一个类属"得到的人际支持"。

研究者可整理出各类别、研究对象、行为、事件之间的相互关系,首先形成有关这些关系的试探性的命题(proposition),通过再次收集资料和循环分析、与研究小组的讨论,对初步的命题进行验证以确定最终的主题(theme)。在分析的过程中,有必要进行个案间的比较分析和个案内的分析,以区别适用于所有或大多数研究对象的概念和某些特别对象特有的经历。那些对多个个案均能够解释的主题具有更佳的概括性,而对于个别个案特有的概念同样不应忽视,需给予针对性的解释,即回答:这个主题是否仅适用于特定人群? 在特定的情境中? 在特定的期限内? 引起此现象的条件是什么? 此现象可导致什么结局? 总之,研究者必须对资料间的关系非常敏感。

5. 描述和解释　在分析的最后阶段,研究者将各主题的片段整合成一个整体,各种主题相互关联形成一个有关资料的整体框架(如理论或整体描述),这个过程可被称为"讲故事",解释主题和类属,形成联系和故事线。整合的过程是质性资料分析中最难的一个阶段,其成功与否取决于研究者的创造性和严谨的思维。

【例 11-9】　刘小红等探索了 16 名恶性肿瘤临终患者在生命走向终结阶段的真实感受。采用个人访谈与参与式观察相结合的方法。运用主题分析法,归纳出恶性肿瘤临终患者对死亡的认知,共 4 个方面。①死亡态度:包括坦然接受,尽力求生,抱有希望和掌控死亡;②死亡过程:包括避免持续治疗和有尊严的死亡;③死亡接纳;④死亡的结局:包括希望家人保持健康,保持传统美德,期望家人放下悲痛,个人精神升华。基于这些主题,该研究建议医护人员应深入了解恶性肿瘤患者的感受和身心需求,做到合理病情告知;呼吁完善社会支持系统,减轻患者的经济压力;进一步推进全社会的死亡教育,帮助人们逐步树立正确的生死观。

（来源:刘小红,吴梅利洋,谢志洁,等.16 名恶性肿瘤临终患者死亡认知的质性研究. 医学与哲学,2015,36(8B):43-46.）

在描述和解释阶段,利用图表进行概括有利于总结行为、事件和流程的发展,例如对于决策制定等动态经历的质性研究,流程图或时间表更能体现出时间顺序、主要的决策点或时间、影响决策的因素。

【例 11-10】　例 11-4 介绍的扎根理论得出了以生根为核心的我国循证护理实践中证据应用过程的概念模式,其模式图见图 11-1。该概念模式包括证据应用过程、证据应用影响因素,以及

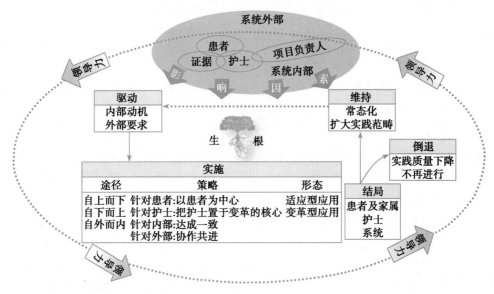

图 11-1　"生根":我国循证护理时间中证据应用的概念模式图

Note:

一线护理管理者在推动证据应用过程中的领导力和领导行为3部分。模式图中展现了循证护理实践中证据应用是一个连续的循环过程,包括四个阶段:驱动、实施、结局、维持/倒退。在实施阶段提出了3条证据应用途径、4类证据应用策略和2种证据应用形态。

(三) Colaizzi 现象学研究资料分析步骤

现象学研究是质性研究的一种常见类型,在护理领域得到广泛运用。Colaizzi 资料分析法是现象学研究中的常用资料分析方法,其具体步骤如下:

1. **熟悉(familiarization)**　研究者通过反复、仔细阅读所收集的资料而充分熟悉和了解研究参与者提供的所有内容。

2. **识别有意义的陈述(identifying significant statements)**　对资料进行逐字逐句的分析,识别和摘录出与研究问题相关的重要和有意义的陈述。

3. **构建意义(formulating meanings)**　研究者对反复出现的观点进行构建/编码含义,但尽可能悬置自己已有的与现象相关的预假设。

4. **聚类主题(clustering themes)**　将编码后的观点汇聚,寻找有意义的共同概念,形成主题雏形;此时,仍然需要悬置自己已有的想法或经验,特别是来自文献中的理论知识。

5. **详细描述(developing an exhaustive description)**　研究者需要对在第4步产生的每个主题进行详细的描述,并可摘取和加入来自参与者的典型的原始陈述。

6. **形成基本结构(producing the fundamental structure)**　将类似的主题及其描述放在一起进行反复比较,辨别和抽取出相似的观点;然后构建一个简短而具密集意义的短语,即主题。

7. **验证基本结构(seeking verification of the fundamental structure)**　将所产生的主题结构返回给研究参与者进行求证,询问是否捕获了他们的真实经验,以确保结果的准确性。

三、分析笔记的撰写

在资料分析过程中,建议研究者时刻记下自己的所思所想,撰写分析笔记或备忘录(analytic memo)可以培养研究者的创造力,推动思考,可以促进编码提升至概念化水平,有利于确定类属,帮助寻找已编码资料间的联系,发现资料中的问题,使研究者完全地沉浸入自己的研究中。

分析笔记中,研究者可以撰写有关方法的反思,分析所用的方法是否有效,是否有伦理问题等,例如:

被访者分心了,因此收集到的资料可能不完整。

下一步,我将访谈一位正在化疗的患者,我必须带好纸巾和矿泉水。

记下研究者在研究过程中作出的一系列有关设计方法的决定;可以撰写有关主题形成的分析,汇集了研究者对资料中事件、行为或者语言的意义理解,用于构建结果中的编码或类属,例如:

被访者在谈到自己生病后的人生态度时,提到“活在当下”一词,这个词具体含义是指珍惜当前的生活,说明被访者经历了癌症的磨难后,领悟了生存的意义,自我意识有所提升。

也可以撰写关于理论的思考,分析现有理论或文献是否能解释研究结果,并为正在形成的结果提供参考意见,例如在构建乳腺癌患者坚强概念框架的过程中,研究者记录道:

Craft 坚强理论中“忍耐力”是核心类属,本研究结果中是否同样存在该类属? 在以后的资料收集中,可进一步寻找被访者的相关特质。

四、质性资料的管理工具

编码建立在对原始文字资料的反复阅读基础上,可用颜色记号笔进行标记,通过信息卡片分类,

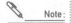
Note:

或者通过一般的文字处理软件如 Word 文档帮助整理资料。在编码过程中,一般先对前 1~3 份研究对象的文字资料进行编码,然后将该编码用于其余的资料中,适时比较、修改。最后将形成一份编码手册(coding book),其中包括每类编码的特征和范例。

由于计算机的普遍应用,目前计算机技术也广泛用在质性资料的整理分析过程中,但不同于对量性资料的统计分析,质性资料的分析软件仅用于文字、录音或图片等资料的存储、整理和归纳,但资料分析过程中分类纲要的形成、编码、归类和描述解释的过程仍必须由人工完成。目前可用于质性资料分析的软件有:NVivo,MAXQDA,NUD*IST(nonnumerical unstructured data indexing,searching,and theorizing),CATS(computer assisted topical sorting)等。其中 NVivo 是目前最常用的质性资料管理软件,可用于分析访谈对话、问卷的开放式问题、文献、社交媒体和网页的内容,该软件还可直接对音频资料和图像资料进行编码。

第七节　质性研究质量的控制

质性研究的研究质量控制分别从提高质性研究结果的可信度和概括性两方面考虑。

一、提高质性研究结果的可信度

提高质性研究结果的可信度(credibility)是研究过程中质量控制的关键。质性研究往往受到量性研究派的挑战,被量性研究派批评为"缺乏严谨的研究设计,认为资料收集和分析具有主观性,因而缺乏可信度",质疑结果的真实性(truthfulness),同时结果的普遍性不够,即研究结果只适于研究的情形而不能推广到其他情形。

应该看到,由于两者所持的哲学观和专业范式不同,对"严谨(rigor)"内涵的理解是不同的。在传统的量性研究中,严谨的设计指样本的代表性、评价指标的可测性和客观性、结果的精确性、结果的可推广性,并严格按照科研设计方案收集和分析资料,用精确的统计结果表明其科学性;而质性研究中,设计的严谨表现在对其哲学基础的深刻理解,对研究对象特征、内心世界和行为的深度理解,详尽的分析和观察,进入研究现场的程度和持续时间,以及在资料分析过程中对资料的整体考虑和推理过程的逻辑性。

与量性研究不同,质性研究的"效度"指的是一种"关系",是研究结果和研究的其他部分(包括研究者,研究的问题、目的、对象、方法和情境)之间的一种"一致性",因此质性研究感兴趣的是研究对象所看到的"真实",他们看事物的角度和方式以及研究关系对理解这一"真实"所发挥的作用。

由此可见,质性研究用文字而非数字解释和说明事物或现象,量性研究的标准并不适合于质性研究。质性研究在不断完善其研究过程,通过以下方法提高研究的可信性:

1. **检查研究对象的代表性**　在选择研究对象过程中,以典型性、差异性或同质性等为目的选取研究对象,提高资料的真实性。

2. **减少霍桑效应**　即研究人员的介入和参与对研究结果带来的影响。资料收集的时间长是质性研究的特点,一般通过深入研究现场、主动参与、延长访谈时间或持续观察等方法促进与研究对象建立信任的关系,有利于得到丰富、正确的资料;对有所怀疑的资料,可对不同的研究对象进行访谈或观察,将各种线索进行对照。

3. **反思的策略**　研究者必须意识到自己作为一个个体,会将自己独特的背景、价值观、社会和职业身份带入研究,这将影响到整个研究过程。最普遍使用的保持反思、避免主观的方法是坚持写反思日记。在研究开始时以及不断的进展过程中,研究者可以通过反思笔记记录有关自己先前生活经历和先前对于研究现象的阅读的一些想法。通过自我疑问和反思,研究者努力摆正自己的位置,从研究对象的视角深入探索和把握所研究的经历、过程或文化。

4. 在研究过程中采用合众法（triangulation），包括资料合众法（指在不同的时间点收集资料、不同的场所收集资料、针对不同特征的研究对象）、研究人员合众法（2名或多名研究人员分析同一份资料）、收集资料方法的合众法（多种资料收集法结合，如访谈法、观察法、资料回顾法等）、分析资料的合众法（连续、反复的资料分析，并将结果与原资料不断比较对照）等方式，提高资料的效度和分析解释的合理性、逻辑性，从而提高资料的可信程度。

5. 将整理后的资料返回研究对象，核对资料的真实性。

6. 寻求证实的证据，包括从有关研究现象的其他研究或其他资料来源寻求证据，也可请同行或其他学科人员审视初步的结果。也可以寻找证伪的证据，即反面案例分析，目的是不断提炼假设或理论，直到它能解释所有案例。

7. 清晰、明确地报告研究过程，质性研究的报告包括一般是叙述性的，并可通过相当的篇幅报告研究过程，在文中有必要说明提高本研究质量的具体方法。

二、提高质性研究结果的概括性

在量性研究中，用概率抽样的方法抽取一定样本量进行调查以后，将所获得的研究结果推论到从中抽样的总体，我们称之为"推广"。而质性研究往往采用目的选样的方法，样本量一般比较小，其研究结果不可能由样本推论总体，因此质性研究不能按照量性研究的定义进行推广。质性研究的目的是揭示研究对象本身，通过对这一特定的深入研究而获得比较深刻的理解。研究者更注重从一个研究对象上获得的结果揭示同类现象中一些共同的问题，读者在阅读研究报告时，在思想情感上能够产生共鸣。

质性研究者更倾向用"概括性"（generalization）一词，即研究能够引起有类似经历和体验者的共鸣，解决其他情境中相似的问题，或惠及其他的调查者和研究对象，最终有助于护理理论的形成。

第八节　质性研究论文的撰写

质性研究论文不但需要解释清楚研究是如何开展的，还需详细阐述研究结果，以文字描述为主的结果阐述研究对象的体验和感受，并分析其中的逻辑关联和理论意义。本节阐述质性研究论文的撰写规范。

一、质性研究论文的格式和内容

质性研究论文一般包括题目、前言、文献回顾、研究对象和方法、研究结果、讨论、结论或建议等部分。

1. **题目**　质性研究论文的题目往往包括研究对象、研究场所以及研究的现象，同时还应出现质性研究或者类型。例如："糖尿病足病人居家疾病自我管理体验的现象学研究"。

2. **前言**　前言部分旨在说明研究问题或主题，包括研究背景和目的。研究者需解释为什么对这个问题感兴趣，在目前的护理知识中存在哪些不足，可以通过本研究解决，即本研究对于临床情景的意义，如何能促进临床实践或政策制定。

3. **文献回顾**　在文献回顾中需说明相同领域已经开展了哪些相关研究，研究者应总结这些研究的主要结论、某些问题或矛盾，并说明与本研究的关系。必须指出的是，质性研究开题报告的文献回顾不强调要将相关文献检索完全，也不需要对所有的文献进行批判性评价，只要阐述最相关的研究，包括经典的和最新的，以及采用的方法学和程序，说明这些研究的不足，从而引出本研究的研究问题。作者需说明为什么采用质性研究是解决这个研究问题最适合的研究方法。

4. **研究对象和方法**　该部分包括研究设计、研究对象和研究场所、资料收集方法、资料分析方法、人权的保护。质性研究中的方法学部分占据较大篇幅,是最重要的部分之一,因为研究者是主要的研究工具,必须详细说明研究的具体过程,使读者对设计、研究者与参与者的关系以及局限性有全面的了解,从而更能理解得出的研究结果。

(1)研究设计:研究设计主要说明本研究采用的具体方法,如现象学研究,研究者需简单描述该方法学,并说明为什么本研究问题适合用这个方法学。

(2)研究对象和研究场所:研究对象需要详细描述,正如前面所提及,选样的方法并不是固定不变的,作者需要详细描述研究对象,是谁,有多少,为什么选择,如何获得这些对象。报告需要对研究场所进行详细交代,包括该场所的环境和人员,与本研究有关的资源等。如某研究欲探究某病区内护患之间的交流互动,该病区的基本特征如床位数、护患比例、责任制护理的工作模式、病人的诊断类型和主要治疗内容等,都需要介绍清楚。

(3)资料收集方法:研究者需说明本研究采用的资料收集方法如访谈法、观察法,具体的实施过程和遇到的任何问题,例如访谈地点、平均时长、初始问题或访谈提纲。告诉读者资料记录的方法和内容。

(4)资料分析方法:资料分析部分包括资料整理的方法、如何进行编码和归类、如何进行理论的建构、是否使用计算机软件辅助分析。

(5)人权的保护:作者必须在报告中说明本研究如何遵循伦理原则、如何保护研究对象的权利。如在报告中不能出现研究对象的姓名、图像等私人信息,这些信息一般用代码表示。

5. 研究结果　质性研究的研究结果一般以文字表示,有时用框架图表说明各主题或概念之间的关系,然后对各主题一一解释。作者经常会直接引用研究对象的原话或摘录(quotation),对结论进行补充说明。引文可以帮助读者直观地了解研究对象的经历,并能得知主题是如何得出的,判断主题与资料是否一致。注意引文的篇幅并避免重复。

质性报告吸引人之处在于作者在结果中呈现出可信且深入的现象及现象背后的概念。这就要求作者不断修改草稿,直到形成清晰的故事线。对现象或事件的描述不应枯燥或机械化,必须反映研究者的参与,必须详细描述相关的事件、人、话语和行动,从而使读者有身临其境的感觉。

6. 讨论　质性研究的讨论可以与结果写在一起,也可分开。讨论除了作为研究结果的佐证外,还可以是对结果的解释,也可将研究结果与以往的研究进行分析和比较。在讨论部分,研究者还需对该研究进行反思,给出批判性的评价。指出本研究在哪些方面需要改善,哪里需要进一步研究。研究者可指出本研究的不足或存在的偏倚,以及在研究中遇到的问题。

7. 结论或建议　结论是对研究结果的小结,应直接与结果相关,指出根据研究目的得出了什么概念、观点或命题。在护理研究中,还可说明研究结果对于实践的意义并提出建议,或在讨论中提出对实践的建议。

8. 附录　研究对象的基本信息表可放在研究结果或附录中,包括年龄、职业、经历等与研究问题相关的信息,但注意必须匿名。附录中还可附上访谈提纲、访谈转录稿样稿、实地笔记样稿、伦理委员会批复等。

二、质性研究报告的报告规范

关于质性研究论文的撰写,目前国际上常用的是"质性研究报告统一标准(consolidated criteria for reporting qualitative research,COREQ)",COREQ规范包括个人深入访谈和焦点组访谈的32项清单,由澳大利亚悉尼大学公共卫生学院 Allison Tong 等制定,于2007年9月发表,该报告规范、具体且容易掌握,见表11-1。

表 11-1 质性研究报告的 COREQ 规范：32 项清单

编号	项目	提示性问题/描述
第一部分:研究者		
研究者的个人特征		
1.	访谈者/协助者	哪位(些)作者实施的访谈?
2.	资格证书	研究者具备什么资格? 如理学博士或医学博士
3.	职业	在研究进行时,研究者的职业是什么?
4.	性别	研究者是男性还是女性?
5.	经验和培训	研究者的经验和培训情况如何?
研究者与参与者的关系		
6.	关系的建立	与参与者的关系是在开始研究前就建立了吗?
7.	参与者对研究者的了解	参与者了解研究者的哪些信息? 如访谈目的
8.	研究者的特征	文中报告了研究者的哪些特征? 如研究者进行研究的原因和个人兴趣,研究假设
第二部分:研究设计		
理论框架		
9.	方法学观点和理论	文中报告了哪些方法学观点? 如扎根理论、话语分析、民族志和内容分析
选择参与者		
10.	选样	如何选择研究对象? 如目的选样,方便选样,连贯选样,滚雪球选样
11.	沟通的方法	如何与研究对象沟通? 如面对面,电话,信件或电子邮件
12.	样本量	有多少名研究对象?
13.	拒绝参加研究或中途退出	多少人拒绝参加研究或中途退出? 原因何在?
研究场所		
14.	资料收集的场所	在哪里收集的资料? 如家中,医院,工作场所
15.	在场的非参与者	除了研究对象与访谈者外,是否还有其他人在场?
16.	样本特征的描述	研究对象的主要特征都是什么? 如人口学资料和日期
资料收集		
17.	访谈提纲	访谈中所用到的问题、提示和提纲等是否由作者提供? 是否经过预访谈检验?
18.	重复访谈	是否进行过重复访谈? 如果进行过,有多少次?
19.	录音/录像	研究是否通过录音或录像收集资料?
20.	实地笔记	在个体访谈/焦点组访谈过程中和/或结束后是否作了实地笔记?
21.	时长	个体访谈或焦点组访谈的时长是多少?
22.	资料饱和	是否讨论了资料饱和?
23.	转录文字返还	转录文字是否有返还给参与者进行评价和/或更正?

续表

编号	项目	提示性问题/描述
第三部分:分析和结果		
资料分析		
24.	资料编码的数量	共用了多少个代码对资料进行编码?
25.	描述编码树	作者是否描述了编码树?
26.	主题的来源	主题是事先预设的还是来自资料?
27.	软件	如果使用了软件来管理资料,是什么软件?
28.	参与者检查	研究对象是否提供了对研究结果的反馈?
报告		
29.	报告引文	是否用了研究对象引文来说明主题或结果? 每条引文是否都有身份标记? 如研究对象编号
30.	资料和结果的一致性	呈现的资料和报告的结果之间是否一致?
31.	重要主题的清晰报告	在结果中,是否被清晰地报告了重要的主题?
32.	次要主题的清晰报告	是否有对特殊案例的描述或次要主题的讨论?

来源:TONG A,SAINSBURY P,CRAIG J. Consolidated criteria for reporting qualitative research (COREQ):a 32-item checklist for interviews and focus groups. International Journal for Quality in Health Care,2007,19(6):349-357.

(林 岑)

本 章 小 结

1. 质性研究以整体观为指导,设计灵活,旨在深入了解事物或现象的本质和真实状况。

2. 质性研究强调以人为中心和整体观的理念适合护理现象的研究,有利于护理理论的建立和护理专业的发展。

3. 质性研究的初始研究问题比较宽泛,在研究的过程中逐渐聚焦。

4. 根据研究问题,选择适合的质性研究方法,主要有描述性质性研究、现象学研究、扎根理论研究、民族志研究等方法。

5. 质性研究的选样以选取能够提供最多信息的研究对象为原则,样本量一般较少。

6. 半结构或非结构访谈法和参与式观察法是质性研究最常用的收集资料的方法。

7. 资料的分析过程是一个分类、推理、解释的过程。

8. 质性研究论文的撰写应遵循相应的报告规范。

思 考 题

1. 质性研究有哪些不同于量性研究的特征?

2. 访谈过程中,访谈者如何获得被访者真实且深入的想法?

3. 开展质性研究的过程中,如何处理研究者对研究现象的前设认识?

4. 如何提高质性研究的可信性?

Note:

URSING

循证护理实践

12章 数字内容

学习目标

● 知识目标

1. 掌握循证护理的概念和核心要素；循证护理实践的基本步骤。

2. 理解证据临床转化的过程和影响因素。

● 能力目标

1. 能利用证据的"6S"金字塔模式进行证据资源的检索。

2. 能对检索出的结果进行初步的文献质量评价。

3. 具备一定的证据综合能力。

● 素质目标

具备循证思维，并能够深刻理解循证护理对促进护理学科发展的意义，针对临床问题具备初步的循证实践能力。

气管切开术后护理质量的好坏,直接影响重症监护患者的预后以及病程的长短。气管切开术后的护理中,吸痰、气道湿化、气道感染控制以及管路堵塞是护理的重点。检索文献发现在气管切开术后护理领域有大量的国内外研究文献,有些是教科书、临床护理常规中规定的传统做法,有些是最新研究发现。

　　请思考:

　　1. 如何检索该领域的最新、最佳证据?

　　2. 是不是来自教科书、期刊中研究论文的结论就是"金标准"?

　　3. 如何解读该领域大量的研究证据?

　　4. 找到最新最佳证据后如何开展循证护理实践?

　　护理实践中的任何专业决策都应基于科学证据,而不能简单地凭经验,这是护理学科专业化的重要特征。循证护理实践已成为全球护理的共识。护理学科在我国处于迅速发展中,尤其是护理学科成为一级学科后,循证护理成为我国护理学科关注的重点,对提高护理实践的科学性和专业化水平起到重要作用。本章主要介绍什么是循证护理、循证护理的核心要素以及循证护理实践的步骤等,在此基础上,介绍常见证据资源的检索、文献质量的评价以及系统评价的步骤与方法等,并通过实例分析证据临床转化的过程和意义。

第一节　循证护理的基本概念和步骤

　　循证护理源于循证医学,对提高护理实践的科学性和有效性,促进科学决策具有重要意义。本节主要介绍循证护理的基本概念和步骤。

一、循证护理的概念和产生背景

(一) 循证实践的概念和产生背景

　　证据是"可获得的事实",证据也可以是一种信念、议题,或对某件事情真实有效的判断。现代社会知识和信息的产生与流传日益迅速,目前全世界每年有 200 多万篇医学论文发表在 22 000 多种生物医学杂志上;截至 2020 年底,全球护理期刊的数量已经达到 250 种,专业信息日新月异,但繁忙的临床实践者往往很难迅速、有效地从中提取有用的信息。英国临床流行病学家、内科医生 Archie Cochrane 早在 1972 年就提出了"医疗保健的疗效和效益"问题,呼吁开展对研究结果的整合,以充分利用高质量的研究资源。1992 年英国成立 Cochrane 中心,并于 1993 年创办了 Cochrane 协作网,在 1996 年正式提出循证医学(evidence-based medicine,EBM)的概念:"循证医学是审慎地、明确地、明智地(conscientious,explicit,and judicious)运用最新、最佳证据作出临床决策,循证医学实践意味着临床医生将其个人的临床经验与来自系统研究的最新、最佳临床证据结合。"随着循证医学的理念和方法在临床医学、公共卫生、护理学、药学、口腔医学、社会学等领域应用和发展,"循证实践(evidence-based practice,EBP)"作为涵盖上述领域的上层概念逐渐成熟。循证实践的核心思想是:卫生保健领域的实践活动应以客观的研究结果为决策依据。循证实践通过将全世界收集的某一种疗法的单项研究结果进行统计分析和系统综述,推广有效的科学手段,提出有效的干预方法,节约卫生资源。

背 景 资 料

　　Archie Cochrane 是英国临床流行病学家,是循证医学的创始人,他在 1972 年出版了《疗效与效益:健康服务中的随机对照试验》,首次提出"循证实践"的思想。1992 年,英国成立了以 Cochrane 命名的循证医学中心。目前,全球最大的循证医学机构就是"Cochrane 协作网"。

　　近十年来,循证医学致力于临床疾病治疗和干预效果的相关信息的系统收集,其目的在于通过对临床领域所开展的相关研究进行全面系统的、定量的综合分析和评价,以各种文字和电子出版物形式发表系统评价结果,为临床实践和卫生决策提供可靠的科学依据。1992 年,英国成立了循证医学全球协作组织——"Cochrane 协作网",目前在全球有 14 个国家设立了 Cochrane 循证医学中心,中国于 1999 年加入该协作网,设立在华西医科大学(现四川大学华西医学中心)。Cochrane 协作网的主要产品——Cochrane 图书馆是建立、保存和传播协作网证据资源的数据库,包括目前全球最全面的系统评价数据库和注册的临床试验数据库。Cochrane 协作网除主要覆盖疾病诊疗和药物治疗等临床医学领域外,还包括患者安全、症状管理等方面,例如 Cochrane 的伤口管理组(theCochrane Wounds Group)注重制作伤口护理领域的系统评价和 meta 分析。Cochrane 数据库提供的 Clinical Answers 则注重针对具体的临床问题提供来自系统评价的结论,为解决临床问题提供科学证据。

　　(二)循证护理的概念

　　循证实践给护理学科的发展也带来了深入的影响。随着护理学科的发展,临床护理人员开始重新思考某些传统的护理操作和方法,例如长期卧床患者翻身频率是多少?诊断性腰椎穿刺患者术后是否需要去枕平卧 4~6 小时?新生儿脐部残端是否每天要用消毒灭菌制剂消毒?静脉留置针可以保留多少时间?等。在这些思考中,循证实践的观念和方法可以帮助护理人员用科学的方法寻求信息、分析信息、利用信息,以解决临床实践中的实际问题。

　　循证护理(evidence-based nursing,EBN)可定义为护理人员在计划其护理活动过程中,审慎地、明确地、明智地将科研结论与其专业判断、病人愿望相结合,作为临床护理决策依据的过程。"循证护理"强调以临床实践中的问题为出发点,将该领域的科研结论与临床经验和专业判断、病人价值观和偏好进行审慎、明确、明智的结合,促进直接经验和间接经验在实践中综合应用,并在实施过程中激发团队精神和协作气氛;同时,它注重终末评价和质量保证,能有效提高护理质量,节约卫生资源。

循证护理中心在全球的发展

　　英国约克大学护理学院在 1995 年成立了全球第一个"循证护理中心",1998 年约克大学与加拿大麦克马斯特大学共同创办了 Evidence-based Nursing 期刊。1996 年,澳大利亚的"Joanna Briggs 循证护理中心"成立,后改名为"JBI 循证卫生保健中心"。该中心通过证据转化、证据传播以及证据应用推动全球循证护理实践的发展,目前该中心在全球成立了七十多家分中心。

　　(三)循证护理的意义

　　1. 循证护理可帮助护理人员更新观念,改进工作方法 　循证护理实践可改变护理人员以往按照习惯或凭借经验从事护理实践活动的方式,强调在作出临床判断时,参考科学证据的要求,但并不盲目接受已经发表的科研论文的结论,还要对文献质量进行严格评审,同时将科研证据与护理人员的专业判断以及病人的需求和愿望相结合,作出临床决策。只有经过循证实践所作出的临床决策才最具有科学依据,最有利于患者的康复。循证护理可帮助护理人员更新专业观和思维方式,建立科学思

Note:

维,启动临床变革。具体见例 12-1。

【例 12-1】　**关于外科病人术前禁食禁水时间的循证护理实例**

　　随着外科快速康复理念和实践的深入发展,关于缩短外科病人术前禁食禁水时间成为学者们关注的热点问题之一,我国的《外科护理常规》中规定手术前 12h 禁食,术前 4~6h 禁水。绝大多数《外科护理学》教材中也要求对择期手术病人术前 12h 起禁食,4h 起禁水。而据调查,这项护理常规在医院执行时,通常为术前一天 10PM 起通知病人禁食、禁饮,患者常常口渴和饥饿明显,术前舒适度甚至血糖下降。然而,美国麻醉医师协会(ASA)2011 年更新 1999 年的《术前禁水和术前用药指南》,推荐成人及儿童食用肉类、油煎制品等含脂肪高的食物或固体食物后,手术前禁食 8h;若食用含脂量较少的饮食、易消化食物如馒头、面包、牛奶等,术前禁食 6h 即可;任何年龄病人术前 2h 以前均可以饮用不含酒精、含少许糖的透明液体,如清水、果汁、茶、清咖啡等;母乳喂养的婴儿禁食时间为 4h,非母乳喂养和配方奶喂养的婴儿则禁食 6h。

　　我国临床领域在术前禁食禁水问题上较为保守,因此应系统收集该领域的证据,并结合临床情景和专业判断以及病人需求,考察这些来自西方的证据在我国的适用性,开展本土化的试点,分析如果应用这些证据是否会导致患者术中呕吐和误吸发生率增加?对患者禁食禁水后的生命体征、血糖、舒适度的影响如何?成本和效益之比如何?所在病房的医生、护士、病人的接受程度如何?等。为促进证据的有效应用,在保证手术安全,避免发生术中和术后呕吐、误吸的基础上,促进患者的舒适。

　　2. 循证护理有利于科学有效的临床护理决策　　循证护理属于一种决策程序和工作方法。所有医疗卫生领域的决策都受到 3 个因素的影响:证据(evidence)、资源(resource)以及资源分配中的价值取向(value)。护理领域的循证实践意味着所选择的护理措施应是科学、安全、节约成本、让患者获益的。因此决策者必须具备以下循证决策的能力:①能够提出决策的核心问题;②能够通过文献检索找到所需证据;③能够评价和甄别相关研究文献的质量;④能够区分不同级别的证据及其适用性;⑤能够判断研究结果在类似人群中的推广性;⑥能够判断研究结果在本地人群中的适用性;⑦能够将依据证据的决策付诸临床实践。可见,循证护理的理念为科学有效的临床护理决策提供了依据和工作方法。

二、循证护理的核心要素

　　根据上述循证护理的基本概念和实施步骤,循证护理的核心要素包括:①最佳证据;②患者的需求和偏好;③专业判断;④应用证据的临床情境。

(一)最佳证据

　　在循证实践中,证据指经过研究及临床应用后,证明可信、有效,能够有力地促进临床结局向积极方向改变的措施和方法。经过严格评价的研究结果可成为证据。最佳证据指来自设计严谨且具有临床意义的研究的结论。不是所有的研究结论都可以成为循证实践的证据,证据需经过严格界定和筛选获得。对通过各种途径查询得到的研究结果,需应用临床流行病学的基本理论和临床研究的方法学以及有关研究质量评价的标准去筛选最佳证据,即看研究设计是否科学合理、研究结果是否真实可信,干预方法是否对患者有益、是否对提高医疗卫生保健质量有利,并进行证据的汇总。只有经过认真分析和评价获得的最新、最真实可靠而且有重要临床应用价值的研究证据,才是循证实践应该采纳的证据。

(二)患者的需求和偏好

　　任何先进的诊治手段首先都必须得到患者的接受和配合,才能取得最好的效果。因此循证护理应以患者为中心,充分考虑患者的需求和偏好。证据能否应用于患者并解决问题,取决于是否考虑患者本身的需求,因此护理人员、医生、患者之间平等友好的合作关系与临床决策是否正确密切相关,同时也是成功实施循证护理的重要条件。患者的需求和偏好是开展循证决策的核心,而现代护理观强调为患者提供个性化、人文化护理,因此在开展循证护理实践过程中,护理人员必须具备关怀照护的人文素质和利他主义的精神。

（三）专业判断

开展循证护理时,护理人员必须具备对临床问题的敏感性,这与其丰富的临床经验和熟练的临床操作技能密切相关。是否能够敏感地察觉到临床问题,能否将文献中的证据与临床实际问题实事求是地结合在一起而不是单纯地照搬照套,这些都是解决临床问题的突破口,很重要的前提是护理人员有丰富的临床经验、敏锐的思维能力以及熟练的操作技能。临床护理人员是实施循证护理的主体,因为对患者的任何处理和对疾病的诊治都是通过护理人员去实施的,因此护理人员扎实的医学基础理论知识、牢固的护理知识和技能以及丰富的临床护理实践经验尤为重要。其中临床流行病学的基本理论和临床研究的方法学是实施循证护理的基础,例如在进行最佳证据筛选时,需要观察研究设计是否科学合理;对文献进行质量评价时,需要采用适宜的质量评价工具;分析研究结果的真实性时,首先要分析其是否存在偏倚和混杂因素的影响等。在进行证据临床转化时,应重视证据的可行性、适宜性、临床意义和有效性。因此,护理人员需要不断更新和丰富自己的理论与知识,将其与个人技能和临床经验密切结合。

（四）应用证据的临床情境

证据的应用必须强调情境性,在某一特定情境获得明显效果的研究结论并不一定适用所有的临床情境,这与该情境的资源分布情况、经济承受能力、文化信仰等均有密切的关系。因此在开展循证护理过程中,除了要考虑拟采纳的证据的科学性和有效性外,同时还应考虑其可行性、适宜性以及是否具有临床意义。①可行性:指证据在物理上、文化上、经济上具有可操作性,是行得通的。②适宜性:指应用证据的实践活动与其所处的情境相适合、相匹配的程度。③临床意义:是指应用证据的实践活动是否可以被患者以积极的方式体验,临床意义与患者的个人经历、态度、价值观、信念、个人诠释相关。

澳大利亚 Joanna Briggs 循证卫生保健中心主任 Pearson 教授等基于上述循证实践的核心要素,于2005 年提出了"JBI 循证卫生保健模式",并在 2016 年进行了更新。该模式阐述了循证卫生保健的过程以及核心概念之间的逻辑关系。该模式认为循证实践是临床决策过程,在循证实践过程中着重应考虑的核心问题是:最新最佳证据、提供照护的临床情境、病人的需求和偏好以及专业判断。该模式认为循证实践过程包括以下 4 个步骤:①证据生成;②证据综合;③证据传播;④证据应用。该模式中每一个组成部分均相互影响,达到促进整体健康的目的。JBI 循证卫生保健模式见图 12-1。

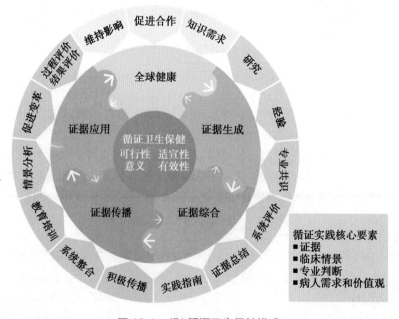

图 12-1　JBI 循证卫生保健模式

三、循证问题的提出

（一）循证问题的要素

循证问题来源于临床问题,但循证问题是对临床问题进行结构化整理和分析的结果,须遵循 PICOS 原则,即开展循证护理实践前应明确研究对象、干预措施、对照措施、结局指标,并确定纳入文献的研究设计,以做好充分的准备,进行深入系统的证据检索。因此提出的问题在结构上应包括 5 个要素,即 PICOS:①研究对象的类型(population);②研究的干预措施或暴露因素(intervention/exposure);③进行对照或比较的措施(control);④主要研究结局(outcome);⑤研究类型(study design)。确定 PICOS 是开展循证护理实践的第一步。

（二）提出循证护理问题的实例分析

例如:针对机械通气的呼吸道传染病患者,如何进行高质量的气道护理是迫切需要解决的问题。在气道护理中,湿化方式、吸痰方式的选择都是重要内容。针对吸痰方式,目前临床实践中有开放式吸痰和密闭式吸痰两种方法,哪种效果更好可进行循证。因此可按照 PICOS 提出以下循证问题:

对机械通气的呼吸道传染病患者(P),进行密闭式吸痰(I)是否较开放式吸痰(C)能有效减少呼吸机相关性肺炎的发生率(O_1)及呼吸道传染病的传播(O_2)? S——可先检索该领域的随机对照试验(RCT),如果没有找到相关的研究,可扩大到非随机对照试验以及观察性研究(队列设计和病例对照设计)。根据上述循证问题的要素构建检索策略,就可准确检索到与该临床问题相关的研究信息。

四、循证护理实践与护理研究的区别和联系

循证护理实践与护理研究两者之间既有区别,又有密切联系。

（一）循证护理实践与护理研究的区别

循证护理实践并不等同于开展护理研究。开展护理研究指探索未知或验证假设的过程,是研究者根据事先确定的研究问题,设立研究假设,制订技术路线图、实施护理干预并收集一手资料、分析资料、撰写研究报告的过程。而循证护理实践则是临床实践者根据 PICOS 原则明确循证问题,通过检索证据、评价证据质量、将证据转化到临床实践中的过程,循证护理实践强调"充分利用经过评价的、来自研究的证据",这是循证实践期望充分利用现有的卫生资源,避免不必要重复和浪费的初衷。

循证护理实践的步骤与护理研究有一定的区别。循证护理实践包括 4 个步骤:即证据生成、证据综合、证据传播和证据应用;7 个环节:①明确循证问题;②系统的文献检索;③严格评价文献质量;④证据汇总和整合;⑤传播证据;⑥应用证据;⑦评价证据应用效果并持续改进。

（二）循证护理实践与护理研究的联系

循证护理实践要求护理实践应遵循科学的依据,即护理决策的依据应来源于对设计严谨的研究证据的综合。因此循证护理实践是对护理研究结果的严格筛选和有效利用。

以干预性研究为例,循证护理实践与护理研究的区别和联系见表 12-1。

表 12-1　循证护理实践与干预性研究的区别和联系

内容	循证护理实践	干预性研究
目标	-充分利用已有的研究证据。 -护理决策的依据应来源于设计严谨的研究证据	-验证假设 -创建证据
步骤	①明确循证问题 ②系统的文献检索 ③严格评价文献质量 ④证据汇总和整合 ⑤传播证据 ⑥应用证据 ⑦评价证据应用效果并持续改进	①明确研究问题 ②文献检索 ③设计技术路线图 ④明确研究对象、选样方法、样本量 ⑤实施干预措施 ⑥资料收集 ⑦资料分析

Note:

第二节　证据资源检索和文献质量评价

证据资源的检索和文献质量评价是循证护理实践的重要环节,本节主要阐述如何进行系统、全面的证据资源检索,并对检索到的资源进行质量评价。

一、证据资源的类型

加拿大麦克马斯特大学的 Brian Haynes 教授在 2009 年提出证据的"6S"金字塔模式。"6S"金字塔模式目前是国内外关于循证证据资源最经典的分类,其中每个"S"代表一种证据资源类型,见图12-2。从塔顶自上而下代表证据强度由高到低,现将各种证据资源类型介绍如下:

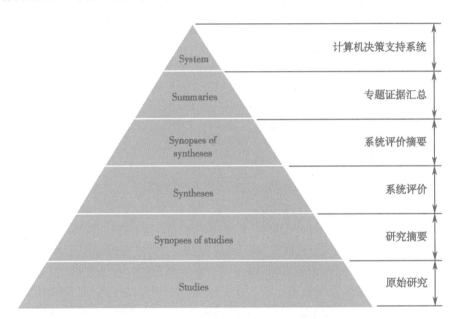

图 12-2　循证证据资源的"6S"分类模型

1. **计算机决策支持系统**　计算机决策支持系统(computerized decision support system,CDSS)是循证医学证据资源的最高等级。一个完美的计算机决策支持系统包含完整且精准的医学信息和证据链接。计算机决策支持系统勾勒了一个快捷方便、界面友好的人机对话系统。通过与计算机的简答互动,能够解答各种重要临床问题。

2. **专题证据汇总**　专题证据汇总(summaries)主要包括基于证据的临床实践指南(clinical practice guideline,CPG)、证据总结及集束化照护方案(care bundles)。CPG 是以系统评价为依据的证据汇集,由专业学会组织专家研制和发布,具有权威性,对临床实践有重要的指导意义。目前常用的专题证据汇总资源库有国际指南协作网(Guidelines International Network,GIN)、英国国家卫生与临床优化研究所(National Institute for Health and Clinical Excellence,NICE)、苏格兰校际指南网(Scottish Intercollegiate Guidelines Network,SIGN)以及美国国立临床诊疗指南数据库(National Guideline Clearinghouse,NGC)、BMJ Best Practice、JBI 证据总结资料库、Up to Date 等。

3. **系统评价摘要**　系统评价摘要(syntheses of synopses)是一种把系统评价按固定格式整合提炼后所形成的摘要。系统评价摘要可方便、快捷地获取相关循证问题的证据信息,即便在不清楚全文信息的情况下,也能够及时采取相应的措施,为患者提供最适宜、最有效的照护。常用的循证证据摘要数据库有 Cochrane 疗效评价摘要文献库、Cochrane Clinical Answers 等。

Note:

4. **系统评价**　系统评价(syntheses)又称系统综述(systematic review),是针对某一具体临床问题,系统全面地收集国内外所有发表或未正式发表的研究结果,并进行文献质量评价,筛选出符合纳入标准的研究文献,对其进行定量和定性的分析、综合,最终得出可靠的结论。常见的系统评价数据库有Cochrane系统评价、JBI系统评价以及Campbell系统评价。

5. **研究摘要**　研究摘要(synopses of studies)是为了让临床实践者快捷、有效地利用研究结果,对高质量原始研究摘要的结构化提取。研究摘要的提取不仅符合严格的质量评价标准,并且以临床相关问题和有趣的形式汇编成册。常见的研究摘要数据库有Cochrane临床对照试验中心注册数据库(Cochrane Central Register of Controlled Trials,CENTRAL)。

6. **原始研究**　原始研究(studies)是指针对研究对象所收集的有关病因、诊断、预防、治疗和护理等方面的研究。通过原始研究得到的证据,需通过严格的文献质量评价及综合考量才能使用,不建议将未经评价的原始研究直接作为证据。常见的用于检索原始研究的数据库有PubMed、EMBASE、Web of Science、CINAHL、中国知网、万方、维普以及CBM数据库等。

二、证据资源的检索

证据资源的检索分为以证据应用(即"用证")为目的的检索和以证据综合(即"创证")为目的的检索。以"用证"为目的的检索强调从证据资源"6S"模型从上到下检索,而且强调查准率,便于临床护理人员在短时间内检索到最佳证据;而以"创证"为目的的检索则主要检索原始研究,是在制作系统评价过程中,通过立题、检索文献、筛选文献、评价文献质量、收集资料、解释结果最终产生证据的过程。循证证据资源的检索步骤可以分为以下几步:①明确临床问题及问题类型;②选择合适的数据库;③根据选择的数据库制订相应的检索策略;④评估检索结果,调整检索策略。

以下主要介绍循证证据资源检索的相关数据库以及循证护理实践相关期刊。

1. **常见临床实践指南库介绍**

(1) 国际指南协作网(Guidelines International Network,GIN):是全球最大的国际指南数据库,目前为止收录了近3 000篇全球各地不同机构构建的多语种的基于证据的实践指南。

(2) 英国国家卫生与临床优化研究所(National Institute for Health and Clinical Excellence,NICE):NICE是英国独立的卫生研究机构,提供国家层面的指南,有成熟、严谨的指南构建程序,其网站上有近1 700份完整的临床实践指南。

(3) 苏格兰校际指南网(Scottish Intercollegiate Guidelines Network,SIGN):SIGN是苏格兰指南网,通过制定临床实践指南,减少临床实践变异,改善医疗保健质量。SIGN指南的制定有相应的规范,并对指南有评价、更新等质量控制措施,但指南的数量较少。

(4) 美国国立临床诊疗指南数据库(National Guideline Clearinghouse,NGC):NGC是由美国卫生保健研究和质量管理局、美国医学会、美国卫生保健计划联合会联合制作的一个临床实践指南库,其网站上检索到近2 400份临床实践指南或指南概要。每份指南都清楚表明了其纳入证据的等级,整合了当前最新的临床科研证据,提供了大量经过同行评议的指南,促进循证实践。

(5) 加拿大安大略省注册护士协会网站(Registered Nurses' Association of Ontario,RNAO):RNAO从1999年开始构建、评价、传播最佳实践指南。目前RNAO已经发布了54部最佳实践指南,包括43部临床实践指南和11部健康工作环境相关的指南,主要涉及领域包括妇女和儿童健康、成瘾和心理健康、临床管理、慢病管理和老年照护等。

(6) 各种专业协会:目前全球有相当多享有盛名的各种专业协会,如美国心脏协会、美国艾滋病资讯协会、美国输液护士协会等。各种专业协会向全球发布临床实践指南,这些指南都可以通过网站免费获得。临床实践指南是以循证证据为依据进行制订,并有明确的证据推荐等级,能够对临床实践起到很好的指导作用,其权威性得到全球公认。例如,美国心脏协会于 1992 年第一次制订了心肺复苏的指南,2000 年正式发表第一部国际性心肺复苏和心血管急救指南,经 2005 年、2010 年、2015 年、2017 年、2018 年的修订,目前最新版本是 2020 年公布的,在实行前 6 版指南过程中产生的研究结果,成为制订第 7 版指南的证据。目前美国心脏协会的《2020 心肺复苏和心血管急救指南》是该领域全球公认的指导性文件。

2. 常见系统评价数据库介绍

(1) Cochrane 图书馆(Cochrane Library):Cochrane 图书馆是目前最全面、最可靠的临床循证证据信息来源,由 Cochrane 协作网发行。其中的系统评价每年定期向全球公开发行。系统评价摘要可在互联网上查询。Cochrane 图书馆的数据库包括:①CENTRAL(Cochrane central register of controlled trials),是在 Cochrane 等国际组织的协调下,收录和登记的临床试验信息,并提供文献来源;②CDSR(Cochrane database of systematic reviews),收录由 Cochrane 协作网系统评价专业组在统一工作手册指导下完成的系统评价,包括系统评价全文(completed review,CR)和研究方案(protocols);③DARE(database of abstracts of reviews of effects),由英国约克大学的国家卫生服务系统(NHS)评价与传播中心建立的疗效综述文摘数据库;④CMR(Cochrane methodology register),主要收录有关随机对照试验方法和系统评价方法学的相关文献书目信息。信息来源包括期刊文献、图书和会议记录等;这些文献来源于 MEDLINE 数据库和人工查找所得;⑤HTA(health technology assessment database),由英国约克大学编制,收集来自国际卫生技术评估机构协作网和其他卫生技术评估机构提供的完成和正在进行的卫生技术评估;⑥NHS 经济评估数据库,主要是有关成本效益、成本效能的分析,可协助决策者从全世界搜集系统性的经济性评估,并鉴定其质量和优缺点。

(2) JBI 循证卫生保健数据库:JBI 循证卫生保健数据库总部设在澳大利亚的阿德莱德大学,JBI 循证卫生保健数据库也是目前全球最大的循证护理领域的证据资源数据库,JBI 图书馆中包括护理领域的系统评价 500 余篇、最佳实践信息汇编 100 余篇、证据总结约 2 800 篇、推荐实践汇编 2 000 余篇。该数据库也可以在 OVID-JBI 平台上检索。

(3) Campbell 图书馆:2000 年由 Campbell 协作网在美国宾西法尼亚大学成立,其主要任务是与 Cochrane 协作网合作,为社会、心理、教育、司法犯罪学及国际发展政策等非医学领域提供科学严谨的系统评价决策依据。Campbell 图书馆的主要工作是制作、保存、推广以上各领域的系统评价,已成为国际公认的循证决策数据库。Campbell 图书馆包括 2 个数据库:C2 社会、心理、教育、刑事学研究数据库与 C2 干预和政策评价综述数据库。

3. 其他证据资源介绍

(1) Up To Date:Up To Date 包括荷兰威科集团(Wolters Kluwer)开发的 ProVation MD 和 Up To Date 临床顾问。其中后者已有中文产品,主要致力于协助临床医务人员进行诊疗上的高效判断和合理决策,包括内科学、儿科学、急诊医学和护理学等 24 个学科。有研究表明,Up To Date 能提高临床决策的有效性,从而改进医疗质量,包括缩短住院时间、降低并发症的发生和病死率等。

(2) 临床证据(Clinical Evidence,CE):CE 由英国医学会(British Medical Association,BMA)发行,是全球最权威的循证医学数据库之一,以在线和文字形式发行,提供了对 200 多种常见疾病、540 多种临床问题的近 3 000 种治疗措施是否有效的证据,并且每个月都会随着临床医学汇集新的证据而对相关主题进行及时更新。

(3) 最佳实践(Best Practice):"Best Practice"由英国医学杂志(BMJ)和美国内科医师协会(ACP)联合发行,整合了 BMJ"Clinical Evidence"中的证据,收录美国 ACP Journal Club 和英国 Evidence-Base Medicine 期刊的全文,并增添了由全球知名学者和临床专家执笔撰写的,涵盖基础、预防、

Note:

诊断、治疗和随访等证据。

4. 循证护理实践相关期刊简介

（1）*Evidence Based Medicine*：该杂志为双月刊，由英国医学杂志和美国内科医师协会联合主办。该杂志提供已经出版的研究报道和文献综述的详细文摘。

（2）*Evidence Based Nursing*：该杂志为季刊，于1998年由英国约克大学与加拿大麦克马斯特大学联合创办，是目前提供与护理相关的最新最佳研究证据的国际性期刊。

（3）*Worldviews on Evidence-based Nursing*：该杂志为季刊，由国际护理荣誉学会（The Honor Society of Nursing，Sigma Theta Tau International）创办，主要刊登循证护理的相关论文，是目前在护理领域影响因子较高的知名国际护理期刊。

三、不同类型研究的质量评价

研究质量评价，又称研究的真实性评价、偏倚风险评价，是对研究内部效度的评价。为方便研究者进行文献质量评价，国际循证机构的网站通常会根据常见研究设计公认的要求和原则，发布文献质量严格评价（critical appraisal）的具体工具和评价方法。较常见的有英国牛津大学循证医学中心的"文献严格评价项目"（critical appraisal skills program，CASP）和 Joanna Briggs 循证卫生保健中心（JBI）的"各类设计的文献质量严格评价工具"。Cochrane 协作网也在其系统评价手册中推出针对随机对照试验的质量评价工具。这些评价工具的共同点是根据研究设计的基本要求和原则评价研究设计的科学性和严谨性。

在进行文献质量评价时，应首先判断文献的类型（主要包括随机对照试验、非随机对照试验、队列研究、病例对照研究、描述性研究、质性研究、病例报告、专家报告以及系统评价等），然后选用不同类型的文献质量评价工具，由两人分别对同一篇文献进行质量评价，每个条目按照"符合要求""不符合要求""不清楚"进行评价，结果不一致者，两人协商或请第三方共同讨论决定。最后对该文献作出纳入、排除或审慎纳入的决定。以下介绍几种护理学中常用的文献质量评价工具：

1. **随机对照试验研究（randomized controlled trails，RCT）**　RCT 的偏倚风险评价通常采用 Cochrane 协作网推荐的质量评价标准（于2008年制定，最新版本为2019年修订版），Cochrane 手册的质量评价主要包括7方面（表12-2）。

2. **队列研究**　队列研究评估工具主要有 CASP 队列研究清单、纽卡斯尔-渥太华量表（the Newcastle-Ottawa Scale，NOS）和用于队列研究的 JBI 清单。NOS 量表由澳大利亚纽卡斯尔大学和加拿大渥太华大学合作研发，是目前队列研究文献质量评价最常用的工具，使用者可以根据特定主题进行修改。NOS 采用半量化星级系统评价偏倚风险（表12-3），满分为9分。

3. **质性研究**　质性研究又称定性研究，是研究者根据深入访谈、参与式观察、查询档案或记录获得研究对象的主观资料，通过分析、归类、提炼，找出某些共同特征和内涵，用文字阐述研究结果。与定量研究相比，用于质性研究的评价工具较少，Joanna Briggs 循证卫生保健中心（JBI）2015年版对质性研究（qualitative study）的真实性评价工具较常用，该工具包含10个评价项目（表12-4）。评价者需对每个评价项目作出"是""否""不清楚""不适用"的判断。

对文献进行严格的质量评价，从而审慎地将最佳证据应用到临床决策中，是循证护理的精髓。目前护理文献数量的增长速度很快，并非所有的研究都是设计严谨、结论可信，因此在证据综合之前要对相关文献质量进行严格评价。然而由于文献报道不恰当或不具体，或评价者科研基础知识或能力不同，使得文献质量评价的结果可能会存在一定的差异。因此为了客观、公正地评价文献质量，研究者必须具备扎实的临床流行病学和科研设计的基础。

Note：

表 12-2　Cochrane 手册随机对照试验文献质量评价工具（2019）

领域/信号问题	评价结果
随机化过程中的偏移	
1.1　研究对象是否随机分配	是/可能是/可能否/否/不可知
1.2　是否实施分组隐匿	是/可能是/可能否/否/不可知
1.3　基线间的不均衡是由随机化过程导致的	是/可能是/可能否/否/不可知
偏倚风险评价	低风险/高风险/可能存在风险
偏离既定干预的偏倚——干预分配	
2.1　研究对象是否在试验过程中知晓自己的分组	是/可能是/可能否/否/不可知
2.2　护理人员或试验实施人员是否在试验过程中知晓分组	是/可能是/可能否/否/不可知
2.3　如果 2.1 或者 2.2 回答"是/可能是/不可知"时：干预方式出现了与常规医疗不同的偏离吗？	不适用/是/可能是/可能否/否/不可知
2.4　如果 2.3 回答"是/可能是"：偏离既定干预的情况是否影响组间均衡性？	不适用/是/可能是/可能否/否/不可知
2.5　如果 2.4 回答"否/可能否/不可知"：这些偏离是否会影响结局？	不适用/是/可能是/可能否/否/不可知
2.6　评价干预效果的分析方法是否恰当？	是/可能是/可能否/否/不可知
2.7　如果 2.6 回答"否/可能否/不可知"：无法按照事先随机分组对研究对象进行分析是否可能会对结果产生较大影响？	不适用/是/可能是/可能否/否/不可知
偏倚风险评价	低风险/高风险/可能存在风险
偏离既定干预的偏倚——干预依从	
2.1　研究对象是否在试验过程中知晓自己的分组？	是/可能是/可能否/否/不可知
2.2　护理人员或试验实施者是否在试验过程中知晓分组？	是/可能是/可能否/否/不可知
2.3　如果 2.1 或者 2.2 回答"是/可能是/不可知"时：重要的协同干预措施组间是否均衡？	不适用/是/可能是/可能否/否/不可知
2.4　是否因未完成既定干预而影响了结局？	是/可能是/可能否/否/不可知
2.5　研究对象是否依从了分配的干预措施？	是/可能是/可能否/否/不可知
2.6　如果 2.3 或者 2.5 回答"否/可能否/不可知"或 2.4 回答"是/可能是/不可知"：是否使用了恰当的统计学方法对依从干预的研究对象进行分析？	不适用/是/可能是/可能否/否/不可知
偏倚风险评价	低风险/高风险/可能存在风险
结局数据缺失偏倚	
3.1　是否所有或几乎所有随机化分组的研究对象都获得了结局数据？	是/可能是/可能否/否/不可知
3.2　如果 3.1 回答"否/可能否/不可知"：是否有证据表明结果不受到缺失的结局数据的影响？	不适用/是/可能是/可能否/否
3.3　如果 3.2 回答"否/可能否"：结局变量的缺失与结局本身是否相关？	不适用/是/可能是/可能否/否/不可知
3.4　如果 3.3 回答"是/可能是/不可知"：结局变量缺失的比例在两组间是否不同？	不适用/是/可能是/可能否/否/不可知
3.5　如果 3.3 回答"是/可能是/不可知"：结局变量的缺失是否很可能与结局本身相关？	不适用/是/可能是/可能否/否/不可知
偏倚风险评价	低风险/高风险/可能存在风险

续表

领域/信号问题	评价结果
结局测量偏倚	
4.1　结局测量方法是否不恰当?	是/可能是/可能否/否/不可知
4.2　结局的测量或确证方法是否在两组间存在差异?	是/可能是/可能否/否/不可知
4.3　如果 4.1 或者 4.2 回答"否/可能否/不可知":结局测量者是否知晓研究对象接受的干预?	是/可能是/可能否/否/不可知
4.4　如果 4.3 回答"是/可能是/不可知":如果知晓干预措施,是否影响了结局变量的测量?	不适用/是/可能是/可能否/否/不可知
4.5　如果 4.4 回答"是/可能是/不可知":如果知晓干预措施,是否可能影响结局变量的测量?	不适用/是/可能是/可能否/否/不可知
偏倚风险评价	低风险/高风险/可能存在风险
结果选择性报告偏倚	
5.1　试验分析方法是否与数据对分析者揭盲前所制订的研究计划一致?	是/可能是/可能否/否/不可知
5.2　进行的多种结局测量(如量表、不同定义、不同时点)	是/可能是/可能否/否/不可知
5.3　多种分析方式	是/可能是/可能否/否/不可知
偏倚风险评价	是/可能是/可能否/否/不可知

表 12-3　队列研究的 NOS 文献质量评价工具

栏目	条目
研究人群选择	暴露组的代表性如何(1 分)
	非暴露组的选择方法(1 分)
	暴露因素的确定方法(1 分)
	确定研究起始时尚无要观察的结局指标(1 分)
组间可比性	设计和统计分析是考虑暴露组和非暴露组的可比性(2 分)
结果测量	研究对结果的评价是否充分(1 分)
	结果发生后随访是否足够长(1 分)
	暴露组和非暴露组的随访是否充分(1 分)

表 12-4　澳大利亚 JBI 循证卫生保健中心对质性研究的真实性评价工具（2015 年）

评价项目	评价结果			
（1）哲学基础和方法学是否一致?	是	否	不清楚	不适用
（2）方法学与研究问题或研究目标是否一致?	是	否	不清楚	不适用
（3）方法学与资料收集的方法是否一致?	是	否	不清楚	不适用
（4）方法学和资料的代表性及资料分析的方法是否一致?	是	否	不清楚	不适用
（5）方法学与结果的阐释是否一致?	是	否	不清楚	不适用
（6）是否从文化背景、价值观的角度说明研究者自身状况?	是	否	不清楚	不适用
（7）是否阐释了研究者对研究的影响?或研究对研究者的影响?	是	否	不清楚	不适用
（8）研究对象是否具有典型性?是否充分反映研究对象及其观点?	是	否	不清楚	不适用
（9）研究是否符合当下的伦理学标准,或者通过合适的伦理审查委员会批准?	是	否	不清楚	不适用
（10）结论的得出是否源于对资料的分析和阐释?	是	否	不清楚	不适用

Note:

第三节　证据综合

随着医学科学的迅速发展,近些年来医学研究成果逐年增多,加之现有临床研究质量良莠不齐,结论也不尽一致,导致医护人员在面对大量研究成果时显得无所适从。如何从大量纷繁复杂的现象中找出有效的干预措施,如何评判不同干预措施之间的优劣,是临床医护人员亟待解决的主要问题。因此,证据综合成为一种获得新信息的重要途径,而系统评价是证据综合的常用方法。系统评价能够针对某一具体临床问题,采用一套规范、科学的方法系统全面收集、严格筛选与评价文献并科学分析相关研究资料,为临床专业人员提供综合、可靠的结论,系统评价的结果能够为疾病诊治、护理以及康复决策等提供科学依据。本节主要介绍证据综合的方法——系统评价的基本概念、方法,与传统综述的比较,以及证据综合后的证据等级评价。

一、系统评价与传统综述的比较

系统评价(systematic review)又称系统综述,是指针对某一具体的临床问题,系统、全面地收集全世界已发表或未发表的临床研究,用统一的科学标准评价,筛选出符合质量标准的文献,对具有同质性的研究采用相关统计方法进行综合(例如 Meta 分析),得到定量结果并及时更新。系统评价是循证证据资源的重要来源,也是循证实践的重要内容之一。系统评价由专业人员对相关临床研究问题进行严格总结,其结果能够为临床实践和研究提供科学的决策依据。

与系统评价相比,传统综述只要求对某一时期某一学科范围内或某一专题所发表的大量原始文献中有价值的内容进行复习、综合评述,其并不要求系统全面的文献检索、科学合理的文献筛选以及分析评价研究间的异质性等。传统综述能够比较全面、系统地反映国内外某一学科或专题在某一时期的发展历程、现状和发展趋势等,其信息密度大,有引导、拓宽、加深、启发等作用。而系统评价则按照科学的文献检索规范和流程进行文献检索,对文献进行筛选后严格评价纳入文献的质量,并对文献进行异质性分析,对具有同质性的相关研究进行统计分析或整合,因此系统评价是对文献系统、全面的检索、评价及统计,且检索过程透明,具有可重复性。

1. **系统评价与传统综述的共同点**

(1)目的相同:提供新知识和信息,短时间内了解某专题的概况和发展方向,获得解决某一临床问题的思路和方法。

(2)均可能存在系统偏倚和随机误差。

2. **系统评价与传统综述的不同点**　见表 12-5。

表 12-5　系统评价与传统综述的区别

特征	传统综述	系统评价
研究问题	涉及范围广泛	常集中于某一临床问题
文献来源	欠全面	明确,多渠道资料
检索方法	不说明	有明确的检索策略
文献筛选	有潜在偏倚	有明确的纳入/排除标准
质量评价	通常不予评价	有严格质量评价方法
结果合成	定性方法	定性/定量方法
结果更新	不要求定时更新	定时更新

二、系统评价的步骤与方法

由 Cochrane 协作网内的系统评价员按照统一工作手册（Cochrane Reviews' Handbook），在相应 Cochrane 系统评价组编辑部的指导和帮助下完成并发表在 Cochrane 图书馆的系统评价，称为 Cochrane 系统评价。由于 Cochrane 系统评价制作过程严谨，具有严格的反馈和完善机制，因此 Cochrane 系统评价是目前公认的最高质量的系统评价。下面以 Cochrane 系统评价制作标准为例，简述其制作步骤和方法（图 12-3）。

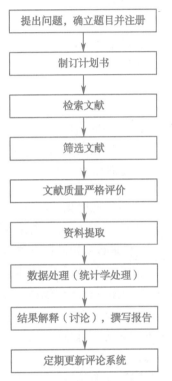

图 12-3　Cochrane 系统评价制作步骤

1. **提出问题并制订系统评价计划书**　循证护理实践的第一步是提出问题，所提出的问题应遵循实用性、必要性、科学性、创新性以及可行性等原则。提出问题后将其转化为结构化的循证问题，是循证护理实践的重要环节。循证问题应包括以下 4 个要素，即 PICO：①研究对象的类型（population）；②研究的干预措施（intervention）；③研究的对照/比较措施（control）；④研究的结局指标（outcome）。

明确循证问题后，需要制订系统评价计划书。计划书包括以下内容：①系统评价的题目；②背景资料；③系统评价的目的；④检索文献的方法和策略；⑤文献纳入与排除标准；⑥评价文献质量的方法；⑦提取和分析数据的方法；⑧相关参考文献。计划书制订完成后，应交送相应系统评价小组，接受编辑组内外的同行和方法学专家的评审，并提出修改建议和意见。根据评审意见修改后再送交系统评价小组评审，直到符合发表要求为止。

2. **检索文献**　系统评价与传统综述的重要区别在于是否制订检索策略，进行系统、全面的检索。围绕要解决的具体问题，按计划书中制订的检索策略，采用多种渠道和系统的检索方法全面检索中外文数据库（如 PubMed、EMBASE、Web of Science、CINAHL、中国知网、万方、维普以及 CBM 数据库等）、电子光盘数据库，以及其他未发表的文献资料如学术报告、会议论文或学术论文等，还应收集其他尚未发表的内部资料以及多语种的相关资料。

为有效管理检索出的文献，特别是当文献量较大时，有必要借助文献管理软件如 Endnote、NoteExpress 等管理文献题录、摘要信息、全文等，便于去重、浏览、筛选和排序等。

3. **筛选文献**　选择文献是指根据计划书中拟定的文献纳入与排除标准，从检索到的文献中选择能够回答研究问题的文献资料。因此，选择标准应根据确立的研究问题和构成研究问题的四要素即研究对象、干预措施、主要研究结果和研究设计方案而制订。

文献筛选应分 3 步进行。①初筛：根据检索出的引文信息如题目、摘要筛除明显不合格的文献，对肯定或不能肯定的文献通过查找全文再进行筛选；②阅读全文：对可能合格的文献资料，应逐一阅读和分析全文后，再确认是否合格；③获取更多信息：对有疑问或分歧的文献应先纳入，然后通过与作者联系等途径获取更多信息后再决定取舍。筛选文献的具体步骤见图 12-4。文献选择由 2 名研究人员独立进行，避免相关文献被排除的可能性。

4. **评价文献质量**　文献质量评价目前尚无"金标准"，可采用单个条目、清单或一览表。Cochrane 系统评价制作过程中的文献质量评价要求采用由 Cochrane 协作网的方法学家、编辑和系统评价员共同制定的"偏倚风险评估"工具（具体见表 12-2），文献质量评价后作出"偏倚风险低""偏倚风险高""偏倚风险不确定"的判断。评价文献质量通常至少由 2 名研究人员独立、盲法进行，出现不一致的情

Note：

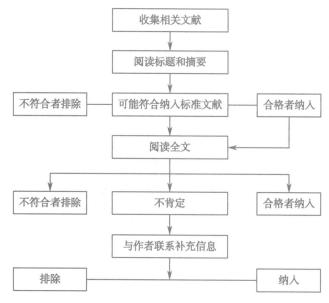

图 12-4 筛选文献的具体步骤

况时可由第三者或双方讨论协商解决。

5. **资料提取** 资料提取是从原始研究的全文或者研究者提供的资料中提取相关数据的过程。资料提取的信息包括:①纳入研究的基本特征:如纳入研究的编号、发表年份、引用题录、通讯作者及联系方式等;②研究方法和可能存在的偏倚:即文献质量评价相关信息,如是否采用随机方法以及盲法等;③研究对象的特征:如研究对象的年龄、性别等人口学特征;④干预措施的特征:如具体干预方法、干预时间、干预频次及疗程等;⑤结局指标:有主要结局指标、次要结局指标;⑥研究结果:需收集样本量、分组情况、治疗时间、测量尺度、数据类型以及统计学数据等。

提取的数据资料需要采用 Review Manager(RevMan)软件或 State 软件进行统计分析。

6. **分析资料和报告结果**

（1）定性分析:采用描述的方法,将研究的特征按研究对象、干预措施、研究结果、偏倚风险和设计方法等进行总结并列表说明。

（2）定量分析:Meta 分析（Meta-analysis）又称荟萃分析,由 Glass 于 1976 年首次命名。Meta 分析通过对多个同类独立研究结果的汇总和合并分析,可以达到增大样本含量、提高检验效能的目的;同时也可提高效应量的估计精读,特别是当多个研究结果不一致或均无统计学意义时,用 Meta 分析可得到更加接近真实情况的统计结果。Meta 分析是系统评价的重要部分,但不是所有的系统评价都必须进行 Meta 分析。Meta 分析的适用条件包括以下 3 点:①有多篇研究均评价同一干预效果;②这些研究具有同质性,即有共同的研究对象、干预方法及结局指标,且结局指标的测量方法相同或类似;③所需要做 Meta 分析的原始数据报道全面。

系统评价结果的报告应遵循生物医学论文写作的一般要求,报告的内容应包括:纳入研究及其基本特征、纳入研究的偏倚风险评价（质量评价）、各原始研究的结果及 Meta 分析结果等。

7. **解释系统评价的结果** 解释结果是系统评价过程中进行讨论、得出结论的过程。慎重的讨论和明确的结论有助于帮助患者、医生、护士、卫生管理者及决策者正确理解证据的含义及其与实践决策的关系。为保证讨论和结论部分的全面性和逻辑性,结果解释应包括系统评价的论证强度,如对纳入文章的方法学质量及不足之处进行讨论;系统评价的推广应用性;对干预措施的利弊和费用进行卫生经济分析。经过以上讨论之后,评价者需要对系统评价的发现对临床实践的意义进行总结,并概况该评价结果对未来的科学研究具有什么样的价值。

8. **系统评价的改进和更新** 系统评价的更新是在系统评价发表后,定期收集新的原始研究,按

Note:

前述步骤重新进行分析、评价，以及时更新和补充新的信息，使系统评价更加完善。

Cochrane 系统评价在发表以后要接受来自各方面的评论与批评，评价者需对这些评论做出答复并发表在该系统评价上。当有新的临床研究证据出现后，Cochrane 系统评价每隔 2~3 年更新一次。

目前应用最普遍的制作和保存系统评价，并可进行 Meta 分析的软件是 Cochrane 协作网开发的 RevMan（Review Manger）软件。此外，Joanna Briggs 循证卫生保健中心开发的 SUMARI 软件（System for the Unified Management，Assessment and Review of Information）也具有制作系统评价方案、开展干预性研究的 Meta 分析、质性研究的 Meta 综合等功能；统计分析软件 STATA、SAS 也可进行 Meta 分析。

三、证据的分级系统

按照证据金字塔"6S"证据分级标准，证据级别由高到低依次为计算机辅助决策支持系统、综合证据、循证证据摘要、证据合成、研究摘要、原始研究。而对原始研究所提供的证据，证据强度的高低依据其设计的严谨性分别为随机对照研究、类实验性研究、观察性研究、描述性研究和质性研究、专家共识、案例报告、专家意见，该模式为国内外循证卫生保健领域广泛接受。

以下介绍几种目前较为权威的证据分级和推荐意见系统。

1. **牛津大学循证医学中心证据水平**　目前全球绝大多数循证中心均采纳英国牛津大学循证医学中心制定的证据分级和推荐强度标准，该标准根据证据的可靠性分为 5 个水平。证据的可靠性根据研究设计、方案实施的严谨性以及统计方法的应用来衡量。牛津大学循证医学中心的证据分级系统是应用时间最长的分级系统，2011 版的干预性研究证据分级系统见表 12-6。

表 12-6　**2011 版牛津大学证据分级**

证据分级	病因、治疗、预防
1a	同质 RCTs 的系统评价
1b	单个 RCT（置信区间窄）
1c	"全或无"证据（有治疗以前所有患者全都死亡，有治疗之后有患者能存活。或者在有治疗以前一些患者死亡，有治疗以后无患者死亡）
2a	同质队列研究的系统评价
2b	单个的队列研究（包括低质量的 RCT，如随访率<80%）
3a	同质病例对照研究的系统评价
3b	单个病例对照研究
4	病例系列报告（包括低质量队列研究及病例对照研究）
5	基于经验未经严格论证的专家意见

2. **JBI 证据等级系统**　2003 年，澳大利亚 Joanna Briggs 循证卫生保健中心基于循证护理证据多元性等特点，提出了证据的 FAME 结构（即证据的可行性、适宜性、临床意义和有效性），制定了 JBI 证据等级系统，分别于 2006 年、2010 年进行了更新。随着系统的推广与普及，2014 年 JBI 结合 GRADE 系统及 JBI 循证卫生保健模式制定了 JBI 证据预分级及证据推荐级别系统，该系统适用于护理学及其他卫生保健领域。其中有效性研究的证据预分级系统见表 12-7。

3. **GRADE 系统**　2004 年，WHO 国际 GRADE 工作组推出了证据的 GRADE 系统（Grades of Recommendation，Assessment，Development and Evaluation，GRADE），进一步发展了证据的质量分级和推荐强度系统（表 12-8、表 12-9）。GRADE 系统代表了当前对研究证据进行分类分级的国际最高水平，综合考虑研究设计、研究质量、研究结果的一致性、证据的直接性以及发表偏倚等。对不同级别证据的升级与降级有明确、综合的标准，并明确承认患者价值观和意愿的作用。就推荐意见的强弱，分别从临床医生、患者以及政策制定者角度作了明确、实用的诠释。影响推荐强度的因素包括证据的质量、结果的利弊关系、患者及医务人员的价值观和意愿以及成本及资源应用情况，具体实例见表 12-8、表12-9。该系统适用于制作系统评价、临床实践指南以及卫生技术评估。

Note:

表 12-7 JBI 2014 版有效性研究证据预分级系统

证据等级	研究设计举例	描述
Level 1	RCT/其他实验性研究	1a——多项 RCT 的系统评价
		1b——多项 RCT 及其他干预性研究的系统评价
		1c——单项随机对照试验(RCT)
		1d——准随机对照试验
Level 2	类实验性研究	2a——多项类实验性研究的系统评价
		2b——多项类实验性与其他低质量干预性研究的系统评价
		2c——单项前瞻性有对照的类实验性研究
		2d——前后对照、回顾性对照的类实验性研究
Level 3	观察性-分析性研究	3a——多项队列研究的系统评价
		3b——多项队列研究与其他低质量观察性研究的系统评价
		3c——单项有对照组的队列研究
		3d——单项病例对照研究
		3e——单项无对照组的观察性研究
Level 4	观察性-描述性研究	4a——多项描述性研究的系统评价
		4b——单项横断面研究
		4c——病例系列研究
		4d——个案研究
Level 5	专家意见、基础研究	5a——对专家意见的系统评价
		5b——专家共识
		5c——基础研究、单项专家意见

表 12-8 GRADE 证据质量分级系统

推荐强度	具体描述	研究类型举例	表示方法
高/A	非常确信真实的效应值接近效应估计值	-RCT -质量升高二级的观察性研究	≥0 分
中/B	对效应估计值有中等程度的信心:真实值有可能接近估计值,但仍存在二者大不相同的可能性	-质量降低一级的 RCT -质量升高一级的观察性研究	-1 分
低/C	对效应估计值的确信程度有限:真实值可能与估计值不相同	-质量降低二级的 RCT -观察性研究	-2 分
较低/D	对效应估计值几乎没有信心:真实值很可能与估计值大不相同	-质量降低三级的 RCT -质量降低一级的观察性研究 -系列病例观察 -个案报道	≤-3 分

表 12-9 GRADE 推荐强度

推荐强度		具体描述
强推荐	支持使用某干预	评价者确信干预措施利大于弊
弱推荐	支持使用某干预	利弊不确定或无论质量高低的证据均显示利弊相当
弱推荐	反对使用某干预	
强推荐	反对使用某干预	评价者确信干预措施弊大于利

第四节 证据传播和临床转化

在循证实践过程中,高效的证据传播和临床转化是弥合证据与实践之间差距的重要环节。应精心组织和策划证据传播的内容、形式和传播途径,并在实施科学的框架下设计证据临床转化的方案,以领导力推动证据的临床实施和可持续应用。

一、证据传播

证据传播(evidence transfer)指通过发布临床实践指南、最佳实践信息手册等形式,由专业期刊、专业网站、教育和培训等媒介将证据传递到护理系统、护理管理者以及护理实践者中。证据的传播不仅仅是简单的证据和信息发布,而是通过周密的规划,明确目标人群(例如临床医护人员、管理者、政策制定者以及患者等),而后设计专门的途径,精心组织证据和信息传播的内容、形式以及传播途径,以容易理解、接受的方式将证据和信息传递给医务工作者,使之应用于临床决策过程中。

目前对临床实践决策最具有影响力且最适合于临床专业人员借鉴的证据资源是临床实践指南(clinical practice guideline,CPG)或集束化照护方案(care bundles)。临床实践指南是针对特定临床情境,由多学科合作的相关专家系统制定的、基于系统评价的证据并平衡不同干预措施利弊的推荐意见,CPG 可帮助医务人员和患者作出恰当的决策,为患者提供最佳医疗保健服务。

基于科学证据的临床实践指南是针对特定的临床情况(例如跌倒的预防、压疮的预防和处理等),将相关专题的各类系统评价结论和其他证据资源汇总,构建出能够具体指导临床护理人员制订恰当的流程、规范,进行科学有效的评估、诊断、计划、干预、评价等决策的推荐意见。集束化照护方案则是解决特定情境下各种临床问题的一系列相互关联的证据汇集(例如预防呼吸机相关性肺炎的集束化照护措施),比临床实践指南更具有针对性,涉及的范围更为具体,更加具有可操作性。

二、证据临床转化

(一)证据临床转化模式

证据临床转化模式(evidence clinical translation model,ECT Model)是由复旦大学循证护理中心团队近十五年的循证护理研究和实践形成的模式图。该模式以"基于证据,团队协作,项目管理,持续改进"为核心概念,突出证据转化的起点是科学证据,强调证据临床转化的关键是建立多学科协作团队,提出实现证据临床转化的方式是开展项目管理,注重证据临床转化的渠道是开展持续质量改进。该模式的步骤包括准备、实施、评价和维持 4 个阶段,具体分为 14 个步骤,见图 12-5。准备阶段包括理论准备、构建循证问题、检索证据、评价证据质量、形成证据总结;实施阶段包括构建审查指标、障碍分析、构建变革策略、通过领导力激励、建立促进因素;评价阶段包括实施性研究设计、结局指标测量;维持阶段包括可持续性分析以及构建更新计划。

(二)证据临床转化的主要步骤

1. 准备阶段

(1)正确理解循证实践的核心概念和理论模式:循证实践是审慎地、明确地、明智地将科研结论与临床情境、专业判断、患者愿望和偏好相结合,作出临床决策的过程。通过持续培训、项目设计等方式可帮助临床专业人员理解循证实践的核心要素,明确证据的等级性、情境关联性、多元性和时效性,深刻领会循证实践的内涵。证据的临床转化是一个复杂、系统的过程,涉及人、财、物等资源的协调和多因素交互影响,因此循证医学及知识转化的概念模式和理论框架往往为证据转化的有效实施提供理论指导,在证据转化的准备阶段应对循证医学及知识转化相关概念模式进行深入学习和领会。

(2)明确循证实践问题并将其结构化:以证据临床转化为目的的项目,应首先明确临床问题,并采用 PIPOST-D 程式将问题结构化,以准确检索到相应的证据资源,明确证据转化的关键要素。其中

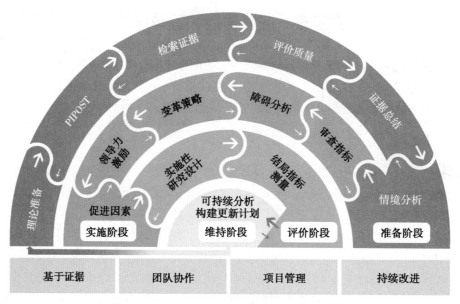

图 12-5　证据临床转化模式图

P(population)指证据转化和临床应用的目标人群,I(intervention)指系列干预措施,P(professional)指证据转化过程涉及的多学科相关专业人员,O(outcome)指证据转化所期待产生变化的结局指标(包括系统层面、实践者层面、患者层面等),S(setting)指对证据应用场所的情境分析和与证据之间的差距分析,T(type of evidence)指证据类型,证据的转化倾向于采纳高质量、整合性的二次研究证据,例如来自临床实践指南、系统评价、证据总结、权威专业学术组织公开发布的专业共识、多中心 RCT 的证据;D(design)指证据转化研究的设计。

（3）检索证据资源:证据来源于各类专业数据库、专业组织网站等渠道,应根据证据的"6S"模型,从证据金字塔上层开始检索证据资源,充分利用临床实践指南、系统评价、证据总结等整合性的二次研究证据资源。权威专业学术组织公开发布的专业共识、多中心 RCT 也是检索的目标范畴。

（4）评价证据质量:任何证据资源都需要进行严格的质量评价,以保证其真实性和有效性。多中心 RCT、系统评价、证据总结、临床实践指南、专业共识等证据资源均应遵循循证医学的原则和方法学规范,按照临床流行病学的要求,组建文献质量评价小组,对拟纳入的文献进行公开、透明的方法学质量评价(critical appraisal)。评价证据质量是证据转化的技术性关键环节,应通过系统的培训和实例分析,掌握文献质量评价的原则和方法。

（5）形成证据总结:证据总结是对关于卫生保健干预、活动相关证据的概要提炼(synopses),与系统评价一样,其构建依据标准化的方法,以保证其质量和可靠性。但因证据总结来源可靠、高度提炼、简洁明了、可读性强、表现形式和传播方式灵活,尤其适合于证据临床转化前的证据资源准备。

（6）通过情境分析,分析差距,评估证据的可用性:循证实践的核心元素是最佳证据、临床情境、专业判断以及患者需求和偏好。情境因素是证据能否成功转化应考虑的关键因素之一,因此证据在临床转化前应开展情境分析,并通过基线资料审查、机构管理数据、利益相关者会议及问卷调查等,针对证据对机构的实践现状进行差距分析,并进一步了解证据是否适用于当地的目标人群、干预措施实施的成本、患者是否接受等,以确定证据是否能够被引入当地情境,同时还应评估临床情境对引入证据的准备度,包括领导力、组织结构、组织文化及资源配置等,了解当地环境在地理位置、社会、文化、结构、系统及专业等方面是否适宜于证据应用,以明确组织环境是否有利于证据转化。通过上述情境分析,并对照证据诊断存在差距和可能的原因,方可对证据临床转化的可行性、适宜性、患者接受度有充分的评估,做好证据转化前的准备。

Note:

2. 实施阶段

（1）构建质量审查指标并开展基线审查：根据科学证据，制订临床质量审查指标，以决定最佳实践及临床质量改进要达到的目标。审查指标应具备以下 3 点要求：依据证据、简洁明了、可测量。审查指标应尽量涵盖结构、过程及结果层面的内容，以全面评价临床实践现状及最佳实践实施状况。在实践现场选择一定的样本量开展基线审查，可明确变革前质量现况及存在的问题。

（2）分析障碍因素：证据的临床转化作为一个系统变革过程，针对问题开展变革必然会遇到系统层面和个体层面的阻力，变革可能会导致原有的工作模式被打破、工作流程需要重造、利益相关人群的习惯被改变等。受到不同临床背景和系统文化的影响，管理者的行政权力、评价机制、系统内权威和团队成员之间的互动或为促进因素，或为障碍因素。因此，需要评估证据应用过程中可能遇到的障碍因素。可采用鱼骨图分析、SWOT 分析等方法对障碍因素进行分析，无论采用何种方法，障碍因素均应包括系统、实践者和患者/照护者 3 个层面。系统层面的障碍因素包括制度、流程、规范、资源等；实践者层面的障碍因素包括实践者的知识、态度、技能、偏好、习惯等；患者/照护者层面的障碍因素包括知识、态度、需求、偏好、经济状况等。明确障碍因素有助于构建行动策略，促进变革成功。

（3）构建变革策略：应用变革理论，充分考虑人、财、物、时间、空间、信息等各方面的资源，规划有效的多元化变革策略和行动方案。在组织层面上，可构建自上而下的支持体系，组建多学科团队，优化沟通渠道，完善管理规范，进行流程再造、领导力培训等，为证据临床转化提供良好的顶层设计；实践者层面上，可优化操作规范，提供教育培训、技能指导，应用信息化技术优化程序，提供简便有效的操作性工具等，促进护士专业知识的提高和态度、行为的转变，提升护士的专业胜任力；患者/照护者层面上，鼓励患者参与，提供多种形式的健康指导，制订生动、多样化的教育资料，提供支持性工具等，提高患者依从性，改善患者结局。

（4）通过领导力促进变革：领导力是促进变革的关键要素，往往通过激励多学科合作团队、构建合作的组织氛围、组织证据解读、通过项目引导进行流程优化和工具完善，同时适时进行人力配置和岗位职责调整、强化培训、制作健康教育材料、外请督导、制订激励措施等方式激发和维持变革。管理者应重点关注实施过程中诸多情境因素，包括主流文化、人际关系和领导方式、管理方法，同时通过相应的促进因素，改变护理人员的态度、习惯、技能、思维方式和工作方法。

（5）分析证据临床转化过程中的促进因素和促进者角色：促进因素是促使组织中的个人、小组或团队有效地工作，达到共同目标的因素。"促进"是通过促进者的领导力，帮助个人和团队对如何应用被引入的新知识来改善其行为进行创造性的思考。可有 3 种类型的促进者，即新手型促进者、经验型促进者及专家型促进者。不同类型的促进者角色可能会存在相互之间的部分重叠或替代。

3. 评价阶段

（1）实施性研究的设计：实施性研究以促进基于证据的干预措施向临床实践转化为目的，该过程面临来自干预措施本身的障碍因素（如花费高、时间长、证据临床适用性不高等）、来自研究设计的障碍因素（如目标群体缺乏代表性等）、来自实践环境的障碍因素（如医疗机构、社区、学校等），以及以上 3 个因素的交互作用。因此，为了减少研究设计的障碍因素对研究结果的负面影响，在实施性研究中应采用严谨的研究设计，考虑多重影响因素的作用。

（2）结局指标的构建及测量：证据转化后应进行效果评价，以了解证据引入对组织及利益相关群体的影响。因此，应制订护理敏感性指标，从结构、过程及结果层面全面评价证据应用对系统层面、实践者层面及患者层面的影响。采用问卷调查法、观察法、访谈法以及查看病史记录等资料收集方法，确定每一条审查指标的资料收集准确、无偏倚，并确保数据的有效性和可靠性。

4. 维持阶段　在维持阶段应开展项目可持续性分析和策略构建。通过制订更新计划，确保证据及推荐建议被持续采纳和应用，并整合到实践系统中，促进变革程序化及常规化，并对证据、采纳者和系统进行持续的评估，对变革中出现的问题积极响应，及时调整。

Note：

（三）证据临床转化实例分析

下面以"促进机械通气患者早期康复运动的循证实践项目"为实例,说明循证护理实践的过程。见例 12-2。

【例 12-2】 **促进机械通气患者早期康复运动的循证实践实例**

【研究背景及目的】早期康复运动对 ICU 机械通气患者有益,临床指南对其进行推荐,但执行情况不佳。据报道,机械通气患者早期活动率为 19.2%,离床运动率为 10%,气管插管患者的离床运动率低至 2%。本项目旨在促进 ICU 机械通气患者的早期康复,具体目标包括基于科学证据制订 ICU 成人机械通气患者早期康复运动方案与流程,并通过实施以提升 ICU 成人机械通气患者早期康复运动率和出 ICU 时的肌力及生活自理能力,提升 ICU 成人机械通气患者早期康复运动率。

【PIPOST-D】①P:ICU 成人(年龄≥18 岁)机械通气患者。②I:早期康复运动的措施。③P:某三甲医院 ICU 的护士、医生、康复师。④O:患者结局,包括早期运动率、肌力、躯体活动能力(physical function intensive care test scored,PFITs)、生活自理能力(Barthel index,BI),医护人员结局包括医护人员对 ICU 机械通气患者早期活动的知信行,系统结局包括 ICU 机械通气患者早期活动的质量评价指标、相关流程。⑤S:某大学附属医院 ICU 两个病区,共 60 张床,ICU 正在倡导早期活动,但缺乏流程和质控指标。⑥T:相关临床实践指南、系统评价、专家共识、证据总结。⑦D:非随机同期对照临床试验。

【证据获取】按证据金字塔从上至下的原则,根据检索策略系统检索中外相关指南库和文献数据库,获取 2 篇指南、3 篇系统评价、2 篇专家共识、1 篇证据总结和临床实践。通过质量评价和证据提取,形成证据总结报告,汇总出 24 条 ICU 成人机械通气患者早期康复运动的证据(列出部分):①机械通气患者早期运动开始时间暂无定论,但患者血流动力学稳定后尽早开展。②患者进入 ICU 后尽早实施快速评估,对于有并发症发病风险的患者实施综合评估以识别患者的康复需求,且应充分评估患者是否具有早期运动的指征。③评估工具应至少包含急性与慢性健康评分、Barthel 指数评分、肌力、格拉斯哥昏迷评分、快速临床评估、综合临床评估。④评估内容应包含 ICU 环境、患者疾病诊断、生理状态、意识水平、依从性、气道稳定性、神经系统、呼吸系统、心血管系统、管道、内外科情况方面的评估及相关生理与非生理并发症发病风险。⑤不管何时何地对机械通气患者进行早期主动运动,都需要采用安全监测标准对患者进行评估或监测。⑥早期康复运动计划制订:患者的运动目标由患者自身的肌力、耐受及安全标准确定;患者的运动方式由患者的运动目标决定;康复运动是一个具有连续随访审查及更新的个性化、结构化方案;应包含营养支持及非生理与生理并发症发病风险因素预防。⑦为促进机械通气患者早期运动实施,协商过程需纳入主要利益相关者,团队成员应包括护士、医生、探视家属。⑧准备便携式呼吸机、监护仪,所有治疗设备处于备用状态。⑨床上主动活动、床旁站立不宜超过 30min,以患者能耐受为宜。⑩逐渐延长活动时间,1 次活动不超过 60min,以患者能耐受为宜。⑪制订早期康复运动启动指征和暂停指征(证据的来源和证据质量等级见原文)。

【构建审查指标】通过 FAME 过程,结合所在医院 ICU 的具体情景,组织专家组和项目团队对证据的可行性、适宜性、临床意义和有效性进行评价,并综合循证实践小组和利益关联者的意见,形成了 12 条审查指标:①病房有机械通气患者早期康复运动实施方案。②病房配备有实施早期康复运动设备,并处于备用状态。③实施早期康复运动人力资源充足。④医务人员有接受早期康复运动相关知识培训。⑤患者机械通气 24~72h 内进行快速评估,以确定患者是否有早期康复运动禁忌证。⑥对无早期康复运动禁忌证的患者立即实施综合评估。⑦机械通气患者有个性化的早期康复运动计划。⑧符合标准的患者机械通气 24h 内开始进行早期康复运动。⑨早期康复运动实施者知晓安全监测指标。⑩早期康复运动时间以患者耐受为准,最长不超过 1h。⑪家属或/与照顾者参与到患者的早期康复运动中。⑫家属或患者了解早期康复运动的目的、方法及注意事项。

【基线审查】根据审查指标编制现况审查表,通过现场观察和问卷调查、现场访谈的方式,以 64 名 ICU 医护人员、30 名机械通气患者、2 名康复师、30 名照护者为研究对象,对 12 项审查指标的依从性进行分析,以了解该 ICU 早期运动的制度、意识、措施、工具、人员配备等现况。发现有 5 条指标的依从性为 0%,4 条为 13.3% ~ 79.7%。说明开展证据临床转化的必要性。

【分析障碍因素、促进因素】经分析,得出 10 条障碍因素,13 条促进因素,最终拟定了 14 条行动策略。例如针对指标 11 和 12,要求"家属或/与照顾者参与到患者的早期康复运动中。家属或患者了解早期康复运动的目的、方法及注意事项",在实施中的主要障碍因素是:①医护人员、家属担心患者安全而不敢让患者早期运动;②家属大多来自农村,获取早期康复运动知识渠道有限,早期康复意识不足而不认为运动对康复有帮助;③医护人员对家属早期康复运动宣教不到位,而让患者和照护者不知如何带机械通气装置进行康复运动;④家属较多,照顾人员不固定而影响运动的落实。

解决该障碍因素有以下促进因素:①对于提升患者治疗效果的措施,家属参与意愿高,可动员性强;②家属每日有探视时间,可在家属进入 ICU 探视时开展康复运动;③患者入科时、每个月公休会有家属宣教项目,可深入宣传早期康复的意义、方法和注意事项。

针对上述障碍因素和促进因素的分析,制订下列行动策略:①制作早期康复运动宣传册或视频,上传微信公众号或放于家属等候区供家属查阅;②利用入科宣教、家属探视时间、家属见面会对家属进行宣教;③告知家属在患者进行早期康复运动时尽量固定照护人员;④低危患者的早期康复运动选择家属参与完成。

【实践变革】采取以下变革措施:①建立以康复护士为主导,医生、照护者协助的 ICU 机械通气患者早期康复运动团队;②根据证据制定 ICU 机械通气患者早期康复的适应证、禁忌证、综合评估内容、康复需求评估内容、康复运动启动指征、康复运动暂停指征、运动方案,提交专家团队审核;③将早期康复运动方案纳入护理常规,利用早交班、质控会议、医护联合查房等机会,对 ICU 内的医生、护士、进修生、规培生开展 ICU 机械通气患者早期康复的培训;④制订早期康复运动健康教育手册、康复运动操作手册,拍摄早期康复视频,操作手册放于床旁或计算机操作台旁,方便医护人员翻阅,视频发医护人员微信群中方便随时浏览;⑤护士采用启动指征评估患者,符合启动指征者立刻实施康复运动,实施过程中采用暂停指征对患者进行监测;⑥改良测量工具,提高信效度;⑦设计适合机械通气患者下床活动的多功能病号服和机械通气患者专用早期离床活动助行车,解除患者离床运动的障碍。

【研究对象和方法】以某三甲医院 ICU 机械通气的 106 名患者为研究对象,采用非同期临床对照研究设计,2019 年 5 月至 7 月的患者为对照组,2019 年 8 月至 12 月的患者为试验组,比较进行证据临床转化后两组患者早期康复运动人次率、离床运动人次率、巴氏指数评分、患者出 ICU 时机械通气时间、ICU 住院时间等指标。

【研究结果】经过半年的变革,12 条审查指标中,3 条指标临床依从率为 100%,5 条临床依从率 0%,4 条指标临床依从率 13.33% ~ 79.68%;机械通气患者早期康复运动人次率从 49.8% 上升到 74.1%,离床运动人次率从 5.0% 提高到 15.2%。同时试验组(n_1 = 61)的机械通气时间减少、ICU 住院天数显著减少,生活自理能力 Barthel 指数得分提高,与对照组(n_2 = 45)相比,差别有统计意义。

Note:

【效果评价】综合 ICU 成人机械通气患者早期康复运动护理证据与实践存在较大差距,通过证据临床转化,尤其是运动方案和流程的制订与实施,促进了 ICU 机械通气患者早期康复运动的开展,尤其是实施的规范性提高。在整体的实施过程中,项目立项,目标明确,方案具体可信,研究场所管理层的高度重视和密切参与,ICU 医护人员对项目的积极动员后表现的高度热情是有力的促进因素;另外,该 ICU 的医护患有效沟通、充分把握健康教育的有效沟通时机,照护者积极配合,对安全管理的高度重视是证据转化成功的重要情境因素。同时项目实施者充分挖掘可用资源,启动新型实用创新设计,设计多功能病号服、机械通气患者离床活动助行车,方便机械通气患者离床活动,成为该项目的另一创新点。

【对该案例的点评】该证据临床转化案例的临床问题明确,按照证据转化的模式展开每一个环节,技术路线清晰流畅,方法规范,证据转化的关键环节把握准确,将临床问题与最新证据、临床情境、专业判断和患者需求密切结合,并通过组织领导力带动变革的文化,克服障碍因素,促进了 ICU 机械通气患者的早期运动康复,并在系统层面上、实践者能力建设上开展系列变革,促进了 ICU 机械通气患者早期运动康复具有可持续性。

来源:张霞,付贞艳,王雨,等. 促进机械通气患者早期康复运动的循证实践[J]. 中华急危重症护理杂志,2020,1(4):341-346.

总之,实施循证护理应找到科学的研究证据,充分利用系统评价、证据总结、临床实践指南等证据资源,并根据科学证据进行临床决策和临床变革,通过系统的管理促进证据的应用,动态监测证据应用后的效果。在这一过程中,护理管理部门应关注实施某项护理措施时所处的具体情形,包括主流文化、人际关系和领导方式、管理方法,同时通过相应的促进因素,改变护理人员的态度、习惯、技能、思维方式和工作方法。

(胡雁 马玉霞)

本 章 小 结

1. 循证护理是提高护理学科的科学性和有效性的途径。

2. 最佳证据、临床情境、专业判断、病人需求是开展循证护理实践的核心内容;循证实践包括证据生成、证据综合、证据传播、证据应用 4 个环节。

3. 系统评价是汇总、分析证据的主要形式。

4. 实施循证护理应检索到科学的研究证据,充分利用系统评价、证据总结、临床实践指南等证据资源,并根据科学证据进行临床决策和临床变革,通过系统的管理促进证据的应用,动态监测证据应用后的效果。

思 考 题

1. 简述循证护理对促进护理学科发展的意义。
2. 循证护理的核心要素包括哪些?
3. 循证护理的实施步骤包括哪些?
4. 请阐述证据的分级系统。
5. 两人一组,选择一篇干预性研究论文,对其质量进行分析和评价。

护理科研项目管理

13章 数字内容

— 学习目标 —

- 知识目标
1. 掌握护理科研计划管理的基本内容;专利的特点及专利权授予的条件。
2. 理解科研成果奖励类别;科研成果的概念及类型。
3. 了解科研项目类型、项目来源;我国重要的科研基金项目概况;成果登记步骤以及专利申请的步骤和程序。
- 能力目标
1. 运用科研项目成果管理的理论知识,能撰写结题报告。
2. 根据科研经费核算制度,能编制项目经费预算。
- 素质目标
1. 在科研项目管理过程中具备严谨求实、尊重科学的态度和素养。
2. 在科研经费管理中应严守财务制度,专款专用。
3. 深刻理解护理科研成果转化对促进护理学科发展的重要意义。

在健康中国战略背景下,燕老师以当前医联体建设大力推进为契机,将循证实践融入慢性病管理,探索基于科学证据、多元适宜的老年慢性病医联体管理内容及策略,提出构建"老年慢性病医联体多元化管理模式"的科研项目。该项目通过项目计划书的撰写、申报、审批等阶段,已成功获得国家社会科学基金项目的立项,接下来需要具体实施项目。

请思考:

1. 该项目属于哪一种类型的科学研究?

2. 对该项目进行科研计划管理的具体步骤有哪些?

3. 可以通过哪些形式与途径转化该项目的研究成果?

科学研究是一个复杂的过程,科研活动中需要投入大量人力、物力和财力,涉及多领域、多部门的合作与协调,才能保障科研项目顺利实施。由于科研项目的申报、审批、立题、结题等具有专业性、复杂性和目的性,因此,科研项目管理至关重要,科研项目管理也是开展科学研究的重要保障。

近些年来,随着护理学科的不断发展,护理领域的科研项目呈逐年增多的趋势,科学、正确、有效地进行护理科研项目管理,对保证护理研究质量、确保科研工作的顺利进行和协调发展、节约研究成本、促进护理科研成果转化以及培养护理专业人才具有十分重要的意义。

第一节　护理科研项目管理概述

护理科研项目管理包括护理科研项目的计划管理、经费管理以及成果管理等,规范化和制度化的科研项目管理是护理科研保质保量完成的重要保证。

一、基本概念

(一)科研课题与科研项目

科研课题(study)是为了解决一个相对单一且独立的科学技术问题而确定的研究课题。其特点是目标明确、研究规模小、研究周期较短,如"糖尿病患者自我管理行为的影响因素研究"。

科研项目(research project)是为了解决若干有内在联系的、比较复杂而且综合性较强的科学技术问题而进行的系列科研活动。其特点是具有明确且综合性较强的目标,研究规模大,需要多学科的密切配合,研究周期较长。科研项目是由若干科研课题有机组合而形成的,一个科研项目可以包括多个科研课题。如"ICU 后综合征患者健康管理模式构建及干预策略研究"。

(二)护理科研项目

护理科研项目(nursing research project),是解决护理学研究领域中(如临床护理、社区护理、护理教育、护理管理等)某一科学技术问题的系列研究,包括研究意义、国内外研究现况、研究内容、研究目标、研究设计方案以及具体实施步骤等。护理科研项目可以分解为若干具体的护理科研课题,护理科研课题是指具体的有待科学研究加以解决或回答的护理问题。

(三)护理科研项目管理

护理科研项目管理(nursing research project management),是指护理科研项目申请、立项论证、组织实施、检查评估、成果申报、科技推广、档案入卷的全程管理。其目的是使科研项目实行制度化和科学化的管理,保证科研计划圆满完成,出成果、出人才、出效益,提高竞争力。护理科研项目管理包括护理科研项目的计划管理、经费管理以及成果管理等。

二、科研项目分类

对科研项目进行分类,是为了针对不同类型项目实行不同的管理方法,进而提高管理水平,保障科学研究的顺利进行。按照不同的分类方法,科研项目可以分为不同的类别。

（一）按项目类型进行分类

1. **基础研究（basic study）**　是指以认识自然现象,探索自然规律,获取新知识、新原理、新方法为主要目的的研究。护理学基础研究是指为揭示护理现象及其规律而进行的研究。研究结果应具有创新性,对护理理论完善、发展及构建起重要的推动作用,如"减轻气道吸痰对动物呼吸道黏膜损伤的实验研究""静脉留置针留置时间的实验研究"等。

2. **应用研究（applied study）**　是指为满足社会或生产技术发展的实际需要,利用有关的科学技术知识来达到特定应用目的的创造性活动。护理学应用研究是指利用现有护理学科学技术知识来达到对临床护理领域特定的应用性目的的创造性研究。其研究结果常常成为护理领域新的发明或技术革新的基础或雏形,能够为护理学科的发展产生重要的作用。如"循证护理网络信息资源平台的构建与应用研究""老年期痴呆患者创造性故事疗法本土化的应用研究""综合模拟训练在护理本科生护理技能强化训练中的应用研究"。

3. **开发研究（development study）**　是指应用基础研究和应用研究中的成果,转化为新的产品、材料和装置,建立新的工艺、系统和服务,以及对生产和建立的上述各项做实质性改进而进行的研究。护理学开发研究以推广应用新技术、新产品为主。如"精密过滤输液器减少输液反应的临床应用研究""体温、脉搏、呼吸检测用品一体化装置研究""临床洗胃进出液平衡监测系统的开发与应用""基于 CCC 的居家老年人健康管理系统研发与应用"。

（二）按项目来源进行分类

1. **国家科技计划项目**　是指由国家、政府及其下属职能部门规划的自然科学、社会科学等研究项目,包括国家自然科学基金项目、国家科技重大专项项目、国家重点研发计划项目、技术创新引导专项（基金）项目、基地和人才专项项目等 5 类。

2. **部委级科研项目**　是指由国家部委、各省省部级单位筹划、资助的科研项目,包括国家卫生健康委员会、国家中医药管理局等部委下达或资助的项目。

3. **省科技厅、卫生健康委员会、教育厅及市科学技术委员会等市、厅、局级下达或资助的研究项目**　如省自然科学基金项目、省中医药管理局项目等。

4. **横向协作项目**　如医药公司、社会团体以及相关企事业单位资助的科研项目。

5. **院、校级立项项目**　是指由各高校、研究所、医院等机构自行设立的科学研究项目。

6. **其他研究项目**　如社会团体、社会名流设立的基金。例如,美国中华医学基金会项目（CMB 项目）、霍英东教育基金会基金项目等。

（三）按项目业务性质进行分类

1. **临床护理研究**　主要研究护理专业自身发展的有关问题,如护理技术、护理手段、护理措施、新技术、新仪器的使用等。

2. **护理管理研究**　是指探讨有关护理行政管理、护理人事管理、护理质量控制等方面问题的研究。其目的是通过研究使护理管理更加规范化、科学化。

3. **护理教育研究**　是指关于护理教育体系、教育对象、课程设置、教学方法和评价等方面的研究。其目的是通过研究达到完善护理教育体系和制度、培养实用型护理人才,以更好地适应现代护理的发展及临床护理工作的需要。

Note:

三、我国重要的科研基金项目简介

（一）国家自然科学基金项目

国家自然科学基金项目主要资助自然科学基础研究和部分应用研究,由国家自然科学基金委员会负责实施与管理。国家自然科学基金的资助格局目前基本可分为"项目"和"人才"两大资助体系,此两大体系相辅相成、互相交叉、互相促进。以下重点介绍面上项目、重点项目、重大项目、青年科学基金项目和国家杰出青年科学基金。

1. **面上项目**　面上项目支持从事基础研究的科学技术人员在科学基金资助范围内自主选题,开展创新性的科学研究,促进各学科均衡、协调和可持续发展。面上项目每年的资助金额约占资助项目总额的45%,研究期限为4年。

2. **重点项目**　重点项目支持从事基础研究的科学技术人员,并针对已有较好研究基础的研究方向或学科开展深入、系统的创新性研究,促进学科发展。重点项目体现有限目标、有限规模、重点突出的原则,重视学科交叉与渗透,有效利用国家和部门现有重要科学研究基地的条件,积极开展实质性的国际合作与交流。重点项目研究期限一般为4年。

3. **重大项目**　重大项目是针对国家经济、社会、科技发展的需要,重点选择具有战略意义的重大科学问题,超前部署,开展多学科交叉研究和综合性研究,充分发挥支撑和引领作用,提升我国基础研究源头创新能力。重大项目研究期限一般为4~5年。

4. **青年科学基金项目**　青年科学基金项目支持青年科学技术人员在科学基金资助范围内自主选题,开展基础研究工作,培养青年科学技术人员独立主持科研项目、进行创新研究的能力,激励青年科学技术人员的创新思维,培养基础研究后继人才。青年科学基金项目的研究期限一般为3年。

5. **国家杰出青年科学基金**　国家杰出青年科学基金是国家为促进青年科学和技术人才的成长,鼓励海外学者回国工作,加速培养造就一批进入世界科技前沿的优秀学术带头人而特别设立的科学研究基金。直接费用资助强度为200万~350万元/项,研究期限为4~5年。

（二）国家社会科学基金项目

国家社会科学基金背景

1986 年,经国务院批准设立国家社会科学基金(The National Social Science Fund of China, NSSFC),简称国家社科基金。国家社会科学基金现由全国哲学社会科学工作办公室负责管理。全国哲学社会科学工作办公室是全国哲学社会科学工作领导小组的办事机构。国家社会科学基金重点支持关系经济社会发展全局的重大理论和现实问题研究,支持有利于推进哲学社会科学创新体系建设的重大基础理论问题以及新兴学科、交叉学科和跨学科综合研究,支持具有重大价值的历史文化遗产抢救和整理以及对社会科学长远发展具有重要作用的基础建设等。

国家社会科学基金课题申报范围包括马克思主义·科学社会主义、党史·党建、哲学、理论经济、社会学、管理学等 23 个学科以及由全国教育科学规划办等单独组织的教育学、艺术学、军事学 3 个单列学科,同时还注重扶持青年社会科学研究工作者和边远、民族地区的社会科学研究。国家社会科学基金项目中基础理论研究完成时限一般为 3~5 年,应用对策研究完成时限一般为 2~3 年,因正当理由可以申请项目延期,应用研究项目延期时间不得超过 1 年,基础研究项目延期时间不得超过 2 年。目前国家社会科学基金已经形成重大项目、年度项目、青年项目、西部项目、后期资助项目、特别委托项目、中华学术外译项目等类型。

1. **重大项目**　重大项目资助中国特色社会主义经济、政治、文化、社会和生态文明建设及军队、外交、党的建设的重大理论和现实问题研究,资助对哲学、社会科学发展起关键性作用的重大基础理论问题研究。

2. **年度项目**　年度项目包括重点项目、一般项目,主要资助对推进理论创新和学术创新具有支撑作用的一般性基础研究,以及对推动经济社会发展实践具有指导意义的专题性应用研究。重点项目资助额度为 35 万元,一般项目资助额度为 20 万元。

3. **青年项目**　青年项目资助培养哲学、社会科学青年人才,资助额度为 20 万元。申请青年项目的申请人年龄不超过 35 周岁,对不具有副高及以上专业技术职称(职务)或者博士学位的,必须有两名具有正高级专业技术职称(职务)的专家进行书面推荐。

4. **西部项目**　西部项目资助涉及推进西部地区经济持续健康发展、社会和谐稳定,促进民族团结、维护祖国统一,弘扬民族优秀文化、保护民间文化遗产等方面的重要课题研究,申请人必须是西部地区科研单位的在编人员,资助额度为 20 万元。

5. **后期资助项目**　后期资助项目资助哲学、社会科学基础研究领域先期没有获得相关资助、研究任务基本完成、尚未公开出版、理论意义和学术价值较高的研究成果。

6. **特别委托项目**　特别委托项目资助因经济、社会发展急需或者其他特殊情况临时提出的重大课题研究。

7. **中华学术外译项目**　中华学术外译项目资助翻译出版体现中国哲学、社会科学研究水平较高、有利于扩大中华文化和中国学术国际影响力的成果。

（三）美国中华医学基金项目

CMB 简介

美国中华医学基金会(China Medical Board,CMB)是一家独立的美国基金会,通过资助医学、护理以及公共卫生研究和教育来改善中国及其亚洲邻国人民的健康状况。CMB 建立于 1914 年,

Note:

于 1928 年从洛克菲勒基金会分离成为独立基金会。CMB 创建之初,筹建了北京协和医学院,并为其运营提供资金。1950 年朝鲜战争爆发,CMB 撤离中国,转而资助亚洲其他国家和地区的医学教育。1980 年 CMB 接受邀请重返中国;2008 年 CMB 工作重点由资助方向转移至卫生政策与体制方面改革(health policy and system sciences,HPSS),并表明 CMB 今后的研究方向保持与"健康中国 2030"的国家既定目标一致。

CMB 的使命是促进中国及东南亚地区卫生事业的发展,推动公平、优质的医疗服务。CMB 旨在挑选名列前茅,有新的发展前途,有能力成为本国最优秀、最先进的医、教、研机构作为资助对象。该基金资助的范围十分广泛,涉及外事、人员培训、医疗、护理、公共卫生、继续教育、科研、教学、图书馆和网络建设等。CMB 在中国开展的主要工作是卫生政策与体系科学(health policy and system sciences,HPSS)和卫生专业人员教育(Health Professional Education,HPE)。HPSS 通过提高科研水平来指导卫生政策和体系的运营;HPE 通过与其他机构合作,促进临床医学、公共卫生和护理学科的教学和体制设置方面的创新。

CMB 的项目为卫生政策科学(health policy sciences,HPS)青年学者公开竞标项目(CMB open competition,CMB-OC)。该项目接受符合申请资格院校的学者在 HPS 领域的研究课题申报,重点支持探索及改善中国卫生体系质量和公平性的研究。项目资助额度为 40 000~80 000 美元,项目周期为 2~5 年。申请人无年龄和资质要求,鼓励青年学者参与竞标。申请人需来自国内院校,也可与海外学者组成团队。

四、护理科研项目的组织领导

为了实现科研的高效管理,必须有一个完善的科研管理组织机构。护理科研的管理组织机构,一般由护理科研学术委员会和课题组两级构成。

(一)护理科研学术委员会

护理科研学术委员会由护理专家或学术水平较高的护理骨干组成,负责护理科研管理的论证、评估、预测、监督和指导工作。主要任务:①拟订和评议护理科研工作发展规划,发布科研项目申报指南;②论证评审科研课题的科学性、先进性、实用性和可行性;③科技人员学术水平的评议;④指导学术活动。

知识链接

学术委员会

学术委员会是我国高等院校、专门科学研究机关及企事业部门所属的科研机构中设立的学术评议与审核机构。其基本职责包括:审议本单位科学研究远景规划和计划草案,对较大型学术活动提出建议并推动与促进校(系、所)内外与国内外的学术交流及科技合作;审议重大研究课题的开题报告、评价本部门重要的论著及研究成果,对其中应予以奖励者提出推荐意见;评议科技人员的学术水平和成就,对其确定或提高学衔(或职称)级别提出建议;拟订招收和培养研究生(及本科生)的计划,组织专门小组主持课题考试与论文答辩,并对研究生(及本科生)是否毕业和授予学位提出建议。

(二)课题组

课题组实行课题主持人负责制,承担科研课题的研究和管理工作。在课题实施过程中的职责:①实施科研项目的计划管理,制定规章制度;②根据课题任务专项分工,明确各成员责任,并提出工作

Note:

质量要求;③组织课题研究;④进行经费预算和分配;⑤定期上报课题研究进度与计划实施情况;⑥资料整理归档,总结上报研究结果材料;⑦对课题组进行工作小结,并提出奖惩。

第二节　护理科研计划管理

科研计划是指按照预定的科研目标,根据科学技术发展规律,通过预测分析,对未来一段时间内科学技术研究工作过程做出的全面安排。科研计划管理是指按照既定的科研计划来组织实施国家、部门、科研单位的科研管理活动,课题由归口管理部门进行管理,由依托部门提供支持条件。通过科研计划的管理,把科研任务以及有关的人、财、物等各种资源有机地组织在一起,为达到预定的目标而共同努力。

一、科研计划的基本内容

不同类别的科研计划内容是有差别的,其基本内容主要包括:

1. **前言**　根据国内外科技发展的趋势提出科研计划的战略思想、任务、目标和措施等。

2. **国内外科学技术的发展状况**　包括国内外课题领域的研究现状及其背景、开发程度和发展阶段,已取得的重大成果及其水平,已初步形成的生产力和技术能力,目前的科研能力状况及科学技术存在的主要问题,找出优势和差距,根据国内外本学科领域的发展状况,以及需进一步开发的主要科学技术关键性问题,提出今后发展方向。

3. **研究目标、技术路线、研究步骤。**

4. **主要科技任务**　根据课题计划提出的发展目标和任务,包括科研目标的数量与质量指标、重点攻关的科学技术和配套技术、自主开发的科学技术与设备、引进与消化吸收的科学技术与设备、推广应用的成果。

5. **研究基础和具备的条件**　包括项目组成员、科研经费、研究设备等。

二、科研计划管理的流程

1. **申报**　科研单位根据本单位的情况进行调查研究,并对计划期间的科研任务和各项指标提出意见,制订建议方案;根据上级下达的科研任务和控制指标,结合本专业的优势和科研能力及科研条件,选好、选定研究课题;编制科研计划;呈报上级领导机关;通过上级领导机关的审核批准,最后正式下达,开始组织实施科研计划。

2. **实施**

(1) 课题获准立项或中标后,应及时填写课题研究计划。研究计划实施中鼓励项目对研究工作进行开拓与创新,涉及降低预定目标、减少研究内容、终止计划实施、提前结题或延长年限变动,项目负责人需提出申请报告,经科研主管部门审查后方可变动。

(2) 项目负责人原则上不能变动,课题组成员如需变更,必须提交申请报备科研主管部门。

(3) 课题计划进展中,项目负责人每年需填写一次"进展报告"。各基层单位对本单位的项目进展、计划执行情况以及管理情况要及时掌握,并进行综合统计分析。大多数项目会组织中期汇报会,中期汇报的主要内容包括项目目标、项目进展、存在的问题及解决方案、项目已取得的成果、经费执行情况等。

(4) 对不及时上报进展报告、工作无进展并经科研处检查经费使用不当的课题或项目,予以终止研究并收回经费;对基层科研管理工作总结不及时上报的单位,取消下一年度的课题申报资格。

3. **结题及审核**

(1) 课题/项目完成后,项目负责人应提出结题报告和验收申请,并认真填写项目总结报告,包括研究报告、研究工作总结、研究成果目录、论著出版或论文发表情况、经费决算,经科研主管部门审查、验收并签署意见后,由单位统一上报下达项目计划主管部门。

（2）对不按时报送总结、验收报告，不认真开展研究工作，没有取得预期成果中要达到的预期目标者，可申请延期结题。

三、科研计划管理的内容

1. 组织实施计划　科研计划的实施，必须开展大量的组织协调工作，落实计划到各单位、课题组或课题负责人，使计划目标与科研活动有效地组织起来，采取科研合同制的管理方法，保证科研工作有序进行。

2. 统筹安排　项目申报、组织与实施实行医院/学校-科室/系（室）-项目负责人三级负责制。由科研部门组织相关科室积极支持与配合，项目负责人对研究工作进度和质量全面把控，科研部门负责人根据科研计划书追踪项目进展，协助解决研究工作中发现的问题。对有创新或重大发现的研究结果，积极引导项目负责人发表高水平论文或申请专利等。

3. 过程管理　在计划实施中，参加研究的人员应当固定。科研工作必须谨慎从事，务求正确地反映客观实际，切忌主观臆断。科研是团队工作，因此研究中遇到问题应随时讨论，详细记录观察到的现象和实验结果。应保存所有的原始资料，以备最后分析与总结。

4. 检查反馈　对科研计划进行检查，是科研计划管理工作的一项重要内容。检查目的是了解情况、发现问题并及时解决问题，确保研究计划目标的实现。检查内容包括：①对课题应按其计划进度时间进行检查；②对科研经费的到账及使用情况应及时把控；③科研计划管理部门对检查情况要认真分析，及时反馈，对存在的问题要提出解决的建议和措施。

5. 组织考核　计划管理部门要严格做好考核工作，对计划的实施情况进行全面总结，以保证科研计划中阶段性目标的实现，从而确保科研计划的实施。

第三节　护理科研经费管理

科研经费（即科学技术研究经费）是从事科学研究及技术开发活动并取得成果和效益的必要条件。在科学技术研究活动中，总是要消耗各种人力、物力资源，这些资源的货币表现就是科研经费。科研经费管理是指根据各级科研主管部门的管理政策，制订项目经费预算、监督项目执行中的科研经费支出、结题时科研经费决算以及处理结余经费的过程，贯穿于科研项目始终。科研经费管理的目的是实现项目资助方、项目负责人以及负责人所在单位三方利益的最大化。

一、经费来源

科研经费的来源途径：①国家重大科技项目合同经费：通过向国家计划内的重大科技项目投标，承包后签订合同取得的经费。②各级各类的科学基金：通过向各种科学基金会申请，获批后得到的科学基金。③科研成果转让和技术服务的收入。④科技咨询和科技专利的收入。⑤单位为有关方面承担委托的科研课题的研究费。⑥国际基金、国际科技、卫生组织和国外机构、团体或个人资助的科研项目或课题经费。

二、科研经费核算制度

科研经费核算是科研经费管理工作中的重要环节。科研主管部门应明确经济管理责任制，保证科研经费预算合理，使用有据，从而达到科研经费预算与支出的精准化。科研经费核算有课题申请时的经费预算和结题时的经费决算。科研经费核算过程中要建立课题经费使用卡，实行内部核算制度。

（一）课题经费预算

科研课题在申请过程中，需要编制课题经费预算。课题经费预算包括整个课题所需经费的总预算和分年（期）拨款计划等，主要支出范围有仪器设备费、材料费、测试化验加工费、燃料动力费、差旅费、会议费、国际合作与交流费、出版/文献/信息传播/知识产权事务费以及劳务费和专家咨询费等。科研课题经费的预算编制，是课题负责人在项目申请时根据研究课题所需要具备的条件，提出申请解决的经费总额及详细开支预算。对每一项支出的内容，应注明主要用途、具体金额及计算依据等。

（二）课题经费核算，实行专款专用

项目承担单位或主持部门对科研项目的经费核算必须定期进行，贯穿于项目开始到结束的全过程；获批的课题经费核算，是控制课题经费开支的基本款项，为了发挥课题组的积极作用，按课题分别建立经费使用卡，以使课题负责人及课题组随时掌握各项科研经费支出情况。在科研课题研究活动中，经费核算要专人负责，明确经济责任；对项目经费要专款专用，专项管理，不得挪用。对不同来源的科研项目经费应分别核算，以保证科研活动按计划进行，又可避免经费结算时造成困难。

（三）课题经费决算

科研课题在结题时，需要编制课题经费决算。经费决算主要检查在科研计划执行过程中，科研经费的使用是否遵循批准的预算开支及科研课题结余经费情况。课题组应根据课题收支账目逐项计算，填写经费决算报表，提交至所在单位财务部门审核批准后才有效。从事科研管理工作的人员，应把决算过程视为财务纪律的检查过程。要注意总结经费管理工作经验，以便提高科研经费的使用效率。

三、科研经费管理的原则

1. **专款专用、独立核算**　项目经费纳入财务统一管理，单列户头，单独核算，确保专款专用，并建立专项经费管理和使用的追踪问效制度，不能挪作他用，不得用于预算编制外的其他支出。

2. **拨款与计划管理和项目进度相结合**　科研经费管理中既要考虑原有科研计划中经费使用要求与阶段计划，也要根据项目的实际进展情况，对科研经费管理作出适时调整。

3. **项目负责人负责制**　项目负责人对科研经费使用的合理性、合法性负责。

4. **监督审核**　科研经费必须有监督和检查制度，严格进行财务监督和使用情况检查。定期进行自查，主管部门根据科研项目情况进行中期评估检查，可组织专家或中介机构进行。评估和检查结果作为调整经费预算拨款安排的重要依据。

5. **责权统一**　科研经费的管理和使用必须符合国家各级财务部门制定的各项政策法规，严格遵守财务制度，科研经费审批人要严格把关，并承担相应的行政责任、经济责任和法律责任。

四、科研经费管理中应注意的问题

（一）科研预算需规范，经费执行需严格

项目经费预算是执行、决算、监督、审计的依据，它具有很强的约束力，科研经费预算必须严格按照《项目管理办法》《财务管理办法》《经费管理办法》的要求进行编制。要严格按预算核定的用途、范围、标准执行项目经费，经费执行需要实事求是、勤俭节约、精打细算。最后，还要及时、准确地做好经费使用报表，为管理部门把关提供依据。

（二）要正确处理科研管理职能部门和财务部门的关系

科研工作是一个庞大而又复杂的系统，在进行科研经费管理时，科研职能部门与财务部门要通力合作，按照科研规律和经济规律办事；特别要注意发挥财务管理部门人员的积极性，让他们参与科研经费使用的重大决策，做好课题经费核算，将经费核算和经济责任制有机结合。

第四节　护理科研成果管理

护理科研成果的管理包括项目结题报告的撰写、科研成果登记和科研成果奖励申报。

一、结题报告的撰写

结题报告是资助科研项目研究工作的重要档案材料，也是结题审查的主要依据，以及绩效评价的主要基础。项目负责人在结题前应认真阅读所资助项目的管理办法和科研项目管理有关规定的要求,在科研项目实施结束后,实事求是地撰写结题报告并提供必要的附件材料,保证填报内容真实、数据准确,报告中不得涉及国家《科学技术保密规定》中列举的属于国家科学技术秘密范围的内容,不得涉及敏感信息。

结题报告由摘要、正文、研究成果目录、项目资金决算表和决算说明书、签字及审核意见表等组成。下面将每部分的撰写要求简述如下:

（一）摘要

摘要应简明扼要地概括研究项目的主要研究内容、重要结果及科学意义等。

（二）正文

结题报告的正文应全面反映所资助科研项目的工作情况和研究进展,如实体现项目的研究计划执行情况、主要进展与研究成果等情况。撰写时应结构合理、层次分明、突出重点,语言要精练、准确。

结题报告正文一般分为两部分:结题部分和成果部分。结题部分正文一般陈述研究计划执行情况;研究工作主要进展、结果和影响;研究人员的合作与分工;存在的问题、建议及其他需要说明的地方。成果部分包含项目取得成果的总体情况;项目成果转化及应用情况。

（三）研究成果目录

填报研究成果时,不得将项目负责人及参与人之外所取得的研究成果,以及与受资助科研项目无关的研究成果列入结题报告的研究成果目录中。发表的研究成果,项目负责人和参与者均应如实注明得到相关项目资助和项目批准号。

（四）项目资金决算表

结题报告决算表要真实、全面地反映科研项目资金收、支、余情况,做到账表一致、账实相符(具体见本章第三节护理科研经费管理)。

（五）审核意见表

项目负责人、科研管理部门负责人、财务部门负责人按要求在审核意见表相应位置签字或加盖人名章。

二、科研成果概述及成果登记

（一）科研成果及护理科研成果的概念

科研成果是指在科学技术研究活动中,科研人员对某一科学技术问题,通过调查分析、探索观察、试验研究和辩证思维活动所取得的具有一定学术意义或使用价值的创造性结果。

护理科研成果是指护理科研工作者通过临床观察、实验研究、调查分析、综合探索方式所取得并通过同行专家审议,或在公开的学术期刊上发表的,确认具有一定的学术意义或实用价值的创造性成果。

（二）护理科研成果管理的概念

护理科研成果管理是指对护理科研工作者在科研实践过程中创造性劳动所获得的各种科研论文、专著、专利或新技术等成果进行统计、分析、归档、报奖以及成果推广等的活动。

（三）科研成果的特点

1. **新颖性**　亦称创造性,是指科研成果具有首创性,即在一定时间范围内是首创的或前所未有的。

2. **先进性**　指科研成果的技术水平和科技价值,即在一定时间范围内超过已公开成果的最高水平。

3. **实用性**　指科研成果必须具有科学意义或实用价值(如学术价值、社会价值以及经济价值等)。

4. **科学性**　科研成果的科学性必须经过同行专家评议或鉴定。

（四）科研成果登记

科研成果登记是指用国家编制的登记软件系统将科研成果的详细数据资料录入国家成果数据库的法定工作。科研成果登记是成果转化、推广、统计、奖励等科研成果管理的基础。科研成果登记可避免重复研究开发，促进科技进步与发展。科研成果登记应在课题结题后报相关科技部门进行登记。登记内容包括基本情况、内容简介、立项情况、投入产出情况、完成单位情况以及完成人情况等。科研成果登记需要具备以下条件：

1. 登记材料规范、完整。

2. 已有的成果评价结论持肯定性意见。

3. 不违背国家的法律、法规和政策。

4. 科研成果登记应当客观、准确、及时。

5. 执行各级、各类科技计划（含专项）产生的科研成果应当登记；非财政投入产生的科研成果自愿登记；涉及国家秘密的科研成果，按照国家科技保密的有关规定进行管理。

6. 科研成果完成人（含单位）可按直属或属地关系向相应的科研成果登记机构办理科研成果登记手续，不得重复登记。

三、科研成果奖励申报

（一）科研成果奖励类别

为了奖励在科学技术活动中做出突出贡献的公民、组织，调动科学技术工作者的积极性和创造性，加速科学技术事业的发展，提高综合国力，我国设立了以下几种级别的成果奖励，国务院对各种奖励也分别颁布了相应的奖励条例、规定和实施细则。科研成果奖一般分为：

1. **国家最高科学技术奖**　授予条件：在当代科学技术前沿取得重大突破或者在科学技术发展中有卓越建树的；在科学技术创新、科学技术成果转化和高技术产业化中，创造巨大经济效益、社会效益的。每次授予人数不超过 2 名。

2. **国家自然科学奖**　授予在基础研究和应用研究中阐明自然现象、特征和规律，做出重大科学发现的我国公民。重大科学发现应当具备下列条件：前人尚未发现或者尚未阐明；具有重大科学价值；得到国内外自然科学界公认。该奖项由中华人民共和国国家科学技术委员会统一领导和负责。按自然科学成果的作用大小可划分为 2 个奖励等级，对具有特别重大意义的项目也可由国家科学技术委员会报请国务院批准授予特别奖。

3. **国家技术发明奖**　授予运用科学技术知识做出产品、工艺、材料及其系统等重大技术发明的个人。其所称重大技术发明，应当具备下列条件：前人尚未发明或者尚未公开；具有先进性、创造性、实用性；经实施，创造显著经济效益、社会效益、生态环境效益或者对维护国家安全做出显著贡献，且具有良好的应用前景。该奖项也由中华人民共和国国家科学技术委员会统一领导和负责。按发明项目的作用、意义大小一般划分为 4 个奖励等级。特别重大的发明设有特等奖，由国家科学技术委员会报请国务院批准，另行授奖。

4. **国家科学技术进步奖**　授予完成和应用推广创新性科学技术成果，为推动科学技术进步和经济社会发展做出突出贡献的个人及组织。其所称创新性科学技术成果，应当具备下列条件：技术创新性突出，技术经济指标先进；经应用推广，创造显著经济效益、社会效益、生态环境效益或者对维护国家安全做出显著贡献；在推动行业科学技术进步等方面有重大贡献。此奖分为国家级和省（部委）级两类。在国家级中分为 3 个奖励等级，也设有特等奖。省（部委）级的奖励等级则由各省（部委）自行制定。科学技术进步奖按所申请项目的科学技术水平、经济效益和社会效益，以及对推动科学技术进步所起的作用大小进行评定。

5. **中华人民共和国国际科学技术合作奖**　授予对中国科学技术事业做出重要贡献的下列外国人或者外国组织：同中国的公民或者组织合作研究、开发，取得重大科学技术成果的；向中国的公民或者组织传授先进科学技术、培养人才，成效特别显著的；为促进中国与外国的国际科学技术交流与合作，做出重要贡献的。中华人民共和国国际科学技术合作奖不分等级。

6. **国家卫生健康委员会、省市科技进步奖**　根据各省市及地区情况进行设置,每年评审 1 次,设一、二、三等奖。

7. **中华护理学会科技奖**　由中华护理学会设立,授予在护理业务工作中已取得护理科研的成果,并有推广和实用价值,其成果发表后被公认达到国内先进水平者;或在工作实践中勇于创新,已取得技术革新成果,对提高护理质量,促进患者康复,加速护理人才培养和科技进步有利,经推广应用具有理论和实践意义,并取得较好的社会效益或经济效益的护士。每两年评选一次,逢单年颁发,分一、二、三等奖,每届授奖不超过 50 名。由各省、自治区、直辖市护理学会作为推荐单位,各有关部委及军队系统也需报所在省、自治区、直辖区护理学会,由其根据本办法组织专家评议后,推荐人选。经中华护理学会工作委员会组织专家评议、审核,由中华护理学会常务理事会批准并颁奖。

知 识 链 接

中华护理学会科技奖

1991 年 10 月,中华护理学会第二十一届第一次常务理事会作出建立"护理科技进步奖"的决定,于 1992 年 6 月向各省、自治区、直辖市护理学会发布了"中华护理学会科技进步奖评选办法"的通知。2009 年 3 月 6 日,该奖被中华人民共和国科技部批准为"中华护理学会科技奖"。中华护理学会科技奖是中国护理学科最高奖,通过奖励在推动护理科技进步中做出突出成绩的组织、个人,旨在调动广大护理工作者的积极性和创造性,鼓励以科学研究促进学科发展。

(二) 申报程序

科研成果的报送程序是由完成单位按不同隶属关系,逐级向上级主管部门申报。申报的具体程序:①课题组协商,完成人和完成单位排名无争议后,按要求准备有关申报材料;②申报材料送单位科技管理部门审查;③报送上级主管部门,进行评审;④上级主管部门公布拟授奖成果,进入异议程序;⑤上级主管部门对经过异议程序符合授奖条件的科研成果予以授奖。

以国家科学技术奖申报为例,图 13-1 为申报流程:

项目负责人登录国家奖励办网站或国家科学技术奖励综合业务管理平台下载软件并填写推荐书

项目负责人按要求登录网络推荐系统,提交电子版推荐材料

项目负责人将纸质版推荐材料3套装订成册,电子版光盘1份提交至负责人所在科技部门

项目网评:通过网评的项目,项目负责人准备答辩PPT材料,参加答辩

国家奖励办网站公布评审情况

注:国家奖励办全称为国家科学技术奖励工作办公室。

图 13-1　科研成果奖励申报程序

四、科研成果专利申请与保护

(一) 科研成果专利概述

1. **专利的概念**　专利在不同的上下文中有不同的含义,它至少包含 3 种含义,即专利权、取得专利权的发明创造以及专利文献。从法律角度来讲,"专利"通常指的是"专利权"。所谓专利权就是专利权人在法律规定的期限内,对其发明创造享有的独占权。专利是一种知识产权,是一种无形财产。专利权在有效期限内,与有形财产一样可以交换、继承、转让等。

2. **专利的特点**　专利与其他知识产权一样,具有 3 大特点:独占性、地域性和时间性。

(1) 独占性:也称排他性、垄断性、专用性等,指的是对同一内容的发明创造,国家只授予一项专利权。被授予专利权的人(专利权人)享有独占权利,未经专利权人许可,任何单位或者个人都不得以生产经营为目的制造、使用、许诺销售、销售、进口其专利产品,或者使用其专利方法以及使用、许诺销售、销售、进口依照该专利方法直接获得的产品。

Note:

（2）地域性：专利的地域性，即空间限制，指一个国家授予的专利权，只在授予国的法律有效管辖范围内有效，对其他国家没有法律约束力。

（3）时间性：专利权的时间性是指专利权有一定的期限。各国专利法对专利权的有效保护期限都有自己的规定，计算保护期限的起始时间也各不相同。《中华人民共和国专利法》第四十二条规定：发明专利权的期限为二十年，实用新型专利权和外观设计专利权的期限为十年，均自申请日起计算。

3. 专利权授予的条件　一项发明创造必须具备一定的条件，才有可能获得专利权。专利权授予的条件如下：

（1）向专利局提出专利申请。

（2）符合新颖性、创造性和实用性的要求。

（3）发明主题属于可授予专利权的范围。

4. 专利的种类　各国专利法所称的专利，其意义各不相同。我国的专利法，将发明专利、实用新型专利和外观设计专利统称为专利。

（1）发明专利：发明专利是指对产品、方法或者其改进所提出的新的技术方案。依照专利法的规定，发明专利又分为产品发明专利和方法发明专利。产品发明是指一切以物质形式出现的发明，包括新设施、新仪器、新材料、新物质等，例如新型留置针、新敷料的发明等。方法发明专利是指一切以程序和过程形式出现的发明，包括产品的制造加工工艺、材料的测试、检验方法、产品的使用方法的发明等。

（2）实用新型专利：实用新型专利是指对产品的形状、构造或者其结合所提出的适于实用的新的技术方案。实用新型专利的保护对象只限于产品发明的一部分，即具有一定形状或结构的产品，它保护的是对于产品的改进，不保护方法发明，一切有关方法（包括产品的用途）以及未经人工制造的自然存在的物品都不授予实用新型专利。

（3）外观设计专利：外观设计专利是指对产品的形状、图案或者其结合以及色彩与形状、图案的结合所作出的富有美感并适于工业应用的新设计。外观设计专利保护的是产品的外形特征，这种外形特征必须通过具体的产品来体现，可以是产品的立体造型，也可以是产品的背面图案，或者是两者的结合，但不能是一种脱离具体产品的图案或图形设计。

（二）科研成果专利的申请

一项专利从申请到获得授权的过程要遵循专利法规定的固定程序。发明专利的申请与审批程序包括申请受理、初步审查、早期公布、实质审查和授权 5 个阶段。实用新型专利和外观设计专利的申请不需要进行早期公布和实质审查，只有申请受理、初步审查和授权 3 个阶段。

1. 申请受理阶段

（1）文献检索：为了减少申请专利的盲目性，节省申请人及专利局双方的人力和物力，专利申请人在提出申请前应当对准备申请专利的技术方案和具体内容是否具备专利性进行文献检索，充分了解现有技术或设计的状况。国家知识产权局下属的专利检索咨询中心设有申请专利前的有偿检索服务，申请人也可以自行进行网上检索。

（2）专利申请文件的准备：申请人欲取得某项发明创造的专利权，需要以书面形式或电子文件形式向国家知识产权局提出申请。发明专利的申请文件包括：发明专利请求书、说明书、权利要求书、摘要及附图；实用新型专利的申请文件包括：实用新型专利请求书、说明书、说明书附图、权利要求书、摘要、附图；外观设计专利的申请文件包括：外观设计专利请求书、简要说明、图片或照片。申请文件应当按照相关要求认真填写和准备，申请文件撰写质量往往影响到审批程序的长短、保护范围的宽窄，甚至影响到专利申请能否被授予专利权。申请文件、填写要求、专利申请指南等可在国家知识产权局官方网站下载。

（3）专利申请的提交和受理：申请人准备好需要的申请文件后，即可将文件提交给国家知识产权局专利局的受理部门,包括专利局受理处和专利局下辖的各地方代办处。对符合受理条件的申请,国家知识产权局专利局将确定申请日,给予申请号,发出受理通知书。申请人收到通知书后,应当按照通知书中的规定缴纳费用。

2. **初步审查阶段** 专利申请文件符合格式要求且按规定缴纳申请费后,自动进入初审阶段。发明申请专利和实用新型专利在初审前要进行保密审查,需要保密的应按保密程序处理。初审程序主要对申请是否存在明显实质性缺陷进行审查,初审主要包括以下内容:

(1) 形式审查。审查申请文件是否齐备,文件内容的填写是否符合专利法,及其实施细则的要求等。

(2) 审查是否属于专利法规定的不授予专利权的范围。

(3) 审查外国人在中国申请专利是否符合有关申请资格的规定。

(4) 审查外国人申请专利是否委托国务院指定的涉外专利代理机构代理。

(5) 审查申请是否明显不符合单一性原则。

(6) 审查申请文件的修改是否明显超出原文件记载的范围。

(7) 申请人是否符合要求的资格。

(8) 说明书和权利要求书撰写是否符合要求。

(9) 申请文件经补正是否超出原申请的范围。

(10) 实用新型专利是否明显不具备新颖性。

(11) 外观设计专利是否明显与已经批准的专利相同。

如果以上审查内容有不合格的,或者申请文件材料不齐全、格式不符合要求,国家知识产权局将通知申请人在规定的期限内补正或者陈述意见,经答复后仍不合格的予以驳回。实用新型专利申请和外观设计专利申请经初审合格,将直接进入授权阶段;发明专利申请则发放初审合格通知书后,进入下一阶段。

3. **发明专利申请公布阶段** 发明专利从发出初审合格通知书后就进入等待公布阶段,经过格式复核、排版印刷,大概在3个月后在《专利公报》上公布并出版说明书单行本。发明专利申请公布后申请的内容就成为现有技术的一部分,申请人就获得了临时保护的权利,也就是说,自申请公布之日起,申请人可以要求使用其发明的单位或者个人支付适当的费用。

4. **发明专利实质审查阶段** 发明专利申请公布以后,申请人要提出实质审查申请要求并缴纳实质审查费,专利局将发出实审程序通知书,申请进入实质审查阶段。在实质审查阶段,审查员将在检索的基础上对专利是否具备新颖性、创造性、实用性等条件进行全面审查。审查不合格的申请会通知申请人在规定的期限内修改或者陈述意见,经答复后仍不合格的予以驳回。审查合格的申请将发放授权通知书,申请进入授权准备阶段。

5. **授权阶段** 实用新型和外观设计专利申请经初步审查合格后,发明专利申请经实质审查合格后,申请人会接到授权通知书和办理登记手续通知书,在规定的期限内办理登记手续并缴纳规定的费用后,国家知识产权局专利局将授予专利权,颁发专利证书,在专利登记簿上记录,并在《专利公报》上公告,专利权自公告之日开始生效。

专利被授予之后,发明专利权的保护期限为自申请日起20年,实用新型和外观设计专利权的保护期限为10年。专利权人自授予专利权的年度开始,直到保护期限届满专利权终止,每年都要缴纳一定的费用。

五、护理科研成果转化

(一) 护理科研成果转化的概念

科研成果转化是指为提高生产力水平而对科学研究与技术开发所产生的具有实用价值的科研成果所进行的后续试验、开发、应用、推广,直至形成新产品、新工艺、新材料,发展新产业等活动。

Note:

护理科研成果转化是以推动学科发展、改善护理服务质量为目的,整合循证护理和护理研究应用方法的新型交叉领域。护理科研成果只有被转化,才能实现科研的最终目的。通过成果的转化,可以取得经济效益与社会效益,并可提高护理质量与学术水平。

（二）科研成果转化的形式与途径

按科研成果的性质及转化范围,其交流、转化的主要形式与途径有以下几种:

1. 科学理论成果　主要采用学术报告、刊物发表、出版科学专著等方法进行交流推广。

2. 新技术、新工艺、新方法类成果　为保证推广和转让的此类成果在生产中能顺利应用,研究单位可针对性地举办各种技术讲习班、培训班以促进科研成果的推广应用。

3. 实物性成果　如具有特殊用途的试剂、材料、元件、仪器、设备等,以及生产单位还不能大批生产的某些精度要求高、技术先进的大型仪器设备等科研成果,可以通过具有一定研制能力的科研单位,将其进行小批量试制、生产,使科研成果尽快转化。

4. 科研成果的交流　学术交流是科学劳动社会化的产物,是科研工作者的信息流通。它能使知识广泛地在社会上传播。学术委员会或学术团体举办的讲座会、座谈会、报告会,或将成果以论文的形式发表在刊物上,都可以达到互相渗透、互相启发的目的。

（马玉霞）

本 章 小 结

1. 护理科研项目管理是指课题从项目申请、立项论证、组织实施、检查评估到成果申报、科技推广、档案入卷的全程管理。

2. 护理科研计划管理是指按照既定的科研计划来组织实施国家、部门、科研单位的科研管理活动。护理科研计划的管理过程包括组织实施计划、统筹安排、过程管理、检查反馈和组织考核。

3. 科研经费核算过程中要建立课题经费使用卡,实行内部核算制度,单独考核经济效益,从而促使科研经费预算及支出的精准化。科研成果的申报程序是由完成单位按不同隶属关系,逐级向上级主管部门申报,同时需要准备相应报送的材料。

4. 专利的申请与审批程序包括申请受理、初步审查、早期公布、实质审查和授权5个阶段。

思 考 题

1. 阐述科研计划管理流程。

2. 联系实际,试述护理科研经费管理的基本原则及应注意的问题。

3. 联系实际,试述科研成果的申报程序及申报材料。

4. 比较发明专利和实用新型专利的区别。

5. 张护士对现有输液器进行了改良,设计了一种新型的输液器,她应该如何申请专利？在此过程中应当注意哪些事项？

6. 联系实际,阐述科研成果转化的形式与途径。

Note:

NURSING
中英文名词对照索引

Z

参考文献

［1］ 程金莲.护理研究过程及论文写作［M］.2版.北京:人民卫生出版社,2019.

［2］ 郭金玉,孙红,刘颖青,等.北京市三级甲等医院急诊科护士职业暴露与防护行为的现状调查［J］.中华护理杂志,2020,55(1):107-112.

［3］ 胡雁,周英凤,邢唯杰,等.推动证据临床转化(一)促进健康照护领域科学决策［J］.护士进修杂志,2020,35(7):606-610.

［4］ 胡雁,郝玉芳.循证护理学［M］.2版.北京:人民卫生出版社,2018.

［5］ 胡雁,王志稳.护理研究［M］.5版.北京:人民卫生出版社,2017.

［6］ 胡雁,周英凤,朱政,等.通过循证护理实践,促进护理知识的转化［J］.护士进修杂志,2015,30(11):961-963.

［7］ 李华,曾惠文,李英英,等.口腔门急诊护士锐器伤发生现状及影响因素分析［J］.护理研究,2021,35(5):897-900.

［8］ 李立明.流行病学［M］.6版.北京:人民卫生出版社,2007.

［9］ 李晓松.医学统计学［M］.3版.北京:高等教育出版社,2014.

［10］ 李峥,刘宇.护理学研究方法［M］.2版.北京:人民卫生出版社,2018.

［11］ 梁万年.医学科研方法学［M］.2版.北京:人民卫生出版社,2014.

［12］ 刘华平.护理学研究［M］.2版.长沙:湖南科学技术出版社,2009.

［13］ 刘明.Colaizzi七个步骤在现象学研究资料分析中的应用［J］.护理学杂志,2019,34(11):90-92.

［14］ 刘续宝,王素萍.临床流行病学与循证医学［M］.4版.北京:人民卫生出版社,2013.

［15］ 缪幽竹.医学文献信息检索与利用［M］.苏州:苏州大学出版社,2020.

［16］ 聂立婷,颜巧元.乳腺癌围手术期病人护理模式应用的研究进展［J］.护理研究,2018,32(23):3653-3657.

［17］ 彭晓霞,唐迅.临床研究设［M］.4版.北京:北京大学医学出版社,2017.

［18］ 阮佳音,周云仙.我国描述性质性研究的护理文献分析［J］.中国实用护理杂志,2018,34(24):1911-1916.

［19］ 沈洪兵,齐秀英.流行病学［M］.9版.北京:人民卫生出版社,2018.

［20］ 孙思琴,郑春彩.医学文献检索［M］.4版.北京:人民卫生出版社,2018.

［21］ 汪向东,王希林,马弘.心理卫生评定量表手册(增订版)［M］.北京:中国心理卫生杂志社,1999.

［22］ 王冰寒,颜巧元,刘义兰,等.患者参与用药安全护理的研究进展［J］.中国护理管理,2018,18(6):817-821.

［23］ 王少玲,黄金月,周家仪.护理临床研究中干预方案的制定［J］.中国护理管理,2014,14(10):1109-1112.

［24］ 王卫东.网络调查与数据整合［M］.武汉:武汉大学出版社,2018.

［25］ 邢唯杰,朱政,周英凤,等.提高护理论文的报告质量——原始研究论文的报告规范［J］.护士进修杂志,2020,35(3):258-261.

［26］ 徐建仙,徐红贞.1例小儿伪膜性肠炎行粪菌移植的护理［J］.中华护理杂志,2015,50(5):638-640.

［27］ 徐勇勇,医学统计学［M］.北京:高等教育出版社,2014.

［28］ 颜巧元.护理科研项目设计与实现［M］.北京:人民卫生出版社,2015.

［29］ 颜巧元.护理论文写作大全［M］.北京:人民卫生出版社,2017.

［30］ 颜巧元.实用护理学研究［M］.南京:江苏凤凰科学技术出版社,2017.

［31］ 杨土保,胡国清.医学科学研究与设计［M］.3版.北京:人民卫生出版社,2020.

［32］ 于双成.医学信息检索［M］.3版.北京:高等教育出版社,2017.

［33］ 张宜学,顾玉莲,姜琪,等.徐州地区医务人员锐器伤现状调查分析［J］.中国感染控制杂志,2018,17(11):
1003-1007.

［34］ 章雅青,王志稳.护理研究［M］.2版.北京:北京大学医学出版社,2016.

［35］ 赵国栋.网络调查研究方法概论［M］.2版.北京:北京大学出版社,2014.

［36］ 赵玉虹.医学文献检索［M］.3版.北京:人民卫生出版社,2018.

［37］ 郑文丽,杨玉妹,狄建忠,等.医院工作人员锐器伤流行病学特点分析与对策［J］.解放军护理杂志,2018,35
(14):53-56.

［38］ 周英凤,胡雁,顾莺,等.促进基于证据的最佳实践,持续改进临床质量［J］.护理研究,2016,30(12B):
4432-4434.

［39］ 周玥,颜巧元.肠造口病人出院准备度现状及其影响因素研究［J］.护理研究,2019,33(11):1827-1832.

［40］ 朱琴,颜巧元.互联网用于老年患者延续护理的研究进展［J］.中华护理杂志,2016,51(10):1221-1225.

［41］ 朱琴,颜巧元.患者参与患者安全质量评价指标体系的构建［J］.中华护理杂志,2018,53(5):587-591.

［42］ 朱政,胡雁,周英凤,等.构建数据化和可信的证据生态系统:首届全球循证高峰论坛报道［J］.中国循证医学
杂志,2017,17(12):1378-1380.

［43］ BUCCHERI RK,SHARIFI C. Critical Appraisal Tools and Reporting Guidelines for Evidence-Based Practice［J］.
Worldviews on Evidence-Based Nursing,2017,14(6):463-472.

［44］ CHENG L,BROOME M,FENG S,et al. Taking root:A grounded theory on evidence-based nursing implementation
in China［J］. International Nursing Review,2018,65(2):270-278.

［45］ POLIT DF,BECK CT. Nursing Research:generating and assessing evidence for nursing practice［M］.10th ed.
Philadelphia:Wolter Kluwer,Lippincott Williams & Wilkins,2016.

［46］ POLIT DF,BECK CT. Essentials of Nursing Research:Appraising Evidence for Nursing Practice［M］.8th ed.
Philadelphia:Lippincott Williams & Wilkins,2013.

［47］ RILEY DS,BARBER MS,KIENLE GS,et al. CARE guidelines for case reports:explanation and elaboration docu-
ment［J］. Journal of Clinical Epidemiology,2017,89(2):218-235.

［48］ SANDELOWSKI M. Whatever happened to qualitative description?［J］Research in Nursing & Health,2000,23
(4):334-340.

［49］ TONG A,SAINSBURY P,CRAIG J. Consolidated criteria for reporting qualitative research (COREQ):a 32-item
checklist for interviews and focus groups［J］. International Journal for Quality in Health Care,2007,19(6):
349-357.

［50］ WANG BH,ZHANG JJ,ZHU Q,et al. The Development and Psychometric Testing of Inpatients Involvement in
Medication Safety Scale (IIMSS)［J］. Journal of Nursing Management,2019,27(8):1648-1654.

［51］ WATERHOUSE MR,PHAM PK,CHANG TP. Attitudes and Opinions of Adolescent Females Regarding 2 Methods
of Bladder Filling for Transabdominal Ultrasound:A Q-Sort Study［J］. Pediatric Emergency Care,2020,36(8):
460-466.

［52］ ZHANG J,YAN QY,YUE S. Nursing Research Capacity and Its Management in China:A Systematic Review［J］.
Journal of Nursing Management, 2019,27(10):199-208.